普通高等教育"十三五"规划教材

全国高等院校规划教材

U0347339

药物分析

刘洋　邹春阳　主编

清华大学出版社

北　京

内 容 简 介

本教材以药物分析的基本工作流程即"药物鉴别——杂质检查——含量测定"为主线,同时涵盖药物鉴别、检查、含量测定、制剂分析、典型化学药物分析、生物安全检查、新药研发等十八个模块,教材在模块当中精选了先进性、典型性、通用性比较好的综合实训项目,设立了"学习目标""知识链接""课堂互动""学习小结""目标检测"等小功能,旨在强化知识的应用和技能培养,提高学生学习的目的性和主动性,增强教材的知识性和趣味性。本教材可供高等职业教育药学相关专业学生使用。

图书在版编目(CIP)数据

药物分析/刘洋,邹春阳主编. —北京:清华大学出版社,2016 (2020.1重印)
(普通高等教育"十三五"规划教材. 全国高等院校规划教材)
ISBN 978-7-302-44530-2

Ⅰ. ①药…　Ⅱ. ①刘…　②邹…　Ⅲ. ①药物分析—高等学校—教材　Ⅳ. ①R917

中国版本图书馆 CIP 数据核字(2016)第 174459 号

责任编辑:罗　健　王　华
封面设计:戴国印
责任校对:王淑云
责任印制:刘祎淼

出版发行:清华大学出版社
　　　　网　　　址:http://www.tup.com.cn,http://www.wqbook.com
　　　　地　　　址:北京清华大学学研大厦 A 座　　　　　　邮　　编:100084
　　　　社 总 机:010-62770175　　　　　　　　　　　　　邮　　购:010-62786544
　　　　投稿与读者服务:010-62776969,c-service@tup.tsinghua.edu.cn
　　　　质量反馈:010-62772015,zhiliang@tup.tsinghua.edu.cn
印 装 者:北京国马印刷厂
经　　销:全国新华书店
开　　本:185mm×260mm　　　　印　张:27.5　　　　字　数:667 千字
版　　次:2016 年 8 月第 1 版　　　　印　次:2020 年 1 月第 3 次印刷
定　　价:59.80 元

产品编号:063929-01

编 者 名 单

主　编　刘　洋　邹春阳

副主编　张春玉　王梦禅　曾　雪

编　者　(以姓氏拼音为序)

陈素慧　漳州卫生职业学院

董月辉　济南护理职业学院

刘　洋　长春职业技术学院

邵靖宇　黑龙江护理高等专科学校

汤灿辉　江西中医药高等专科学校

王梦禅　重庆三峡医药高等专科学校

吴丽荣　泉州医学高等专科学校

曾　雪　重庆医药高等专科学校

张春玉　长春职业技术学院

邹春阳　辽宁医药职业学院

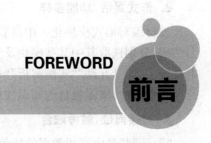

FOREWORD

前言

药物分析是药学类专业一门重要专业课,是运用化学、物理学、生物学以及微生物学的方法和技术来研究化学结构已经明确的合成药物或天然药物及其制剂质量的一门学科。它的基本任务是研究药物的性状、鉴别、检查及含量测定的基本规律和方法;能够从药物的结构出发运用化学、物理化学以及其他必要的技术和方法进行质量分析。

本教材旨在强化学生职业技能培养,以就业为导向的课程建设与改革的工作紧密结合起来,使教材建设紧紧跟上课程建设与改革的步伐,适应当前高等职业教育课程改革与发展的需要。因此,我们组织了长春职业技术学院、辽宁医药职业学院、重庆医药高等专科学校、江西中医药高等专科学校等 10 所高职院校的"双师型"骨干教师参加本书的编写工作。所有参与编写的专业教师均具有在企业一线工作 3 年以上的工作经历,对企业产品检验一线的工作内容、工作过程及工作环境较熟悉,同时具有较丰富的教学经验,均参与过课程改革(课改)及教学改革(教改)工作。我们历时近 2 年对高职高专药物制剂技术、化学制药技术、生物制药技术、中药制药技术、药品经营与管理等药学专业的课程体系和课程标准进行了分析调研,深入分析研究各专业职业岗位(群)的任职要求和有关职业资格标准,明确各专业职业岗位的知识、技能及素质培养目标,并结合企业的实际工作任务及项目需求,根据职业岗位(群)的工作内容,按照 2015 年版最新《中国药典》的检验标准和职业鉴定考核需要,确立本教材的知识、技能结构。同时聘请了 2 名企业专家(也参与过本专业的教学工作)对本书的编写模式、设计思想、操作规范等方面给予指导,并根据企业常用的实际知识和技能,设计全书教学实训项目,通过实训项目提高实践技能。因此,本教材是多名"双师型"教师专业建设、课程改革及企业专家实践经验的提炼和总结。

本教材的特色如下:

1. 简化理论,侧重应用

教材基础理论知识坚持"实用为主,必需、够用为度"的原则,不过分强调理论知识的系统性和完整性,注重理论联系实际,每模块后配备相应的实训内容,将实训内容融入理论知识中,充分应用实际工作任务来诠释基础理论知识,体现"理实"一体,以培养学生应用理论知识分析问题和解决问题的能力,培养学生可持续发展的能力。

2. 形式灵活，功能多样

教材编写形式模块化。中高职可根据不同的培养目标，以及不同类型学生的知识和能力结构，分别选取其中某些模块及专题进行组合，体现了教材的灵活性和适用性。在各模块中设置了"课堂互动""实例解析""知识链接""知识拓展"等功能区域，以提高学生学习的目的性和主动性，增强教材的知识性和趣味性，强化知识的应用和技能的培养。

3. 对接岗位，教考融合

"双证制"是中高职教育的特色所在，教材内容充分结合学生考取相关职业（药士、药师）资格证书和参加国家执业药师资格考试的需要，教材内容和实训内容的选取涵盖了相关的考试内容，满足了考试要求，做到教考、课证融合。

4. 工学结合，双师打造

本教材联合 10 所高职院校的"双师型"教师共同参与，集中了当前高职院校课改及教改的共同经验，吸纳了具有丰富经验的企业专家参与编写，确保将先进技术和工作实际案例写入教材，实现与企业实时接轨，更加体现职业教育的职业性、实践性和开放性。

为了适应高职高专教育发展的需要，使教材更贴近工作实际，我们在编写形式及内容方面做了一点尝试。由于编者水平有限，编写时间仓促，真诚希望使用本书的教师和学生批评指正，以期待本书更加完善。

CONTENTS 目录

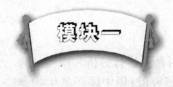

认识药物分析

─── 内容简介 ───

本模块主要介绍药物分析课程的性质与任务、课程的学习方法及职业要求、药品质量标准的结构及药品检验工作的基本要求。

【知识目标】
- 掌握药品质量标准的主要内容及 2015 年版《中国药典》的结构,明确药品检验工作基本程序;
- 熟悉我国药品质量标准体系及药品检验工作的基本要求,对本课程在药学领域中的地位和作用有初步认识;
- 了解常用国外药典的名称、英文缩写及概况。

【能力目标】
- 能够利用 2015 年版《中国药典》,查找有关药品的质量标准;
- 学会取样量的确定及取样方法,准确记录、处理药物分析数据,评价药物质量。

专题一　药物分析的任务与发展

一、药物分析的性质和任务

药品不同于一般商品,是用于预防、治疗、诊断人的疾病,调节人体生理功能的特殊商品。其特殊性不仅在于治病救人方面的巨大作用,也体现在药物对用药者产生的危害性方面,很小剂量的药物常因质量问题而导致严重的后果。所以,严格控制药品质量,保证用药安全与有效,是每一个药学工作人员必须树立在心中的最高原则。

当然,控制药品质量应当是多方面、多学科、全过程的综合性工作,应当体现在药品的研发、生产、供应、使用和药品监督管理的各个环节和流程,需要各部门的共同努力。药物分析以其对药品质量的有效分析和评价,为全方位、全过程地控制药品质量提供了依据,成为药

品质量控制环节的一个重要组成部分。药物分析的具体任务有:

(一)对药品质量的检验分析

为确保药品的质量,应严格按照国家法定的药品质量标准,对药品进行分析和检验。为此,国家设立了专门负责药品检验的机构,如中国食品药品检定研究院(原中国药品生物制品检定所)、各省(市)食品药品检验所(研究院)等;从事药品生产、流通和使用的药厂、公司和医院等也有各自的药品检验部门。

(二)在药品生产过程中进行质量分析与控制

药品的生产是通过多个环节、多步骤完成的,任何一个环节出现问题,都会造成其后工作的无效和浪费。在药品生产的各个节点上及时、有效地发现问题,并加以改正,是药品生产过程中不可缺少的工作。因此,从生产药品的原料到成品的生产全过程的质量分析和检验,可保障生产正常运行,促进生产工艺的改进,保证药品质量,提高生产效率,减少不必要的损失。

(三)在药品储藏、使用过程中进行质量分析与控制

绝大多数药品要经历一定时间的储藏过程,才能最终供患者使用。通过药物分析,研究和跟踪药物在储藏过程中的质量与稳定性,有利于采取科学合理的储藏条件和方法,保证药物的质量。

(四)开展药物体内过程的分析

要实现科学、合理用药,必须了解药物在体内的浓度、分布、代谢和排泄等过程,必须了解药物在人体内的动力参数。这些都离不开药物分析的开展和研究。所以,有效的分析手段还有利于促进临床合理用药。

二、药物分析在药学领域中的地位和作用

药品是用于预防、治疗、诊断人的疾病,有目的地调节人的生理功能并规定有适应证或功能主治、用法用量的物质,它不同于一般产品,是一种关系人民生命健康的特殊商品。全面控制药品的质量,保证人民群众使用高质、安全、稳定和有效的药品,是药学工作者义不容辞的责任。药品质量的全面控制不是某一个单位或某一个部门能够独立完成的工作,在药品的研制、生产、经营以及临床使用过程中都应该严格执行科学的管理规范,所以它是一项涉及多方面、多学科的综合性工作。药物分析就是这些众多学科中的研究和发展药品全面质量控制的"方法学科",是我国药学专业规定设置的一门主要专业课程,也是整个药学领域中的一个重要组成部分。药物分析是运用化学、物理化学或生物化学的方法和技术研究药物及其制剂质量的一门学科,随着科学技术和药学事业的发展,该学科涉及的研究范围已经涵盖了药品质量控制、临床药学、中药与天然药物分析、药物代谢分析、法医毒物分析、兴奋剂检测和药物制剂分析等方面。

三、药物分析课程的学习方法和职业要求

药物分析课程是在有机化学、分析化学、药物化学以及其他有关课程的基础上开设的。

学生学习药物分析,应该具备强烈的药品质量观念,综合运用以往学科,始终围绕药品质量问题,研究控制药品质量的内在规律和方法,探索提高药品质量的有效途径。

学生通过学习本门课程,应努力掌握以下几方面的基本内容:

1. 药物的基本组成与正确使用;
2. 药物的鉴别、检查、含量测定的基本规律和方法;
3. 从药物的结构分析出发,运用化学的、物理化学的以及其他必要的技术和方法进行质量分析的基本方法和原理;
4. 药品质量标准制订的基本原则、内容与方法;
5. 在学好药物分析的理论知识的同时,要重视基本实验技能的学习与训练。药物分析是一门实践性极强的课程,所有的学习最终都归于实践,通过实训课程的学习,要注意培养自己的实验技能和操作。

此外,对于高职高专毕业生来说,学习好药物分析这门课,毕业后主要对应的工作是药品质量管理部门的质量控制(quality control,QC)和质量保证(quality assurance,QA)岗位。目前药品生产企业对此职位的任职要求,除基本的岗位技能要求之外,对任职者的基本素养也有很高的要求,具休如下:

1. 工作认真负责,严谨细致,有较强的分析解决问题能力;
2. 能吃苦,做事主动积极;
3. 良好的沟通能力及工作规划能力;
4. 具有强烈的团队精神和质量意识。

专题二 药品质量标准

一、药品质量标准概述

(一)制订药品质量标准的目的与意义

药品的特殊性决定了对其进行质量控制的重要性,不同厂家生产工艺、技术水平及设备条件、运输与储存条件的差异等都会影响药品的质量,所以国家必须制定对药品有强制执行力的统一的质量标准,即药品质量标准。药品质量标准是国家对药品质量、规格及检验方法所做的技术规定,是药品生产、供应、使用、检验和药政管理部门共同遵循的法定依据。制定并贯彻统一的药品标准,对医药科学技术、生产管理、经济效益和社会效益都会产生良好的影响。

药品质量标准通常由药品研究试制单位提出草案,经药品监督管理部门审批,在批准药品生产的同时,颁布法定质量标准。凡经过国家药品监督管理部门批准生产的药品,都必须有其法定的质量标准,不符合这个标准的药品不准生产、销售和使用。我们国家已经形成了以《中华人民共和国药典》(以下简称《中国药典》)和《中华人民共和国药品监督管理局标准》(简称《局颁标准》)为主体的国家药品质量标准体系,具有法律效力。《局颁标准》主要收载疗效较好,在国内广泛应用,准备今后过渡到药典中的药品及不准备上升到药典,但国内又有多家药厂生产的药品的质量标准。

药品质量标准不是一成不变的,随着科学技术的发展和生产工艺的改进,药品质量标准也在不断提高。目前国家正着力规范提高药品标准,对多个企业生产的同一品种,标准的制订"就高不就低",力争基本实现药品标准管理计算机网络化的目标。

(二)制订药品质量标准的原则

药品的质量标准与药品总是同时产生的,是药品研发、生产、经营及临床应用等的综合成果。在进行新药的研究时,除了对新药的生产工艺、药理和药效等方面进行研究外还要对新药的质量控制方法进行系统的研究,并在此基础上制订药品质量标准。制订药品质量标准主要应遵循以下原则:①充分考虑药品的安全性和有效性;②检测项目、分析方法和限度要合理可行;③从生产、流通及使用各个环节考察影响药品质量的因素;④制剂质量标准与原料药质量标准要有关联性。

二、药品质量标准的主要内容

药品的质量标准的主要内容有名称、性状、鉴别、检查、含量测定、类别和储藏等。

(一)名称

药品质量标准中药品的名称包括中文名、汉语拼音名和英文名三种。

中文名称是按照"中国药品通用名称"(Chinese Approved Drug Names,CADN)推荐的名称以及命名原则命名的,是药品的法定名称。英文名称应尽量采用世界卫生组织制定的"国际非专利药品名"(International Nonproprietary Name for Pharmaceutical Substances,INN),INN没有的可采用其他合适的英文名称。

药物的中文名称应尽量与英文名称对应,可采用音译、意译或音意合译,一般以音译为主。

(二)性状

药品的性状是药品质量标准的重要表征之一,主要包括药品的外观、臭、味、溶解度、物理常数等。

1. 外观与臭味　药品的外观是对药品的色泽和外表的感观规定,具有一定的鉴别意义,可以在一定程度上反映药物的内在质量。臭味是药物本身所固有的。

2. 溶解度　溶解度是药品的一种物理性质,各药品项下选用的部分溶剂及其在该溶剂中的溶解性能,可供精制或配制溶液时参考。《中国药典》(2015年版)中药物的溶解性用术语来表示,如"极易溶解""易溶""溶解""略溶""几乎不溶或不溶"等,《中国药典》(2015年版)凡例中对以上术语有明确的规定。

3. 物理常数　物理常数是药物的物质常数,具有鉴别意义,也能反映药物的纯净程度,是评价药品质量的重要指标。2015年版《中国药典》在第四部通则中收载的物理常数有相对密度、熔点、凝固点、旋光度、折光率、黏度等。

(三)鉴别

鉴别是指用规定的方法对药物的真伪进行判断,是控制药品质量的重要环节。鉴别必须是对每个具体药品能准确无误的做出正确判断,选用的方法应准确、灵敏、简便、快速,主要是依据该药品的化学结构和理化性质。

（四）检查

2015 年版《中国药典》"凡例"中规定检查项目包括有效性、均一性、纯度要求和安全性四个方面的内容。

有效性的检查是以实验为基础，最终以临床疗效来评价的，一般是针对某些药品的特殊药效需要进行的特定项目的检查，主要控制除真伪、纯度和有效成分含量等因素以外其他可能影响疗效的因素。

均一性主要是指制剂的均一程度，如固体制剂的"重量①差异"及"含量均匀度"检查等。

纯度检查是药品检查项目下的主要内容，是对药物中的杂质进行检查。

安全性检查的目的是在正常用药的情况下，保证用药的安全，如"热源检查""毒性检查""过敏试验"等。

（五）含量测定

含量测定主要是针对药品中有效成分含量的测定，是保证药品安全有效的重要手段。常用的含量测定方法有理化方法和生物学方法。使用理化方法测定药物的含量，称为"含量测定"，测定结果一般用含量百分率来表示。生物学方法包括生物检定法和微生物检定法，是依据药物对生物或微生物作用的强度来测量含量的方法，常称为"效价测定"，测定结果通常用"效价"来表示。对于测定方法的选择，除应要求方法的准确性与简便性外，还应强调测定结果的重现性，含量测定必须在鉴别无误、杂质检查合格的基础上进行。

（六）类别

药品的类别是指按药品的主要作用、主要用途或学科划分的类别，如解热镇痛药、抗生素等。

（七）储藏

储藏项下规定的储藏条件，是依据药物的稳定性，对药品包装和储藏的基本要求，以避免或减缓药品在正常储存期内的变质。

三、《中国药典》基本知识

《中华人民共和国药典》，简称《中国药典》，其英文名称是 Chinese Pharmacopoeia，缩写 ChP，不同版本以其后括号的年份来表示。《中国药典》由国家药典委员会编制，是记载药品质量标准的法典，是国家监督、管理药品质量的法定技术指标，具有法律约束力。自新中国成立后发行第一部《中国药典》（1953 年版）以来，大约五年更新一版，迄今为止已出版了 10 版。《中国药典》（2005 年版）首次分为三部，一部收载药材及饮片、植物油脂和提取物、成方制剂和单味制剂等；二部收载化学药品、抗生素、生化药品、放射性药品以及药用辅料等；三部收载生物制品。《中国药典》（2015 年版）参照《美国药典》（The United States Pharmacopoeia，USP）、《欧洲药典》（European Pharmacopoeia，Ph. Eur.）和《英国药典》（British Pharmacopoeia，BP）体例模式，将附录部分与辅料部分独立成卷，既可以解决长期以来各部附录之间不协调、不统一的问题，又可以避免各部重复收录，同时还可以使附录内容更系统、更完善，真正实现附录先行的机制。属于中药、化学药、药用辅料、生物制品特

---

① 本书中"重量"与"质量"两个词的使用系参照 2015 年版《中国药典》，全书标准一致。书中"重量"系指物质的质量，"质量"系指物质的品质。

定使用的附录,应按照其类别特点进行收载,进行合理的分类与排序,因此,最新版《中国药典》(2015 年版)分为四部出版,一部为中药(分上、下两卷),二部为化学药,三部为生物制品,四部为附录和辅料。本版药典收载品种总数达 6500 种,增幅 43%;增加了新的通用检测方法,提高药品质量分析方法的可选择性,如新增聚合酶链反应法;建立药用辅料功能学评价方法和项目,如多孔性检查、密度检查(包括固体、粘贴剂)、粉末细度检查、粉末流动检查、特殊表面积检查等方法。同时《中国药典》(2015 年版)英文版作为开展国际交流与合作的重要载体,与中文版同步出版,以适应国际发展的需要。

《中国药典》(2015 年版)按内容可分为凡例、正文、通则和索引四部分。

(一)凡例

"凡例"是解释和正确使用《中国药典》进行质量检定的基本原则。"凡例"把与正文、通则及质量检定有关的共性问题做了规定,避免在全书中重复说明。"凡例"中的有关规定具有法定的约束力。如规定本版药典使用的滴定液和试液浓度,以 mol/L 表示者,其浓度要精密标定的滴定液用"×××滴定液(YYYmol/L)表示;若做其他用途不需精密标定其浓度时,用 YYYmol/L ×××溶液"表示,以示区别。溶液后标示的"(1 → 10)"等符号,是指固体溶质 1.0g 或液体溶质 1.0mL 加溶剂使成 10mL 的溶液;未指明用何种试剂则均指水溶液;两种或两种以上的液体混合物,名称用半字线"—"隔开;其后括号内的表示的是":"符号,系指各液体混合时的体积比例。标准品是指用于生物检定,抗生素或生化药品中含量或效价测定的标准物质。按效价单位计算,以国际标准品进行标定,对照品除另有规定外,均按干燥品进行计算后使用。"精密量取"是指量取体积的准确度应符合国家标准中对该体积移液管的精密度要求;取用量为"约"若干时,是指取用量不得超过规定量的±10%。

(二)正文

正文是药典的主要内容,记载药品或制剂、辅料的质量标准,其内容主要包括中文名、汉语拼音名、英文名、结构式、分子式和分子量、性状、鉴别、检查、含量测定、类别、储藏及制剂等。下面以阿司匹林为例说明质量标准正文的主要内容。

阿司匹林

Asipilin

Aspirin

$$C_9H_8O_4 \quad 180.16$$

本品为 2-(乙酰氧基)苯甲酸。按干燥品计算,含 $C_9H_8O_4$ 不得少于 99.5%。

【性状】　本品为白色结晶或结晶性粉末;无臭或微带醋酸臭;遇湿气即缓缓水解。

本品在乙醇中易溶,在三氯甲烷或乙醚中溶解,在水或无水乙醚中微溶;在氢氧化钠溶液或碳酸钠溶液中溶解,但同时分解。

【鉴别】　(1)取本品约 0.1g,加水 10mL,煮沸,放冷,加三氯化铁试液 1 滴,即显紫堇色。

(2)取本品约 0.5g,加碳酸钠试液 10mL,煮沸 2min 后,放冷,加过量的稀硫酸,即析出白色沉淀,并发生醋酸的臭气。

（3）本品的红外光吸收图谱应与对照的图谱（光谱集 5 图）一致。

【检查】 溶液的澄清度 取本品 0.50g，加温热至约 45℃的碳酸钠试液 10mL 溶解后，溶液应澄清。

游离水杨酸 临用新制。取本品约 0.1g，精密称定，置于 10mL 量瓶中，加 1%冰醋酸的甲醇溶液适量，振摇使溶解，并稀释至刻度，摇匀，作为供试品溶液；取水杨酸对照品约 10mg，精密称定，置于 100mL 量瓶中，加 1%冰醋酸的甲醇溶液适量使溶解并稀释至刻度，摇匀，精密量取 5mL，置于 50mL 量瓶中，用 1%冰醋酸的甲醇溶液稀释至刻度，摇匀，作为对照品溶液。照高效液相色谱法（通则 0512）试验。用十八烷基硅烷键合硅胶为填充剂；以乙腈-四氢呋喃-冰醋酸-水（体积比 20∶5∶5∶70）为流动相；检测波长为 303nm。理论板数按水杨酸峰计算不低于 5000，阿司匹林峰与水杨酸峰的分离度应符合要求，立即精密量取对照品溶液与供试品溶液各 10μL 分别注入液相色谱仪，记录色谱图。供试品溶液色谱图中如有与水杨酸峰保留时间一致的色谱峰，按外标法以峰面积计算，不得过 0.1%。

易炭化物 取本品 0.5g，依法检查（通则 0842），与对照液（取比色用氯化钴液 0.25mL、比色用重铬酸钾液 0.25mL、比色用硫酸铜液 0.40mL，加水使成 5mL）比较，不得更深。

有关物质 取本品约 0.1g，置于 10mL 量瓶中，加 1%冰醋酸的甲醇溶液适量，振摇使溶解并稀释至刻度，摇匀，作为供试品溶液；精密量取 1mL，置于 200mL 量瓶中，用 1%冰醋酸的甲醇溶液稀释至刻度，摇匀，作为对照溶液；精密量取对照溶液 1mL，置于 10mL 量瓶中，用 1%冰醋酸的甲醇溶液稀释至刻度，摇匀，作为灵敏度溶液。照高效液相色谱法（通则 0512）试验。用十八烷基硅烷键合硅胶为填充剂；以乙腈-四氢呋喃-冰醋酸-水（体积比 20∶5∶5∶70）为流动相 A，乙腈为流动相 B，按表 1-1 进行梯度洗脱；检测波长为 276nm。阿司匹林峰的保留时间约为 8min，阿司匹林峰与水杨酸峰的分离度应符合要求。分别精密量取供试品溶液、对照溶液、灵敏度溶液与游离水杨酸检查项下的水杨酸对照品溶液各 10μL，注入液相色谱仪，记录色谱图。供试品溶液色谱图中如有杂质峰，除水杨酸峰外，其他各杂质峰面积的和不得大于对照溶液主峰面积（0.5%）。供试品溶液色谱图中小于灵敏度溶液主峰面积的色谱峰忽略不计。

表 1-1 流动相梯度洗脱表

时间（min）	流动相 A（%）	流动相 B（%）
0	100	0
60	20	80

干燥失重 取本品，置五氧化二磷为干燥剂的干燥器中，在 60℃减压干燥至恒重，减失重量不得过 0.5%（通则 0831）。

炽灼残渣 不得过 0.1%（通则 0841）。

重金属 取本品 1.0g，加乙醇 23mL 溶解后，加醋酸盐缓冲液（pH 3.5）2mL，依法检查（通则 0821 第一法），含重金属不得过百万分之十。

【含量测定】 取本品约 0.4g，精密称定，加中性乙醇（对酚酞指示液显中性）20mL 溶解后，加酚酞指示液 3 滴，用氢氧化钠滴定液（0.1mol/L）滴定。每 1mL 氢氧化钠滴定液（0.1mol/L）相当于 18.02mg 的 $C_9H_8O_4$。

【类别】　解热镇痛、非甾体抗炎药,抗血小板聚集药。

【储藏】　密封,在干燥处保存。

【制剂】　(1)阿司匹林片　(2)阿司匹林肠溶片　(3)阿司匹林肠溶胶囊　(4)阿司匹林泡腾片　(5)阿司匹林栓

(三) 通则

通则由通用检测方法、制剂通则和指导原则构成。通用检测方法包括一般鉴别试验、光谱法、色谱法、物理常数测定法、限量检查法、特性检查法、生物检查法、生物活性测定法、微生物检查法等;制剂通则是按照药物剂型分类,针对剂型特点所规定的基本技术要求;指导原则中收载了原料药物及制剂稳定性试验指导原则、药物制剂人体生物利用度和生物等效性试验指导原则、生物样品定量分析方法验证指导原则等。

(四) 索引

索引包括中文索引和英文索引,使用药典时,既可以通过前面的品名目次查找,也可通过中文索引或英文索引查找。

四、国外药典简介

目前,世界上已有很多国家编订了国家药典。发展中国家,尤其是没有药典的国家,可以世界卫生组织(World Health Organization,WHO)编定的国际药典(The International Pharmacopoeia,缩写为 Ph. Int.)作为药品的质量标准或供参考。在药品分析中可供参考的国外药典主要有以下几种。

(一) 美国药典/国家处方集

美国药典/国家处方集(The United States Pharmacopeia/The National Formulary,USP/NF)。由美国政府所属的美国药典委员会(The United States Pharmacopeial Convention)编辑出版。USP 于 1820 年出第 1 版,每年更新,到 2016 年已出至第 39 版。NF 1883 年第 1 版,1980 年 15 版起并入 USP,但仍分两部分,前面为 USP,后面为 NF。

(二) 英国药典

英国药典(British Pharmacopoeia,BP)是英国药品委员会正式出版的英国官方医学标准集,是英国制药标准的重要出处,也是药品质量控制、药品生产许可证管理的重要依据。最新版本为 2016 年版,此版英国药典专论于 2016 年 1 月 1 日起生效。

(三) 日本药局方

日本药典的名称是日本药局方(The Japanese Pharmacopoeia,JP),最新版本为《日本药局方第十六改正版》,它由一部和二部组成,共一册。一部收载有凡例、制剂总则(即制剂通则)、一般试验方法、医药品各论(主要为化学药品、抗生素、放射性药品以及制剂);二部收载通则、生药总则、制剂总则、一般试验方法、医药品各论(主要为生药、生物制品、调剂用附加剂等)、药品红外光谱集、一般信息等。索引置于最后。日本药局方的索引有药物的日本名索引、英文名索引和拉丁名索引三种,其中拉丁名索引用于生药品种。

(四) 欧洲药典

欧洲药典(European Pharmacopoeia,缩写为 Ph. Eur.)是欧洲药品质量控制标准,由欧洲药典委员会编制,2007 年 7 月出版的欧洲药典第 6 版分为两部,此外,欧洲药典委员会还根据例会决议进行非累计性增补,一年 3 次。欧洲药典的基本组成有凡例、通用分析方法、常用含量测定方法、正文等。欧盟成员国和欧盟内部法定欧洲药典 5 版失效期是 2007 年 12 月 31 日。

专题三　药物分析工作的基本程序

药品检验工作的基本程序一般为取样、检验、记录和报告。药品检验工作就是按照这个程序一步一步完成的。任何一步出现问题,带来偏差,都会对整个检验结果造成致命的错误。所以,作为一名药物分析工作者都要有全程质量控制的观念,认真执行每一步的规范操作,确保检验结果的质量。

一、取样

为确保检验结果的科学性、真实性和代表性,取样必须坚持随机、客观、均匀、合理的原则,药品生产企业抽取的样品包括进厂的原辅料,中间体及产品。取样时必须填写取样记录,内容主要包括品名、日期、规格、批号、数量、来源、编号、必要的取样说明,取样人签名等,取样由专人负责。

(一)取样量

取样应根据被取样品的特性按批进行。若批总件数(原料:袋,中间体:桶、锅,产品:箱、袋、盒、桶等)为 x,则当 $x \leqslant 3$ 时,每件取样,当 $3 < x \leqslant 300$ 时,按 $\sqrt{x} + 1$ 随机取样;当 $x > 300$ 时,按 $\frac{\sqrt{x}}{2} + 1$ 随机取样。一次取样量最少可供 3 次检验用量,同时还应保证留样观察的用量。

(二)取样方法

1. 原辅料取样时,应将被取物料外包装清洁干净后移至配料室洁净级别相当的取样室或其他场所进行取样,以免被取物料被污染。

2. 固体样品用取样器或其他适宜的工具从袋口一边斜插至对边袋深约 $\frac{3}{4}$ 处抽取均匀样品,取样数较少时,应选取中心点和周边 4 个抽样点,从上往下垂直抽取样品。

3. 液体样品用于两端开口,长度和粗细适宜的玻璃管,慢慢插入液体中,使管内外液面保持同一水平,插至底部时,封闭上端开口,提出抽样管,抽取全液位样品。

4. 所取样品经混合或震荡均匀后用"四分法"缩分样品,直至缩分到所需样品量为止。

5. 将所取样品按规定的数量分装两瓶,贴上标签或留样证,一瓶供检验用,另一瓶作为留样保存。

6. 制剂样品盒包装材料随机抽取规定的数量即可。

7. 针剂澄明度检查,按取样规定每盘随机抽取若干,全部混匀再随机抽取。

8. 外包装按包装件 50％全检。

9. 取样后应及时打开的包装容器重新包扎或封口,同时在包装容器上贴上取样证,并填写取样记录。

(三)注意事项

1. 取样器具、设备必须清洁干燥,且不与被取物料起化学反应,应注意由于取样工具不干净而引起的交叉感染。抽取供细菌检查用的样品时,取样器具必须按规定消毒灭菌。

2. 盛放样品的容器必须清洁干燥,密封。盛放遇光不稳定样品和菌检样品的容器应分别使用不透光容器和无菌容器。

3. 取样必须由质检人员进行,取样人必须对所取样品负责,不得委托岗位生产人员或其他非专业人员代抽取。

4. 取样人必须熟悉被取物料的特性,安全操作的有关知识及处理方法,抽取有毒有害样品时,应穿戴适宜的保护用品。

5. 进入洁净区去取样时,应按符合洁净区的有关规定进出。

6. 取样后应尽快检验,若一次检验不合格,除另有规定外,应加大取样数量,从两倍数量的包装中进行检验。重新取样时,也应符合本标准规定的要求。

7. 易变质的原辅料,储存期超过规定期限时,领用前要重新取样抽检,出去的检验样品按检验过程分为待检、在检和已检三种状态。

二、检验

检验员接到检验样品后依据检验标准操作规程进行检验。

(一)鉴别

鉴别是药品检验工作的首要任务,只有在鉴别无误的情况下,进行药品的杂质检查和含量测定工作才有意义。鉴别首先是药品性状的观测及物理常数的测定,其次是依据药物的结构特征理化性质采用灵敏度高、专属性强的反应对药品的真伪进行判断。不能将药品的某个鉴别实验作为判断该药品检验真伪的唯一依据,鉴别实验往往是一组实验项目综合评价得出的结论。

(二)检查

检查包括纯度检查和其他项目的检查,主要是按药品质量标准规定的项目进行限度检查。

(三)含量测定

药品的含量测定是指对药品中有效成分含量的测定,包括理化方法和生物学检测方法。

三、记录与报告

(一)检验记录

检验人员在检验过程中必须做好原始记录,因为检验记录是出具检验报告的依据,是进行科学研究和技术总结的原始资料。检验记录必须做到真实、完整、清晰。检验记录包括品名、规格、批号、数量、来源、检验依据、取样日期、报告日期、检验项目、实验现象、实验数据、计算、结果判断及检验人员签字等。应及时做检验记录，严禁事后补记或转抄，检验记录不得任意涂改，若需要更改，必须用斜线将涂改部分划掉，并在旁边签上涂改者的名字或盖印章，涂改地方要保证清晰可见，以便日后有据可查。分析数据与计算结果中的有效数位应符合"有效数字和数值的修订及其运算"中的规定。检验记录应保存至药品有效期后一年。

（二）检验报告

1. 检验报告单主要内容包括物料名称、规格、流水号或批号、数量、生产单位、取样日期、检验日期、检验依据、检验结果、检验人、复核人、质检部负责人签字等。

2. 检验报告是对药品质量检验的定论，要依法做出明确肯定的判断。

3. 检验报告单上必须有检验人、复核人、部门主任签字或签章以及质监部门盖章方可有效。

4. 检验报告单结果中有效数字与法定标准规定一致。

5. 检验报告单字迹要清晰，色调一致，书写正确。

四、结果判定与复检

将检验结果同质量标准相比较，判定是否符合质量标准的要求，进而对整批产品质量做出评定。

1. 检验原始结论和检验报告，除检验人自查外，还必须经第二人进行复核。检验报告还必须交化验室主任或由其他委托指定的人员进行审核。

2. 复核人主要复核原始记录和检验报告的结果是否一致。双平行实验结果是否在允许误差范围内。压限和不合格指标是否已经复验、指标是否漏检、有无异常数据、判断结果是否准确的。

3. 复核、审核接受后，复核人、审核人均应在原始记录或检验报告上签字，并对复核、审核结果负全部责任。凡属计算错误的，应由复核人负责；凡属判断错误的应由审核人负责；凡属原始数据错误的应由检验者本人负责。

4. 对原始记录和检验报告上查出的差错，由复核人、审核人提出，告知检验者本人，并有公证人签章。

5. 检验报告经检验人、复核人、审核人三级签章，并有审核人加盖质量管理部章方可外报。

6. 凡符合以下情况之一者必须有检验人进行复验：①平行实验结果误差超过规定允许的范围；②检验结果指标压限或不合格；③复核人或审核人提出有必要对某项指标进行复验的；④技术标准中有复验要求的；⑤原辅料超过储存期限的。对抽样检验的品种，复验时应加大一倍取样重新抽样检验。如原样检验和复验结果不一致时，除技术标准中另有规定外，应查找原因，排除客观因素，使原检验人与复验人的结果在允许误差范围内，以二人的平均值为最终结论。

7. 平行试验结果的误差允许范围，规定为：①中和法、碘量法、配位滴定法、非水滴定法，相对偏差不超过0.3%；②直接重量法的相对偏差不得超过0.5%；③比色法、分光光度法、高效液相色谱法，相对偏差不得超过 1.5%。

 课堂互动

　　药品检验的内容是指依次进行药物的性状观察、鉴别、检查和含量测定。请讨论，是否必须按照这个顺序进行药物的分析检验，这些检验项目之间有何内在联系？

专题四　药品质量检验与管理概述

一、药品质量检验

（一）药品质量检验

药品质量检验是指依据药品质量标准，借助一定的检测手段，对药品进行定性、纯度要求与安全性检查，并将结果与规定的质量标准比较的质量控制活动。

（二）药品质量检验分类

药品质量检验分为三类：

第一方检验，即生产者的质量检验，也称生产检验。药品生产检验由药品生产企业完成。

第二方检验，即买方的质量检验，也称验收检验。药品验收检验由药品经营企业买方完成。

第三方检验，即质量监督管理部门的质量检验，也称仲裁与监督检验。药品仲裁与监督检验由各级药品检验所完成。

（三）各类药品质量检验的工作范畴

1. 药品生产检验　由药品生产企业的车间化验室和中心化验室承担。
2. 药品验收检验　主要是审查供货方的合法性，核对清点药品供货数量。
3. 药品仲裁与监督检验　由各级药品检验所承担。

二、药品质量管理

（一）药品生产企业质量管理

1. 药品生产企业质量管理机构　见图 1-1。
2. 药品生产企业质量管理职责

（1）制订和修订物料、中间产品和成品的内控标准与检验操作规程，制订取样及留样制度与规程；

（2）制订检验用设备、仪器、试剂、试液、标准品、滴定液、培养基及实验动物等管理办法；

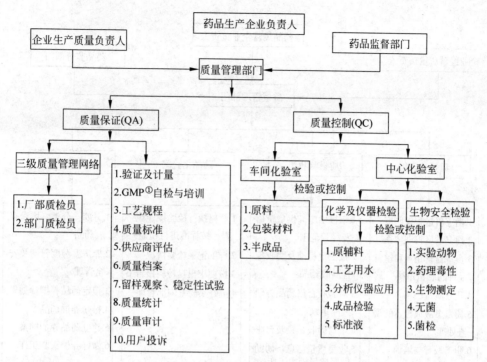

图 1-1　药品生产质量管理机构图
① 优质生产规范(good manufacturing practice)

（3）负责原辅料、中间产品、成品的取样、检验、评价、报告，并决定使用及发放，审核不合格品处理程序；

（4）负责产品的质量稳定性试验等工作。

（二）药品经营企业质量管理

1. **药品经营质量管理机构**　见图 1-2。

2. **药品经营企业质量管理职责**

（1）贯彻执行有关药品质量管理的法律、法规和行政规章；

（2）负责起草企业药品质量管理制度；

（3）负责首营企业和首营品种的质量审核；

（4）负责建立企业所经营药品的质量档案；

（5）负责药品质量的查询，药品质量事故调查；

（6）负责药品的验收，指导和监督药品保管工作；

（7）负责质量不合格药品的审核。

三、药品质量检验管理文件

（一）化验室的安全管理制度

1. **一般化验室的安全管理要求**

（1）化验室要做到文明卫生，整洁有序。

（2）所有的试剂、试药分类摆放，标志明显。

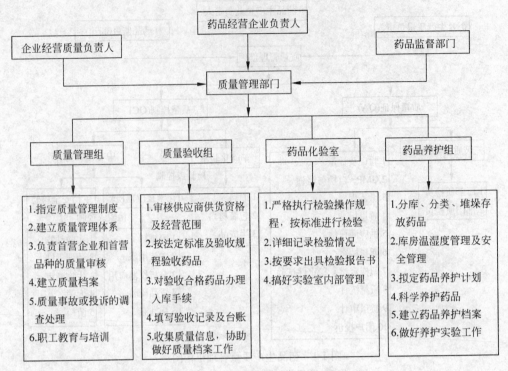

图 1-2　药品经营质量管理机构图

（3）化验室应配置必要的消防设施，摆放合理且处于完好状态。

（4）进入化验室应按规定穿戴工作服和防护用品；凡正在进行检验工作时，不得擅自离开工作岗位，以免发生意外。

（5）禁止在化验室内饮食、吸烟，更不能用实验容器作食具，不准摆放与检验工作无关的物品。

（6）化验室只允许储存少量必需使用的试药试剂，多余的化学试剂须储存在规定的储存室中。

（7）在使用试药试剂时，应仔细核对品名、规格，以免差错。

（8）严禁试剂入口，在吸取试液时，禁止用嘴吸取。

（9）凡使用有毒、有刺激、易爆试药试剂或产生有毒、有刺激气体时，应在通风橱内进行，并按规定戴好防护镜、乳胶手套、口罩等。

（10）开启易挥发的试剂瓶时，不可使瓶口对着自己或他人，室温较高时，还应先在冷水里浸一段时间后再开启瓶盖。

（11）检验过程中要加热去除易挥发或易燃性有机溶剂时，应在水浴锅、油浴锅或严密的电热板上缓慢进行，严禁用明火或电炉直接加热。

（12）使用后的废弃毒性试剂或试液，需进行减毒处理后方可丢弃。

（13）使用电器应注意安全，不得用潮湿物接触电器。

（14）使用有毒、有刺激试药试剂，工作完毕后应及时仔细地洗手和漱口。

（15）工作结束或离开化验室前应检查并关闭室内的水阀、气阀、电源等。

2. 分析仪器室的安全管理要求

（1）仪器室内应保持整洁、干净，有防尘、防震、防静电设施和温湿度监控装置。

（2）检验用仪器须专人负责保管、使用、维修、保养和定期校验。

（3）所有仪器应建立相应的档案。

（4）所有仪器均应有标准操作规程。

（5）仪器发生故障时应及时报告，由专人维修。

（6）工作结束后应关掉电源、稳压器，洗好测量器具，罩上仪器外罩。

3. 微生物检测室的安全管理要求

（1）室内要保持清洁整齐。

（2）工作时应穿着工作衣、帽，私人的外衣不得与工作服放置一处。

（3）污染有细菌的物品、器具、实验桌面等应及时处理，严格消毒。

（4）一切有细菌或霉菌的培养物，观察结果完毕后，由实验人员将其放入有盖的搪瓷桶内，在桶底部应覆盖浸湿 5％石炭酸的纱布。

（5）如手部触及细菌培养物，应立即浸入 1：1000 新洁尔灭液中消毒。

（6）遇装有细菌培养物的器皿如培养有细菌的试管或双碟掉地破碎时，禁止操作人员在室内或至室外走动。

（7）一切检验用菌种应按照规定，定期传代，每次应记录接种的数量支数及保存的总支数。

（8）无菌试验用活性的培养物，应灭菌处理后再清洗。

（二）玻璃仪器的洗涤、干燥及灭菌管理规程

1. 洗涤剂种类及其使用范围

（1）洗涤剂种类：最常用的洗涤剂有肥皂、洗洁精、洗液等。

（2）洗涤剂使用范围

1）肥皂、洗衣粉、去污粉等一般用于可以用刷子直接刷洗的仪器。

2）洗液多用于不便用刷子洗刷的仪器。

3）有机溶剂可用于油脂性污物较多的仪器。

2. 化学试剂的储存与使用

（1）化学试剂的储存环境

1）化学试剂应单独储存于专用的药品储存室内。

2）储存室应阴凉避光，应有良好的耐腐蚀、防爆排风装置，有恒温、除湿装置等。

3）储存室应设在安全位置，室内严禁明火，消防灭火设施器材完备。

4）盛放化学试剂的储存柜需用防尘、耐腐蚀、避光的材质制成，顶部需装有通风设施，取用方便。

（2）化学试剂的储存保管

1）化学试剂的储存保管由专人负责。

2）检验中使用的化学试剂种类繁多，须严格按其性质和储存要求分类存放。

3）试剂分类：一般按液体、固体分类。

4）各种试剂均应包装完好，封口严密，标签完整、内容清晰，储存条件明确。

5）保持储存室内清洁、通风和温湿度，保证储存条件符合规定要求。

（3）化学试剂的发放使用

1）试剂管理员负责试剂的发放工作。

2）填写发放记录，内容包括：品名、规格、批号、领用量、领用人、领用日期、发放人、放日期。

3）发放人检查包装完好、标签完好无误方可发放。遇有瓶签字迹不清、破损难辨或超过使用期限者应不得发放使用。

学 习 小 结

模块一 认识药物分析	专题一： 药物分析的任务与发展	1. 性质和任务 2. 地位和作用 3. 学习方法和职业要求
	专题二： 药品质量标准	1. 概述 2. 主要内容 3.《中国药典》基本知识 4. 国外药典简介
	专题三： 药物分析工作的基本程序	1. 取样 2. 检验 3. 记录与报告 4. 结果判定与复检
	专题四： 药品质量检验与管理概述	1. 药品质量检验 2. 药品质量管理 3. 药品质量检验管理文件

目 标 检 测

一、填空题

1.《中国药典》（2015 年版）的主要内容由＿＿＿＿、＿＿＿＿、＿＿＿＿、＿＿＿＿四部分组成。

2. 判断一个药物质量是否符合要求，必须全面考虑＿＿＿＿、＿＿＿＿、＿＿＿＿三者的检验结果。

3. 药物分析的基本任务是检验药品质量，保障人民用药＿＿＿＿、＿＿＿＿、＿＿＿＿的重要方面。

4."精密称定"系指称取重量应准确至所取重量的＿＿＿＿；"称定"系指称取重量应准确至所取重量的＿＿＿＿；取用量为"约"若干时，系指取用量不得超过规定量的_____。

二、单项选择题

5. 目前,《中华人民共和国药典》的最新版为( )。
   - A. 2015 年版
   - B. 2005 年版
   - C. 2010 年版
   - D. 2007 年版
   - E. 2009 年版

6. 英国药典的缩写符号为( )。
   - A. GMP
   - B. BP
   - C. GLP
   - D. RP－HPLC
   - E. TLC

7. 美国国家处方集的缩写符号为( )。
   - A. WHO
   - B. GMP
   - C. INN
   - D. NF
   - E. USP

8. 药典规定的标准是对药品质量的( )。
   - A. 最低要求
   - B. 最高要求
   - C. 一般要求
   - D. 行政要求
   - E. 内部要求

9. 药典中所用乙醇未指明浓度时系指( )。
   - A. 95%(mL/mL)
   - B. 95%(g/mL)
   - C. 95%(g/g)的乙醇
   - D. 无水乙醇
   - E. 75%乙醇

三、多项选择题

10. 中国药典附录内容包括( )。
    - A. 红外光谱图
    - B. 制剂通则
    - C. 对照品(标准品)色谱图
    - D. 标准溶液的配制和标定
    - E. 物理常数测定法

11. 评价一个药物的质量的主要方面有( )。
    - A. 鉴别
    - B. 含量测定
    - C. 外观
    - D. 检查
    - E. 稳定性

12. 对照品是( )。
    - A. 色谱中应用的内标准
    - B. 由国务院药品监督部门指定的单位置备、标定和供应
    - C. 按效价单位(或 μg)计
    - D. 按干燥品(或无水物)进行计算后使用
    - E. 制剂的原料药物

13. 标准品系指（　　）。
    A. 用于生物检定的标准物质
    B. 用于抗生素含量或效价测定的标准物质
    C. 用于生化药品含量或效价测定的标准物质
    D. 用于校正检定仪器性能的标准物质
    E. 用于鉴别、杂质检查的标准物质

14. 药品检验原始记录要求（　　）。
    A. 完整　　　　　　　　　　　　　　B. 真实
    C. 不得涂改　　　　　　　　　　　　D. 检验人签名
    E. 送检人签名

四、问答题

15. 什么是药品？
16. 药物分析在药品质量控制中担任的主要任务是什么？

实训项目一：查阅《中国药典》中有关内容

一、实训目的

1. 根据要查阅内容，正确选择药典及相应的部分；
2. 正确认识药典各组成部分的主要内容；
3. 正确理解药典中的有关术语。

二、实训资料

《中国药典》（2015 年版）一、二、三、四部。

三、实训方案

（一）实训形式

本实训内容由学生在计算机室内采用《中国药典》（2015 年版）电子版查阅，学生每人一台计算机，独立完成实训内容。

（二）实训时间

建议在 2 学时内完成。

四、实训过程

略

附：查阅《中国药典》中有关内容实训报告

序号	查阅项目	页码	药典内容
1	安神补脑液的性状		
2	醋酸氢化可的松的鉴别		
3	硫酸锌的检查		
4	崩解时限检查法		
5	胶囊剂的常规检查项目		
6	何谓"常温"		
7	何谓"精密称定"		
8	磷酸可待因的质量标准		

（刘　洋）

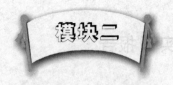

模块二

药物的鉴别

────── 内容简介 ──────

本模块主要介绍药物鉴别的目的、内容及方法、鉴别试验的条件及常用的物理常数测定法。

【知识目标】

- 掌握药物鉴别的内容、方法及目的;
- 熟悉药物性状,相对密度测定法、熔点测定法、旋光度测定法及折光率测定法等物理常数测定的原理和方法;
- 了解黏度测定法的原理和方法。

【能力目标】

- 熟练应用药物鉴别的常用方法对药物进行鉴别;
- 学会药物物理常数的测定方法。

专题一　药物鉴别概述

药物的鉴别试验是根据药物的分子结构、理化性质,采用化学、物理化学或生物学方法来判断药物的真伪。它是药品质量检验工作中的首项任务,只有在药物鉴别无误的情况下,进行药物的杂质检查、含量测定等分析才有意义。中国药典和国外药典所收载的药品项下的鉴别方法,均为用来证实储藏在有标签容器中的药物是否为其所标示的药物,而不是对未知物进行定性分析。这些试验方法虽有一定专属性,但不足以确证其结构,因此不能赖以鉴别未知物。

一、药物鉴别项目

《中国药典》(2015 年版)中鉴别项下规定的鉴别方法,仅适用于鉴别药物的真伪,对于原料药,还应结合性状项下的外观和物理常数进行确认。

（一）性状

1. 外观　外观性状是对药品的色泽和外表的感官描述。

2. 溶解度　溶解度是药品的一种物理性质,各品种项下选用的部分溶剂及其在该溶剂中的溶解性能,可供精制或制备溶液时参考;对在特定溶剂中的溶解性能需作质量控制时,应在该品种检查项下另作具体规定。

药品的近似溶解度以下列名词表示:

极易溶解　系指溶质 1g(mL)能在溶剂不到 1mL 中溶解;

易溶　系指溶质 1g(mL)能在溶剂 1～不到 10mL 中溶解;

溶解　系指溶质 1g(mL)能在溶剂 10～不到 30mL 中溶解;

略溶　系指溶质 1g(mL)能在溶剂 30～不到 100mL 中溶解;

微溶　系指溶质 1g(mL)能在溶剂 100～不到 1000mL 中溶解;

极微溶解　系指溶质 1g(mL)能在溶剂 1000～不到 10 000mL 中溶解;

几乎不溶或不溶　系指溶质 1g(mL)在溶剂 10 000mL 中不能完全溶解。

试验法:除另有规定外,称取研成细粉的供试品或量取液体供试品,置于(25±2)℃一定容量的溶剂中,每隔 5min 强力振摇 30s;观察 30min 内的溶解情况,如看不见溶质颗粒或液滴时,即视为完全溶解。

3. 物理常数　物理常数包括相对密度、馏程、熔点、凝点、比旋度、折光率、黏度、吸收系数、碘值、皂化值和酸值等;测定结果不仅对药品具有鉴别意义,也反映药品的纯度,是检定药品质量的主要指标之一。

（二）一般鉴别试验

一般鉴别试验是依据某一类药物的化学结构、理化性质的特征,通过化学反应来鉴别药物的真伪。对无机药物是根据其组成的阴离子和阳离子的特征反应;对有机药物则大多采用药物的官能团反应。一般鉴别试验仅供确认单一的化学药物,如为数种化学药物的混合物或有干扰物质存在时,除另有规定外,应不适用。因此,一般鉴别试验只能证实是某一类药物,而不能证实是某一种药物。例如,经一般鉴别反应的钠盐试验,证实某一药物为钠盐,但不能辨认是氯化钠、苯甲酸钠或者是其他某一种钠盐药物。要想最后证实被鉴别的物质到底是哪一种药物,必须在一般鉴别试验的基础上,再进行专属鉴别试验,方可确认。

《中国药典》(2015 年版)第四部(通则 0301)的一般鉴别试验所包括的项目有:丙二酰脲类、托烷生物碱类、芳香第一胺类、有机氟化物类、无机金属盐类(钠盐、钾盐、锂盐、钙盐、钡盐、铵盐、镁盐、铁盐、铝盐、锌盐、铜盐、银盐、汞盐、铋盐、锑盐、亚锡盐)、有机酸盐(水杨酸盐、枸橼酸盐、乳酸盐、苯甲酸盐、酒石酸盐)、无机酸盐(亚硫酸盐或亚硫酸氢盐、硫酸盐、硝酸盐、硼酸盐、碳酸盐与碳酸氢盐、醋酸盐、磷酸盐、氯化物、溴化物、碘化物)。现以几个典型一般鉴别试验为例进行说明。

1. 托烷生物碱类　取供试品约 10mg,加发烟硝酸 5 滴,置水浴上蒸干,得黄色的残渣,放冷,加乙醇 2～3 滴湿润,加固体氢氧化钾一小粒,即显深紫色。

2. 芳香第一胺类　取供试品约 50mg,加稀盐酸 1mL,必要时缓缓煮沸使溶解,加 0.1mol/L 亚硝酸钠溶液数滴,加与 0.1mol/L 亚硝酸钠溶液等体积的 1mol/L 脲溶液,振摇

1min,滴加碱性 β-萘酚试液数滴,视供试品不同生成由粉红到猩红色沉淀。

3. 枸橼酸盐

(1) 取供试品溶液 2mL(约相当于枸橼酸 10mg),加稀硫酸数滴,加热至沸,加高锰酸钾试液数滴,振摇,紫色即消失;溶液分成两份,一份中加硫酸汞试液 1 滴,另一份中逐滴加入溴试液,均生成白色沉淀。

(2) 取供试品约 5mg,加吡啶-醋酐(3∶1)约 5mL,振摇,即生成黄色到红色或紫红色的溶液。

4. 氯化物

(1) 取供试品溶液,加稀硝酸使成酸性后,滴加硝酸银试液,即生成白色凝乳状沉淀;分离,沉淀加氨试液即溶解,再加稀硝酸酸化后,沉淀复生成。如供试品为生物碱或其他有机碱的盐酸盐,须先加氨试液使成碱性,将析出的沉淀滤过除去,取滤液进行试验。

(2) 取供试品少量,置试管中,加等量的二氧化锰,混匀,加硫酸湿润,缓缓加热,即发生氯气,能使用水湿润的碘化钾淀粉试纸显蓝色。

5. 铜盐

(1) 取供试品溶液,滴加氨试液,即生成淡蓝色沉淀;再加过量的氨试液,沉淀即溶解,生成深蓝色溶液。

(2) 取供试品溶液,加亚铁氰化钾试液,即显红棕色或生成红棕色沉淀。

(三)专属鉴别试验

专属鉴别试验(specific identification test)是证实某一种药物的依据,是根据药物间化学结构的差异及其物理化学特性的不同,选用某种药物特有的灵敏定性反应来鉴别药物的真伪。如巴比妥类药物含有丙二酰脲母核,主要的区别在于 5,5-位取代基和 2-位取代基的不同:苯巴比妥含有苯环,司可巴比妥含有双键,硫喷妥钠含有硫原子,可根据这些取代基的性质,采用各自的专属反应进行鉴别。又如苯甲酸盐类,根据其芳酸结构可与三氯化铁试液作用,生成在水中溶解度小,且具有特殊颜色的铁盐,对于苯甲酸钠可用钠盐的特殊鉴别反应,在无色火焰中燃烧,火焰呈鲜黄色。

综上所述,一般鉴别试验是以某些类别药物的共同化学结构为依据,根据其相同的物理化学性质进行药物真伪的鉴别,以区别不同类别的药物。而专属鉴别试验,则是在一般鉴别试验的基础上,利用各种药物的化学结构差异,来鉴别药物,以区别同类药物或具有相同化学结构部分的各个药物单体,达到最终确证药物真伪的目的。

二、药物鉴别的方法

药物的鉴别方法要求专属性强,重现性好,灵敏度高,操作简便、快速等。常用的鉴别方法有化学法、光谱法、色谱法和生物学法。

(一)化学鉴别法

化学鉴别法是指根据药物与化学试剂在一定条件下发生的化学反应所产生的颜色、沉淀、气体、荧光等现象,鉴别药物真伪的方法。包括呈色法、沉淀法、呈现荧光法、生成气体法及特异焰色法。具有操作简便、快速、实验成本低、应用广等优点。

1. 呈色反应鉴别法

(1) 三氯化铁呈色反应：适用于具有酚羟基或水解后产生酚羟基药物的鉴别；

(2) 异羟肟酸铁反应：适用于芳胺及其酯类药物或酰胺类药物的鉴别；

(3) 茚三酮呈色反应：适用于具有脂肪氨基或 α-氨基酸结构药物的鉴别；

(4) 重氮化-偶合显色反应：适用于具有芳伯氨基或水解后产生芳伯氨基药物的鉴别；如苯佐卡因药物结构中具有芳香第一胺，对乙酰氨基酚在酸性溶液中水解为芳香第一胺，加亚硝酸钠数滴，滴加碱性 β-萘酚试液数滴，生成橙黄色到猩红色的沉淀；

(5) 氧化还原显色反应：适用于具有还原基团药物的鉴别。

2. 沉淀生成反应鉴别法

(1) 与重金属离子的沉淀反应：在一定条件下，药物和重金属离子反应，生成不同形式的沉淀；

(2) 与硫氰化铬铵（雷氏铵盐）的沉淀反应：这类药物多为生物碱及其盐，具有芳香环的有机碱及其盐；

(3) 其他沉淀反应。

3. 荧光反应法

(1) 药物本身在可见光（或紫外光）下发射荧光；

(2) 药物溶液加硫酸使呈酸性后，在可见或紫外光下发射荧光；

(3) 药物和溴反应后，于可见光下发射出荧光；

(4) 药物和间苯二酚反应后，发射出荧光及药物经其他反应后，发射荧光。

4. 气体生成反应鉴别法　是利用药物与某些试剂在一定条件下反应可生成特征气体的原理，通过对此种气体的鉴别来确定药物种类的方法，主要有：

(1) 胺类、酰脲类、酰胺类药物经强碱处理后，产生氨气；

(2) 含硫的药物经强酸处理后，产生 H_2S 气体；

(3) 含碘的有机药物，加热，生成紫色碘蒸气；

(4) 含醋酸酯、乙酰胺类药物水解后，加乙醇，产生醋酸乙酯的香味。

5. 焰色鉴别法　利用某些元素所具有的特异焰色，可鉴别它们为哪一类盐类药物。

方法为：取铂丝，用盐酸湿润后，蘸取供试品，在无色火焰中燃烧，使火焰显出特殊的颜色。如钠盐通常使火焰显出特殊的鲜黄色，而青霉素类药物和头孢菌素类药物大多为钠盐或钾盐形式，鉴别时可以利用钠、钾的焰色反应。

（二）光谱鉴别法

1. 紫外-可见分光光度法鉴别　根据物质分子对波长为 $200\sim760nm$ 这一范围的电磁波的吸收特性所建立起来的一种定性、定量和结构分析方法。操作简单、准确度高、重现性好。含有共轭体系的有机药物在紫外-可见光区有特征吸收，可根据药物的吸收光谱特征，如吸收光谱的形状、最大吸收波长、吸收峰数目、各吸收峰的位置、强度和相应的吸收系数等进行分析，最大吸收波长和吸收系数是鉴别药物的常用参数。常用的鉴别方法如下：

(1) 比较吸收系数（$E_{1cm}^{1\%}$）的一致性：不同的药物有相同的 λ_{max} 值，但因相对分子质量不同，其 $E_{1cm}^{1\%}$ 值有明显差异。因此，$E_{1cm}^{1\%}$ 作为化合物的特征常数，常用于药物鉴别。如《中国药典》（2015 年版）规定，贝诺酯加无水乙醇在 240nm 处的吸收系数（$E_{1cm}^{1\%}$）值为 $730\sim760$。

（2）比较吸光度比值的一致性：有些药物的吸收峰比较多，但各峰对应的吸光度的比值是一定的，可作为鉴别的标准。如《中国药典》（2015年版）中维生素 B_2 的鉴别：取含量测定项下的溶液，照分光光度法测定，在267nm、375nm 与 444nm 的波长处有最大吸收；在375m 与 267nm 处的吸光度比值应为 0.31～0.33；在 444nm 与 267nm 处的吸光度比值应为 0.36～0.39。

（3）比较吸收光谱特性的一致性：利用药物具有紫外吸收的特性或利用药物进行化学处理后测定其反应产物的吸收特性进行鉴别。如《中国药典》（2015年版）中氨苯蝶啶的鉴别：取本品，加 10%醋酸溶液制成每 1mL 中含 5μg 的溶液，在 360nm 的波长处有最大吸收，其吸光度约为 0.42。

2. 红外分光光度法鉴别　通过测定药物在红外光区的吸收光谱对药物进行鉴别的方法。有机药物的组成、结构、官能团不同时，其红外光谱也不同。药物的红外光谱能反映出药物分子的结构特点，具有专属性强、准确度高、应用广的特点，是验证已知药物的有效方法。主要用于组分单一或结构明确的原料药，如磺胺类药物的鉴别用红外分光光度法时，《中国药典》（2015年版）均采用标准图谱法，即按规定条件测定供试品的红外吸收光谱图与《药品红外光谱集》中的标准图谱对比峰位、峰形、相对强度一致，即为同一种药物。

（1）供试品的制备及测定

1）原料药鉴别：除另有规定外，应按照国家药典委员会编定的《药品红外光谱集》各卷所收载各光谱图所规定的制备方法制备样品。

采用固体制样技术时，最常碰到的问题是多晶现象，固体样品的晶型不同，其红外光谱往往也会产生差异。当供试品的实测光谱与《药品红外光谱集》所收载的标准光谱不一致时，在排除各种可能影响光谱的外在或人为因素后，应按该药品光谱图中备注的方法或各品种项下规定的方法进行预处理，再测定光谱，比对。如未规定该品种供药用的晶型或预处理方法，则可使用对照品，并采用适当的溶剂对供试品与对照品在相同的条件下同时进行重结晶，然后依法测定光谱，比对。如已规定特定的药用晶型，则应采用相应的对照品依法进行比对。

当采用固体制样技术不能满足鉴别需要时，可改用溶液法测定光谱后比对。

2）制剂鉴别：药典品种明确规定供试品的处理方法，通常采用溶剂提取法。提取时应选择适宜的溶剂，以尽可能减少辅料的干扰，并力求避免导致可能的晶型转变，提取的样品再经适当干燥后依法进行红外光谱鉴别。

（2）注意事项

1）各品种项下规定"应与对照的图谱（光谱集××图）一致"，系指《药品红外光谱集》各卷所收载的图谱。同一化合物的图谱若在不同卷上均有收载时，则以后卷所收载的图谱为准。

2）具有多晶型现象的固体药品，由于供试品晶型可能不同，导致测定的光谱图与《药品红外光谱集》不一致，遇此情况，应按该药品光谱图中备注的方法进行预处理后再测定比对。若待测制剂的辅料无干扰，待测成分的晶型不变化，可直接与原料药的标准光谱进行比对；若待测制剂的辅料无干扰，待测成分的晶型有变化，可用对照品经同法处理后的光谱比对；若待测成分的晶型不变化，而制剂辅料存在不同程度的干扰，可参照原料的标准光谱，在指纹区内选择 3～5 个不受辅料干扰的待测成分的特征光谱带作为鉴别的依据，实测谱带的波数误差应小于规定值的 0.5%；如待测成分的晶型有变化,制剂辅料也存在干扰,一般不宜采用红外光谱法鉴别。

3) 由于各种型号仪器的性能不同,供试品制备时研磨程度的差异或吸水程度不同,均会影响光谱的形状。因此,进行光谱对比时,应考虑各种因素造成的影响。

（三）色谱鉴别法

色谱鉴别法是利用药物在一定色谱条件下,产生特征色谱行为(比移值或保留时间)进行鉴别试验,比较色谱行为和检测结果是否与药品质量标准一致来验证药物真伪的方法。

1. 薄层色谱法(thin-layer chromatography,TLC)　系将适宜的固定相涂布于玻璃板、塑料或铝基片上,成一均匀薄层。待点样、展开后,根据比移值(R_f)与适宜的对照物按同法所得的色谱图的比移值(R_f)作对比用以进行药品的鉴别。

可与同浓度的对照品溶液,在同一块薄层板上点样、展开与检视,供试品溶液所显的主斑点的颜色(或荧光)与位置(R_f)应与对照品溶液所显的主斑点一致,而且主斑点的大小与颜色的深浅也应大致相同;或供试品溶液与对照品溶液等体积混合,应显示单一、紧密的斑点;或用与供试品化学结构相似的药物对照品与供试品溶液的主斑点比较,两者R_f应不同;或将上述两种溶液等体积混合,应显示两个清晰分离的斑点,来鉴别药物。

如 2015 年版《中国药典》中黄芩的鉴别:取本品粉末 1g,加乙酸乙酯-甲醇(体积比 3:1)的混合溶液 30mL,加热回流 30min,放冷,滤过,滤液蒸干,残渣加甲醇 5mL 使溶解,取上清液作为供试品溶液。另取黄芩对照药材 1g,同法制成对照药材溶液。再取黄芩苷对照品、黄芩素对照品、汉黄芩素对照品,加甲醇制成每 1mL 含 1mg、0.5mg、0.5mg 的对照品溶液。照薄层色谱法(通则 0502)试验,吸取上述供试品溶液、对照药材溶液各 2μL 以及上述三种对照品溶液各 1μL,分别点于同一聚酰胺薄膜上,以甲苯-乙酸乙酯-甲醇-甲酸(体积比 10:3:1:2)为展开剂,预饱和 30min,展开,取出,晾干,置紫外光灯(365nm)下检视。供试品色谱中,在与对照药材色谱相应的位置上,显相同颜色的斑点;在与对照品色谱相应的位置上,显三个相同的暗绿色斑点。

2. 纸色谱法　是以纸为载体,以纸上所含水分或其他物质为固定相,用展开剂进行展开的分配色谱。供试品经展开后,可用比移值(R_f)表示其各组分的位置,但由于影响比移值的因素较多,因而一般采用在相同实验条件下与对照物质对比以确定其异同。药品鉴别时,供试品在色谱图中所显主斑点的位置与颜色(或荧光),应与对照品在色谱图中所显示主斑点相同。

纸色谱法存在分离效能低、分析时间长等缺点,在药物鉴别试验中逐渐被薄层色谱法或其他色谱法所取代。

3. 气相色谱法　是采用气体为流动相(载气)流经装有填充剂的色谱柱进行分离测定的色谱方法。药物或其衍生物气化后,被载气带入色谱柱进行分离,各组分先后进入检测器,用记录仪、积分仪或数据处理系统记录色谱信号。在气相色谱分析中,因在一定操作条件下被分析药物在色谱柱上的保留值(保留时间和保留体积)是不变的,故可用保留值进行药物的鉴别。最常用的是以易于测定的保留时间来作鉴别。

4. 高效液相色谱法　是采用高压输液泵将规定的流动相泵入装有填充剂的色谱柱进

行分离测定的色谱方法。注入的供试品,由流动相带入柱内,各成分在柱内被分离,并依次进入检测器,由记录仪、积分仪或数据处理系统记录色谱信号。药物鉴别时,按高效液相色谱条件进行试验,要求供试品和对照品色谱峰的保留时间一致。若含量测定方法为内标法时,可要求供试品溶液和对照品溶液色谱图中,药物峰的保留时间与内标峰的保留时间比值应相同。

如《中国药典》(2015 年版)中青霉素钾的鉴别,要求在含量测定项下记录的色谱图中,供试品溶液主峰的保留时间应与对照溶液主峰的保留时间一致。

三、鉴别试验条件

鉴别试验是以所采用的化学反应或物理特性产生明显的易于觉察的特征变化为依据进行的,因此,能影响鉴别试验判定结果的特征变化的因素都是应当精心选择和严格控制的。也就是说,鉴别试验应该是在规定条件下完成的,否则鉴别试验的结果是不可信的。

(一)溶液的浓度

主要指被鉴别药物的浓度及所用试剂的浓度。由于鉴别试验多采用观测沉淀、颜色或各种光学参数(λ_{max}、λ_{min}、$E_{1cm}^{1\%}$、A 等)的变化来判定结果,而药物和有关试剂的浓度会直接影响上述的各种变化,必须严格规定溶液的浓度。

(二)溶液的温度

温度对化学反应的影响很大,一般温度每升高 10℃,可使反应速度增加 2~4 倍。

(三)溶液的酸碱度

许多鉴别反应都需要在一定酸碱度的条件下才能进行。溶液酸碱度的作用,在于能使各反应物有足够的浓度处于反应活化状态,使反应生成物处于稳定和易于观测的状态。

(四)干扰成分的存在

在鉴别试验中,如药物结构中的其他部分或药物制剂中的其他组分也可参加鉴别反应,产生干扰,应选择专属性更高的鉴别反应将其消除或将其分离。

(五)试验时间

有机化合物的化学反应和无机化合物不同,一般反应速度较慢,达到预期试验结果需要较长的时间。这是因为有机化合物是以共价键相结合,化学反应能否进行,依赖于共价键的断裂和新价键形成的难易,这些价键的更替需要一定的反应时间和条件。同时在化学反应过程中,有时存在着许多中间阶段,甚至需加入催化剂才能启动反应。因此,使鉴别反应完成,需要一定时间。

四、鉴别试验的灵敏度

(一)反应灵敏度和空白试验

反应的灵敏度是指在一定条件下,能在尽可能稀的溶液中观测出尽可能少量的供试品,反应对这一要求所能满足的程度。它以两个相互有关的量,即最低检出量(又称检出限量)和最低检出浓度(又称界限浓度)来表示。最低检出量(以 m 表示),就是应用某一反应,在一定的条件下,能够观测出的供试品的最小量,其单位通常用微克(μg)表示(1μg $= 10^{-6}$g)。最低检出浓度就是应用某一反应,在一定条件下,能够观测出供试品的最低浓度,通常以 $1:G$(或 $1:V$)表示,其中 $G(V)$ 表示含有 1g 某供试品的溶液的 g(mL)数。

最低检出量和最低检出浓度之间的关系可以用下式表示:

$$m = \frac{V}{G} \times 10^6 \tag{2-1}$$

式中:V 为鉴别试验时,所取供试溶液的最小体积(mL)。如果选用鉴别反应的灵敏度越高,则产生可被观测的结果所需要的药物越少。

空白试验就是在与供试品鉴别试验完全相同的条件下,除不加供试品外,其他试剂同样加入进行的试验。

在选用灵敏度很高的反应时,必须采用高纯度的试剂和非常洁净的器皿,才能保证鉴别试验结果的可靠性。为了消除试剂和器皿可能带来的影响,应同时进行空白试验,以供对照。

(二)提高反应灵敏度的方法

在实际工作中,常采用以下措施来提高反应的灵敏度。

1. 加入与水互不相溶的有机溶剂 在鉴别试验中,如生成物具有颜色并颜色很浅时,可利用加入少量与水互不相溶的有机溶剂,浓集有色生成物,使有机溶剂中颜色变深,易于观测。

2. 改进观测方法。例如,将目视观测溶液的颜色,改为可见分光光度法;将观测生成沉淀改为比浊度法等。

专题二 药物物理常数的测定

一、相对密度测定法

(一)测定原理

相对密度系指在相同的温度、压力条件下,某物质的密度与水的密度之比。除另有规定外,温度为 20℃。纯物质的相对密度在特定的条件下为不变的常数。但如物质的纯度不够,则其相对密度的测定值会随着纯度的变化而改变。因此,测定药品的相对密度,可用以检查药品的纯杂程度。

(二)测定方法

液体药品的相对密度,一般用比重瓶(图 2-1)测定;测定易挥发液体的相对密度,可用韦氏比重秤(图 2-2)。用比重瓶测定时的环境(指比重瓶和天平的放置环境)温度应略低于 20℃ 或各品种项下规定的温度。

1. 比重瓶法

(1)取洁净、干燥并精密称定重量的比重瓶(图 2-1(a)),装满供试品(温度应低于 20℃

或各品种项下规定的温度)后,装上温度计(瓶中应无气泡),置于20℃(或各品种项下规定的温度)的水浴中放置若干分钟,使内容物的温度达到20℃(或各品种项下规定的温度),用滤纸除去溢出侧管的液体,立即盖上罩。然后将比重瓶自水浴中取出,再用滤纸将比重瓶的外面擦净,精密称定,减去比重瓶的重量,求得供试品的重量后,将供试品倾去,洗净比重瓶,装满新沸过的冷水,再照上法测得同一温度时水的重量,按下式计算,即得。

$$供试品的相对密度 = \frac{供试品重量}{水重量}$$

示例:银黄口服液相对密度的测定

本品为合剂,在温度为20℃的条件下,精密称定恒重的比重瓶重为21.597g,将供试品装满比重瓶后精密称定重量为32.150g,将供试品取出后,将比重瓶洗净后烘干至恒重后装满新沸过的冷水,测定其总重量为31.530g,求银黄口服液的相对密度。

解:供试品重量　　　　32.150g－21.597g＝10.553g

　　　水重量　　　　　　31.530g－21.597g＝9.933g

$$d = \frac{10.553}{9.933} = 1.06$$

(2) 取洁净、干燥并精密称定重量的比重瓶(图 2-1(b)),装满供试品(温度应低于20℃或各品种项下规定的温度)后,插入中心有毛细孔的瓶塞,用滤纸将从塞孔溢出的液体擦干,置于20℃(或各品种项下规定的温度)恒温水浴中,放置若干分钟,随着供试液温度的上升,过多的液体将不断从塞孔溢出,随时用滤纸将瓶塞顶端擦干,待液体不再由塞孔溢出,迅即将比重瓶自水浴中取出,照上述(1)法,自"再用滤纸将比重瓶的外面擦净"起,依法测定,即得。

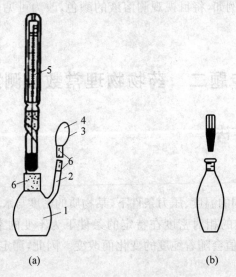

图 2-1　比重瓶

1—比重瓶主体;　2—侧管;　3—侧孔;　4—罩;　5—温度计;　6—玻璃管口

2. **韦氏比重秤法**　本法是根据一定体积的物体(如比重秤的玻璃锤),在不同液体中所受的浮力与该液体的相对密度成正比,利用浮力大小反映液体的相对密度值。测定结果准确可靠,而且操作迅速,在秤上可直接读得相对密度读数。

课堂互动

　　阿基米德把王冠和相同重量的黄金放进水里,发现王冠排出的水比黄金多,说明王冠掺假了,你认为这种观点对吗?

　　(1)仪器构造:韦氏比重秤由玻璃锤、横梁、支架、游码与玻璃圆筒五部分组成,见图2-2。横梁的右半臂分为等距离的10等份,刻有1~9格,在10等份处有一秤钩,可挂玻璃锤和游码。横梁左端有一指针,当比重秤平衡时,可与固定支架左上方的另一指针对准。比重秤配有大小不等4种游码(5g,500mg,50mg,5mg),每种2个,各游码在横梁最右端悬挂时,分别表示相对密度为1、0.1、0.01、0.001,如果挂在第5格时,分别表示相对密度为0.5、0.05、0.005、0.0005。每种游码代表相对密度数值见表2-1。

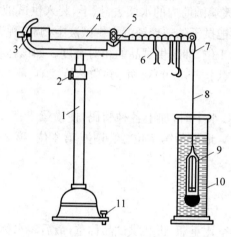

图2-2　韦氏比重秤

1—支架;　2—调节器;　3—指针;　4—横梁;　5—刀口;　6—游码;　7—小钩;　8—细铂丝;

9—玻璃锤;　10—玻璃圆筒;　11—调整螺丝

表2-1　韦氏比重秤游码代表的相对密度数值

游码所在位置	4种游码所示的相对密度数值			
	5g	500mg	50mg	5mg
第10格	1	0.1	0.01	0.001
第9格	0.9	0.09	0.009	0.009
第8格	0.8	0.08	0.008	0.008
第7格	0.7	0.07	0.007	0.007
第6格	0.6	0.06	0.006	0.006
第5格	0.5	0.05	0.005	0.005
第4格	0.4	0.04	0.004	0.004
第3格	0.3	0.03	0.003	0.003
第2格	0.2	0.02	0.002	0.002
第1格	0.1	0.01	0.001	0.001

（2）测定方法

1）仪器的调整：将 20℃时相对密度为 1 的韦氏比重秤，安放在操作台上，放松调节器螺丝，将托架升至适当高度后拧紧螺丝，横梁置于托架玛瑙刀座上，将等重游码挂在横梁右端的小钩上，调整水平调整螺丝，使指针与支架左上方另一指针对准即为平衡，将等重游码取下，换上玻璃锤，此时必须保持平衡。允许有正负 0.005g 的误差，否则应予校正。

2）用水校准：取洁净的玻璃圆筒将新沸过的冷水装至八分满，置于 20℃（或各品种项下规定的温度）的水浴中，搅动玻璃圆筒内的水，调节温度至 20℃（或各品种项下规定的温度），将悬于秤端的玻璃锤浸入圆筒内的水中，秤臂右端悬挂游码于 1.000 处，调节秤臂左端平衡用螺丝使平衡。

3）供试品的测定：将玻璃圆筒内的水倾去，拭干，装入供试液至相同的高度，并用上述相同的方法调节温度后，再把拭干的玻璃锤沉入供试液中，调节秤臂上游码的数量与位置使平衡，读取数值至小数点后 4 位，即为供试品的相对密度。如该比重秤系在 4℃时相对密度为 1，则用水校准时游码应悬挂于 0.9982 处，并应将在 20℃测得的供试品相对密度除以 0.9982。

示例：测锤浸没入 20℃水中时，加上各种骑码，使横梁平衡。所加骑码为 5g、500mg、50mg、5mg，分别放在横梁 V 形槽的第 7 位、第 6 位、第 4 位、第 2 位，则可直接读出相对密度为 0.7642。

（三）注意事项

1. 空比重瓶必须洁净、干燥。

2. 操作顺序为先称量空比重瓶，再装供试品称重，最后装水称重。

3. 装过供试品的比重瓶必须冲洗干净。如供试品为油剂，测定后应尽量倾去，连同瓶塞可先用有机溶剂（如石油醚或氯仿）冲洗数次，待油完全洗去后，用乙醇、水冲洗干净，再依法测定水重。

4. 供试品及水装瓶时，应小心沿壁倒入比重瓶内，避免产生气泡；如有气泡，应稍放置待气泡消失后再调温称重。供试品若为糖浆剂、甘油等黏稠液体，装瓶时更应缓缓沿壁倒入，因黏度大产生的气泡很难除去进而影响测定结果。

5. 比重瓶从水浴取出时，应用手指拿住瓶颈，而不能拿瓶肚，以免手温影响液体，使其体积膨胀而外溢。

6. 测定有腐蚀性供试品，可在天平盘上放一表面皿，再放比重瓶称重。

7. 当温度高于 20℃或各品种项下规定的温度时，必须设法调节环境温度至略低于规定的温度。

8. 韦氏比重秤应安装固定在操作台上，避免受热、冷气流及振动的影响。

9. 玻璃筒应洁净，装水及供试液时高度应一致，使玻璃锤沉入水和供试液液面的深度一致。

10. 玻璃锤应全部浸入液面。

（四）应用实例

相对密度测定法主要用于药品的鉴别和纯度判断，用测定的结果与《中国药典》（2015

年版)中药物的相对密度进行比较,以判定药品是否符合规定。如2015年版《中国药典》规定乙醇的相对密度不大于0.8129,相当于含C_2H_6O不少于95.0%(mL/mL)。

> **知识链接**
>
> ### 案例 "齐二药"亮菌甲素事件
>
> 江苏省泰兴市不法商人王某某以中国地质矿业总公司泰兴化工总厂的名义,伪造药品生产许可证等证件,于2005年10月将工业原料二甘醇假冒药用辅料丙二醇,出售给齐齐哈尔第二制药有限公司。齐齐哈尔第二制药有限公司采购员钮某某违规购入假冒丙二醇,化验室主任陈某某等人严重违反操作规程,未将检测图谱与"药用标准丙二醇图谱"进行对比鉴别,并在发现检验样品相对密度值与标准严重不符的情况下,将其改为正常值,签发合格证,致使假药用辅料投入生产,制造出假药"亮菌甲素注射液"并投放市场。广州中山大学附属第三医院和广东龙川县中医院使用此假药后,11名患者出现急性肾衰竭并死亡。

二、熔点测定法

(一)测定原理

熔点是指一种物质按规定方法测定,由固体熔化成液体的温度、融熔同时分解的温度或在熔化时初熔至全熔经历的温度范围。融熔同时分解是指某一药品在一定温度产生的气泡、上升、变色或浑浊等现象。

测定熔点的药品,应是遇热晶型不转化,其初熔和终熔点容易分辨的药品。测定熔点可以鉴别药物,检查药物的纯杂程度。

(二)测定方法

熔点测定法一般有三种方法,第一法:测定易粉碎的固体药品;第二法:测定不易粉碎的固体药品(如脂肪、脂肪酸、石蜡、羊毛脂等);第三法:测定凡士林或其他类似物质。各品种项下未注明时,均系指第一法。

1. 第一法:测定易粉碎的固体药品

(1)仪器与用具

1)加热用容器:硬质高型玻璃烧杯,或可放入内热式加热器的大内径圆底玻璃管,供盛装传温液用。

2)搅拌器:电磁搅拌器,或用垂直搅拌的杯状玻璃搅拌棒,用于搅拌加热的传温液,使之温度均匀。

3)温度计:具有0.5℃刻度的分浸型温度计,其分浸线的高度宜在50~80mm之间(分浸线低于50mm的,因汞球距离液面太近,易受外界气温的影响;分浸线高于80mm的,则毛细管容易漂浮,均不宜使用),温度计的汞球宜短,汞球的直径宜与温度计柱身的粗细接近(便于毛细管装有供试品的部位能紧贴在温度计汞球上)。温度计除应符合国家质量技术监督局的规定外,还应经常采用药品检验用熔点标准品进行校正。

4) 毛细管：用洁净的中性硬质玻璃管拉制而成，内径为 0.9～1.1mm，壁厚为 0.10～0.15mm，分割成长 9cm 以上；最好将两端熔封，临用时再锯开其一端（用于第一法）或两端（用于第二法），以保证毛细管内洁净干燥。

5) 传温液与熔点标准品

水：用于测定熔点在 80℃以下者。用前应先热至沸使脱气，并放冷。

硅油或液状石蜡：用于测定熔点在 80℃以上者。硅油或液体石蜡经长期使用后，硅油的黏度易增大而不易搅拌均匀，液状石蜡色泽易变深而影响熔融过程的观察，应注意更换。

药品检验用熔点标准品：由中国食品药品检定研究院分发，专供测定熔点时校正温度计用。用前应在研钵中研细，并按所附说明书中规定的条件干燥后，置五氧化二磷干燥器中避光保存备用。

(2) 测定法：取供试品适量，研成细粉，除另有规定外，应按照各药品项下干燥失重的条件进行干燥。若该药品为不检查干燥失重、熔点范围低限在 135℃以上、受热不分解的供试品，可采用 105℃干燥；熔点在 135℃以下或受热分解的供试品，可在五氧化二磷干燥器中干燥过夜或用其他适宜的干燥方法干燥，如恒温减压干燥。

分取供试品适量，置熔点测定用毛细管（简称毛细管，由中性硬质玻璃管制成，长 9cm 以上，内径 0.9～1.1mm，壁厚 0.10～0.15mm，一端熔封；当所用温度计浸入传温液在 6cm 以上时，管长应适当增加，使露出液面 3cm 以上）中，轻击管壁或借助长短适宜的洁净玻璃管，垂直放在表面皿或其他适宜的硬质物体上，将毛细管自上口放入使自由落下，反复数次，使粉末紧密集结在毛细管的熔封端。装入供试品的高度为 3mm。另将温度计（分浸型，具有 0.5℃刻度，经熔点测定用对照品校正）放入盛装传温液（熔点在 80℃以下者，用水；熔点在 80℃以上者，用硅油或液状石蜡）的容器中，使温度计汞球部的底端与容器的底部距离 2.5cm 以上（用内加热的容器，温度计汞球与加热器上表面距离 2.5cm 以上）；加入传温液以使传温液受热后的液面适在温度计的分浸线处。将传温液加热，待温度上升至较规定的熔点低限约低 10℃时，将装有供试品的毛细管浸入传温液，贴附在温度计上（可用橡皮圈或毛细管夹固定），位置须使毛细管的内容物部分在温度计汞球中部。继续加热，调节升温速率为每分钟上升 1.0～1.5℃，加热时须不断搅拌使传温液温度保持均匀，记录供试品在初熔至全熔时的温度，重复测定 3 次，取其平均值，即得。

(3) 说明及注意事项

1) "初熔"系指供试品在毛细管内开始局部液化出现明显液滴时的温度。

"全熔"系指供试品全部液化时的温度。

2) 测定熔融同时分解的供试品时，方法如上述，但调节升温速率使每分钟上升 2.5～3.0℃；供试品开始局部液化时（或开始产生气泡时）的温度作为初熔温度；供试品固相消失全部液化时的温度作为全熔温度。遇有固相消失不明显时，应以供试品分解物开始膨胀上升时的温度作为全熔温度。某些药品无法分辨其初熔、全熔时，可以其发生突变时的温度作为熔点。

3) 初熔之前，毛细管内的供试物可能出现"发毛""收缩""软化""出汗"等现象，在未出现局部液化的明显液滴和持续熔融过程时，均不作初熔判断。但如上述现象严重，过程较长，或因之影响初熔点的观察时，应视为供试品纯度不高的标志而予以记录；并设法与正常的该药品作对照测定，以便于最终判断。

"发毛"系指毛细管内的柱状供试物因受热而在其表面呈现毛糙。

"收缩"系指柱状供试物向其中心聚集紧缩,或贴在某一边壁上。

"软化"系指柱状供试物在收缩后变软,而形成软质柱状物,并向下弯塌。

"出汗"系指柱状供试物收缩在毛细管内壁出现细微液滴,但尚未出现局部液化的明显液滴和持续的熔融过程。

4) 全熔时毛细管内的液体应完全澄清,个别药品在熔融成液体后会有小气泡停留在液体中,此时容易与未熔融的固体相混淆,应仔细辨别。

2. 第二法:测定不易粉碎的固体药品(如脂肪、脂肪酸、石蜡、羊毛脂等) 取供试品,注意用尽可能低的温度熔融后,吸入两端开口的毛细管(同第一法,但管端不熔封)中,使高达约 10mm。在 10℃ 或 10℃ 以下的冷处静置 24h,或置冰上放冷不少于 2h,凝固后用橡皮圈将毛细管紧缚在温度计(同第一法)上,使毛细管的内容物部分适在温度计汞球中部。照第一法将毛细管连同温度计浸入传温液中,供试品的上端应适在传温液液面下约 10mm 处;小心加热,待温度上升至较规定的熔点低限尚低约 5℃ 时,调节升温速率使每分钟上升不超过 0.5℃,至供试品在毛细管中开始上升时,检读温度计上显示的温度,即得。

3. 第三法:测定凡士林或其他类似物质 取供试品适量,缓缓搅拌并加热至温度达 90～92℃ 时,放入一平底耐热容器中,使供试品厚度达到(12±1)mm,放冷至较规定的熔点上限高 8～10℃;取刻度为 0.2℃、水银球长 18～28mm、直径为 5～6mm 的温度计(其上部预先套上软木塞,在塞子边缘开一小槽),使冷至 5℃ 后,擦干并小心地将温度计汞球部垂直插入上述熔融的供试品中,直至碰到容器的底部(浸没 12mm),随即取出,直立悬置,待黏附在温度计球部的供试品表面浑浊,将温度计浸入 16℃ 以下的水中 5min,取出,再将温度计插入一外径约 25mm、长 150mm 的试管中,塞紧,使温度计悬于其中,并使温度计球部的底端距试管底部约为 15mm;将试管浸入约 16℃ 的水浴中,调节试管的高度使温度计上分浸线同水面相平;加热使水浴温度以每分钟 2℃ 的速率升至 38℃,再以每分钟 1℃ 的速率升温至供试品的第一滴脱离温度计为止;检读温度计上显示的温度,即可作为供试品的近似熔点。再取供试品,照前法反复测定数次;如前后 3 次测得的熔点相差不超过 1℃ 时,可取 3 次的平均值作为供试品的熔点;如 3 次测得的熔点相差超过 1℃ 时,可再测定 2 次,并取 5 次的平均值作为供试品的熔点。

(三) 结果与判定

1. 对第一法中的初熔、全熔或分解突变时的温度,以及第二法中熔点的温度,都要估读到 0.1℃,并记录突变时或不正常的现象。每一检品应至少重复测定 3 次,3 次读数的极差不大于 0.5℃ 且不在合格与不合格边缘时,可取 3 次的均值加上温度计的校正值后作为熔点测定的结果。如 3 次读数的极差为 0.5℃ 以上,或在合格与不合格边缘时,应再重复测定 2 次,并取 5 次的均值加上温度计的校正值后作为熔点测定的结果。必要时可选用正常的同一药品再次进行测定。记录其结果并进行比较。

2. 测定结果的数据应按修约间隔为 0.5 进行修约,即 0.1～0.2℃ 舍去,0.3～0.7℃ 修约为 0.5℃,0.8～0.9℃ 进为 1℃;并以修约后的数据报告。但当标准中规定的熔点范围,其有效数字的定位为个位数时,则其测定结果的数据应按修约间隔为 1 进行修约。即一次修约到标准规定的个位数。

3. 经修约后初熔、全熔或分解突变时的温度均在各该药品"熔点"项下规定的范围以内

时,判为"符合规定"。但如有下列情况之一者,即判为"不符合规定":

(1)初熔温度低于规定范围的低限;

(2)全熔温度超过规定范围的高限;

(3)分解点或熔点温度处于规定范围之外;

(4)初熔前出现严重的"发毛""收缩""软化""出汗"现象,且其过程较长,并与正常的该药品作对照比较后有明显的差异。

（四）注意事项

1. 样品需先干燥后才能测定熔点。

2. 毛细管内装入供试品的量应以高度为 3mm 为宜;并应研细装紧,无气泡。

3. 温度计应先进行校正。

4. 熔点管必须洁净。

5. 熔点管底未封好会产生漏管。

6. 样品粉碎要细,填装要实,否则产生空隙,不易传热,造成熔程变大。

（五）应用实例

熔点测定法主要用于固体药物的鉴别和纯度判断,用测定的结果与《中国药典》(2015年版)中药物的熔点进行比较,以判定药品是否符合规定。如己烯雌酚的熔点为 169～172℃。丙磺舒的熔点为 198～201℃。

知识拓展

显微熔点测定法

用毛细管法测定熔点,操作简便,但样品用量较大,测定时间长,同时不能观察出样品在加热过程中晶形的转化及其变化过程。为克服这些缺点,实验室常采用显微熔点测定仪。

显微熔点测定仪有两种,透射式和反射式。透射式光源在热台的下面,热台上有个孔,光线从孔中透上来,视野便于观察,但热台中心有孔,热电偶不能测量热台中心的温度,因此有时温度测的不准。反射式光源在侧上方,使用时开灯直接照射加热台,目前显微熔点测定仪多是这种结构,反射式有时视野不清不便观察,但温度测的准,制造也比较简单。

显微熔点测定仪的优点：①可测微量样品的熔点；②可测高熔点(熔点可达 350℃)的样品；③通过放大镜可以观察样品在加热过程中变化的全过程,如失去结晶水,多晶体的变化及分解等。

三、旋光度测定法

（一）概念

当平面偏振光通过含有某些光学活性物质(如具有不对称碳原子的化合物)的液体或溶

液时,能引起旋光现象,使偏振光的振动平面向左或向右旋转。偏振光旋转的度数称为旋光度。旋光度有右旋、左旋之分,偏振光向右旋转(顺时针方向)称为"右旋",用符号"＋"表示;偏振光向左旋转(逆时针方向)称为"左旋",用符号"－"表示。

偏振光透过长 1dm,且每 1mL 中含有旋光性物质 1g 的溶液,在一定波长与温度下,测得的旋光度称为比旋度。比旋度是旋光物质的重要物理常数,可以用来区别药物或检查药物的纯杂程度,也可用来测定含量。

物质的旋光度不仅与其化学结构有关,而且还和测定时溶液的浓度、光路长度以及测定时的温度和偏振光的波长有关。

知识链接

平面偏振光

在光前进的方向上放一个 Nicol 棱晶或人造偏振片,只允许与棱晶晶轴互相平行的平面上振动的光线透过棱晶,而在其他平面上振动的光线则被挡住。这种只在一个平面上振动的光称为平面偏振光,简称偏振光或偏光。

(二) 旋光仪构造及原理

旋光仪的基本部件:单色光源、起偏镜、测定管、检偏镜、检测器等 5 个部分,如图 2-3。

在起偏镜与检偏镜之间未放入旋光物质,如起偏镜与检偏镜允许通过的偏振光方向相同,则在检偏镜后面观察的视野是明亮的;如在起偏镜与检偏镜之间放入旋光物质,则由于物质旋光作用,使原来由起偏镜出来的偏振光方向旋转了一个角度 α,结果在检偏镜后面观察时,视野就变得暗一些。若把检偏镜旋转某个角度,使恢复原来的亮度,这时检偏镜旋转的角度及方向即是被测供试品的旋光度。

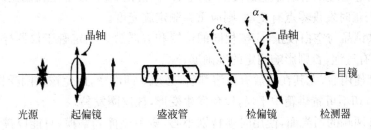

图 2-3 旋光仪的结构示意图

(三) 测定方法

当一单色光(钠光谱的 D 线即 589.3nm)通过起偏镜产生直线偏振光向前进行,当通过装有含有某些光学活性(即旋光性)的化合物液体的测定管时,偏振光的平面(偏振面)就会向左或向右旋转一定的角度,即该旋光性物质的旋光度。其值可以从自动示数盘上直接读出。

$$\text{对液体供试品} \quad [\alpha]_D^t = \frac{\alpha}{l \times d} \tag{2-2}$$

$$对固体供试品 \quad [\alpha]_D^t = \frac{100 \times \alpha}{l \times c} \tag{2-3}$$

式中：$[\alpha]_D^t$ 为比旋度；D 为钠光谱的 D 线；t 为测定时的温度（℃）；l 为测定管长度（dm）；α 为测得的旋光度；d 为液体的相对密度；c 为每 100mL 溶液中含有被测物质的重量（按干燥品或无水物计算），g。

（四）影响旋光度测定的因素

1. 物质的化学结构：物质的化学结构不同，旋光性也不同，有的旋转的角度大，有的旋转角度小；有的呈左旋（"－"表示），有的呈右旋（"＋"表示）；有些物质无手性碳原子，无旋光性。

2. 溶液浓度：溶液的浓度越大，其旋光度也越大。在一定的浓度范围内，药物溶液的浓度和旋光度呈线性关系。测比旋度时，要求在一定浓度的溶液中进行。

3. 溶剂：溶剂对旋光度的影响比较复杂，随溶剂与药物而有所不同：有些溶剂对药物无影响，有的溶剂影响旋光的方向及旋光度的大小。测定药物的旋光度和比旋度时，应注明溶剂的名称。

4. 光线通过液层的厚度：光线通过液层的厚度越厚，旋光度越大。除另有规定外，2015 年版《中国药典》采用 1dm 长的测定管。

5. 光的波长：波长越短，旋光度越大。2015 年版《中国药典》采用钠光谱的 D 线（589.3nm）测定旋光度。

（五）注意事项

1. 配制溶液及测定时，均应调节温度至（20±0.5）℃（或各药品项下规定的温度）。

2. 供试的液体或固体物质的溶液应不显浑浊或含有混悬的小粒。如有上述情况时，应预先滤过，并弃去初滤液。

3. 每次测定前应以溶剂作空白校正，测定后，再校正 1 次，以确定在测定时零点有无变动，如第 2 次校正时发现零点有变动，则应重新测定旋光度。

4. 测定供试品与空白校正，应按相同的位置和方向放置测定管于仪器样品室，并注意测定管内不应有气泡，否则影响测定的准确度。

5. 测定管使用后，尤其在盛放有机溶剂后，必须立即洗净，以免橡皮圈受损发黏。测定管每次洗涤后，切不可置烘箱中干燥，以免发生变形，橡皮圈发黏。

6. 测定管两端的通光面，使用时须特别小心，避免碰撞和触摸，只能以擦镜纸揩拭，以防磨损。应保护其光亮、清洁，否则影响测定结果。

7. 测定管螺帽不宜旋得过紧，以免产生应力，影响读数。

8. 钠灯使用时间一般勿连续使用超过 4h，并不宜经常开关。当关熄钠灯后，如果要继续使用，应等钠灯冷后再开。

9. 仪器应放置干燥通风处，防止潮气侵蚀，镇流器应注意散热。搬动仪器应小心轻放，避免震动。

10. 光源积灰或损坏，可打开机壳擦净或更换。

（六）应用实例

旋光度测定法的应用主要包括以下几个方面：

1. **药物鉴别**　具有旋光性的药物,在"性状"项下,一般都收载有"比旋度"的检验项目。测定比旋度值可用来鉴别药物或判断药物的纯杂程度。《中国药典》(2015年版)要求测定比旋度的药物很多,如肾上腺素、硫酸奎宁、葡萄糖、头孢噻吩钠等。

2. **杂质检查**　某些药物本身无旋光性,而所含杂质具有旋光性,所以可通过控制供试液的旋光性大小来控制杂质的限量。如硫酸阿托品中莨菪碱的检查,硫酸阿托品为外消旋体,无旋光性,而所含杂质莨菪碱具有左旋性,2015年版《中国药典》规定5%的硫酸阿托品溶液的旋光度不得超过－0.40°。

3. **含量测定**　具有旋光性的药物,特别是在无其他更好的方法测定其含量时,可采用旋光度法测定。具体方法有两种:

(1) 精密称取一定量供试品,配成一定浓度的溶液,装入测定管中,测定其旋光度,然后计算其含量。

(2) 标准曲线法

1) 先测出一系列标准溶液的旋光度,以旋光度作为纵坐标,以标准溶液的浓度为横坐标,绘制旋光度-浓度(α-C)曲线。

2) 在同样条件下测出供试液的旋光度,即可在标准曲线上查出供试液的浓度。

2015年版《中国药典》采用旋光度法测定含量的药物有葡萄糖注射液、葡萄糖氯化钠注射液、右旋糖酐氯化钠注射液、右旋糖酐葡萄糖注射液等。

示例:葡萄糖注射液的含量测定

精密量取本品适量(约相当于葡萄糖10g),置于100mL量瓶中,加氨试液0.2mL(促使葡萄糖溶液的变旋现象达到平衡),用水稀释到刻度,摇匀,静置10min,照2015年版《中国药典》(通则0621)测定该注射液的旋光度为＋4.9°,空白试验为0。求此葡萄糖注射液中葡萄糖($C_6H_{12}O_6 \cdot H_2O$)的含量。

2015年版《中国药典》规定:无水葡萄糖25℃时的比旋度为＋52.5°～53.0°。

解:

$$[\alpha]_D^{25} = \frac{52.5° + 53.0°}{2} = 52.75°$$

按公式计算:$c\% = \dfrac{\alpha}{[\alpha]_D^t \times l} \times 100\% = \dfrac{4.9}{52.75° \times 1} \times 100\% = 9.29\%$

计算所得是无水葡萄糖的含量,如按 $C_6H_{12}O_6 \cdot H_2O$ 计算,则:

$$c\% = 9.29\% \times \frac{198.17}{180.16} = 10.22\%$$

由以上可得:$c = \alpha \times 2.0852$

2.0852为每1°旋光度相当于待测溶液每100mL中 $C_6H_{12}O_6 \cdot H_2O$ 的克数。

四、折光率测定法

(一) 测定原理

光线自一种透明介质进入另一透明介质的时候,由于光线在两种介质中的传播速度不同,使光线在两种介质的平滑界面上发生折射。常用的折光率系指光线在空气中进行的速

度与在供试品中进行速度的比值。根据折射定律,折光率是光线入射角的正弦与折射角的正弦的比值,如图 2-4,即

$$n = \frac{\sin i}{\sin r} \qquad (2\text{-}4)$$

式中:n 为折光率;$\sin i$ 为光线的入射角的正弦;$\sin r$ 为折射角的正弦。

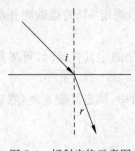

图 2-4　折射定律示意图

当光线从光疏介质进入光密介质,它的入射角接近或等于 90°时,折射角就达到最高限度,此时的折射角称为临界角 r_c,而此时的折光率应为

$$n = \frac{\sin i}{\sin r_c} = \frac{\sin 90°}{\sin r_c} = \frac{1}{\sin r_c}$$

因此,只要测定了临界角,即可计算出折光率。

物质的折光率因温度或光线波长的不同而改变,透光物质的温度升高,折光率变小;入射光的波长越短,折光率越大。折光率以 n_D^t 表示,D 为钠光谱的 D 线,t 为测定时的温度。

测定折光率可以区别不同的油类或检查某些药品的纯杂程度。

(二)测定方法

2015 年版《中国药典》采用钠光谱 D 线(589.3nm)测定供试品相对于空气的折光率(如用阿培折光计,可用白光光源),除另有规定外,供试品温度为 20℃,折光率记为 n_D^{20}。

测定用的折光率需能读数至 0.0001,测量范围 1.3～1.7,如用阿培折光计或与其相当的仪器,测定时应调节温度至(20±0.5)℃(或各品种项下规定的温度),测量后再重复读数 2 次,3 次读数的平均值即为供试品的折光率。

具体方法是:将仪器置于有充足光线的平台上,但不可受日光直射,并装上温度计,置 20℃恒温室中至少 1h,或连接 20℃恒温水浴至少半小时,以保持稳定温度,然后使折射棱镜上透光处朝向光源,将镜筒拉向观察者,使成一适当倾斜度,对准反射镜,使视野内光线最明亮为止。将上下折射棱镜拉开,用玻棒或吸管蘸取供试品 1～2 滴,滴于下棱镜面上,然后将上下棱镜关合并拉紧扳手。转动刻度尺调节钮,使读数在供试品折光率附近,旋转补偿旋钮,使视野内虹彩消失,并有清晰的明暗分界线。再转动刻度尺的调节钮,使视野的明暗分界线恰位于视野内十字交叉处,记下刻度尺上的读数。投影式折光计在读数时眼睛应与读数垂直,测量后要求再重复读数 2 次,取 3 次读数的平均值,即为供试品的折光率。

用标准玻片校正仪器时,应先将仪器置于光线明亮处,光线不经反射镜而直接射入棱镜,将下面的棱镜拉开,上面的棱镜平放,镜筒略向观察者下方,取标准玻片,大光滑面用溴萘黏附在上面棱镜的光滑面上,并使玻片的小光滑面朝向光线,然后旋转补偿旋钮,使视野内虹彩基本消失,并转动刻度的调节钮,使视野的明暗分界线恰位于视野内十字交叉处,记下刻度尺读数。此时明暗两半的位置与正常观察时方向相反,但不影响读数结果,测量后再重复测量 2 次,取 3 次读数的平均值。如读数与玻片规定值相符,则折光计不需校正,否则可将棱镜恰好调至玻片规定的折光率处,再用附件的小钥匙插向镜筒旁的小方孔内螺丝上,轻微转动,直至明暗交界处恰好移至十字交叉处即可。投影式折光计校正方法同上,但标准玻片黏附在下面棱镜处。

（三）注意事项

1. 仪器必须置于有充足光线和干燥的房间，不可在有酸碱气或潮湿的实验室中使用，更不可放置仪器于高温炉或水槽旁。

2. 大多数供试品的折光率受温度影响较大，一般是温度升高折光率降低，但不同物质升高或降低的值不同，因此在测定时温度恒定至少半小时。

3. 上下棱镜必须清洁，勿用粗糙的纸或酸性乙醚擦拭棱镜，勿用折光计测试强酸性或强碱性供试品或有腐蚀性的供试品。

4. 滴加供试品时注意棒或滴管尖不要触及棱镜，防止棱镜造成划痕。加入量要适中，使在棱镜上生成一均匀的薄层，检品过多，会流出棱镜外部，检品太少，能使视野模糊不清，同时勿使气泡进入样品，以免气泡影响折光率。

5. 读数时视野中的黑白交叉线必须明显，且明确的位于十字交叉线上，除调节色散补偿旋钮外，还应调整下部反射镜或上棱镜透光处的光亮强度。

6. 测定挥发性液体时，可将上下棱镜关闭，将测定液沿棱镜进样孔流入，要随加随读，测固体样品或用标准玻片校正仪器时，只能将供试品或标准玻片置于测定棱镜上，而不能关闭上下棱镜。

7. 测定结束时，必须用能溶解供试品的溶剂如水、乙醇或乙醚将上下棱镜擦拭干净，晾干，放入仪器箱内，并放入硅胶防潮。

知识链接

影响折光率测定的因素

物质的性质　物质折光率的大小是由物质的性质决定的。

物质的浓度　在通常情况下，溶液的浓度越大，其折光率也越大。在一定的浓度范围内，药物溶液的浓度和折光率呈线性关系。

温度　温度对介质折光率的影响，主要是由于温度变化伴随着密度的变化。通常情况下，温度升高，折光率降低。

波长　光在物质中的传播速度与光的频率有关，通常情况下，波长越短，折光率越大；反之，波长越长，折光率越小。波长对折光率影响较大，所以在表示折光率时，要注明测定波长。

压力　一般情况下，压力增加，物质的密度增加，故物质的折光率随压力升高而增加。但这种影响对气体物质影响较大，对液体物质和固体物质的影响较小，因此，通常测定液体和固体药物的折光率时，可以不考虑压力的影响。

（四）应用实例

折光率是有机化合物最重要的物理常数之一，它能精确而方便地测定出来，作为液体物质纯度的标准，它比沸点更为可靠。具体的应用如下：

1. 药物鉴别及纯度检查　利用折光率，可鉴定未知化合物。如果一个化合物是纯的，那么就可以根据所测得的折光率排除考虑中的其他化合物，从而识别出这个未知物来。如

2015 年版《中国药典》规定二甲硅油的折光率为 1.400～1.410。

折光率也用于确定液体混合物的组成。在蒸馏两种或两种以上的液体混合物且当各组分的沸点彼此接近时,那么就可利用折光率来确定馏分的组成。因为当组分的结构和极性相似,混合物的折光率和物质的量组成之间常呈线性关系。例如,由 1mol 四氯化碳和 1mol 甲苯组成的混合物折光率为 1.4822,而纯甲苯和纯四氯化碳在同一温度下折光率分别为1.4944 和 1.4651。所以,要分馏此混合物时,就可利用这一线性关系求得馏分的组成。

一般采用通过在规定的实验条件下测定供试品的折光率,将实验结果与 2015 年版《中国药典》收载的药物折光率进行比较是否一致,以判断供试品是否符合规定。

2. 含量测定——标准曲线法　本法是先测定一系列标准溶液的折光率,以测得的折光率为纵坐标,标准溶液的浓度为横坐标,绘制折光率-浓度(n-C)曲线,再在相同条件下测出供试品的折光率,从标准曲线上查得供试品的浓度。

五、黏度测定法

(一)测定原理

黏度系指流体对流动的阻抗能力,采用动力黏度、运动黏度或特性黏度以表示之。

流体分牛顿流体和非牛顿流体两类。牛顿流体流动时所需剪应力不随流速的改变而改变,纯液体和低分子物质的溶液属于此类;非牛顿流体流动时所需剪应力随流速的改变而改变,高聚物的溶液、混悬液、乳剂分散液体和表面活性剂的溶液属于此类。

黏度的测定可用黏度计。黏度计有多种类型,《中国药典》(2015 年版)采用毛细管式和旋转式两类黏度计。毛细管黏度计因不能调节线速度,不便测定非牛顿流体的黏度,但对高聚物的稀薄溶液或低黏度液体的黏度测定影响不大;旋转式黏度计适用于非牛顿流体的黏度测定。

动力黏度(η)是指液体以 1cm/s 的速度流动时,在每 1cm^2 平面上所需剪应力的大小,以 Pa·s 为单位。

运动黏度(ν)是指在规定条件下测定供试品在平氏黏度计中的流出时间(s),与该黏度计用已知黏度的标准液测得的黏度计常数(mm^2/s^2)相乘所得的值,单位为 mm^2/s。

在相同温度下,液体的动力黏度与其密度(kg/m^3)的比值,再乘 10^{-6},即得该液体的运动黏度。

在溶液中,溶剂的黏度 η_0 常因高聚物的溶入而增大,溶液的黏度 η 与溶剂的黏度 η_0 的比值(η/η_0)称为相对黏度(η_r),常用在乌氏黏度计中的流出时间的比值(T/T_0)来表示;当高聚物溶液的浓度较稀时,其相对黏度的对数值与高聚物溶液浓度的比值,即为该高聚物的特性黏数$[\eta]$,根据高聚物的特性黏数可以计算其平均分子质量。

(二)测定方法

1. 第一法:用平氏黏度计测定运动黏度或动力黏度

本法系用相对法测量一定体积的液体在重力作用下流经毛细管所需时间,以求得液体的运动黏度或动力黏度。

本法适用于测定牛顿流体(如纯液体和低分子物质的溶液)的动力黏度或运动黏度。

(1) 仪器与用具

1) 平氏黏度计如图 2-5,毛细管内径有(0.8±0.05)mm、(1.0±0.05)mm、(1.2±0.05)mm、(1.5±0.1)mm 或(2.0±0.1)mm 多种,可根据各品种项下规定选用(流出时间不小于200s)。

2) 恒温水浴:直径 30cm 以上、高 40cm 以上的玻璃缸或有机玻璃缸,附有电动搅拌器及电热装置,恒温精度±0.1℃。

3) 温度计:分度 0.1℃,经周期检定。

4) 秒表:分度 0.2s,经周期检定。

(2) 操作方法

1) 黏度计的清洗和干燥:取黏度计,置铬酸洗液中浸泡 2h 以上(沾有油渍者,应依次先用三氯甲烷或汽油、乙醇、自来水洗涤晾干后,再用铬酸洗液浸泡 6h 以上),自来水冲洗至内壁不挂水珠,再用水洗 3 次,120℃干燥,备用。

2) 按各品种项下规定的测定温度调整恒温水浴温度。

3) 取黏度计,在支管 F 上连接一橡皮管,用手指堵住管口 2,倒置黏度计,将管口 1 插入供试品(或供试溶液)中,自橡皮管的另一端抽气,使供试品充满球 C 与 A 并达到测定线 m_2 处,提出黏度计并迅速倒转,抹去黏附于管外的供试品,取下橡皮管接于管口 1 上,将黏度计垂直固定于恒温水浴中,并使水浴的液面高于球 C 的中部,放置15min 后,自橡皮管的另一端抽气,使供试品充满球 A 并超过测定线m_1,开放橡皮管口,使供试品在管内自然下落,用秒表准确记录液面自测定线 m_1 下降至测定线 m_2 处的流出时间;依法重复测定 3 次以上,每次测定值与平均值的差数不得超过平均值的±5%。另取一份供试品同样操作,并重复测定 3 次以上。以先后两次取样测得的总平均值按公式计算,即得。

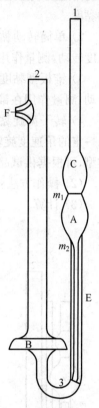

图 2-5　平氏黏度计
1—主管;2—宽管;
3—弯管;A—测定球;B—储器;C—缓冲球;E—毛细管;F—支管;m_1,m_2—环形测定线

4) 测定动力黏度时,按"相对密度测定法"测定供试溶液在相同温度下的密度(ρ)。

(3) 记录与计算:

记录测定温度,平氏黏度计的编号、K 值和毛细管内径,每次流出时间等;测定运动黏度时,还应按《中国药典》(2015 年版)"相对密度测定法"项下的规定,记录有关数据。

计算公式:

$$\nu = Kt \tag{2-5}$$
$$\eta = 10^{-6} \times Kt \times \rho$$

其中:ν 为运动黏度(mm^2/s);K 为用已知黏度标准液测得的黏度计常数(mm^2/s^2);t 为测得的平均流出时间(s);η 为动力黏度(Pa·s);ρ 为供试溶液在相同温度下的密度(kg/m^3)。

2. 第二法:用旋转式黏度计测定动力黏度

旋转黏度计通常是根据在旋转过程中作用于液体介质中的剪应力大小来完成黏度测

定的。

本法用于测定液体的动力黏度。

（1）仪器

1）同轴双筒黏度计，将供试品注入同轴的内筒和外筒之间，并自动转动，当一个筒以指定的角速度或扭矩转动时，测定对另一个圆筒上产生的扭矩或角速度，由此可计算出供试品的黏度。

2）单筒转动黏度计，在单筒类型的黏度计中，将单筒浸入供试品溶液中，并以一定的角速度转动，测量作用在圆筒表面上的扭矩来计算黏度。

3）锥板型黏度计，在锥板型黏度计中，供试品注入锥体和平板之间，锥体和平板可同轴转动，测量作用在锥体或平板上的扭矩或角速度以计算黏度。

4）转子型旋黏度计，按各品种项下的规定选择合适的转子浸入供试品溶液中，使转子以一定的角速度旋转，测量作用在转子上的扭矩以计算黏度。常用的旋转式黏度计有多种类型，可根据供试品实际情况的黏度范围适当选用。

（2）操作方法：照各品种项下所规定的仪器，按仪器说明书操作。

（3）计算：

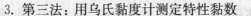

$$\eta = K\frac{M}{\omega} \tag{2-6}$$

式中：η 为供试品的动力黏度（Pa·s）；K 为用已知黏度的标准液测得的旋转式黏度计常数（mm^2/s^2）；M 为扭矩（N·m）；ω 为角速度（rad/s）。

3. 第三法：用乌氏黏度计测定特性黏数

溶剂的黏度常因高聚物的溶入而增大。本法利用毛细管法测定溶液和溶剂流出时间的比值，可求出高聚物稀溶液的特性黏度，以用来计算平均相对分子质量。

（1）仪器与用具

1）乌氏黏度计如图 2-6：除另有规定外，毛细管 E 内径为（0.5±0.05）mm，长（140±5）mm，测定球 A 的容量为（3.5±0.5）mL（选用流出时间在 120～180s 之间为宜）。

2）恒温水浴：直径 30cm 以上、高 40cm 以上的玻璃缸或有机玻璃缸，附有电动搅拌器及电热装置，恒温精度±0.05℃。

3）温度计：分度 0.1℃，经周期检定。

4）秒表：分度 0.2s，经周期检定。

（2）操作方法

1）黏度计的清洗和干燥：取黏度计，置铬酸洗液中浸泡 2h 以上（沾有油渍者，应依次先用三氯甲烷或汽油、乙醇、自来水洗涤晾干后，再用铬酸洗液浸泡 6h 以上），自来水冲洗至内壁不挂水珠，再用水洗 3 次，120℃干燥，备用。

2）除另有规定外，调整恒温水浴温度在（25±0.05）℃。

3）取供试品，照各该品种项下的规定制成一定浓度的溶液，用 3 号垂熔玻璃漏斗滤过，弃去初滤液，取续滤液（不得少于 7mL）沿洁净、

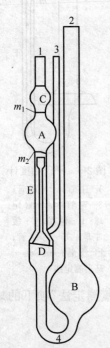

图 2-6 乌氏黏度计
1—主管；2—宽管；3—侧管；4—弯管；A—测定球；B—储器；C—缓冲球；D—悬挂水平储器；E—毛细管；m_1，m_2—环形测定线

干燥的乌氏黏度计的管 2 内壁注入 B 中,将黏度计垂直固定于恒温水浴中,并使水浴液面高于球 C,放置 15min,将管口 1、3 各接一乳胶管,夹住管口 3 的胶管,自管口 1 处抽气,使供试品溶液的液面缓缓升高到球 C 的中部,先开放管口 3,再开放管口 1,使供试品溶液在管内自然下落,用秒表准确记录液面自测定线 m_1 下降至测定线 m_2 处的流出时间;重复测定 2 次,2 次测定值相差不得超过 0.1s,取 2 次的平均值为供试液的流出时间(T)。另取 1 份供试品,依法制成溶液后,按上述操作测定流出时间。取经 3 号垂熔玻璃漏斗滤过的溶剂同样操作,重复测定 2 次,2 次测定值应相同,为溶剂的流出时间(T_0)。按公式计算特性黏数,即得。

(3)记录与计算:记录供试品取样量,供试溶液的制备、测定温度,供试溶液和空白溶剂的流出时间等。

特性黏数计算公式:

$$[\eta] = \frac{\ln\eta_r}{c} \tag{2-7}$$

式中:$\eta_r = \dfrac{T}{T_0}$;c 为供试液的浓度(g/mL)。

(4)结果与判定:两份供试品的测定值与平均值的差数未超过平均值的 $\pm1\%$ 时,取平均值 $[\bar{\eta}]$,即得供试品的特性黏数。若超过 $\pm1\%$,应另取 2 份复试。

(三)注意事项

1. 黏度随温度升高而减小,故测定黏度时应严格按规定的温度下测定,实验室温度与黏度测定温度相差不应太大,当室温高于测定温度时,应注意降低室温。

2. 在抽气吸取供试液时,不得产生断流或气泡。

3. 黏度计应垂直固定于恒温水浴中,不得倾斜,以免影响流出时间。

4. 测定 T(或 T_0)时,应再将黏度计内壁清洗洁净,并用待测溶液(溶剂)分次淋洗;

5. 黏度计应用汽油或石油醚洗净,若有不易冲洗的污渍,可用重铬酸钾洗液荡洗,然后再用水、乙醇等依次洗涤,待完全干后才能使用。

(四)应用实例

测定液体药品或药品溶液的黏度可以鉴别或检查其纯杂程度。用测定的结果与 2015 年版《中国药典》中药物的黏度进行比较,以判定药品是否符合规定。如 2015 年版《中国药典》规定二甲硅油的运动黏度(通则 0633 第一法,毛细管内径 2mm)在 25℃ 时为 500~1000mm^2/s。

课堂互动

影响黏度测定的因素有哪些? 用什么方法能获得黏度计常数?

六、pH 值测定法

(一)测定原理

pH 值测定法是测定水溶液中氢离子活度的一种方法。

pH 值即水溶液中氢离子活度 a_{H^+} 的负对数，$pH=-\lg a_{H^+}$。实际测定中并不能测得单个氢离子的活度，只能是一个近似的数值。目前广泛应用的 pH 标度是 pH 的实用值。它是以试验为基础的，其定义为：

$$pH = pH_s - (E - E_s)/k$$

E 与 E_s 分别为电池中含有供试液与标准液时测得的电动势。pH_s 为标准液的已知 pH 值。k 为与温度 $(t,℃)$ 有关的常数。

测定 pH 值时需选择适宜的对氢离子敏感的电极与参比电极组成电池。常用的对氢离子敏感的电极（简称指示电极）有 pH 玻璃电极、氢电极、醌-氢醌电极与锑电极等；参比电极有甘汞电极、银-氯化银电极等。最常用的电极为玻璃电极与饱和甘汞电极。现已广泛使用将指示电极与参比电极组合一体的复合电极。

除另有规定外，水溶液的 pH 值应以玻璃电极为指示电极、饱和甘汞电极为参比电极的不低于 0.01 级的酸度计进行测定。

(二) 仪器校正用的标准缓冲液

配制标准缓冲液用水，应是新沸放冷除去二氧化碳的蒸馏水或纯化水（pH 5.5～7.0），并应尽快使用，以免二氧化碳重新溶入，造成测定误差。

1. 草酸盐标准缓冲液：精密称取在 $(54\pm3)℃$ 干燥 4～5h 的草酸三氢钾 12.71g，加水使溶解并稀释至 1000mL。

2. 苯二甲酸盐标准缓冲液：精密称取在 $(115\pm5)℃$ 干燥 2～3h 的邻苯二甲酸氢钾 10.21g，加水使溶解并稀释至 1000mL。

3. 磷酸盐标准缓冲液：精密称取在 $(115\pm5)℃$ 干燥 2～3h 的无水磷酸氢二钠 3.55g 与磷酸二氢钾 3.40g，加水使溶解并稀释至 1000mL。

4. 硼砂标准缓冲液：精密称取硼砂 3.81g（注意避免风化），加水使溶解并稀释至 1000mL，置聚乙烯塑料瓶中，密塞，避免空气中二氧化碳进入。

5. 氢氧化钙标准缓冲液：于 25℃，用无二氧化碳的水制备氢氧化钙的饱和溶液，取上清液使用。存放时应防止空气中二氧化碳进入。一旦出现浑浊，应弃去重配。

上述标准缓冲液必须用 pH 值基准试剂配制。不同温度时标准缓冲液的 pH 值如下表 2-2。

表 2-2　不同温度下标准缓冲液 pH 值

温度(℃)	草酸盐标准缓冲液	苯二甲酸盐标准缓冲液	磷酸盐标准缓冲液	硼砂标准缓冲液	氢氧化钙标准缓冲液 (25℃饱和溶液)
0	1.67	4.01	6.98	9.46	13.43
5	1.67	4.00	6.95	9.40	13.21
10	1.67	4.00	6.92	9.33	13.00
15	1.67	4.00	6.90	9.27	12.81
20	1.68	4.00	6.88	9.22	12.63
25	1.68	4.01	6.86	9.18	12.45
30	1.68	4.01	6.85	9.14	12.30
35	1.69	4.02	6.84	9.10	12.14

续表

温度(℃)	草酸盐 标准缓冲液	苯二甲酸盐 标准缓冲液	磷酸盐 标准缓冲液	硼砂 标准缓冲液	氢氧化钙 标准缓冲液 (25℃饱和溶液)
40	1.69	4.04	6.84	9.06	11.98
45	1.70	4.05	6.83	9.04	11.84
50	1.71	4.06	6.83	9.01	11.71
55	1.72	4.08	6.83	8.99	11.57
60	1.72	4.09	6.84	8.96	11.45

标准缓冲液最好新鲜配制,在抗化学腐蚀、密闭的容器中一般可保存2~3个月,如发现有浑浊、发霉或沉淀等现象,不能继续使用。

（三）测定方法

1. 由于各酸度计的精度与操作方法有所不同,应严格按各仪器说明书与注意事项进行操作。

2. 测定之前,按各品种项下的规定,选择两种标准缓冲液(pH值相差约3个单位),使供试液的pH值处于二者之间。

3. 开机通电预热数分钟,调节零点与温度补偿(有的可能不需要调零),选择与供试液pH值较接近的标准缓冲液进行校正(定位),使仪器读数与标示pH值一致;用水充分淋洗电极数次,然后用滤纸吸干,再将电极浸入另一种标准缓冲液进行核对,误差应不大于±0.02pH单位。如大于此偏差,则应仔细检查电极,如已损坏,应更换;否则,应调节斜率,使仪器读数与第二种标准缓冲液的标示pH值相符合。

重复上述定位与核对操作,直至不需要调节仪器。读数与两标准缓冲液的标示pH值相差不大于0.02pH值单位。

4. 按规定取样或制备样品(配制供试液用水同配制标准缓冲液用水),置小烧杯中,用供试液充分淋洗电极数次,然后用滤纸吸干,再将电极浸入供试液中,轻摇供试液平衡稳定后,进行读数。

对弱缓冲液(如水)的测定要特别注意,先用苯二甲酸盐标准缓冲液校正仪器后,更换供试液进行测定,并重新取供试液再测,读数时,必须将供试液轻摇均匀,平衡稳定后再进行读数。直至pH值的读数在1min内改变不超过±0.05pH单位为止;然后再用硼砂标准缓冲液校正仪器,再如上法测定;二次pH值的读数相差应不超过0.1,取二次pH值读数的平均值为其pH值。

供试液的pH值大于9时,应选用适宜的无钠误差的玻璃电极进行测定。

5. 当pH值不需很精确时,可使用pH试纸或指示剂进行粗略比较。

（四）注意事项

1. 测定前,按各品种项下的规定,选择两种pH值约相差3个单位的标准缓冲液,使供试液的pH值处于二者之间。

2. 取与供试液pH值较接近的第一种标准缓冲液对仪器进行校正(定位),使仪器示值与表列数值一致。

3. 仪器定位时,再用第二种标准缓冲液核对仪器示值,误差应不大于±0.02pH值单位。若大于此偏差,则应小心调节斜率,使示值与第二种标准缓冲液的表列数值相符。重复上述定位与斜率调节操作,至仪器示值与标准缓冲液的规定数值相差不大于0.02pH单位。否则,须检查仪器或更换电极后,再行校正至符合要求。

4. 每次更换标准缓冲液或供试液前,应用纯化水充分洗涤电极,然后将水吸尽,也可用所换的标准缓冲液或供试液洗涤。

5. 在测定高pH值的供试品时,应注意碱误差的问题,必要时选用适用的玻璃电极测定。

6. 对弱缓冲液(如水)的pH值测定,先用苯二甲酸盐标准缓冲液校正仪器后测定供试液,并重取供试液再测,直至pH值的读数在1min内改变不超过±0.05为止;然后再用硼砂标准缓冲液校正仪器,再如上法测定;二次pH值的读数相差应不超过0.1,取二次读数的平均值为其pH值。

7. 配制标准缓冲液与溶解供试品的水,应是新沸过的冷蒸馏水,其pH值应为5.5~7.0。

8. 标准缓冲液一般可保存2~3个月,但发现有浑浊、发霉或沉淀等现象时,不能继续使用。

知识链接

酸度计的保养

1. 玻璃电极在初次使用前,必须在蒸馏水中浸泡一昼夜以上,平时也应浸泡在蒸馏水中以备随时使用。

2. 玻璃电极不要与强吸水溶剂接触太久,在强碱溶液中使用应尽快操作,用毕立即用水洗净。

3. 玻璃电极球泡膜很薄,不能与玻璃杯及硬物相碰。

4. 玻璃膜沾上油污时,应先用酒精,再用四氯化碳或乙醚,最后用酒精浸泡,再用蒸馏水洗净。如测定含蛋白质的溶液的pH值时,电极表面被蛋白质污染,导致读数不可靠,也不稳定,出现误差,这时可将电极浸泡在稀HCl(0.1mol/L)中4~6min来矫正。

5. 电极清洗后只能用滤纸轻轻吸干,切勿用织物擦抹,这会使电极产生静电荷而导致读数错误。

6. 甘汞电极在使用时,注意电极内要充满氯化钾溶液,应无气泡,防止断路。应有少许氯化钾结晶存在,以使溶液保持饱和状态,使用时拔去电极上顶端的橡皮塞,从毛细管中流出少量的氯化钾溶液,使测定结果可靠。

(五)应用实例

测定液体药品或药品溶液的pH值可以检查其纯杂程度。用测定的结果与2015年版《中国药典》中药物的pH值进行比较,以判定药品是否符合规定。如2015年版《中国药典》规定利巴韦林滴鼻剂pH值应为4.5~6.5,吲哚美辛搽剂pH值应为6.0~7.0。

学 习 小 结

模块二 药物的鉴别	专题一： 药物鉴别概述	药物鉴别项目	1. 性状 2. 一般鉴别试验 3. 专属鉴别试验
		药物鉴别方法	1. 化学鉴别法 2. 光谱鉴别法 3. 色谱鉴别法
		鉴别试验条件	1. 溶液的浓度 2. 溶液的温度 3. 溶液的酸碱度 4. 干扰成分的存在 5. 试验时间
		鉴别试验灵敏度	1. 反应灵敏度及空白试验 2. 提高反应灵敏度的方法
	专题二： 药物物理常数的测定	相对密度测定法	1. 测定原理 2. 测定方法 3. 注意事项 4. 应用实例
		熔点测定法	1. 测定原理 2. 测定方法 3. 结果与判定 4. 注意事项 5. 应用实例
		旋光度测定法	1. 概念 2. 旋光仪构造及原理 3. 测定方法 4. 影响旋光度测定的因素 5. 注意事项 6. 应用实例
		折光率测定法	1. 测定原理 2. 测定方法 3. 注意事项 4. 应用实例
		黏度测定法	1. 测定原理 2. 测定方法 3. 注意事项 4. 应用实例
		pH 值测定法	1. 测定原理 2. 仪器校正用的标准缓冲液 3. 测定方法 4. 注意事项 5. 应用实例

目 标 检 测

一、单项选择题

1. 熔点是指一种物质按规定方法测定,在熔化时(　　)。

　　A. 初熔时的温度　　　　　　　　　　　B. 全熔时的温度

　　C. 自初熔至全熔的一段温度　　　　　　D. 自初熔至全熔的中间温度

　　E. 被测物晶型转化时的温度

2. 右旋糖酐 20 氯化钠注射液采用旋光度测定法的方法如下:精密量取本品 10mL,置 25mL 量瓶中,加水稀释至刻度,摇匀,按规定方法测得旋光度为+19.5°。已知右旋糖酐 20 的比旋度为 195°,其注射液中右旋糖酐 20 的含量是(　　)。

　　A. 5.0%　　　　　　B. 25.0%　　　　　　C. 15.0%

　　D. 20%　　　　　　E. 50.0%

3. 测定旋光度的药物分子结构特点是(　　)。

　　A. 饱和结构　　　　　　　　　　　　　B. 不饱和结构

　　C. 具有光学活性(含不对称碳原子)　　D. 共轭结构

　　E. 含杂原子(如氮、氧、硫等)

4. 旋光度测定时,所用光源是(　　)。

　　A. 氢灯　　　　　　　　　　　　　　　B. 汞灯

　　C. 钠光灯 D 线(589.3nm)　　　　　　D. 254nm

　　E. 365nm

5. 测定旋光度时,配制溶液与测定时,应调节温度至(　　)。

　　A. 10℃　　　　　　　　　　　　　　　B. (20±0.5)℃

　　C. (25±0.1)℃　　　　　　　　　　　　D. 室温

　　E. 30℃

6. 20℃时水的折光率为(　　)。

　　A. 1.3316　　　　　　B. 1.3325　　　　　　C. 1.3305

　　D. 1.3313　　　　　　E. 1.3330

7. 测定折光率时,通常情况下,当波长越短时折光率(　　)。

　　A. 越大　　　　　　　　　　　　　　　B. 越小

　　C. 不变　　　　　　　　　　　　　　　D. 先变大后变小

　　E. 先变小后变大

8. 黏度是指(　　)。

　　A. 流体的流速　　　　　　　　　　　　B. 流体流动的状态

　　C. 流体的流动惯性　　　　　　　　　　D. 流体对变形的阻力

　　E. 流体对流动的阻抗能力

9. 2015 年版《中国药典》规定,测定溶液的 pH 值时所选用的两种标准缓冲液的 pH 值相差大约几个单位(　　)。

    A. 5　　　　　　　B. 4　　　　　　　C. 3

    D. 2　　　　　　　E. 1

10. 测定溶液的 pH 值时,仪器定位后,要用第二种标准缓冲液核对仪器示值,误差应不大于多少个 pH 单位(　　)。

    A. ±0.01pH　　　B. ±0.02pH　　　C. ±0.03pH

    D. ±0.04pH　　　E. ±0.05pH

二、多项选择题

11. 下列何种形体药品可测其熔点(　　)。

    A. 易粉碎的固体药品

    B. 不易粉碎的固体药品,如脂肪、石蜡、羊毛脂等

    C. 凡士林

    D. 低凝点的液体

    E. 超临界液体

12. 药品的熔点测定可用于(　　)。

    A. 药品含量测定　　　　　　B. 药品的鉴别

    C. 药品的纯度检查　　　　　D. 评价药品质量

    E. 评价药品疗效

13. 若药品的熔点在 80℃ 以上时,测定其熔点时选用的传温液应是(　　)。

    A. 水　　　　　　B. 乙醇　　　　　C. 硅油

    D. 液体石蜡　　　E. 植物油

14. 与旋光度测定有关的因素是(　　)。

    A. 温度　　　　　B. 光波长　　　　C. 供试液的浓度

    D. 溶剂　　　　　E. 压强

15. 测定液体的折光率时,应(　　)。

    A. 在规定的温度下测定　　　B. 在规定浓度下测定

    C. 在规定光线波长下测定　　D. 保护棱镜不受磨损

    E. 无须做平行试验,一次读数即可

16. 测定黏度常用的黏度计是(　　)。

    A. 阿培黏度计　　　　　　　B. 凯氏黏度计

    C. 平氏黏度计　　　　　　　D. 乌氏黏度计

    E. 旋转式黏度计

17. 平氏黏度计可用于测定(　　)。

    A. 运动黏度　　　B. 动力黏度　　　C. 特性黏度

    D. 扭矩　　　　　E. 旋光度

18. pH 计测定溶液 pH 值时,常用的电极是(　　)。

    A. 玻璃电极　　　　　　　　B. 水银电极

    C. 甘汞电极　　　　　　　　D. 饱和甘汞电极(SCE)

E. 铂电极

三、配伍题

A. Pa·s
B. mm^2/s
C. $[\eta]$
D. $[\alpha]_D^t$
E. n_D^t

19. 折光率（　　）
20. 动力黏度（　　）
21. 运动黏度（　　）
22. 比旋度（　　）

A. 589.3nm
B. 2.0852
C. +52.5～53.0°
D. 标准石英旋光管
E. b 形玻璃管

23. 测定葡萄糖注射液时的计算因数（　　）。
24. 旋光度（　　）。
25. 测定熔点（　　）。
26. 钠光谱 D 线（　　）。

A. 熔点
B. 比旋度
C. 折光率
D. 牛顿流体
E. 非牛顿流体

27. 流动时所需剪应力不随流速的改变而改变的流体称为（　　）。
28. 流动时所需剪应力随流速的改变而改变的流体称为（　　）。
29. 按规定方法测定,由固体熔化成液体的温度（　　）。
30. 偏振光透过长 1dm 且每 1mL 含 1g 光学活性物质,在一定波长与温度条件下测得的旋光度,称为：（　　）。

四、问答题

31. 旋光度测定的意义、方法及影响因素是什么?
32. 药物鉴别常用的方法是什么?
33. 精密称取经干燥的盐酸赖氨酸 2.345g,置 50mL 容量瓶中,加无水乙醇使溶解,稀释至刻度,用 2dm 旋光管于 20℃测得旋光度为+2.04°,试计算盐酸赖氨酸的比旋光度为多少。

实训项目二：布洛芬混悬滴剂中 pH 和相对密度的检查

一、实训目的

1. 掌握 pH 和相对密度测定目的检查方法;
2. 能够规范书写检验记录及检验报告书。

二、实训资料

（一）检验药品

1. 检验药品的名称：布洛芬混悬剂。

2. 检验药品的来源：药店购买或送检样品。

3. 检验药品的规格、批号、包装及数量：根据药品包装确定，并记录有关情况。

4. 检验标准：《中国药典》（2015 年版）标准规定 pH 值应为 2.0～6.5，相对密度为 1.090～1.270。

（二）检验项目

检查布洛芬滴剂 pH 及相对密度。

三、实训方案

（一）实训形式

本次实训任务分成 4 人一组，组内交替进行任务实施，两人配合完成每个检查项目。

（二）实训时间

具体实训时间安排可参考表 2-3。

表 2-3　布洛芬混悬滴剂中 pH 和相对密度的检查的实训时间安排

实 训 内 容	实训时间（min）	备　　注
仪器的准备	10	备齐实训用玻璃仪器，除另有规定外，清洗干净，备用
酸度计的校正及药液 pH 值测定	30	酸度计用缓冲液校正后，要将电极用水冲洗干净并擦干
相对密度测定	30	比重瓶要轻拿轻放
报告书写	10	报告书要书写规范，不要涂抹
清场	10	所有仪器要清洗干净，放回原位
实训总时间（min）	90	

四、实训过程

（一）pH 测定

1. 实训用仪器　酸度计

2. 供试品的准备　布洛芬混悬剂

3. 检查方法

（1）将 pH 计的电源打开，预热 30min 以上。

（2）将电极下面的管套取下，妥善放好不要让里面的溶液（KCl 或略酸性的缓冲溶液）倒出。于电极下置一烧杯，以洗瓶洗净电极，另以面纸蘸干，将电极置于另一盛装蒸馏水的烧杯中贴放。

（3）待测溶液的最低液位应该高于甘汞电极处。

（4）取用 pH＝7.0 的溶液测其零点，至少选 2 点校准。

（5）归零后再以 pH＝9.18 或 pH＝4.00 的缓冲液测其灵敏度（或称为斜率）拭净后即可使用。电极校正后可以暂时浸渍于纯水中待用。

（6）实验结束，将电极洗净沾干，置于橡胶套中，橡胶套中应该有足够的 KCl 等溶液。盖上加液孔。

（二）相对密度的测定

1. 实训用仪器及工具准备　比重瓶、分析天平、水浴锅、干燥箱、手套、滤纸

2. 供试品的准备　布洛芬混悬剂

3. 检查方法

（1）首先将洁净、干燥并精密称定比重瓶的重量 m，装满供试品，装好温度计。

（2）水浴使内容物达到 20℃（或各品种项下规定温度），用滤纸吸干溢出侧管的液体，立即盖上罩。

（3）然后将比重瓶从水浴中取出，再用滤纸将比重瓶的外面擦净，精密称定总重量 m_1，减去比重瓶的重量，求得供试品的重量。

（4）将供试品倾去，洗净比重瓶，装满新沸过的冷水，再照上法测得同一温度时水与比重瓶的总重量 m_2。

4. 结果计算

$$d = \frac{m_1 - m}{m_2 - m}$$

附：布洛芬混悬滴剂中 pH 和相对密度检验报告

品　名	批　号	规　格
来　源：	取样量：	取样人：
取样日期：　年　月　日	报告日期：　　　　年　月　日	
检验依据：		

检验项目	标准规定	检验结果
pH 值	应为 2.0～6.5	
相对密度	应为 1.090～1.270	

结论：

报告人：　　　　　　　　复核人：　　　　　　　　质量部经理：

（刘　洋）

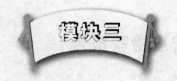

模块三

药物的检查

═══ 内容简介 ═══

　　本模块主要介绍杂质的来源及分类,药物的杂质检查方法,氯化物、硫酸盐、铁盐、重金属、砷盐等一般性杂质的检查原理和方法,药物中特殊杂质的检查原理和方法。

【知识目标】

- 掌握杂质的来源及分类,药物的纯度要求,氯化物、硫酸盐、铁盐、重金属、砷盐等一般性杂质的检查原理和方法,药物中特殊杂质的检查原理和方法;
- 了解杂质限量的概念、限量检查的常用方法、限量的表示方法及有关计算。

【能力目标】

- 熟练掌握药物中一般杂质和特殊杂质的检查方法;
- 学会杂质检查基本操作技术;
- 能够正确计算杂质限量。

专题一　药物杂质概述

　　药物杂质是指药物中存在的无治疗作用或者影响药物的稳定性和治疗效果,甚至对人体健康产生危害的物质。由于药物来源广泛,制备工艺多样,在生产、储存、运输、使用等过程中都不可避免地会引入杂质,杂质的存在会影响药物的纯度,进而影响药品的质量和用药的安全。此外,药物中的杂质还可以反映出药品生产企业在药品生产与储存过程中存在的问题。因此,为了保证药品质量,同时也为药品生产和储存过程中的质量控制提供依据,对药物中的杂质进行检查显得尤为重要。

一、杂质的来源及分类

（一）杂质的来源

药物杂质检查项目的确定，主要依据药物中可能存在的杂质。因此，了解药物中杂质的来源有助于制定合理的杂质检查项目。

药物中的杂质，主要有两个来源，一是从生产过程中引入；二是从储存过程中引入。

1. 生产过程引入，在合成药物的生产过程中，可能引入未反应完全的原料、中间体或副产物、试剂、重金属、砷盐以及其他杂质。例如合成阿司匹林原料药时，采用水杨酸作为原料，可能由于乙酰化反应不完全而引入水杨酸杂质；盐酸普鲁卡因注射剂在制备过程中，要经过高温灭菌过程，盐酸普鲁卡因可能水解为对氨基苯甲酸和二乙氨基乙醇，前者可进一步脱羧转化为苯胺，从而引入毒性杂质。

2. 储存过程中引入，药物在储存过程中，当保管不善、储存时间过长或外界条件（温度、湿度、光线、空气、微生物）等因素的影响和作用下，药物可能发生水解、聚合、异构化、晶型转变、氧化、潮解和发霉等变化而使药物中产生相关的杂质。例如阿司匹林在储存过程中可水解产生水杨酸杂质。

（二）杂质的分类

为了更好地控制药物中的杂质，有必要对药物中不同杂质进行合理分类，并对其性质加以了解。根据性质、结构、来源不同分为以下几类。

1. 按性质分类

（1）信号杂质：药物中存在的一般无害的杂质，常见的为氯化物、硫酸盐等，少量存在不会对人体健康产生危害。由于此类杂质的存在可以反映出药物的纯度水平以及药物在生产过程中的工艺条件和储存过程中的状况是否正常，因此被称为信号杂质。

（2）影响药物稳定性的杂质：药物中水分的存在可使含有酯键和酰胺键结构的药物发生水解反应；某些金属离子，如 Cu^{2+} 的存在可能会对氧化还原反应起到催化作用；从而影响药物的稳定性。

（3）毒性杂质：药物中的重金属（如银、铅、汞、锑、锡、镍等）、砷盐及氰化物等对人体有毒害，应严格控制其限量，以保证用药的安全。

2. 按结构分类

（1）无机杂质：如氯化物、硫酸盐、氰化物、铁盐、铵盐、重金属、砷盐等。

（2）有机杂质：主要为合成中未反应完全的原料、中间体、副产物、分解产物以及残留在药物中的有机溶剂等。

3. 按来源分类

（1）一般杂质：一般杂质是指在自然界中广泛分布，在多种药物的生产和储存过程中都容易引入的杂质，如氯化物、硫酸盐、重金属、水分等。许多药物的杂质检查均涉及此类杂质，因此《中国药典》（2015 年版）二部附录收载了氯化物、硫酸盐、铁盐、重金属、砷盐、干燥失重、水分、炽灼残渣、易炭化物以及残留溶剂等一般杂质的检查方法。

（2）特殊杂质：特殊杂质是指个别药物在生产和储存过程中，由于药物自身的性质、生产方法和工艺的不同而引入的杂质。如阿司匹林中的游离水杨酸、异烟肼中的游离肼等。

特殊杂质仅在某种特定的药物中存在,故其检查方法分列于药典的正文各品种项下。

杂质应属于一般杂质还是特殊杂质并无明显界限,但无论哪种杂质,为了保证药品的质量和临床用药的安全有效,都要根据其性质、特点和来源以科学、合理的方法严格控制其限量。

二、药物的纯度要求

药物的纯度又称为药用纯度或药用规格,系指药物的纯杂程度,它是反映药物质量的重要指标。药物中所含有的杂质是影响药物纯度的主要因素,因此药物的纯度检查通常又称为杂质检查。如果药物中的杂质超过质量标准规定的限量要求,就很有可能导致有效成分的含量和活性降低,造成药物的外观性状、理化常数的变化,甚至会影响药物的稳定性、降低疗效和增加毒副作用。因此,检查药物中的杂质、控制药物的纯度是保证药物质量的一个重要环节。在药物纯度的控制方面,主要依据"检查"项,同时还有综合考虑药物的外观性状、理化常数和含量测定等方面的内容。

课堂互动

化学试剂规格的硫酸钡($BaSO_4$)对可溶性钡盐不做检查,药用规格的硫酸钡要做酸溶性钡盐、重金属和砷盐等检查,不能用化学试剂规格硫酸钡代替药用规格硫酸钡。

专题二　药物的杂质检查方法

药物中所含杂质的来源广泛,单就药物本身而言,其杂质的含量理应越少越好,但若要将杂质完全除掉,不仅不可能,也没有必要。因此,在保证临床用药安全、有效,不影响药物稳定性、疗效和不发生毒性反应的原则下,允许药物中存在一定量的杂质。药物的杂质检查,通常不要求测定其准确含量,而只需检查杂质的量是否超过限量。

药物中杂质的限量检查按照操作方法不同,分为以下三种方法。

一、对照法

对照法是指取一定量被测杂质的标准溶液与一定量供试品配成的供试液在相同的条件下加入一定的试剂处理后,比较二者的反应结果,从而判断供试品中所含杂质是否超过限量规定。使用本法时,须遵循平行原则。该法的检测结果,只能确定药物所含杂质是否符合限量要求,一般不能测定杂质的准确含量。杂质的限量可用下式进行计算:

$$杂质限量 = \frac{允许杂质存在的最大量}{供试品量} \times 100\%$$

$$L = \frac{C \times V}{S} \times 100\% \tag{3-1}$$

式中:L 为杂质限量,一般用百分含量或百万分之几(parts per million,ppm)来表示;C 为标准溶液的浓度；V 为标准溶液体积；S 为供试品量。

　　例 1　检查阿莫西林中的氯化物，取本品 2.0g，加水 100mL，加热溶解后，冷却、滤过，取滤液 25mL，依法检查，与标准氯化钠溶液 1.0mL（10μg/mL）制成的对照液比较，不得更浓，计算氯化物的限量。

　　解：

$$L = \frac{C \times V}{S} \times 100\% = \frac{10 \times 10^{-6} \times 1.0}{2.0 \times \frac{25}{100}} \times 100\% = 0.002\%$$

　　例 2　检查司可巴比妥钠原料药中的硫酸盐，取本品 1.5g，加水溶解使成 25mL，滴加硝酸使成微酸性后，置水浴中加热除尽二氧化碳，放冷，依法检查，与对照标准硫酸钾溶液 3.0mL（100μg/mL）制成的对照液比较，不得更浓。计算硫酸盐的限量。

　　解：

$$L = \frac{C \times V}{S} \times 100\% = \frac{100 \times 10^{-6} \times 3.0}{1.5} \times 100\% = 0.02\%$$

二、灵敏度法

　　灵敏度法是一种通过在检测条件下发生反应的灵敏度来控制杂质限量的方法。与对照法相比，灵敏度法对杂质的要求更为严格。如对纯化水中的氯化物进行杂质检查，是在 50mL 纯化水样品中加入稀硝酸 5 滴及硝酸银试液 1mL，要求不得产生浑浊。该法就是利用氯离子与银离子反应生成氯化银沉淀的灵敏度来控制纯化水中氯化物的杂质限量。

三、比较法

　　比较法是指取一定量供试品，依法测定其被测杂质的吸光度或旋光度等要求不得超过其规定的限量或范围。如《中国药典》（2015 年版）盐酸去氧肾上腺素"检查"项中酮体的检查：取本品 2.0g，置于 100mL 量瓶中，加水溶解并稀释至刻度，摇匀，取 10mL，置于 50mL 量瓶中，用 0.01mol/L 盐酸溶液稀释至刻度，摇匀。照紫外-可见分光光度法（通则 0401），在 310nm 的波长处测定吸光度，不得大于 0.20。本法的特点是不需要对照品，能够准确测定被测杂质的吸光度或旋光度（进而计算出被测杂质的准确含量）并与规定限量或范围比较。

知识链接

高效液相色谱法

　　除了以上三种杂质检查方法外，目前高效液相色谱法在杂质检查中的应用越来越广泛，该方法可以有效地将药物和杂质完全分离，使测得的结果更加准确。高效液相色谱法在杂质检查中兼有对照法（限量检查）和比较法（准确测得杂质的含量）的双重优点，该法主要用于特殊杂质的检查。主要方法有：①内标加校正因子法；②外标法；③加校正因子的主成分自身对照法；④不加校正因子的主成分自身对照法；⑤面积归一化法。

专题三　一般杂质的检查方法

一般杂质系指自然界中分布比较广泛,在许多药物的生产和储存过程中容易引入的杂质。2015 年版《中国药典》第四部中多采用对照法对一般杂质进行杂质检查。一般杂质的检查须遵循平行操作原则,通过正确的比较供试管与对照管的浊度、颜色等来确定供试品中杂质限量是否符合规定。

一、氯化物检查法

氯化物在自然界中分布较为广泛,药物在生产工艺过程中极易引入氯化物。氯化物属于信号杂质,少量氯化物的存在对人体健康无害,但其含量的多少可以反映出药物的纯度水平以及药物的生产工艺过程和储存条件是否正常,因此,氯化物作为信号杂质加以控制有其特殊的意义。

(一)检查原理

氯化物检查法检查的是药物中的氯离子,利用药物中微量氯化物在硝酸酸性条件下与硝酸银试液作用,生成白色氯化银浑浊,与一定量标准氯化钠溶液在相同条件下反应生成的氯化银浑浊程度进行比较,从而判断供试品中的氯化物是否符合限量要求。

$$Cl^- + Ag^+ \longrightarrow AgCl \downarrow (白)$$

(二)检查方法

除另有规定外,取各品种项下规定量的供试品,加水溶解使成 25mL(溶液如显碱性,可滴加硝酸使成中性),再加稀硝酸 10mL;溶液如不澄清,应滤过;置于 50mL 纳氏比色管中,加水使成约 40mL,摇匀,即得供试品溶液。另取该品种项下规定量的标准氯化钠溶液,置 50mL 纳氏比色管中,加稀硝酸 10mL,加水使成 40mL,摇匀,即得对照溶液。

于供试品溶液与对照溶液中,分别加入硝酸银试液 1.0mL,用水稀释使成 50mL,摇匀,在暗处放置 5min,同置于黑色背景上,从比色管上方向下观察、比较,即得。

(三)注意事项

1. 使用的标准氯化钠溶液应新鲜配制,浓度为 $10\mu g/mL$。在检测条件下,氯化物的浓度以 50mL 中含 $50\sim80\mu g$ 的氯离子为宜,相当于标准氯化钠溶液 $5\sim8mL$ 在此范围内氯化物与硝酸银反应产生的氯化银的浑浊度明显,便于观察比较。

2. 加入硝酸的目的是可排除 CO_3^{2-}、PO_4^{3-}、SO_3^{2-} 等杂质的干扰,避免弱酸银盐沉淀的生成,并且可以加速氯化银浑浊的生成。

3. 在暗处放置 5min,目的是为了避免光线使氯化银分解生成单质银而影响结果的观察。

4. 检查有机药物中的氯化物时,①如果有机药物溶于水,可按规定方法直接进行氯化物检查;②如果有机药物不溶于水,通常采用加水振摇,使所含氯化物完全溶解后,取滤液依法检查;③如果检查有机药物结构中的有机氯杂质,可选择合适的有机破坏方法,待有机氯完全转变为无机氯后,再依法检查。

5. 检查溴化物或碘化物中氯杂质时,由于氯、溴、碘性质相近,必须在检查前采用适当的方法除去干扰物质后再依法检查。

6. 供试品溶液如带颜色,除另有规定外,可取供试品溶液两份,分别置于50mL纳氏比色管中,一份中加硝酸银试液1.0mL,摇匀,放置10min,如显浑浊,可反复滤过,至滤液完全澄清,再加规定量的标准氯化钠溶液与水适量使成50mL,摇匀,在暗处放置5min,作为对照溶液;另一份中加硝酸银试液1.0mL与水适量使成50mL,摇匀,在暗处放置5min,按上述方法与对照溶液比较,即得。

知识拓展

内 消 色 法

主要适合于反应后生成白色沉淀(或白色浑浊)的杂质离子的检查,是将供试品溶液加入沉淀剂,使待检杂质离子沉淀后,反复过滤至溶液完全澄清后的滤液作为配制对照品溶液的溶剂,对照管中加入规定量的标准杂质溶液,加入规定的沉淀试剂反应后,与平行操作的供试管进行比色或比浊。

外 消 色 法

主要适合于杂质与试剂反应生成有色溶液或有色沉淀的杂质离子的检查。是通过加入某种无干扰的试剂使供试品溶液的颜色消色或在对照品溶液中加入某种对实验无干扰的有色物,如稀焦糖溶液,使对照液与供试液背景颜色一致。

(四)应用实例

葡萄糖中氯化物的检查:取本品0.60g,依法检查(通则0801),加水溶解使成25mL,再加稀硝酸10mL;置于50mL纳氏比色管中,加水使成约40mL,摇匀,即得供试品溶液。另取该品种项下规定量的标准氯化钠溶液6.0mL,置于50mL纳氏比色管中,加稀硝酸10mL,加水使成40mL,摇匀,即得对照溶液。于供试品溶液与对照溶液中,分别加入硝酸银试液1.0mL,用水稀释使成50mL,摇匀,在暗处放置5min,同置于黑色背景上,从比色管上方向下观察、比较,不得更浓(杂质限量为0.01%)。

二、硫酸盐检查法

硫酸盐同氯化物一样也是一种在自然界中广泛分布的信号杂质,许多药物都需要检查药物中的硫酸盐杂质。

(一)检查原理

硫酸盐检查法检查的是药物中的SO_4^{2-},它是利用药物中微量的硫酸盐在稀盐酸的酸性溶液中与氯化钡反应生成硫酸钡白色浑浊,与一定量标准硫酸钾溶液在相同的条件下与氯化钡反应生成的硫酸钡浑浊的程度相比较,来判断药物中硫酸盐是否符合限量规定。

$$SO_4^{2-} + Ba^{2+} \longrightarrow BaSO_4 \downarrow (白)$$

（二）检查方法

除另有规定外，取各品种项下规定量的供试品，加水溶解使成约 40mL（溶液如显碱性，可滴加盐酸使成中性）；溶液如不澄清，应滤过；置于 50mL 纳氏比色管中，加稀盐酸 2mL，摇匀，即得供试品溶液。另取该品种项下规定量的标准硫酸钾溶液，置于 50mL 纳氏比色管中，加水使成约 40mL，加稀盐酸 2mL，摇匀，即得对照溶液。

于供试品溶液与对照溶液中，分别加入 25％氯化钡溶液 5mL，用水稀释至 50mL，充分摇匀，放置 10min，同置于黑色背景上，从比色管上方向下观察、比较，即得。

（三）注意事项

1. 标准硫酸钾溶液的浓度为 $100\mu g/mL$，50mL 溶液中含 $0.1\sim0.5mg$ 的 SO_4^{2-} 时所显示的浑浊梯度明显，相当于标准硫酸钾溶液 $1\sim5mL$。

2. 供试品溶液中加入盐酸使成酸性，可防止 CO_3^{2-}、PO_4^{3-} 等与 Ba^{2+} 生成碳酸钡或磷酸钡等沉淀而干扰测定，稀盐酸的加入量应以 50mL 溶液中含稀盐酸 2mL，使溶液的 pH=1 为宜。

3. 供试品溶液如带颜色，除另有规定外，可取供试品溶液两份，分别置于 50mL 纳氏比色管中，一份中加 25％氯化钡溶液 5mL，摇匀，放置 10min，如显浑浊，可反复滤过，至滤液完全澄清，再加入规定量的标准硫酸钾溶液与水适量使成 50mL，摇匀，放置 10min，作为对照溶液；另一份中加 25％氯化钡溶液 5mL 与水适量使成 50mL，摇匀，放置 10min，按上述方法与对照溶液比较，即得。

（四）应用实例

硫酸普拉睾酮钠中硫酸盐的检查：取本品 0.50g，置于 50mL 纳氏比色管中，加丙酮—水（1∶1）40mL 溶解后，加稀盐酸 2mL，摇匀，加 25％氯化钡溶液 5mL，用水稀释至刻度，摇匀，置于 30～40℃水浴中放置 10min，依法检查（通则 0802），与标准硫酸钾溶液 1.5mL 制成的对照液比较，不得更浓（杂质限量为 0.03％）。

三、铁盐检查法

药物中微量铁盐的存在可能会催化药物发生氧化反应及其他反应而变质，因此，需要控制其存在量。《中国药典》（2015 年版）采用硫氰酸盐法检查铁盐杂质。

（一）检查原理

铁盐在盐酸酸性溶液中与硫氰酸铵反应生成红色可溶性的硫氰酸铁配位离子，与一定量的标准铁溶液用同法处理后的颜色进行比较，以判断供试品中铁盐的限量是否符合限量规定。

$$Fe^{3+} + 6[SCN^-] \rightleftharpoons Fe(SCN)_6^{3-} (红色)$$

（二）检查方法

除另有规定外，取各品种项下规定量的供试品，加水溶解使成 25mL，移置于 50mL 纳氏比色管中，加稀盐酸 4mL 与过硫酸铵 50mg，用水稀释使成 35mL 后，加 30％硫氰酸铵溶液 3mL,再加水适量稀释成 50mL,摇匀;如显色,立即与标准铁溶液一定量制成的对照溶液(取该品种项下规定量的标准铁溶液,置于 50mL 纳氏比色管中,加水使成 25mL,加稀盐酸 4mL 与过硫酸铵 50mg,用水稀释使成 35mL,加 30%硫氰酸铵溶液 3mL,再加水适量稀释成 50mL,摇匀)比较,即得。

(三) 注意事项

1. 用硫酸铁铵[$FeNH_4(SO_4)_2 \cdot 12H_2O$]配制标准铁溶液,同时加入硫酸防止铁盐水解,以易于保存。标准铁溶液为每 1mL 相当于 $10\mu g$ 的 Fe。本法的比色质量浓度范围应以 50mL 溶液中含 Fe^{3+} $10\sim50\mu g$ 时为宜,在此范围内,溶液的色泽梯度明显,便于目视比色。

2. 如供试管与对照管色调不一致时,可分别移至分液漏斗中,各加正丁醇 20mL 提取,待分层后,将正丁醇层移至 50mL 纳氏比色管中,再用正丁醇稀释至 25mL,比较,即得。

3. 测定法中加入氧化剂过硫酸铵可使供试品中可能存在的 Fe^{2+} 氧化成 Fe^{3+},同时也可以防止由于光照而使硫氰酸铁还原或分解。

4. 因为铁盐与硫氰酸根离子作用生成配位离子的反应是可逆的反应,加入过量的硫氰酸铵不仅可以增加生成配离子的稳定性,提高反应灵敏度,同时还能消除因氯化物等与铁盐反应生成配位化合物的干扰。

5. 由于硫氰酸根离子能与多种金属离子发生配位反应,如高汞、锌、锑、银、铜、钴等在设计试验方案时应避免此类金属离子的干扰。

6. Fe^{3+} 能与许多酸根阴离子如 SO_4^{2-}、Cl^-、PO_4^{3-}、枸橼酸根等可发生配位反应,生成无色配位化合物而干扰检查。为排除上述酸根阴离子的干扰,可采取适当增加溶液酸度,增加硫氰酸铵溶液的用量,用正丁醇等有机溶剂提取后取醇层比色等方法。

知识链接

某些药物如葡萄糖、糊精、硫酸镁、硫酸氢钠等,在检测过程需加硝酸进行预处理,则不再加过硫酸铵。但须进一步加热煮沸以除去一氧化氮,因硝酸中可能含亚硝酸,而亚硝酸能与硫氰酸根离子反应,生成红色亚硝酰硫氰化物,影响比色。

(四) 应用实例

泛影酸中铁盐的检查:取炽灼残渣项下遗留的残渣,加盐酸 1mL,置水浴上蒸干,加稀盐酸 1mL 与水适量,置水浴上加热,滤过,坩埚用水洗涤,合并滤液与洗液并加水使成 25mL,依法检查(通则 0807),与标准铁溶液 1.0mL 用同一方法制成的对照液比较,不得更深(0.001%)。

四、重金属检查法

药物中所含的重金属是指在实验条件下能与硫代乙酰胺或硫化钠试液反应而显色的金属杂质,如银、铅、汞、铜、镉、铋、锑、锡、镍、锌等。为保证药物的质量及临床用药安全有效,提高药物的稳定性,必须严格控制重金属在药物中的含量。由于在生产过程中药物接触到铅的机会较多,而铅易在人体内蓄积中毒,故检查时以铅作为重金属的代表。

(一) 检查原理

重金属检查主要使用硫代乙酰胺或硫化钠试液作为显色剂。硫代乙酰胺在醋酸盐缓冲液的酸性(pH 3.5)条件下水解,产生硫化氢,与微量重金属杂质(以 Pb^{2+} 为代表)反应生成黄色至棕黑色的硫化物混悬液。或在氢氧化钠的碱性条件下,硫化钠与微量重金属杂质反应生成黄色到棕黑色的硫化物混悬液。与一定量的标准铅溶液经同法操作后生成的有色混悬液所呈颜色进行比较,不得更深。

$$CH_3CSNH_2 + H_2O \xrightarrow{pH = 3.5} CH_3CONH_2 + H_2S$$

$$H_2S + Pb^{2+} \xrightarrow{pH = 3.5} PbS\downarrow + 2H^+$$

$$或\ Na_2S + Pb^{2+} \xrightarrow{NaOH} PbS\downarrow + 2Na^+$$

(二) 检查方法

由于药物性质、重金属的杂质限量以及重金属杂质在药物中的存在状态等因素的不同,2015 年版《中国药典》规定的重金属检查法包括以下三种方法。

第一法(也称为硫代乙酰胺法)适用于无须有机破坏,在酸性条件下可以溶解的药物中的重金属检查。

方法:除另有规定外,取 25mL 纳氏比色管三支,甲管中加标准铅溶液一定量与醋酸盐缓冲液(pH 3.5)2mL 后,加水或各品种项下规定的溶剂稀释成 25mL,乙管中加入按各品种项下规定的方法制成的供试品溶液 25mL,丙管中加入与乙管相同重量的供试品,加配制供试品溶液的溶剂适量使溶解,再加与甲管相同量的标准铅溶液与醋酸盐缓冲液(pH 3.5)2mL 后,用溶剂稀释成 25mL;若供试品溶液带颜色,可在甲管中滴加少量的稀焦糖溶液或其他无干扰的有色溶液,使之与乙管、丙管一致;再在甲、乙、丙三管中分别加硫代乙酰胺试液各 2mL,摇匀,放置 2min,同置白纸上,自上向下透视,当丙管中显出的颜色不浅于甲管时,乙管中显示的颜色与甲管比较,不得更深。如丙管中显出的颜色浅于甲管,应取样按第二法重新检查。

第二法(又称为炽灼后的硫代乙酰胺法)适用于在水中难溶或能与重金属离子反应生成配位化合物而影响重金属检查的有机药物。

方法:除另有规定外,当需改用第二法检查时,取各品种项下规定量的供试品,按炽灼残渣检查法(通则 0841)进行炽灼处理,然后取遗留的残渣;或直接取炽灼残渣项下遗留的残渣;如供试品为溶液,则取各品种项下规定量的溶液,蒸发至干,再按上述方法处理后取遗留的残渣;加硝酸 0.5mL,蒸干,至氧化氮蒸气除尽后(或取供试品一定量,缓缓炽灼至完全炭化,放冷,加硫酸 0.5~1mL,使恰湿润,用低温加热至硫酸除尽后,加硝酸 0.5mL,蒸干,至氧化氮蒸气除尽后,放冷,在 500~600℃炽灼使完全灰化),放冷,加盐酸 2mL,置水浴上蒸干后加水 15mL,滴加氨试液至对酚酞指示液显微粉红色,再加醋酸盐缓冲液(pH 3.5)2mL,微热溶解后,移置纳氏比色管中,加水稀释成 25mL 作为乙管;另取配制供试品溶液的试剂,置瓷皿中蒸干后,加醋酸盐缓冲液(pH 3.5)2mL 与水 15mL,微热溶解后,移置纳氏比色管中,加标准铅溶液一定量,再用水稀释成 25mL,作为甲管;再在甲、乙两管中分别加硫代乙酰胺试液各 2mL,摇匀,放置 2min,同置于白纸上,自上向下透视,乙管中显出的颜色与甲管比较,不得更深。

第三法(又称为硫化钠法)适用于溶于碱性水溶液而难溶于稀酸或在稀酸中即生成沉淀的药物重金属杂质的检查。

方法：除另有规定外，取供试品适量，加氢氧化钠试液 5mL 与水 20mL 溶解后，置纳氏比色管中，加硫化钠试液 5 滴，摇匀，与一定量的标准铅溶液同样处理后的颜色比较，不得更深。

药物中所含的重金属的检查方法较多，各国药典收载的检查方法也有一定的差异。对于不同的药物，应选择恰当的方法进行检测。

(三) 注意事项

1. 用硝酸铅配制标准铅储备液，并加入一定量的硝酸防止铅盐水解。标准铅溶液须于临用前取适量储备液稀释而得，浓度为每 1mL 标准铅溶液相当于 $10\mu g$ 的 Pb。本法适宜目视比色的浓度范围为 25mL 溶液中含 $10\sim20\mu g$ Pb，相当于标准铅溶液 $1\sim2mL$。

2. 第一法中，溶液的 pH 会影响金属离子与硫化氢的呈色反应，而当 pH 为 $3.0\sim3.5$ 时，硫化铅沉淀较完全。若酸度继续增大，重金属离子与硫化氢呈色变浅，酸度太大时甚至不显色。所以如果供试品用强酸溶解或在处理过程中使用了强酸，则应在加入醋酸盐缓冲液进行比色前加氨水至对酚酞指示剂显中性。

供试液如有色，应在加硫代乙酰胺试液前于对照溶液管中滴加少量稀焦糖溶液或其他无干扰的有色溶液，使之与供试品溶液管的颜色相一致，然后再加硫代乙酰胺试液进行比色。如按照以上的方法仍不能使两管的颜色相一致，应取样按照第二法重新检查。

供试品中如有微量的高铁盐存在，在弱酸性溶液中可氧化硫化氢而析出单质硫，产生浑浊，干扰检测。可分别于甲、乙、丙三支试管中加入抗坏血酸 $0.5\sim1.0g$，使 Fe^{3+} 还原成 Fe^{2+}，再依法检查。

3. 在用第二法检查时，炽灼温度控制在 $500\sim600℃$ 使完全灰化，温度太低灰化不完全，温度越高，重金属挥发损失越严重，如铅在 $700℃$ 经 6h 炽灼，回收率仅 32%。炽灼残渣加硝酸加热处理从而进一步使有机物破坏完全，一定要蒸干除尽氧化氮，否则亚硝酸会氧化硫代乙酰胺水解产生的硫化氢而析出单质硫，影响比色。

4. 第三法中，硫化钠试液作为显色剂对玻璃有一定的腐蚀性，而且久储会有絮状物产生，应临用前新鲜配制。

(四) 应用实例

双氯芬酸钠中重金属的检查：取本品 2.0g，加水 45mL，微热溶解后，缓缓加稀盐酸 5mL，边加边搅拌，滤过，取滤液 25mL，依法检查(通则 0821)，含重金属不得过百万分之十(10ppm)。

课堂互动

苯巴比妥属于巴比妥类药物，该药在水中极微溶解，在氢氧化钠或碳酸钠溶液中溶解，可以采用哪种方法测定砷盐的含量？

五、砷盐检查法

药物中的砷盐是一种有毒的杂质，多由药物生产过程中所使用的无机试剂引入。2015年版《中国药典》收载的检查砷盐的方法有古蔡法、二乙基二硫代氨基甲酸银法。

（一）检查原理

1. **古蔡法**　该法检查药物中微量砷盐的原理是利用金属锌与酸作用生成新生态的氢，与药物中微量砷盐作用生成具有挥发性的砷化氢气体，遇溴化汞试纸，产生黄色至棕色的砷斑，与相同条件下一定量标准砷溶液所生成的砷斑比较，以判定药物中砷盐的含量。其反应方程式如下：

$$As^{3+} + 3Zn + 3H^+ \longrightarrow 3Zn^{2+} + AsH_3\uparrow$$

$$AsO_3^{3-} + 3Zn + 9H^+ \longrightarrow 3Zn^{2+} + 3H_2O + AsH_3\uparrow$$

$$AsO_4^{3-} + 4Zn + 11H^+ \longrightarrow 4Zn^{2+} + 4H_2O + AsH_3\uparrow$$

砷化氢与溴化汞试纸作用：

$$AsH_3 + 3HgBr_2 \longrightarrow 3HBr + As(HgBr)_3（黄色）$$

$$AsH_3 + 2HgBr_2 \longrightarrow 2HBr + AsH(HgBr)_2（棕色）$$

2. **二乙基二硫代氨基甲酸银法（Ag-DDC 法）**　本法的检查原理是先按照第一法利用金属锌与酸反应生成新生态的氢，与微量砷盐作用生成具挥发性的砷化氢气体后，再与二乙基二硫代氨基甲酸银试液作用，二乙基二硫代氨基甲酸银中的银被砷化氢还原，生成红色的胶态银，与同一条件下一定量的标准砷溶液所制成对照液进行目视比色或在 510nm 波长处测定吸光度，以判定所含砷盐的限度或测定含量。

$$AsH_3 + 6 \begin{matrix} C_2H_5 \\ C_2H_5 \end{matrix} N-C \begin{matrix} S \\ S \end{matrix} Ag \rightleftharpoons 6Ag + As\left[\begin{matrix} C_2H_5 \\ C_2H_5 \end{matrix} N-C \begin{matrix} S \\ S \end{matrix} \right]_3 + 3 \begin{matrix} C_2H_5 \\ C_2H_5 \end{matrix} N-C \begin{matrix} S \\ SH \end{matrix}$$

本反应可逆，加入有机碱能与产物 HDDC（二乙基二硫代氨基甲酸）结合，从而吸收反应中产生的 HDDC，有利于加速反应向正方向定量进行完全，所以《中国药典》（2015 年版）规定采用 0.25% Ag-DDC 的三乙胺-三氯甲烷（1.8:98.2）溶液。

（二）检查方法

1. 古蔡法检查砷的装置见图 3-1。

测试时，于导气管 C 中装入醋酸铅棉花 60mg（装管高度为 60~80mm），再于旋塞 D 的顶端平面上放一片溴化汞试纸（试纸大小以能覆盖孔径而不露出平面外为宜），盖上旋塞盖 E 并旋紧，即得。

标准砷斑的制备：精密量取标准砷溶液 2mL，置于检砷瓶（A 瓶）中，加盐酸 5mL 与水 21mL，再加碘化钾试液 5mL 与酸性氯化亚锡试液 5 滴，在室温放置 10min 后，加锌粒 2g，立即将装妥的导气管 C 密塞于 A 瓶上，并将 A 瓶置于 25~40℃的水浴中，反应 45min，取出溴化汞试纸，即得。

供试品检查：取按各药品品种项下规定方法制成的供试液，置于 A 瓶中，照标准砷斑的制备方法制备，自"再加碘化钾试液 5mL"起，依法操作，将生成的砷斑与标准砷斑比

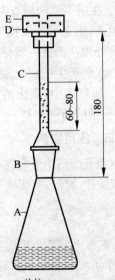

单位：mm

图 3-1　古蔡法检砷装置

A—标准磨口锥形瓶；　B—中空的标准磨口塞；　C—导气管；　D—具孔的有机玻璃旋塞；　E—具孔有机玻璃旋塞

较,颜色不得更深。

2. Ag-DDC 法装置见图 3-2。

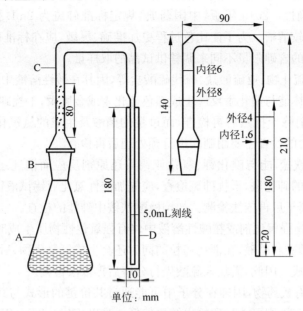

图 3-2　二乙基二硫代氨基甲酸银法检砷装置
A—标准磨口锥形瓶；B—中空的标准磨口塞；C—导气管；D—平底玻璃管

取照各品种项下规定方法制成的供试品溶液,置 A 瓶中,照标准砷对照液的制备,自"再加碘化钾试液 5mL"起,依法操作。将所得溶液与标准砷对照液同置白色背景上,从 D 管上方向下观察、比较,所得溶液的颜色不得比标准砷对照液更深。必要时,可将所得溶液转移至 1cm 吸收池中,照紫外-可见分光光度法(通则 0401)在 510nm 波长处以二乙基二硫代氨基甲酸银试液作空白,测定吸光度,与标准砷对照液按同法测得的吸光度比较,即得。

（三）**注意事项**

1. 碘化钾及氯化亚锡的主要作用之一是将五价砷还原成为三价砷,因为五价砷在酸性溶液中被金属锌还原为砷化氢的速度比三价砷慢,在反应液中加入碘化钾及氯化亚锡,可以使供试品中可能存在的 As^{5+} 还原成 As^{3+},然后再与金属锌反应,从而加快了反应速度。同时,碘化钾被五价砷氧化生成的碘又可被氯化亚锡还原为碘离子,而新生成的碘离子又可与反应中产生的锌离子形成稳定的配离子,有利于砷化氢源源不断的生成。

氯化亚锡与碘化钾的另一个作用是还能抑制锑化氢的生成,因为锑化氢也能与溴化汞试纸反应生成锑斑。在实验条件下,100μg 锑存在也不致干扰测定。氯化亚锡还能催化锌与盐酸反应,即单纯的锌与盐酸作用较慢,而当加入氯化亚锡时,锌可以置换出锡沉积在锌的表面,形成锌锡齐,起到去极化的作用,从而加快了锌与盐酸的反应速度,使氢气连续而均匀地产生。

2. 在导气管中装入适量的醋酸铅棉花,用以吸收供试品及金属锌中可能存在的少量硫化物在酸性条件下反应生成的硫化氢气体,防止可能生成的硫化氢气体与溴化汞试纸作用导致硫化汞色斑的产生而干扰测定结果。导气管中的醋酸铅棉花应始终处于干燥状态,如有润湿,应及时更换。

3. 用三氧化二砷配制的贮备液,于临用前取适量贮备液稀释制成标准砷溶液,标准砷溶液应新鲜配制,浓度为每 1mL 标准砷溶液相当于 1μg 的 As。砷斑颜色过深或过浅都会影响比色结果的正确性。2015 年版《中国药典》规定标准砷斑为 2mL 标准砷溶液制备而成,此时得到的砷斑较清晰。为了使比色过程更加准确、灵敏,应在标准砷溶液取量为 2mL 的前提下,根据药物的含砷限量不同来调整供试品的取样量。

4. 供试品若为硫化物、亚硫酸盐、硫代硫酸盐等,因其在酸性溶液中能生成硫化氢或二氧化硫气体,这些气体能与溴化汞反应生成黑色硫化汞或金属汞,干扰砷斑检查。应先加硝酸氧化成硫酸盐以消除干扰然后再检查,而过量的硝酸及生成的氮氧化物还须蒸干除尽。如硫代硫酸钠中砷盐的检查需要用硝酸进行预处理后再检查。

5. 供试品若为铁盐,能与碘化钾、氯化亚锡等还原剂反应而消耗还原剂,影响测定条件,并能氧化新生成的砷化氢,干扰砷斑检查,应先加酸性氯化亚锡试液作为还原剂,与高铁离子反应生成低铁离子后再依法检测。如枸橼酸铁铵中砷盐的检查。

6. 供试品如果是强氧化剂或在酸性溶液中伴有强氧化性物质生成时,如亚硝酸钠在酸性条件下能生成亚硝酸和硝酸,在消耗锌粒的同时还会生成氮氧化物,后者能氧化新生态的氢,妨碍砷化氢的生成。因此,需加入硫酸先行分解后再依法检查。

7. 环状结构的有机药物,因砷在分子中可能通过共价键的形式与其结合,需先进行有机破坏后再依法检查,否则可能导致检出结果偏低或难以检出。2015 年版《中国药典》采用碱破坏法,常用的碱是石灰、无水碳酸钠等。

若供试品需先行有机破坏后再进行砷斑检查的,则制备标准砷斑时,应取标准砷溶液 2mL 代替供试品,按照供试品项下规定的方法同法操作后,再依法制备标准砷斑。

8. 砷斑不稳定,遇光、热及湿气则褪色。如需保存,需要将砷斑置于石蜡饱和的石油醚溶液中浸过晾干或在干燥器避光保存,也可将砷斑用滤纸包好夹在记录本中保存。

知识链接

反应用溴化汞试纸而非氯化汞试纸的原因,是由于前者与砷化氢反应更加灵敏,其灵敏度为 1μg(以 As_2O_3 计),反应过程中溴化汞试纸应保持干燥及避光,且反应结束后立即比色。制备溴化汞试纸时应选择质地疏松的定量滤纸来制备。

(四)应用实例

呋塞米中砷盐的检查:取本品 1.0g,加氢氧化钙 1g 混合,加水少量,搅拌均匀,先以小火加热,再炽灼至完全灰化,放冷,加盐酸 5mL 与水 23mL,依法检查(通则 0822 第一法),应符合规定(0.0002%)。

六、干燥失重测定法

(一)检查原理

干燥失重是指药品在规定的条件下,经干燥后所减失的重量,以百分率表示。干燥失重检查法主要检查药物中的水分以及其他挥发性物质如残留的有机溶剂等。

（二）检查方法

取供试品，混合均匀（如为较大的结晶，应先迅速捣碎使成 2mm 以下的小粒），取约 1g 或各品种项下规定的重量，置于供试品相同条件下干燥至恒重的扁形称量瓶中，精密称定，除另有规定外，在 105℃ 干燥至恒重。由减失的重量和取样量计算供试品的干燥失重。

（三）注意事项

供试品干燥时，应平铺在扁形称量瓶中，厚度不可超过 5mm，如为疏松物质，厚度不可超过 10mm。放入烘箱或干燥器进行干燥时，应将瓶盖取下，置称量瓶旁，或将瓶盖半开进行干燥；取出时，须将称量瓶盖好。置烘箱内干燥的供试品，应在干燥后取出置干燥器中放冷，然后称定重量。

供试品如未达规定的干燥温度即融化时，除另有规定外，应先将供试品在低于熔化温度 5~10℃ 的温度下干燥至大部分水分除去后，再按规定条件干燥。生物制品应先将供试品于较低的温度下干燥至大部分水分除去后，再按规定条件干燥。

当用减压干燥器（通常为室温）或恒温减压干燥器（温度应按各品种项下的规定设置。生物制品除另有规定外，温度为 60℃）时，除另有规定外，压力应在 2.67kPa（20mmHg）以下。干燥器中常用的干燥剂为五氧化二磷、无水氯化钙或硅胶；恒温减压干燥器中常用的干燥剂为五氧化二磷。应及时更换干燥剂，使其保持在有效状态。

（四）应用实例

苯妥英钠中干燥失重的检查：取本品，在 105℃ 干燥至恒重，减失重量不得超过 2.0%（供注射用）或 2.5%（供口服用）（通则 0831）。

七、水分测定法

药物中存在的过多的水分，可使药物发生水解、霉变等，同时，还会导致药物中有效成分含量降低，2015 年版《中国药典》采用 5 种方法测定药物中的水分，其中，费休水分测定法为测定水分最常用的方法。

（一）检查原理

费休水分测定法，是利用非水溶液中的氧化还原滴定反应，采用费休试液作为标准滴定液。其中，费休试液由碘、二氧化硫、吡啶和甲醇按一定比例构成。该法是利用碘和二氧化硫在吡啶和甲醇溶液中能与水发生定量反应的原理，即在一定量的水分存在下碘能氧化二氧化硫为三氧化硫的原理从而达到测定水分的目的。

$$I_2 + SO_2 + 3C_5H_5N + CH_3OH + H_2O \longrightarrow 2C_5H_5N \cdot HI + C_5H_5N \cdot HSO_4CH_3$$

从滴定总反应可以看出，每 1mol 水反应需要 2mol 碘，1mol 二氧化硫、3mol 吡啶和 1mol 甲醇。吡啶和甲醇在参与滴定反应、形成反应产物的同时，还起溶剂作用。

（二）检查方法

1. 第一法（费休法）

（1）容量滴定法：本法是根据碘和二氧化硫在吡啶和甲醇溶液中与水定量反应的原理

来测定水分。所用仪器应干燥,并能避免空气中水分的侵入;测定应在干燥处进行。

1) 费休试液的制备:称取碘(置硫酸干燥器内 48h 以上)110g,置干燥的具塞锥形瓶(或烧瓶)中,加无水吡啶 160mL,注意冷却,振摇至碘全部溶解,加无水甲醇 300mL,称定重量,将锥形瓶(或烧瓶)置冰浴中冷却,在避免空气中水分侵入的条件下,通入干燥的二氧化硫至重量增加 72g,再加无水甲醇使成 1000mL,密塞,摇匀,在暗处放置 24h。

也可以使用稳定的市售费休试液。市售的费休试液可以是不含吡啶的其他碱化试剂,也可以是单一的溶液或由两种溶液临用前混合而成。本试液应遮光,密封,阴凉干燥处保存。临用前应标定滴定度。

2) 标定:精密称取纯化水 10～30mg,用水分测定仪直接标定;或精密称取纯化水 10～30mg,置干燥的具塞锥形瓶中,除另有规定外,加无水甲醇适量,在避免空气中水分侵入的条件下,用费休试液滴定至溶液由浅黄色变为红棕色,或用电化学方法[如永停滴定法(通则 0701)等]指示终点;另做空白试验,按下式计算:

$$F = \frac{W}{A - B} \tag{3-2}$$

式中:F 为滴定度(1mL 费休试液相当于水的重量,mg);W 为称取纯化水的重量(mg);A 为滴定时所消耗费休试液的体积(mL);B 为空白所消耗费休试液的体积(mL)。

3) 测定法:精密称取供试品适量(消耗费休试液 1～5mL),除另有规定外,溶剂为无水甲醇,用水分测定仪直接测定。或精密称取供试品适量,置干燥的具塞锥形瓶中,加溶剂适量,在不断振摇(或搅拌)下用费休试液滴定至溶液由浅黄色变为红棕色,或用永停滴定法(通则 0701)指示终点;另做空白试验,按下式计算:

$$供试品中水分含量(\%) = \frac{(A - B) \times F}{W} \times 100\% \tag{3-3}$$

式中:A 为供试品所消耗费休试液的体积(mL);B 为空白所消耗费休试液的体积(mL);F 为 1mL 费休试液相当于水的重量(mg);W 为供试品的重量(mg)。

如供试品吸湿性较强,可称取供试品适量置干燥的容器中,密封(可在干燥的隔离箱中操作),精密称定,用干燥的注射器注入适量无水甲醇或其他适宜溶剂,精密称定总重量,振摇使供试品溶解,测定该溶液水分。洗净并烘干容器,精密称定其重量。同时测定溶剂的水分。按下式计算:

$$供试品中水分含量(\%) = \frac{(W_1 - W_3)c_1 - (W_1 - W_2)c_2}{W_2 - W_3} \times 100\% \tag{3-4}$$

式中:W_1 为供试品、溶剂和容器的重量(g);W_2 为供试品、容器的重量(g);W_3 为容器的重量(g);c_1 为供试品溶液的水分含量(g/g);c_2 为溶剂的水分含量(g/g)。

例3　美罗培南的水分测定,取本品,精密称定,为 0.1357g,加无水甲醇适量,照水分测定法(通则 0832 第一法 1)测定,消耗费休试液 4.65mL,空白试验消耗费休试液 0.11mL,每 1mL 费休试液相当于 3.75mg 的水,美罗培南的含水分应为 11.4%～13.4%,试计算该药品的含水量是否符合要求。

解:
$$供试品中水分含量(\%) = \frac{(A - B) \times F}{W} \times 100\%$$
$$= \frac{(4.65 - 0.11) \times 3.75 \times 10^{-3}}{0.1357} \times 100\%$$
$$= 12.55\%$$

结论：该药品含水量符合要求。

（2）库仑滴定法：本法仍以卡尔-费休（Karl-Fischer）反应为基础，应用永停滴定法（通则0701）测定水分。与容量滴定法相比，库仑滴定法中滴定剂碘不是从滴定管加入，而是由含有碘离子的阳极电解液电解产生。一旦所有的水被滴定完全，阳极电解液中就会出现少量过量的碘，使铂电极极化而停止碘的产生。根据法拉第定律，产生碘的量与通过的电量成正比，因此可以通过测量电量总消耗的方法来测定水分总量。本法主要用于测定含微量水分（0.0001%～0.1%）的供试品，特别适用于测定化学惰性物质如烃类、醇类和酯类中的水分。所用仪器应干燥，并能避免空气中水分的侵入；测定操作应在干燥处进行。

1）费休试液：按卡尔-费休库仑滴定仪的要求配制或使用市售费休试液，无须标定滴定度。

2）测定法：于滴定杯加入适量费休试液，先将试液和系统中的水分预滴定除去，然后精密量取供试品适量（含水量为0.5～5mg），迅速转移至滴定杯中，以永停滴定法（通则0701）指示终点，从仪器显示屏上直接读取供试品中水分的含量，其中每1mg水相当于10.72库仑电量。

2. 第二法（烘干法）

测定法：取供试品2～5g，平铺于干燥至恒重的扁形称量瓶中，厚度不超过5mm，疏松供试品不超过10mm，精密称定，开启瓶盖在100～105℃干燥5h，将瓶盖盖好，移置干燥器中，放冷30min，精密称定，再在上述温度干燥1h，放冷，称重，至连续两次称重的差异不超过5mg为止。根据减失的重量，计算供试品中含水量（%）。本法适用于不含或少含挥发性成分的药品。

3. 第三法（减压干燥法）

（1）减压干燥器：取直径12cm左右的培养皿，加入五氧化二磷干燥剂适量，铺成0.5～1cm的厚度，放入直径30cm的减压干燥器中。

（2）测定法：取供试品2～4g，混合均匀，分别取0.5～1g，置已在供试品同样条件下干燥并称重的称量瓶中，精密称定，打开瓶盖，放入上述减压干燥器中，抽气减压至2.67kPa（20mmHg）以下，并持续抽气半小时，室温放置24h。在减压干燥器出口连接无水氯化钙干燥管，打开活塞，待内外压一致，关闭活塞，打开干燥器，盖上瓶盖，取出称量瓶迅速精密称定重量，计算供试品中的含水量（%）。

本法适用于含有挥发性成分的贵重药品。中药测定用的供试品，一般先破碎并需通过二号筛。

4. 第四法（甲苯法）

测定法：取供试品适量（相当于含水量1～4mL），精密称定，置短颈圆底烧瓶中，加甲苯约200mL，必要时加入干燥、洁净的无釉小瓷片数片或玻璃珠数粒，连接仪器，自冷凝管顶端加入甲苯至充满水分测定管的狭细部分。将短颈圆底烧瓶置电热套中或用其他适宜方法缓缓加热，待甲苯开始沸腾时，调节温度，使每秒馏出2滴。待水分完全馏出，即测定管刻度部分的水量不再增加时，将冷凝管内部先用甲苯冲洗，再用饱蘸甲苯的长刷或其他适宜方法，将管壁上附着的甲苯推下，继续蒸馏5min，放冷至室温，拆卸装置，如有水黏附在水分测定管的管壁上，可用蘸甲苯的铜丝推下，放置使水分与甲苯完全分离（可加亚甲蓝粉末少量，使水染成蓝色，以便分离观察）。检读水量，并计算成供试品的含水量（%）。

5. 第五法(气相色谱法)

(1) 色谱条件与系统适用性试验：用直径为 0.18～0.25mm 的二乙烯苯-乙基乙烯苯型高分子多孔小球作为载体，或采用极性与之相适应的毛细管柱，柱温为 140～150℃，热导检测器检测。注入无水乙醇，照气相色谱法(通则 0521)测定，应符合下列要求：

1) 理论板数按水峰计算应大于 1000，理论板数按乙醇峰计算应大于 150；

2) 水和乙醇两峰的分离度应大于 2；

3) 用无水乙醇进样 5 次，水峰面积的相对标准偏差不得大于 3.0%。

(2) 对照溶液的制备：取纯化水约 0.2g，精密称定，置于 25mL 量瓶中，加无水乙醇至刻度，摇匀，即得。

(3) 供试品溶液的制备：取供试品适量(含水量约 0.2g)，剪碎或研细，精密称定，置具塞锥形瓶中，精密加入无水乙醇 50mL，密塞，混匀，超声处理 20min，放置 12h，再超声处理 20min，密塞放置，待澄清后倾取上清液，即得。

(4) 测定法：取无水乙醇、对照溶液及供试品溶液各 1～5μL，注入气相色谱仪，测定，即得。对照溶液与供试品溶液的配制须用新开启的同一瓶无水乙醇。用外标法计算供试品中的含水量。计算时应扣除无水乙醇中的含水量，方法如下：

对照溶液中实际加入的水的峰面积 =

对照溶液中总水峰面积 − K × 对照溶液中乙醇峰面积

供试品中水的峰面积 =

供试品溶液中总水峰面积 − K × 供试品溶液中乙醇峰面积

$$K = \frac{无水乙醇中水峰面积}{无水乙醇中乙醇峰面积}$$

(三) 注意事项

1. 在进行水分测定的过程中，需要综合考虑供试品的含水限量以及费休试剂的 F 值从而合理的确定供试品的取样量，供试品的取样量一般以消耗费休试液 1～5mL 为宜，费休试液的 F 值应在 4.0mg/mL 上下为宜，当 F 值降低至 3.0mg/mL 以下时，滴定终点不敏锐，应及时更换，不宜再用。费休试液不稳定，应置于阴凉干燥处避光密封保存，且于每次临用前重新标定。

2. 费休法不适于氧化剂、还原剂以及能与试液生成水的化合物中水分的测定。一些羰基化合物如活泼的醛、酮可与试剂中的甲醇发生反应，生成缩醛和水，也会干扰测定。

3. 费休法中容量滴定法测定对热稳定的供试品，亦可将水分测定仪和市售卡氏干燥炉联用测定水分。即将一定量的供试品在干燥炉或样品瓶中加热，并用干燥气体将蒸发出的水分导入水分测定仪中测定。

4. 使用甲苯法时测定用的甲苯须先加水少量充分振摇后放置，将水层分离弃去，经蒸馏后使用。中药测定用的供试品，一般先破碎成直径不超过 3mm 的颗粒或碎片；直径和长度在 3mm 以下的可不破碎。

(四) 应用实例

美罗培南中水分检查：取本品，照水分测定法(通则 0832 第一法 1)测定，含水分应为 11.4%～13.4%。

八、炽灼残渣检查法

（一）检查原理

炽灼残渣检查法是检查有机药物中存在的各种无机杂质,多为金属的氧化物或无机盐等。有机药物经炭化或无机药物经加热分解后,加硫酸湿润,先低温再高温(700~800℃)炽灼破坏,使完全灰化,有机物分解成为挥发性物质逸出,遗留的非挥发性无机杂质成为硫酸盐,称为炽灼残渣(英国药典称硫酸灰分)。《中国药典》(2015年版)规定对于某些不含金属的有机药物,需要进行炽灼残渣检查,检查结果应符合限量要求。

（二）检查方法

取供试品1.0~2.0g或各品种项下规定的重量,置已炽灼至恒重的坩埚(如供试品分子结构中含有碱金属或氟元素,则应使用铂坩埚)中,精密称定,缓缓炽灼至完全炭化,放冷;除另有规定外,加硫酸0.5~1mL使湿润,低温加热至硫酸蒸气除尽后,在700~800℃炽灼使完全灰化,移至干燥器内,放冷,精密称定后,再在700~800℃炽灼至恒重,如需将残渣做重金属检查,则炽灼残渣温度需控制在500~600℃即得。

（三）注意事项

1. 供试液的取用量应根据灼烧残渣限量和称量误差决定。样品量过多,炭化和灰化时间太长;样品量过少,称量误差增大。

2. 一般应使炽灼残渣量为1~2mg,残渣限量一般为0.1%~0.2%。当限量为0.1%,取样量约为1g;当限量为0.05%,取样量约为2g,限量为1%以上者,取样可在1g以下。

3. 为了避免供试品炭化时骤然膨胀而逸出,可采用将坩埚斜置方式,缓缓加热,直至完全灰化(不产生烟雾)。

4. 在进行高温炉内灼烧操作前,务必蒸发除尽硫酸,以免硫酸蒸汽腐蚀炉膛,造成漏电事故。除尽硫酸蒸汽,应低温加热,以防由于温度过高,供试品飞溅,而影响测定的结果。

（四）应用实例

维生素C炽灼残渣不得过0.1%(通则0841)。

九、易炭化物检查法

（一）检查原理

易炭化物检查法是检查药物中存在的遇硫酸易炭化或易氧化而呈色的微量有机杂质,这些微量有机杂质又称为易碳化物。此类有机杂质多数结构是未知的,可以利用硫酸呈色的方法简便地控制此类杂质的总量。

（二）检查方法

取内径一致的比色管两支:甲管中加各品种项下规定的对照溶液5mL;乙管中加硫酸[含H_2SO_4 94.5%~95.5%(g/g)]5mL后,分次缓缓加入规定量的供试品,振摇使溶解。除另有规定外,静置15min后,将甲乙两管同置白色背景前,平视观察,乙管中所显颜色不得较甲管更深。

（三）注意事项

供试品如为固体,应先研成细粉。如需加热才能溶解时,可取供试品与硫酸混合均匀,加热溶解后,放冷,再移至比色管中。

（四）应用实例

苯甲酸中易碳化物的检查:取本品 0.5g,加硫酸[含 H_2SO_4 94.5%～95.5%（g /g）]5mL 振摇,放置 5min,与黄色 2 号标准比色液比较,不得更深。

十、溶液颜色检查法

（一）检查原理

本法系将药物溶液的颜色与规定的标准比色液比较,或在规定的波长处测定其吸光度。品种项下规定的"无色"系指供试品溶液的颜色相同于水或所用溶剂,"几乎无色"系指供试品溶液的颜色不深于相应色调 0.5 号标准比色液。

2015 年版《中国药典》收载了三种检查方法,分别是目视比色法、分光光度法及色差计法。

（二）检查方法

1. 第一法　除另有规定外,取各品种项下规定量的供试品,加水溶解,置于 25mL 的纳氏比色管中,加水稀释至 10mL。另取规定色调和色号的标准比色液 10mL,置于另一 25mL 纳氏比色管中,两管同置于白色背景上,自上向下透视,或同置于白色背录前,平视观察,供试品管呈现的颜色与对照管比较,不得更深。如供试品管呈现的颜色与对照管的颜色深浅非常接近或色调不完全一致,使目视观察无法辨别两者的深浅时,应改用第三法（色差计法）测定,并将其测定结果作为判定依据。

（1）比色用重铬酸钾液:精密称取在 120℃ 干燥至恒重的基准重铬酸钾 0.4000g,置 500mL 量瓶中,加适量水溶解并稀释至刻度,摇匀,即得。每 1mL 溶液中含 0.800mg 的 $K_2Cr_2O_7$。

（2）比色用硫酸铜液:取硫酸铜约 32.5g,加适量的盐酸溶液（1→40）使溶解成 500mL,精密量取 10mL,置碘量瓶中,加水 50mL、醋酸 4mL 与碘化钾 2g,用硫代硫酸钠滴定液（0.1mol/L）滴定,至近终点时,加淀粉指示液 2mL,继续滴定至蓝色消失。每 1mL 硫代硫酸钠滴定液（0.1mol/L）相当于 24.97mg 的 $CuSO_4 \cdot 5H_2O$。根据上述测定结果,在剩余的原溶液中加适量的盐酸溶液（1→40）,使每 1mL 溶液中含 62.4mg 的 $CuSO_4 \cdot 5H_2O$,即得。

（3）比色用氯化钴液:取氯化钴约 32.5g,加适量的盐酸溶液（1→40）使溶解成 500mL,精密量取 2mL,置锥形瓶中,加水 200mL 摇匀,加氨试液至溶液由浅红色转变至绿色后,加醋酸-醋酸钠缓冲液（pH 6.0)10mL,加热至 60℃,再加二甲酚橙指示液 5 滴,用乙二胺四醋酸二钠滴定液（0.05mol/L）滴定至溶液显黄色。每 1mL 乙二胺四醋酸二钠滴定液（0.05mol/L）相当于 11.90mg 的 $CoCl_2 \cdot 6H_2O$。根据上述测定结果,在剩余的原溶液中加适量的盐酸溶液（1→40）,使每 1mL 溶液中含 59.5mg 的 $CoCl_2 \cdot 6H_2O$,即得。

（4）各种色调标准贮备液的制备:按表 3-1 精密量取比色用氯化钴液、比色用重铬酸钾液、比色用硫酸铜液与水,混合摇匀,即得。

表 3-1 各种色调标准贮备液的配制

色调	比色用氯化钴液（mL）	比色用重铬酸钾液（mL）	比色用硫酸铜液（mL）	水（mL）
绿黄色	—	27	15	58
黄绿色	1.2	22.8	7.2	68.8
黄色	4.0	23.3	0	72.7
橙黄色	10.6	19.0	4.0	66.4
橙红色	12.0	20.0	0	68.0
棕红色	22.5	12.5	2.0	45.0

（5）各种色调色号标准比色液的制备：按表 3-2 精密量取各色调标准贮备液与水，混合摇匀，即得。

表 3-2 各种色调色号标准比色液配制

色号	0.5	1	2	3	4	5	6	7	8	9	10
贮备液（mL）	0.25	0.5	1.0	1.5	2.0	2.5	3.0	4.5	6.0	7.5	10.0
加水量（mL）	9.75	9.5	9.0	8.5	8.0	7.5	7.0	5.5	4.0	2.5	0

2. 第二法 除另有规定外，取各供试品项下规定量的供试品，加水溶解并使成 10mL，必要时滤过，滤液照紫外-可见分光光度法（通则 0401）于规定波长处测定，吸光度不得超过规定值。

3. 第三法（色差计法） 本法是使用具备透射测量功能的测色色差计直接测定溶液的透射三刺激值，对其颜色进行定量表述和分析的方法。当目视比色法较难判定供试品与标准比色液之间的差异时，应采用本法进行测定与判断。

供试品溶液与标准比色液之间的颜色差异，可以通过分别比较它们与水之间的色差值来测定，也可以通过直接比较它们之间的色差值来测定。

（三）**注意事项**

1. 使用第一法时，检查时光线应明亮，光强度应能保证使各相邻色号的标准液清晰分辨。

2. 如果供试管中的颜色与对照管中溶液颜色相近时应将比色管互换位置后再行观察。

3. 在规定"滤过"而无进一步说明时，使液体通过适当的滤纸或相应的装置过滤，直至滤液澄清。并去除初滤液，取续滤液测定。

4. 供试品溶液配制后应立即测定，如溶液中含有气泡，可超声去除后再测定。

5. 第三法只适于测定澄清溶液的颜色，如样品溶液混浊，则影响颜色测定的结果。

6. 如果各品种项下规定的标准比色液有两种（或两种以上），但目视可判断供试液的色调与其中一种相同或接近，则可直接与该色调标准比色液的色差值进行比较判断；如供试液色调处于二者之间，目视难于判定更接近何种标准比色液的色调时，则应将测得的供试品溶液与水的色差值与两种色调标准比色液与水的色差值的平均值进行比较来判定。

（四）**应用实例**

拉米夫定中溶液颜色的检查：取本品，精密称定，加水溶解并定量稀释制成每 1mL 中约含 50mg 的溶液，照紫外-可见分光光度法（通则 0401），用 4cm 石英吸收池，在 440nm 的波长处测定,吸光度不得过 0.3。

十一、澄清度检查法

(一)检查原理

澄清度检查法系将药品溶液与规定的浊度标准液相比较,用以检查溶液的澄清程度。除另有规定外,应采用第一法进行检测。

品种项下规定的"澄清",系指供试品溶液的澄清度与所用溶剂相同,或不超过 0.5 号浊度标准液的浊度。"几乎澄清",系指供试品溶液的浊度介于 0.5 号至 1 号浊度标准液的浊度之间。

(二)检查方法

1. 第一法(目视法)　除另有规定外,按各品种项下规定的浓度要求,在室温条件下将用水稀释至一定浓度的供试品溶液与等量的浊度标准液分别置于配对的比浊用玻璃管(内径 15～16mm,平底,具塞,以无色、透明、中性硬质玻璃制成)中,在浊度标准液制备 5min 后,在暗室内垂直同置于伞棚灯下,照度为 1000lx,从水平方向观察、比较。除另有规定外,供试品溶解后应立即检视。

第一法无法准确判定两者的澄清度差异时,改用第二法进行测定并以其测定结果进行判定。

(1)浊度标准贮备液的制备:称取于 105℃下干燥至恒重的硫酸肼 1.00g,置于 100mL 量瓶中,加水适量使溶解,必要时可在 40℃的水浴中温热溶解,并用水稀释至刻度,摇匀,放置 4～6h;取此溶液与等容量的 10% 乌洛托品溶液混合,摇匀,于 25℃避光静置 24h,即得。该溶液置于冷处避光保存,可在 2 个月内使用,用前摇匀。

(2)浊度标准原液的制备:取浊度标准贮备液 15.0mL,置于 1000mL 量瓶中,加水稀释至刻度,摇匀,取适量,置于 1cm 吸收池中,照紫外-可见分光光度法(通则 0401),在 550nm 的波长处测定,其吸光度应在 0.12～0.15 范围内。该溶液应在 48h 内使用,用前摇匀。

(3)浊度标准液的制备:取浊度标准原液与水,按下表配制,即得。浊度标准液应临用时制备,使用前充分摇匀。

表 3-3　浊度标准液的配制

级　　号	0.5	1	2	3	4
浊度标准原液(mL)	2.5	5.0	10.0	30.0	50.0
水(mL)	97.5	95.0	90.0	70.0	50.0

2. 第二法(浊度仪法)　供试品溶液的浊度用浊度仪测定。溶液中不同大小、不同特性的微粒物质包括有色物质均可使入射光产生散射,通过测定透射光或散射光的强度,可以检查供试品溶液的浊度。仪器测定模式通常有三种类型,透射光式、散射光式和透射光-散射光比较测量模式(比率浊度模式)。

(三)注意事项

1. 光线和温度对混悬液的形成有影响,在阳光直射下形成发混悬液的浊度较低;在自然光或荧光灯下形成的混悬液的浊度相近,在暗处形成的混悬液的浊度最高。因此,规定在(25±1)℃制备浊度标准贮备液。

2. 多数药物的澄清度检查以水为溶剂,但也有或同时有用酸、碱或有机溶剂(如乙醇、甲醇、丙醇)作溶剂的。

3. 供制备注射用的原料药物往往既要检查溶液澄清度又要检查溶液颜色。

(四)应用实例

阿昔洛韦中溶液的澄清度与颜色检查:取本品 0.50g,加 1‰氢氧化钠溶液 10mL 使溶解,溶液应澄清无色;如显浑浊,与 1 号浊度标准液(通则 0902 第一法)比较,不得更浓(供注射用)或与 2 号浊度标准液(通则 0902 第一法)比较,不得更浓(供口服、外用)如显色,与黄色 1 号标准比色液(通则 0901 第一法)比较,不得更深(供注射用)或与黄色 2 号标准比色液(通则 0901 第一法)比较,不得更深(供口服、外用)。

十二、残留溶剂测定法

(一)检查原理

药品中的残留溶剂系指在原料药或辅料的生产中,以及在制剂制备过程中使用的,但在工艺过程中未能完全去除的有机溶剂。药品中常见的残留溶剂及限度见表 3-4,除另有规定外,第一、第二、第三类溶剂的残留限度应符合表 3-4 中的规定;对其他溶剂,应根据生产工艺的特点,制定相应的限度,使其符合产品规范、药品生产质量管理规范(good manufacturing practice,GMP)或其他基本的质量要求。

本法照气相色谱法(通则 0521)测定。

(二)检查方法

1. 第一法(毛细管柱顶空进样等温法) 当需要检查有机溶剂的数量不多,且极性差异较小时,可采用此法。

1)色谱条件:柱温一般为 40~100℃;常以氮气为载气,流速为每分钟 1.0~2.0mL;以水为溶剂时顶空瓶平衡温度为 70~85℃,顶空瓶平衡时间为 30~60min;进样口温度为 200℃ ;如采用火焰离子化检测器(flame ionization detector,FID),温度为 250℃。

2)测定法:取对照品溶液和供试品溶液,分别连续进样不少于 2 次,测定待测峰的峰面积。

2. 第二法(毛细管柱顶空进样系统程序升温法) 当需要检查的有机溶剂数量较多,且极性差异较大时,可采用此法。

1)色谱条件:柱温一般先在 40℃维持 8min,再以每分钟 8℃的升温速率升至 120℃,维持 10min;以氮气为载气,流速为每分钟 2.0mL;以水为溶剂时顶空瓶平衡温度为 70~85℃,顶空瓶平衡时间为 30~60min;进样口温度为 200℃;如采用 FID 检测器,进样口温度为 250℃。

具体到某个品种的残留溶剂检查时,可根据该品种项下残留溶剂的组成调整升温程序。

2)测定法:取对照品溶液和供试品溶液,分别连续进样不少于 2 次,测定待测峰的峰面积。

表 3-4　药品中常见的残留溶剂及限度

溶 剂 名 称	限度(%)	溶 剂 名 称	限度(%)
第一类溶剂		第三类溶剂	
（应该避免使用）		（药品 GMP 或其他质量要求	
		限制使用）	
苯	0.0002	醋酸	0.5
四氯化碳	0.0004	丙酮	0.5
1,2-二氯乙烷	0.0005	甲氧基苯	0.5
1,1-二氯乙烯	0.0008	正丁醇	0.5
1,1,1-三氯乙烷	0.15	仲丁醇	0.5
第二类溶剂		乙酸丁酯	0.5
（应该限制使用）		叔丁基甲基醚	0.5
乙腈	0.041	异丙基苯	0.5
氯苯	0.036	二甲亚砜	0.5
三氯甲烷	0.006	乙醇	0.5
环己烷	0.388	乙酸乙酯	0.5
1,2-二氯乙烯	0.187	乙醚	0.5
二氯甲烷	0.06	甲酸乙酯	0.5
1,2-二甲氧基乙烷	0.01	甲酸	0.5
N,N-二甲氧基乙酰胺	0.109	正庚烷	0.5
N,N-二甲氧基甲酰胺	0.088	乙酸异丁酯	0.5
1,4-二氧六环	0.038	乙酸异丙酯	0.5
2-乙氧基乙醇	0.016	乙酸甲酯	0.5
乙二醇	0.062	3-甲基-1-丁醇	0.5
甲酰胺	0.022	丁酮	0.5
正己烷	0.029	甲基异丁基酮	0.5
甲醇	0.3	异丁醇	0.5
2-甲氧基乙醇	0.005	正戊烷	0.5
甲基丁基酮	0.005	正戊醇	0.5
甲基环己烷	0.118	正丙醇	0.5
N-甲基吡咯烷酮	0.053	异丙醇	0.5
硝基甲烷	0.005	乙酸丙酯	0.5
吡啶	0.02	第四类溶剂	
四氢噻吩	0.016	（尚无足够毒理学资料）[②]	
四氢化萘	0.01	1,1-二乙氧基丙烷	
四氢呋喃	0.072	1,1-二甲氧基甲烷	
甲苯	0.089	2,2-二甲氧基丙烷	
1,1,2-三氯乙烯	0.008	异辛烷	
二甲苯[①]	0.217	异丙醚	
		甲基异丙基酮	
		甲基四氢呋喃	
		石油醚	
		三氯乙酸	
		三氟乙酸	

注：① 通常含有 60%间二苯、14%对二甲苯、9%邻二甲苯和 17%乙苯。

② 药品生产企业在使用时应提供该类溶剂在制剂中残留水平的合理性论证报告。

3. 第三法(溶液直接进样法)　可采用填充柱,亦可采用适宜极性的毛细管柱。

1) 测定法:取对照品溶液和供试品溶液,分别连续进样2~3次,测定待测峰的峰面积。

2) 计算法:①限度检查除另有规定外,按各品种项下规定的供试品溶液浓度测定。以内标法测定时,供试品溶液所得被测溶剂峰面积与内标峰面积之比不得大于对照品溶液的相应比值。以外标法测定时,供试品溶液所得被测溶剂峰面积不得大于对照品溶液的相应峰面积。②定量测定按内标法或外标法计算各残留溶剂的量。

(三) 注意事项

1. 供试品中的未知杂质或其挥发性热降解物易对残留溶剂的测定产生干扰。干扰作用包括在测定的色谱系统中未知杂质或其挥发性热降解物与待测物的保留值相同(共出峰);或热降解产物与待测物的结构相同(如甲氧基热裂解产生甲醇)。

2. 当测定的有机溶剂残留量超出限度,但未能确定供试品中是否有未知杂质或其挥发性热降解物对测定有干扰作用时应通过实验排除干扰作用的存在。

3. 测定含氮碱性化合物时普通气象色谱的不锈钢管路、进样器的衬管等对有机胺等含氮碱性化合物具有较强的吸附作用,导致其检出灵敏度降低。通常采用弱极性的色谱柱或经碱处理过的色谱柱分析含氮碱性化合物。

4. 药物中残留有机溶剂顶空测定时,对照品溶液与供试品溶液必须使用相同的顶空条件。

(四) 应用实例

阿莫西林中残留溶剂的检查:精密称取本品0.25g,置顶空瓶中,精密加 N,N-二甲基乙酰胺5mL溶解,密封,作为供试品溶液;精密称取丙酮和二氯甲烷适量,加 N,N-二甲基乙酰胺定量稀释制成每1mL中约含丙酮40μg和二氯甲烷30μg的溶液,精密量取5mL,置顶空瓶中,密封,作为对照品溶液。照残留溶剂测定法(通则0861第二法)测定。以6%氰丙基苯基-94%二甲基聚硅氧烷(或极性相近)为固定液的毛细管柱为色谱柱;初始温度为40℃,维持4min,再以每分钟30℃的速率升温至200℃,维持6min;进样口温度为300℃,检测器温度为250℃顶空瓶平衡温度为80℃,平衡时间为30min;取对照品溶液顶空进样,记录色谱图,丙酮和二氯甲烷的分离度应符合要求。取供试品溶液和对照品溶液分别顶空进样,记录色谱图。按外标法以峰面积计算,二氯甲烷的残留量不得过0.12%,丙酮的残留量应符合规定。

十三、灰分检查法

(一) 检查原理

将纯净而无任何杂质的中药或其制剂经粉碎后加热,高温炽灼至灰化,则其细胞组织及其内含物成为灰烬而残留,由此所得的灰分称为"生理灰分"。每种中药或制剂的生理灰分一般都在一定范围内,如果总灰分超过生理灰分限度范围,则说明掺有外来杂质。因此依法测定总灰分,对于控制中药及其制剂中无机杂质的含量,保证中药及其制剂的洁净度有重要意义。

(二) 检查方法

1. 总灰分的测定　测定用的供试品须粉碎,使能通过二号筛,混合均匀后,取供试品 2～3g(如须测定酸不溶性灰分,可取供试品 3～5g),置炽灼至恒重的坩埚中,称定重量(准确至 0.01g),缓缓炽热,注意避免燃烧,至完全炭化时,逐渐升高温度至 500～600℃,使完全灰化并至恒重。根据残渣重量,计算供试品中总灰分的含量(%)。

2. 酸不溶性灰分的测定 取上项所得的灰分,在坩埚中小心加入稀盐酸约 10mL,用表面皿覆盖坩埚,置水浴上加热 10min,表面皿用热水 5mL 冲洗,洗液并入坩埚中,用无灰滤纸滤过,坩埚内的残渣用水洗于滤纸上,并洗涤至洗液不显氯化物反应为止。滤渣连同滤纸移置同一坩埚中,干燥,炽灼至恒重。根据残渣重量,计算供试品中酸不溶性灰分的含量(%)。

(三) 注意事项

1. 总灰分的检查时,如供试品不易灰化,可将坩埚放冷,加热水或 10% 硝酸铵溶液 2mL,使残渣湿润,然后置水浴上蒸干,残渣照前法炽灼,至坩埚内容物完全灰化。

2. 2015 年版《中国药典》(四部)规定,某些中药及其制剂需要进行灰分测定。

(四) 应用实例

洋金花中总灰分不得过 11.0%(通则 2302)。酸不溶性灰分不得过 2.0%(通则 2302)。

十四、农药残留量检查法

(一) 检查原理

2015 年版《中国药典》(四部)规定,某些药材、饮片及制剂中存在有机氯、有机磷和拟除虫菊酯类农药,需要进行农药残留量的检查。

本方法系用气相色谱法(通则 0521)和质谱法(通则 0431)测定药材、饮片及制剂中部分农药残留量。除另有规定外,《中国药典》2015 年版(四部)共有下列四种方法测定。

(二) 检查方法

第一法,有机氯类农药残留量测定法——色谱法(包括 9 种有机氯类农药残留量测定法和 22 种有机氯类农药残留量测定法);第二法,有机磷类农药残留量测定法——色谱法;第三法,拟除虫菊酯类农药残留量测定法——色谱法;第四法,农药多残留量测定法——质谱法。

(三) 注意事项

1. 第一法中当供试品中有农药检出时,可在验证柱中确认检出的结果,再进行定量。必要时,可用气相色谱-质谱法进行确证。

2. 依据各品种项下规定的监测农药种类并参考相关农药限度规定配制对照品溶液。空白基质样品为经检测不含待测农药的同品种样品。

3. 加样回收率应在 70%～120% 之间。在方法重现性可获得的情况下,部分农药回收率可放宽至 50%～130%。

4. 进行样品测定时,如果检出色谱峰的保留时间与对照品一致,并且在扣除背景后的质谱图中,所选择的监测离子对均出现,而且所选择的监测离子对峰面积比与对照品的监测离子对峰面积比一致(相对比例>50%,允许±20%偏差;相对比例>20%～50%,允许±25%偏差;相对比例>10%～20%,允许±30%偏差;相对比例<10%,允许±50%偏差),则可判断样品中存在该农药。如果不能确证,选用其他监测离子对重新进样确证或选

用其他检测方式的分析仪器进行确证。

5. 气相色谱-串联质谱法测定的农药,推荐选择氘代倍硫磷作为内标;液相色谱-串联质谱法测定的农药,推荐选择氘代莠去津作为内标。

6. 方法提供的监测离子对测定条件为推荐条件,各实验室可根据所配置仪器的具体情况作适当调整;在样品基质有测定干扰的情况下,可选用其他监测离子对。

7. 对于特定农药或供试品,分散固相萃取净化管中净化材料的比例可作适当调整,但须进行方法学考察以确保结果准确。

8. 在进行气相色谱-串联质谱法测定时,为进一步优化方法效能,供试品溶液最终定容的溶剂可由乙腈经溶剂替换为甲苯(经氮吹至近干加入甲苯 1mL 即可)。

(四)应用实例

黄芪中检查有机氯农药残留量,照农药残留量测定法(通则 2341 有机氯类农药残留量测定法——第一法)测定。含总六六六(α-BHC、β-BHC、γ-BHC、δ-BHC 之和)不得过 0.2mg/kg;总滴滴涕(pp'-DDE、pp'-DDD、op'-DDT,pp'-DDT 之和)不得过 0.2mg/kg;五氯硝基苯不得过 0.1mg/kg。

专题四 特殊杂质检查

药物中存在的特殊杂质是指该药物在生产和储存过程中,根据药物的性质及生产工艺条件的不同,有可能引入的杂质,包括中间体、分解产物以及副产物等。特殊杂质的检查方法在《中国药典》(2015 年版)中列入该药的检查项下。特殊杂质的种类因药物的品种的不同而不同,药物中的特殊杂质情况较为复杂,检查方法各异,主要是利用药物和杂质在理化性质和生理作用上的差异来制定适宜的检查方法,一般分成四大类。

一、物理法

(一)颜色

某些药物本身无色,但其分解产物有色,或在生产过程中引入了有色的杂质,可通过检查药物溶液的颜色来对其有色杂质进行限量检查。如《中国药典》(2015 年版)中葡萄糖溶液的颜色检查。

(二)气味

药物(特别是挥发性药物)中存在的杂质如具有特殊气味,则可通过特殊气味来判定该杂质的存在。如乙醇中混入杂醇油,杂醇油具有异臭,检查乙醇中的杂醇油,是将乙醇分次滴在无臭清洁的滤纸上,待乙醇自然挥散后,不应残留杂醇油的异臭。

(三)溶解性

某些药物可溶于水、有机溶剂或酸、碱中,而其所含有的杂质不溶或其杂质可溶于水、有机溶剂或酸、碱而药物却不溶于相应的溶剂。可以利用药物和杂质溶解行为的差别来控制药物中的杂质。如《中国药典》(2015 年版)葡萄糖中糊精的检查就是利用葡萄糖与糊精在乙醇中的溶解性的差异,通过进行"乙醇溶液澄清度"的检查来实现的。

(四) 物理常数——旋光性

某些药物本身具有旋光性,在其生产过程中易引入光学异构体杂质,可以利用药物与其相应的光学异构体杂质之间旋光性质的差异,通过测定旋光度或比旋度来控制杂质的限量。如硫酸阿托品为消旋体,本身无旋光活性,而其杂质莨菪碱为左旋体,《中国药典》(2015年版)规定药物溶液(50mg/mL)的旋光度不得过$-0.4°$,来控制莨菪碱的量。

二、化学法

利用药物和杂质在化学性质上的差异进行特殊杂质检查,主要是选择杂质所特有的化学性质及与一定试剂发生特定的化学反应,来控制杂质的存在。

(一) 酸碱性

如果药物中存在的杂质本身具有酸性或碱性,可以利用药物与杂质在酸碱性质方面的差异来检查杂质的存在。如硫酸阿托品中其他生物碱的检查,由于其他生物碱(东莨菪碱、山莨菪碱和樟柳碱等)比阿托品的碱性弱,可以利用这种差异进行杂质检查。

(二) 氧化还原性

某些药物与杂质之间在氧化性或还原性方面存在差异,可以利用这种差异检查药物中存在的杂质。如盐酸吗啡中阿扑吗啡的检查。

(三) 颜色反应

利用药物中存在的杂质与一定试剂反应产生颜色来检查药物中是否混入杂质,可以根据限量规定,要求其在一定反应条件下不得有某种颜色产生,或在相同条件下与杂质对照品所显的颜色进行目视比色,应符合规定。

三、光谱法

(一) 紫外分光光度法

紫外分光光度法一般是通过检查杂质吸光度的方法来控制药物中杂质的限量。即配制一定浓度的药物溶液,选择在药品无紫外吸收而杂质有吸收的波长处测定吸光度,控制吸光度的值不得超过某一限值。如检查肾上腺素的中间体肾上腺酮,就是根据肾上腺酮在310nm处有吸收,而肾上腺素在此波长处无吸收的特点来实现的。

如果药物和杂质在一定波长范围内均有吸收,也可利用药物在某两个波长处的吸光度比值来检查杂质的限量。如碘解磷定注射液中分解产物的杂质检查。

(二) 红外分光光度法

红外分光光度法用于杂质限量检查时,通常用于检查某些多晶型药物中低效或无效晶型,由于晶型结构不同,它们会引起红外吸收光谱中的某些特征带的频率、峰形以及强度等发生明显变化。

四、色谱法

某些药物与杂质在吸附或分配性质上存在差异,可以采用色谱法将其分离,同时也可以进行检测,近年来在特殊杂质的检查中应用广泛,主要包括:薄层色谱法、高效液相色谱法和气相色谱法。

(一)薄层色谱法

薄层色谱法是一种常用的特殊杂质检查方法,具有灵敏度高、简便快速、不需特殊设备的优点。常用的检查方法有以下几种:

1. 灵敏度法(即在规定的试验条件下不允许出现杂质斑点) 该法进行特殊杂质限量检查的原理是在规定的试验条件下,用显色剂对规定量的杂质的检测限来控制其限量。该法试验条件影响较大,一般作为备选方法,在无其他合适的检查方法的情况下才选择此法。

2. 杂质对照法(以一定浓度的待测杂质溶液为对照品溶液) 该法特点是需要被测杂质对照品,适用于待测杂质已经确定,并且具备该杂质的对照品。检查时,取一定浓度已知杂质的对照品溶液和供试品溶液,分别在同一薄层板上点样、展开、定位后检查,供试品所含该杂质斑点,不得超过杂质对照斑点的大小或比杂质对照斑点颜色更深。

3. 选用药物中可能存在的某些物质作为杂质对照品 本法适用于当药物中的杂质未确认完全或待测杂质不止一种时,可根据药物合成工艺,化学性质等判断其可能含有的杂质,并具备该杂质的对照品的情况下进行特殊杂质检查。采用本法时应注意杂质斑点与对照品应具有可比性。

4. 主成分自身对照法 本法适用于当杂质的结构难以确定,或无杂质的对照品的情况下控制特殊杂质的量。检查时,将供试品根据规定稀释到一定浓度作为杂质对照品溶液,与供试品溶液分别于同一薄层板上点样、展开后显色,规定供试品溶液所显杂质斑点颜色不得比对照品溶液所显主斑点颜色更深(或荧光强度)。

(二)高效液相色谱法

高效液相色谱法分离效能高,应用广泛,不仅可以分离,而且可以通过准确地测定各组分的峰面积、峰高等来分析各组分的含量,在进行药物含量测定的同时,还可进行杂质检查。现介绍以下几种方法:

1. 主成分自身对照法 本法适用于杂质峰面积与主成分峰面积相差悬殊的情况。检查时,将供试品溶液稀释成适宜浓度,作为对照溶液。分别取供试品溶液和对照溶液进样,通过比较供试品溶液中各杂质峰面积及其总和与对照溶液主成分峰面积较,以检查供试品中杂质的量。如醋酸甲羟孕酮中的有关物质检查。

2. 内标法加校正因子 测定供试品中某个杂质含量或主成分含量时,按各品种项下规定,精密称(量)取杂质对照品和内标物质,分别配制成溶液,精密量取各溶液,配成校正因子测定用的对照溶液。取一定量注入仪器,记录色谱图,测量对照品和内标物质的峰面积或峰高;按下式计算校正因子:

$$校正因子(f) = \frac{A_S/C_S}{A_R/C_R} \tag{3-5}$$

式中：A_S 为内标物质的峰面积或峰高；A_R 为对照品的峰面积或峰高；C_S 为内标物质的浓度；C_R 为对照品的浓度。

再取各品种项下含有内标物质的供试品溶液注入仪器，记录色谱图，测量供试品中被测成分(或其杂质)和内标物质的峰面积或峰高，采用校正因子的内标法按下式计算杂质的含量或主成分的含量：

$$C_X = f \times \frac{A_X}{A_S/C_S} \tag{3-6}$$

式中：C_X 为供试品(或其杂质)的浓度；A_X 为供试品(或其杂质)峰面积或峰高。f、A_S 和 C_S 的意义同上。

3. 外标法　测定供试品中某个杂质含量或主成分的含量时，按各品种项下的规定，精密称(量)取杂质对照品和供试品，分别配成溶液，并精密取一定量，注入仪器，记录色谱图，测量对照品和供试品被测成分的峰面积或峰高，采用比较法按下式计算该杂质的含量或主成分的含量：

$$C_X = C_R \times \frac{A_X}{A_R} \tag{3-7}$$

4. 面积归一化法　检查时，取供试品溶液注入仪器，经高效液相色谱法分离后，测定色谱图上各杂质及药物的峰面积以及除溶剂峰以外的色谱峰总峰面积，计算药物中各杂质峰面积及其总和占总峰面积的百分率，不得超过规定的限量。

(三) 气相色谱法

该法主要适用于药物中存在的挥发性杂质及有机溶剂残留量的检查。如 2015 年版《中国药典》(四部)中采用气相色谱法进行"残留溶剂测定法"专项检查。

学 习 小 结

模块三 药物的检查	专题一：药物杂质概述	杂质的来源及分类	1. 杂质的来源 2. 杂质的分类
		药物的纯度要求	药物纯度与化学试剂纯度的区别
	专题二：药物的杂质检查方法	对照法	1. 平行操作原则 2. 杂质限量计算
		灵敏度法	实验条件下灵敏度判断杂质限量
		比较法	仪器的方法，主要是紫外-可见分光光度法及旋光度法检测药物杂质
	专题三：一般杂质的检查方法	氯化物检查法	1. 检查原理 2. 检查方法 3. 注意事项 4. 应用实例
		硫酸盐检查法	1. 检查原理 2. 检查方法 3. 注意事项 4. 应用实例

模块三 药物的检查	专题三： 一般杂质的检查方法	铁盐检查法	1. 检查原理 2. 检查方法 3. 注意事项 4. 应用实例
		重金属检查法	1. 检查原理 2. 检查方法 3. 注意事项 4. 应用实例
		砷盐检查法	1. 检查原理 2. 检查方法 3. 注意事项 4. 应用实例
		干燥失重测定法	1. 检查原理 2. 检查方法 3. 注意事项 4. 应用实例
		水分测定法	1. 检查原理 2. 检查方法 3. 注意事项 4. 应用实例
		炽灼残渣检查法	1. 检查原理 2. 检查方法 3. 注意事项 4. 应用实例
		易炭化物检查法	1. 检查原理 2. 检查方法 3. 注意事项 4. 应用实例
		溶液颜色检查法	1. 检查原理 2. 检查方法 3. 注意事项 4. 应用实例
		澄清度检查法	1. 检查原理 2. 检查方法 3. 注意事项 4. 应用实例
		残留溶剂测定法	1. 检查原理 2. 检查方法 3. 注意事项 4. 应用实例

续表

		灰分检查法	1. 检查原理 2. 检查方法 3. 注意事项 4. 应用实例
	专题三： 一般杂质的检查方法	农药残留检查法	1. 检查原理 2. 检查方法 3. 注意事项 4. 应用实例
模块三 药物的检查		物理法	1. 检查原理 2. 检查方法 3. 注意事项 4. 应用实例
	专题四： 特殊杂质检查	化学法	1. 检查原理 2. 检查方法 3. 注意事项 4. 应用实例
		光谱法	1. 检查原理 2. 检查方法 3. 注意事项 4. 应用实例
		色谱法	1. 检查原理 2. 检查方法 3. 注意事项 4. 应用实例

目 标 检 测

一、单项选择题

1. 药物中的杂质限量是指(　　)。

　　A. 药物中所含杂质的最小容许量　　　　B. 药物中所含杂质的最大容许量

　　C. 药物中所含杂质的最佳容许量　　　　D. 药物的杂质含量

　　E. 药物的杂质浓度

2. 用 $AgNO_3$ 试液作沉淀剂,检查药物中氯化物时,为了调整溶液适宜的酸度和排除某些阴离子的干扰,应加入一定量的(　　)。

　　A. 稀 HNO_3

　　B. NaOH 试液

　　C. 稀 H_2SO_4

　　D. 稀 HCl

　　E. 稀 HNO_2

3.《中国药典》(2015 年版)规定,检查氯化物杂质时,一般取用标准氯化钠溶液(Cl^- 浓度为 $10\mu g/mL$)5~8mL 的原因是(　　)。

A. 使检查反应完全　　　　　　　　　　B. 药物中含氯化物的量均在此范围

C. 加速反应　　　　　　　　　　　　　D. 所产生的浊度梯度明显

E. 避免干扰

4. 检查药物中硫酸盐,以氯化钡溶液作为沉淀剂,为了除去 CO_3^{2-}、$C_2O_4^{2-}$、PO_4^{3-} 等离子的干扰则应加入(　　)。

A. 稀氨水　　　　　B. 稀氢氧化钠　　　　C. 稀硫酸　　　　　D. 稀盐酸

E. 稀硝酸

5. 《中国药典》(2015 年版)规定铁盐的检查方法为(　　)。

A. 硫氰酸盐法　　　　　　　　　　　　B. 巯基醋酸法

C. 普鲁士蓝法　　　　　　　　　　　　D. 邻二氮菲法

E. 水杨酸显色法

6. 药物中的重金属是指(　　)。

A. 在规定条件下与硫代乙酰胺或硫化钠作用显色的金属杂质

B. 影响药物安全性和稳定性的金属离子

C. 原子量大的金属离子

D. Pb^{2+}

E. 过渡金属

7. 重金属检查中,加入硫代乙酰胺时溶液控制最佳的 pH 值是(　　)。

A. 1.5　　　　　　B. 3.5　　　　　　C. 7.5

D. 9.5　　　　　　E. 11.5

8. 古蔡检砷法测砷时,砷化氢气体与下列哪种物质作用生成砷斑(　　)。

A. 氯化汞　　　　　B. 溴化汞　　　　　C. 碘化汞

D. 硫化汞　　　　　E. 氯化亚汞

9. 用古蔡法测定砷盐限量,对照管中加入标准砷溶液为(　　)。

A. 1mL　　　　　　　　　　　　　　　B. 2mL

C. 2.5mL　　　　　　　　　　　　　　D. 依样品取量及限量计算决定

E. 依限量大小决定

10. 砷盐检查法中,在检砷装置导气管中塞入醋酸铅棉花的作用是(　　)。

A. 吸收砷化氢　　　　　　　　　　　　B. 吸收溴化氢

C. 吸收硫化氢　　　　　　　　　　　　D. 吸收氯化氢

E. 吸收碘化氢

11. 古蔡检砷法中,加入氯化亚锡的目的是(　　)。

A. 防止碘化钾的氧化

B. 将 As^{3+} 氧化为 As^{5+}

C. 将 As^{5+} 还原为 As^{3+}

D. 排除 SO_2 气体的干扰

E. 排除硫化物的干扰

12. 中国药典规定的一般杂质检查中不包括的项目(　　)。

A. 硫酸盐检查　　　　　　　　　　　　B. 氯化物检查

C. 溶出度检查   D. 重金属检查

E. 砷盐的检查

13.《中国药典》(2015年版)规定,检查药物中的残留溶剂,应采用的方法是(　　)。

    A. 高效液相色谱法   B. 比色法

    C. 紫外分光光度法   D. 气相色谱法

    E. 旋光法

14. 药物及其制剂的成分中不属于杂质范畴的是(　　)。

    A. 药物中的残留溶剂   B. 药物中的多晶型

    C. 药物合成中的副产物   D. 阿司匹林中的游离水杨酸

    E. 维生素 AD 胶丸中的植物油

15. 硫酸阿托品中其他生物碱的检查,是利用(　　)差异进行杂质检查。

    A. 酸碱性   B. 氧化还原性

    C. 颜色反应   D. 色谱性

    E. 光谱性

二、多项选择题

16. 在药物生产过程中引入杂质的途径为(　　)。

    A. 原料不纯或部分未反应完全的原料造成

    B. 合成过程中产生中间体或副产物分离不净造成

    C. 需加入的各种试剂产生吸附,共沉淀生成混晶等造成

    D. 所用金属器皿及装置等引入杂质

    E. 由于操作不妥,日光曝晒而使产品发生分解引入的杂质

17. 检查药物中的氯化物,以硝酸银作为沉淀剂,加入稀硝酸后,可以被消除干扰的离子是(　　)。

    A. SO_3^{2-} B. CO_3^{2-} C. $C_2O_4^{2-}$

    D. Br^- E. PO_4^{3-}

18. 属于信号杂质的是(　　)。

    A. 砷盐   B. 重金属杂质   C. 氯化物   D. 硫酸盐

    E. 酸碱杂质

19. 检查某药物中的氯化物,若药物本身有色,一般采用的方法为(　　)。

    A. 内消色法   B. 薄层色谱法测定

    C. 高效液相色谱法测定   D. 外消色法

    E. 紫外-可见分光光度法

20. 下列哪些条件为药物中氯化物检查的必要条件(　　)。

    A. 所用比色管需配套   B. 稀硝酸酸性下(10mL/50mL)

    C. 避光放置 5min   D. 用硝酸银标准溶液做对照

    E. 在白色背景下观察

21. 2015年版《中国药典》规定,硫氰酸铵法检查铁盐时,加入过硫酸铵的目的是(　　)。

    A. 使药物中铁盐都转变为 Fe^{3+}

B. 防止光线使硫氰酸铁还原或分解褪色

C. 使产生的红色产物颜色更深

D. 防止干扰

E. 便于观察、比较

22.《中国药典》(2015 年版)重金属检查法中,所使用的显色剂是(　　)。

　　A. 硫化氢试液　　　　　　　　　　B. 硫代乙酰胺试液

　　C. 硫化钠试液　　　　　　　　　　D. 氰化钾试液

　　E. 硫氰酸铵试液

23. 古蔡法中,$SnCl_2$ 的作用有(　　)。

　　A. 使 $As^{5+} \rightarrow As^{3+}$　　　　　　　B. 除去 H_2S

　　C. 除去 I_2　　　　　　　　　　　　D. 组成锌锡齐

　　E. 除去其他杂质

24.《中国药典》(2015 年版)收载的古蔡法检查砷盐的基本原理是(　　)。

　　A. 与锌、酸作用生成 H_2S 气体

　　B. 与锌、酸作用生成 AsH_3 气体

　　C. 产生的气体遇氯化汞试纸产生砷斑

　　D. 比较供试品砷斑与标准品砷斑面积大小

　　E. 比较供试品砷斑与标准品砷斑颜色强度

25.《中国药典》(2015 年版)中,检查药物中特殊杂质所采用的方法有(　　)。

　　A. 物理法　　　　　　　　　　　　B. 红外光谱法

　　C. 紫外-可见光谱法　　　　　　　　D. 薄层色谱法

　　E. 高效液相色谱法

三、配伍题

所含待测杂质的适宜检测量

　　A. 0.002mg　　　　　　　　　　　B. 0.01～0.02mg

　　C. 0.01～0.05mg　　　　　　　　　D. 0.05～0.08mg

　　E. 0.2～0.5mg

26. 硫酸盐检查法中,50mL 溶液中

27. 铁盐检查法中,50mL 溶液中

28. 重金属检查法中,27mL 溶液中

29. 古蔡法中,反应液中

30. 氯化物检查法中,50mL 溶液中

　　A. 硝酸银试液　　　　　　　　　　B. 氯化钡试液

　　C. 硫代乙酰胺试液　　　　　　　　D. 硫化钠试液

　　E. 硫氰酸铵试液

31. 药物中铁盐检查

32. 磺胺嘧啶中重金属检查

33. 药物中硫酸盐检查

34. 葡萄糖中重金属检查
35. 药物中氯化物检查

可用于检查的杂质为
    A. 氯化物   B. 砷盐   C. 铁盐   D. 硫酸盐
    E. 重金属
36. 酸性溶液中与氯化钡生成浑浊液的方法
37. 酸性溶液中与硫氰酸盐生成红色的方法
38. 实验条件下与硫代乙酰胺形成均匀混悬溶液的方法
39. Ag-DDC 法
40. 古蔡法

杂质检查中所用的酸是
    A. 稀硝酸   B. 稀盐酸   C. 硝酸   D. 盐酸
    E. 醋酸盐缓冲液
41. 氯化物检查法
42. 硫酸盐检查法
43. 铁盐检查法
44. 重金属检查法
45. 砷盐检查法

四、计算题

46. 检查葡萄糖中的重金属，取葡萄糖 4.0g，加水 30mL 溶解后，加醋酸盐缓冲溶液 (pH 3.5)2.0mL，依法检查，含重金属不得超过百万分之五，问应取标准铅溶液（1mL 相当于 $10\mu g$ 的 Pb）多少毫升？

47. 检查异烟肼中的砷盐，取标准砷溶液 2mL（每 1mL 相当于 $1\mu g$ 的 As）制备标准砷斑，砷盐的限量为 0.0001%，应取供试品的量为多少克？

48. 依法检查阿司匹林中的砷盐，取标准砷溶液 2mL，规定含砷量（标准砷溶液每 1mL 相当于 $1\mu g$ 的砷）不得超过百万分之一，应取供试品多少克？

49. 检查维生素 C 中的重金属时，若取样量为 1.0g，要求含重金属不得过百万分之十，应吸取标准铅溶液（每 1mL 含 0.01mg 的 Pb）多少毫升？

实训项目三：葡萄糖中氯化物、铁盐、重金属、砷盐、炽灼残渣的检查

一、实训目的

1. 掌握药物中一般杂质检查的操作及有关计算。
2. 熟悉葡萄糖原料药的杂质检查项目及方法。

二、实训资料

（一）检验药品

1. 检验药品的名称：葡萄糖原料药。
2. 检验药品的来源：试剂商店购买或送检样品。
3. 检验药品的规格、批号、包装及数量：根据药品包装确定，并记录有关情况。
4. 检验标准：《中国药典》(2015 年版)二部、四部标准。

（二）检验项目

检查葡萄糖中杂质。

三、实训方案

（一）实训形式

本次实训任务分成 2 人一组，组内交替进行任务实施，两人配合完成每个检查项目。

（二）实训时间

具体实训时间安排可参考表 3-5。

表 3-5　葡萄糖中氯化物等一般杂质检查的实训时间安排

实 训 内 容	实训时间 (min)	备　　注
仪器的准备	10	备齐实训用玻璃仪器，除另有规定外，清洗干净，备用
氯化物的检查	30	采用对照法检查葡萄糖中一般杂质，一定要平行操作
铁盐的检查	30	
重金属的检查	50	
砷盐的检查	80	
炽灼残渣的检查	110	
报告书写	40	报告书要书写规范，不要涂抹
清场	10	所有仪器要清洗干净，放回原位
实训总时间(min)	360	

四、实训过程

（一）实训用仪器

纳氏比色管、检砷装置、试管等玻璃仪器，水浴锅。

（二）供试品的准备

供试品：葡萄糖溶液。

（三）检查方法

1. **氯化物**　取本品 0.60g，依法检查（通则 0801)，加水溶解使成 25mL，再加稀硝酸

10mL；置于 50mL 纳氏比色管中,加水使成约 40mL,摇匀,即得供试品溶液。另取该品种项下规定量的标准氯化钠溶液 6.0mL,置于 50mL 纳氏比色管中,加稀硝酸 10mL,加水使成 40mL,摇匀,即得对照溶液。于供试品溶液与对照溶液中,分别加入硝酸银试液 1.0mL,用水稀释使成 50mL,摇匀,在暗处放置 5min,同置于黑色背景上,从比色管上方向下观察、比较,不得更浓(0.01%)。

2. 铁盐　取本品 2.0g,加水 20mL 溶解后,加硝酸 3 滴,缓慢煮沸 5min,放冷,用水稀释制成 45mL,加硫氰酸铵溶液(30→100)3.0mL,摇匀,如显色,与标准铁溶液 2.0mL 用同一方法制成的对照液比较,不得更深(0.001%)。

3. 重金属　(通则 0821 第一法),取 25mL 纳氏比色管 3 支,甲管中加标准铅溶液一定量与醋酸盐缓冲液(pH 3.5)2mL 后,加水稀释成 25mL,乙管中加入本品 4.0g,加水 23mL 溶解后,加醋酸盐缓冲液(pH 3.5)2mL,制成供试品溶液 25mL,丙管中加入与乙管相同重量的供试品,加配制供试品溶液的溶剂适量使溶解,再加与甲管相同量的标准铅溶液与醋酸盐缓冲液(pH 3.5)2mL 后,用溶剂稀释成 25mL;再在甲、乙、丙三管中分别加硫代乙酰胺试液各 2mL,摇匀,放置 2min,同置于白纸上,自上向下透视,当丙管中显出的颜色不浅于甲管时,乙管中显示的颜色与甲管比较,不得更深。含重金属不得过百万分之五。

4. 砷盐

(1)标准砷斑的制备：精密量取标准砷溶液 2mL,置检砷瓶中,加盐酸 5mL 与水 21mL,再加碘化钾试液 5mL 与酸性氯化亚锡试液 5 滴,在室温放置 10min 后,加锌粒 2g,立即将装妥的导气管密塞于检砷瓶上,并将检砷瓶置 25～40℃水浴中,反应 45min,取出溴化汞试纸,即得。

(2)供试品砷斑制备：取本品 2.0g,加水 5mL 溶解后,加稀硫酸 5mL 与溴化钾溴试液 0.5mL,置水浴上加热约 20min,使保持稍过量的溴存在,必要时,再补加溴化钾溴试液适量,并随时补充蒸散的水分,放冷,加盐酸 5mL 与水适量使成 28mL,依法检查(通则 0822 第一法),(自再加碘化钾试液 5mL 与酸性氯化亚锡试液 5 滴起,至反应 45min),取出溴化汞试纸,与标准砷斑比较不得更深应符合规定(0.0001%)。

5. 炽灼残渣　取本品 1.0～2.0g,置于已炽灼至恒重的坩埚中,精密称定,缓缓炽灼至完全炭化,放冷,加硫酸 0.5～1mL 使湿润,低温加热至硫酸蒸气除尽后,在 700～800℃炽灼使完全灰化,移至干燥器内,放冷至室温,精密称定后,再在 700～800℃炽灼至恒重,计算限量,不得过 0.1% (通则 0841)。

附：葡萄糖中一般杂质检验报告

品　名		批　号		规　格	
来　源：		取样量：		取样人：	
取样日期：　年　月　日		报告日期：　　　　年　月　日			
检验依据：					

检验项目	标准规定	检验结果
氯化物的检查	不得更浓(0.01%)	
铁盐的检查	不得更深(0.001%)	
重金属的检查	不得过百万分之五	
砷盐的检查	与标准砷斑比较不得更深(0.0001%)	
炽灼残渣的检查	不得过 0.1%	

结论：

报告人：　　　　　　　复核人：　　　　　　　质量部经理：

（邹春阳）

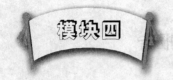
模块四

药物的定量分析

—— 内容简介 ——

本模块主要介绍常见定量分析方法的基本原理、测定方法及分析结果的计算、注意事项。

【知识目标】

- 掌握化学分析法、紫外-可见分光光度法、高效液相色谱法、气相色谱法等常见定量分析方法的基本原理,在药物分析中的测定方法及分析结果的计算;
- 熟悉原料药的含量计算、制剂的含量计算;
- 了解电化学分析法。

【能力目标】

- 熟练应用常见定量分析技术对药物进行定量分析;
- 学会使用定量分析仪器并能对分析数据进行处理。

专题一　定量分析概述

　　药物的定量分析是指根据药物质量标准中规定的测定方法,对药品有效成分或指标性成分的含量进行准确测定,以确定药物的含量是否符合质量标准的规定。药物的定量分析是保证药品质量与疗效、控制药物中有效成分含量的重要手段。

　　药物定量分析一般采用化学分析法和仪器分析法。化学分析法分为重量分析和滴定分析,滴定分析法具有仪器设备简单、操作简便快捷、成本低的优点,其精密度好、准确度较高。虽然其专属性不及仪器分析法,但在中外药典中仍广泛应用,是化学原料药的含量测定首选方法;仪器分析法根据分析原理的不同,主要分为电化学分析法、光学分析法、色谱法、质谱法四大类,随着现代科学技术的发展,仪器分析法的准确度、精密度、灵敏度越来越高,专属性也较强,尤其是具有分离分析等多种功能的色谱法在用于测定组分复杂、干扰成分较多、滴定分析法难以测定的品种时,更显优势。国内外药典中大量使用了仪器分析法进行药物含量测定。《中国药典》(2015 年版)中,利用色谱法、光谱法等进行含量测定的品种增加了数百种,仪器分析已成为药品定量分析的重要手段和方法。

药物的定量分析的结果是判断药品质量优劣的重要依据之一,因分析测定方法不同,其含量的计算方法也有所不同,原料药与制剂含量表示方法也各异,原料药的含量用百分含量表示,制剂的含量则用标示量的百分含量表示。

原料药的百分含量计算:

$$含量(\%) = \frac{m_x}{m} \times 100\% \tag{4-1}$$

式中:m_x 为实测值;m 为供试品的重量。

制剂标示量的百分含量计算:

$$标示量(\%) = \frac{每片(每支)实测量}{标示量} \times 100\%$$

$$标示量(\%) = \frac{m_x}{S} \times 100\% \tag{4-2}$$

式中:m_x 为每片(每支)实测量;S 为标示量。

一、原料药的含量计算

(一)滴定分析法

1. 直接滴定法

$$含量(\%) = \frac{(V - V_0) \times T \times F \times 10^{-3}}{m} \times 100\% \tag{4-3}$$

式中:V 为供试品消耗滴定液的体积(mL);V_0 为空白试验消耗滴定液的体积(mL);T 为滴定度(mg/mL);F 为滴定液浓度校正因数,$F = \dfrac{滴定液实际浓度}{滴定液规定浓度}$;$m$ 为供试品取样量(g)。

例1 苯甲酸钠含量测定:取本品,精密称定为 1.5034g,置于分液漏斗中,加水 25mL 振摇使溶解,加乙醚 50mL 及甲基橙指示液 2 滴,用盐酸滴定液(0.5015mol/L)滴定,边滴边振摇,至水层显橙红色;分取水层,置具塞锥形瓶中,乙醚层用水 5mL 洗涤,洗液并入锥形瓶中,加乙醚 20mL,继续用盐酸滴定液(0.5015mol/L)滴定,随滴随振摇,至水层显持续的橙红色,消耗盐酸滴定液(0.5015mol/L)20.71mL。每 1mL 盐酸滴定液(0.5mol/L)相当于 72.06mg 的苯甲酸钠($C_7H_5NaO_2$),计算苯甲酸钠的含量。

解:

$$含量(\%) = \frac{(V - V_0) \times T \times F \times 10^{-3}}{m} \times 100\%$$

$$= \frac{20.71 \times 72.06 \times \dfrac{0.5015}{0.5} \times 10^{-3}}{1.5034} \times 100\% = 99.56\%$$

2. 剩余滴定法

$$含量(\%) = \frac{(V_A \times F_A - V_B \times F_B) \times T_A \times 10^{-3}}{m} \times 100\% \tag{4-4}$$

式中：V_A 为定量加入的滴定液 A 的体积(mL)；V_B 为滴定液 B 在回滴中被滴定液 A 消耗的体积(mL)；F_A 为滴定液 A 的浓度校正因数；F_B 为滴定液 B 的浓度校正因数；T_A 为滴定液 A 的滴定度(mg/mL)；m 为供试品取样量(g)。

大部分剩余滴定法多进行空白试验,当此方法涉及空白校正时,其含量计算公式如下,

$$含量(\%) = \frac{(V_{B(0)} - V_B) \times F_B \times T_A \times 10^{-3}}{m} \times 100\% \qquad (4-5)$$

式中：$V_{B(0)}$ 为空白试验时加入的滴定液 B 的体积(mL)；V_B 为药品测定时消耗的滴定液 B 体积(mL)；F_B 为滴定液 B 的浓度校正因数；T_A 为滴定液 A 的滴定度(mg/mL)；m 为供试品取样量(g)。

例 2 司可巴比妥钠的含量测定,取本品,精密称定,为 0.1134g,置 250mL 碘瓶中,加水 10mL,振摇使之溶解,精密加入溴滴定液(0.05mol/L)25mL,再加盐酸 5mL,立即密塞并振摇 1min,在暗处静置 15min 后,注意微开瓶塞,加碘化钾试液 10mL,立即密塞,摇匀后,用硫代硫酸钠滴定液(0.1mol/L)滴定,至近终点时,加淀粉指示液,继续滴定至蓝色消失,消耗硫代硫酸钠滴定液(0.1mol/L)13.55mL,并将滴定的结果用空白试验校正。空白试验消耗硫代硫酸钠滴定液(0.1mol/L)22.15mL,每 1mL 溴滴定液(0.05mol/L)相当于 13.01mg 的 $C_{12}H_{17}N_2NaO_3$。试计算司可巴比妥钠的含量。

解：

$$含量(\%) = \frac{(V_{B(0)} - V_B) \times F_B \times T_A \times 10^{-3}}{m} \times 100\%$$

$$= \frac{(22.15 - 13.55) \times 13.01 \times 10^{-3}}{0.1134} \times 100\% = 98.66\%$$

（二）分光光度法

1. 对照品对照法

$$含量(\%) = \frac{C_R \times \dfrac{A_X}{A_R} \times V \times D}{m} \times 100\% \qquad (4-6)$$

式中：A_X 为供试品溶液的吸光度；C_R 为对照品溶液的浓度(g/mL)；A_R 为对照品溶液的吸光度；m 为称取的供试品重量(g)；D 为供试品的稀释倍数；V 为供试品初次配制的体积(mL)。

例 3 盐酸二甲双胍含量测定,取本品,精密称定,0.053 16g,置于 100mL 量瓶中,加水适量,超声约 5min 使盐酸二甲双胍溶解,放冷,加水稀释至刻度,摇匀,滤过,精密量取续滤液 1mL,置于 100mL 量瓶中,加水稀释至刻度,摇匀,照紫外-可见分光光度法(通则 0401),在 233mn 的波长处测定吸光度,为 0.420 另精密称取盐酸二甲双胍对照品 0.049 98g,按上述方法操作,做成对照品溶液,同法测定吸光度,为 0.398,试计算盐酸二甲双胍的含量。

解：

$$含量(\%) = \frac{C_R \times \dfrac{A_X}{A_R} \times V \times D}{m} \times 100\%$$

$$= \frac{\dfrac{0.049\,98}{100} \times \dfrac{1}{100} \times \dfrac{0.420}{0.398} \times 100 \times \dfrac{100}{1}}{0.053\,16} \times 100\% = 99.22\%$$

2. 吸收系数法

$$含量(\%) = \frac{\dfrac{A}{E_{1cm}^{1\%}} \times \dfrac{1}{100} \times V \times D}{m} \times 100\% \tag{4-7}$$

式中：A 为测定的吸光度；$E_{1cm}^{1\%}$ 为供试品的百分吸收系数；V 为供试品初次配制的体积（mL）；D 为供试品的稀释倍数；m 为供试品的质量(g)。

例 4 炔孕酮的含量测定：精密称取炔孕酮 0.1027g，加无水乙醇溶解并定量转移至 100mL 量瓶中，用无水乙醇稀释至刻度，摇匀，精密量取 1mL 置于另 100mL 量瓶中，用无水乙醇稀释至刻度，摇匀（成每 1mL 含 10μg 的溶液）。照分光光度法，在 240nm 波长处测定吸收度为 0.51。按 $C_{21}H_{28}O_2$ 的吸收系数($E_{1cm}^{1\%}$)为 520，计算炔孕酮的含量。

解：

$$含量(\%) = \frac{\dfrac{A}{E_{1cm}^{1\%}} \times \dfrac{1}{100} \times V \times D}{m} \times 100\%$$

$$= \frac{\dfrac{0.51}{520} \times \dfrac{1}{100} \times 100 \times \dfrac{100}{1}}{0.1027} \times 100\%$$

$$= 95.50\%$$

二、制剂的含量计算

片剂标示量百分含量的计算：

$$标示量(\%) = \frac{每片实测的含量}{标示量} \times 100\%$$

$$= \frac{供试品中测得量 \times 平均片重(g)}{供试品重(g) \times 标示量} \times 100\%$$

注射剂标示量百分含量的计算：

$$标示量(\%) = \frac{每支实测的含量}{标示量} \times 100\%$$

$$= \frac{供试试品中测得量 \times 每支容量(mL)}{供试试品样量(mL) \times 标示量} \times 100\%$$

（一）滴定分析法

1. 片剂

(1) 直接滴定法：

$$标示量(\%) = \frac{(V - V_0) \times T \times F \times 10^{-3} \times \overline{W}}{m \times S} \times 100\% \tag{4-8}$$

式中：$\overline{W}$ 为平均片重(g)；S 为片剂的标示量(g)；其余符号意义同前。

例 5 布洛芬片(0.4g)的含量测定，取本品 20 片(糖衣片应除去包衣)，精密称定为 8.795g，研细，精密称取片粉 0.4658g，加中性乙醇(对酚酞指示液显中性)50mL 溶解后，加酚酞指示液 3 滴，用氢氧化钠滴定液(0.1003mol/L)滴定，终点时消耗氢氧化钠滴定液(0.1003mol/L)19.55mL，每 1mL 氢氧化钠滴定液(0.1mol/L)相当于 20.63mg 的 $C_{13}H_{18}O_2$。

试计算本品的标示量百分含量。

解：本法为直接滴定法。

$$标示量(\%) = \frac{V \times T \times F \times 10^{-3} \times \overline{W}}{m \times S} \times 100\%$$

$$= \frac{19.55 \times \frac{0.1003}{0.1} \times 20.63 \times 10^{-3} \times \frac{8.795}{20}}{0.4658 \times 0.4} \times 100\%$$

$$= 95.48\%$$

（2）剩余滴定法：

$$标示量(\%) = \frac{(V_{B(0)} - V_B) \times F_B \times T_A \times 10^{-3} \times \overline{W}}{m \times S} \times 100\% \tag{4-9}$$

式中：$V_{B(0)}$ 为空白试验时加入的滴定液 B 的体积(mL)；V_B 为药品测定时消耗的滴定液 B 体积(mL)；F_B 为滴定液 B 的浓度校正因数；T_A 为滴定液 A 的滴定度(mg/mL)；m 为供试品取样量(g)。$\overline{W}$ 为平均片重(g)；S 为片剂的标示量(g)。

2. 注射剂

（1）直接滴定法：

$$标示量(\%) = \frac{V \times T \times F \times 10^{-3} \times 每支容量}{m \times S} \times 100\% \tag{4-10}$$

式中：m 为供试品的取样量(mL)；S 为标示量，即每支注射剂的标示量(g)；每支容量指每支注射剂的容积(mL)；其余符号意义同前。

例 6 鱼肝油酸钠注射液（规格 1mL：0.05g）含量测定：精密量取本品 10mL，置于分液漏斗中，加石油醚 25mL，再精密加硫酸滴定液（0.05mol/L）25mL，振摇，静置待分层，分取酸层，石油醚层用水振摇洗涤 2 次，每次 10mL，洗液并入酸液中，加甲基橙指示液 1 滴，用氢氧化钠滴定液（0.1000mol/L）滴定。消耗氢氧化钠滴定液（0.1000mol/L）3.10mL，每 1mL 硫酸滴定液（0.05mol/L）相当于 32.40mg 的鱼肝油酸钠。

解：

$$标示量(\%) = \frac{V \times T \times F \times 10^{-3} \times 每支容量}{m \times S} \times 100\%$$

$$= \frac{3.10 \times 32.40 \times 10^{-3} \times \frac{0.05}{1}}{10 \times 0.5} \times 100\%$$

$$= 100.4\%$$

（2）剩余滴定法：

$$标示量(\%) = \frac{(V_{B(0)} - V_B) \times F_B \times T_A \times 10^{-3} \times 每支容量}{m \times S} \times 100\% \tag{4-11}$$

式中符号意义同前。

例 7 盐酸氮芥注射液（1mL：5mg）：用内容量移液管精密量取本品 20mL，置于具塞锥形瓶内，加少量水洗出移液管内壁的附着液，洗液并入锥形瓶中，加碳酸氢钠 0.1g，精密加硫代硫酸钠滴定液（0.1mol/L）20mL，静置 2.5h 后，加淀粉指示液 2mL，用碘滴定液（0.05mol/L）滴定至溶液显蓝色，消耗碘滴定液（0.05mol/L）12.15mL，并将滴定的结果用空白试验校正，空白试验消耗碘滴定液（0.05mol/L）22.45mL，每 1mL 硫代硫酸钠滴定液

$(0.1mol/L)$相当于 9.626 mg 的 $C_5H_{11}Cl_2N \cdot HCl$。试计算盐酸氮芥注射液的含量。

$$标示量(\%) = \frac{(V_{B(0)} - V_B) \times F_B \times T_A \times 10^{-3} \times 每支容量}{m \times S} \times 100\%$$

$$= \frac{(22.45 - 12.15) \times 9.626 \times 1}{20 \times 5} \times 100\% = 99.15\%$$

（二）紫外-可见分光光度法

1. 片剂

（1）对照品比较法：

$$标示量(\%) = \frac{C_R \times \dfrac{A_X}{A_R} \times V \times D \times \overline{W}}{m \times S} \times 100\% \qquad (4\text{-}12)$$

式中：C_R 为对照溶液的浓度(g/mL)；A_X 供试品溶液的吸光度，A_R 为对照溶液的吸光度，V 为供试品溶液初次配制的体积(mL)，D 为供试品的稀释倍数，$\overline{W}$ 为平均片重，m 为称取供试品的重量(g)，S 为标示量(g)。

例8 硫酸阿托品片(规格 0.3mg)的含量测定：取硫酸阿托品对照品，精密称定为 0.0254g，置于 25mL 量瓶中，加水溶解并稀释至刻度，摇匀，精密量取 5mL，置于 100mL 量瓶中，加水稀释至刻度，摇匀，作为对照品溶液。另取本品 20 片，精密称定，2.076g，研细，精密称取细粉 0.8762g，置于 50mL 量瓶中，加水振摇使硫酸阿托品溶解并稀释至刻度，滤过，取续滤液，作为供试品溶液。精密量取供试品溶液与对照品溶液各 2mL，分别置预先精密加入三氯甲烷 10mL 的分液漏斗中，各加溴甲酚绿溶液(取溴甲酚绿 50mg 与邻苯二甲酸氢钾 1.021g，加 0.2mol/L 氢氧化钠溶液 6.0mL 使溶解，再加水稀释至 100mL，摇匀，必要时滤过) 2.0mL，振摇提取 2min 后，静置使分层，分取澄清的三氯甲烷液，照紫外-可见分光光度法，在 420nm 的波长处分别测定吸光度，供试品溶液与对照品溶液吸光度分别为 0.517 和 0.496，计算，并将结果与 1.027 相乘，即得供试量中含有$(C_{17}H_{23}NO_3)_2 \cdot H_2SO_4 \cdot H_2O$ 的重量。

解：本法为对照品比较法。

$$标示量(\%) = \frac{\dfrac{A_X}{A_R} \times C_R \times V \times 1.027 \times \overline{W}}{m \times S} \times 100\%$$

$$= \frac{\dfrac{0.517}{0.496} \times \dfrac{0.0254}{25} \times \dfrac{5}{100} \times \dfrac{2}{100} \times 50 \times \dfrac{100}{2} \times 1.027 \times \dfrac{2.076}{20}}{0.8762 \times 0.3 \times 10^{-3}} \times 100\%$$

$$= 107.4\%$$

1.027 为相对分子质量换算因数，系每 1g 无水硫酸阿托品相当于硫酸阿托品$(C_{17}H_{23}NO_3)_2 \cdot H_2SO_4 \cdot H_2O$ 的克数。

（2）吸收系数法：

$$标示量(\%) = \frac{\dfrac{A}{E_{1cm}^{1\%}} \times \dfrac{1}{100} \times V \times D \times \overline{W}}{m \times S} \times 100\% \qquad (4\text{-}13)$$

式中符号意义同前。

例9 盐酸氯丙嗪片(规格 12.5mg)的含量测定：避光操作。取本品 10 片，除去包衣后，精密称定 2.362g，研细，精密称取细粉 0.1822g，置于 100mL 量瓶中，加盐酸溶液(9→1000) 70mL，振摇使盐酸氯丙嗪溶解，用同一溶剂稀释至刻度，摇匀，滤过，精密量取续滤液 5mL，置于 100mL 量瓶中，加同一溶剂稀释至刻度，摇匀，照紫外-可见分光光度法，在 254nm 的波长处测定吸光度为 0.415。按盐酸氯丙嗪($C_{17}H_{19}ClN_2S \cdot HCl$)的吸收系数($E_{1cm}^{1\%}$)为 915 计算，即得。

解：本法为吸收系数法。

$$标示量(\%) = \frac{\dfrac{A}{E_{1cm}^{1\%}} \times \dfrac{1}{100} \times V \times D \times \overline{W}}{m \times S} \times 100\%$$

$$= \frac{\dfrac{0.415}{915} \times \dfrac{1}{100} \times 100 \times \dfrac{100}{5} \times \dfrac{2.362}{10}}{0.1822 \times 12.5 \times 10^{-3}} \times 100\%$$

$$= 94.08\%$$

2. 注射剂

(1) 对照品比较法：

$$标示量(\%) = \frac{C_R \times \dfrac{A_X}{A_R} \times D \times 每支容量}{m \times S} \times 100\% \qquad (4\text{-}14)$$

式中：C_R 为对照溶液的浓度(mg/mL)、A_X 为供试品溶液的吸光度、A_R 为对照溶液的吸光度、D 为稀释倍数、每支容量指每支注射剂的容积(mL)、m 为供试品的取用量(mL)、S 每支注射剂的标示量(g)。

例 10 氢溴酸山莨菪碱注射液(规格 1mL：10mg)含量测定：精密量取本品 1.50mL，置于 200mL 量瓶中，用水定量稀释，作为供试品溶液；另取氢溴酸山莨菪碱对照品，精密称定0.0711g，置于 1000mL 量瓶中，加水溶解并定量稀释，作为对照品溶液。精密量取供试品溶液与对照品溶液各 3mL，分别置预先精密加三氯甲烷 15mL 的分液漏斗中，各加溴甲酚绿溶液(取溴甲酚绿 50mg 与邻苯二甲酸氢钾 1.021g，加 0.2mol/L 盐酸溶液 1.6mL 使溶解后，用水稀释至 100mL，摇匀，必要时滤过)6.0mL，摇匀，振摇 3min 后，静置使分层，分取澄清的三氯甲烷液，照紫外-可见分光光度法(通则 0401)，在 420nm 的波长处分别测定吸光度，分别为 0.402 和 0.378，试计算氢溴酸山莨菪碱注射液的含量。

解：本法为对照品比较法

$$标示量(\%) = \frac{C_R \times \dfrac{A_X}{A_R} \times D \times 每支容量}{m \times S} \times 100\%$$

$$= \frac{\dfrac{0.0711}{1000} \times \dfrac{0.402}{0.387} \times 200 \times 1}{1.50 \times 10 \times 10^{-3}} \times 100\% = 98.47\%$$

(2) 吸收系数法：

$$标示量(\%) = \frac{\dfrac{A}{E_{1cm}^{1\%}} \times \dfrac{1}{100} \times D \times 每支容量}{m \times S} \times 100\% \qquad (4\text{-}15)$$

例 11 细胞色素 C 注射液(2mL：15mg)：精密量取本品 1mL，置于 50mL 量瓶中，用磷酸盐缓冲液稀释至刻度，加连二亚硫酸钠约 15mg，摇匀，照紫外-可见分光光度法(通则 0401)，在约 550nm 的波长处，以间隔 0.5nm 找出最大吸收波长，测定吸光度为 0.375，按细胞色素 C 的吸收系数($E_{1cm}^{1\%}$)为 23.0 计算该注射液的含量。

解：本法为吸收系数法。

$$标示量(\%) = \frac{\dfrac{A}{E_{1cm}^{1\%}} \times \dfrac{1}{100} \times D \times 每支容量}{m \times S} \times 100\%$$

$$= \frac{\dfrac{0.375}{23.0} \times \dfrac{1}{100} \times 50 \times 2}{1 \times 15 \times 10^{-3}} \times 100\% = 108.7\%$$

专题二　化学分析法

一、重量分析法

（一）概述

重量分析法是以重量为测定值确定被测组分含量的分析方法，它是通过称取一定重量的供试品，然后经过适当的方法将被测组分以单质或化合物的形式从试样中其他组分中分离出来，并称定被测组分或其他组分的重量，最后根据称量结果计算被测组分含量的百分数。

重量分析法分为分离和称量两大步骤。供试品中被测组分的性质不同，所采用的分析方法也有一定的差别。按照分离被测组分的方法的不同，重量分析法一般又分为挥发法、萃取法和沉淀法等。

1. 挥发法　挥发法是通过先将供试样品中的挥发性组分挥发逸出或者供试品中被测组分转化为挥发性物质，称取挥发前后挥发组分的重量的方法来计算其含量。挥发法包括直接挥发法和间接挥发法。直接挥发法是通过加热等方法将供试样品中的挥发性组分挥发逸出，再用适宜的吸收剂将其吸收完全，通过称量吸收剂的增重来计算该组分的含量；间接挥发法是利用加热等方法使供试样品中某些挥发性组分挥发逸出以后，称量其残渣，通过测定样品中所减少的重量以测定该挥发组分的含量。

2. 萃取法（又名提取重量法）　是根据药物在互不相溶的溶剂中溶解度不同的原理，采用不相混溶的两种溶剂，用一种溶剂把被测组分从另一种溶剂中提取出来，然后将萃取液中溶剂蒸去，萃取物干燥至恒重，称量萃取出的干燥物的重量，根据称量结果，计算被测组分的百分含量。

3. 沉淀法　是重量分析法的主要方法，该法是利用沉淀反应，使待测组分以难溶化合物的形式从溶液中分离出来并转化为称量形式，最后通过称定其重量来计算其含量。

重量分析法操作步骤烦琐，需要时间较长，对含量较低组分的测定误差较大。通常适用于含量大于 1% 的组分测定。

（二）应用实例——芒硝中硫酸钠的含量测定

取本品，精密称定，为 0.4221g，加水 200mL 溶解后，加盐酸 1mL，煮沸，不断搅拌，并缓缓加入热氯化钡试液（约 20mL），至不再生成沉淀，置水浴上加热 30min，静置 1h，用无灰滤纸或称定重量的古氏坩埚滤过，沉淀用水分次洗涤，至洗液不再显氯化物的反应，干燥，并炽灼至恒重，精密称定，为 0.6915g，与 0.6086 相乘，即得供试品中含有硫酸钠（Na_2SO_4）的重量。本品按干燥品计算，含硫酸钠（Na_2SO_4）不得少于 99.0%。试计算硫酸钠的百分含量。

解析：本法为沉淀法，本法的称量形式为硫酸钡 $BaSO_4$，而测定组分为芒硝，即十水硫酸钠（$Na_2SO_4 \cdot 10H_2O$），因此对结果须进行换算：

$$F = \frac{M_{Na_2SO_4}}{M_{BaSO_4}} = \frac{142.06}{233.39} = 0.6086$$

$$含量(\%) = \frac{F \times m'}{m} = \frac{0.6086 \times 0.6915}{0.4221} \times 100\% = 99.70\%$$

式中：m' 为测定组分 $BaSO_4$ 的重量，g；m 为样品重，g。

二、酸碱滴定法

（一）概述

滴定分析法是化学分析法的一种，将一种已知准确浓度的试剂溶液（称为滴定液或标准溶液）滴加到待测物质的溶液中，直到化学反应按反应计量关系反应完全为止，然后根据所消耗滴定液的浓度和体积求出待测组分含量的一种分析方法，也称"容量分析法"。滴定分析根据滴定液与待测组分间的化学反应类型不同又包括酸碱滴定法、氧化还原滴定法、沉淀滴定法、配位滴定法等。

酸碱滴定法（也称中和法），是以酸、碱中和反应为基础的容量分析法。该法一般以酸（碱）性滴定液滴定待测物质，以指示液或仪器指示滴定终点，根据酸（碱）滴定液的浓度和消耗体积的毫升数，计算出待测物质的含量。

酸碱滴定法在药品的含量测定方面的应用十分广泛，根据滴定方式的不同，酸碱滴定法可分为如下两种操作方式：

1. 直接滴定法　强酸、弱酸（$C \cdot K_a \geqslant 10^{-8}$）、混合酸、多元酸及强酸弱碱盐（$K_b < 10^{-7}$）等都可用碱滴定液直接滴定；强碱、弱碱（$C \cdot K_b \geqslant 10^{-8}$）、强碱弱酸盐（$K_a < 10^{-7}$）都可用酸滴定液直接滴定。具体操作如下：精密称取供试品适量，置于锥形瓶中，加入适当的溶剂（水或中性有机溶剂）适量使其溶解，加指示液数滴，用酸（碱）滴定液滴定至规定的突变颜色为滴定终点，如溶剂和指示液消耗滴定液，应做空白试验加以校正。

例 12　盐酸洛贝林：取本品，精密称定 0.3125g，加 0.01mol/L 盐酸溶液 5mL 与乙醇 50mL 溶解后，照电位滴定法（通则 0701），用氢氧化钠滴定液（0.1103mol/L）滴定，两个突跃点体积的差为滴定体积，消耗氢氧化钠滴定液（0.1103mol/L）7.45mL。每 1mL 氢氧化钠滴定液（0.1mol/L）相当于 37.39mg 的 $C_{22}H_{27}NO_2 \cdot HCl$，试计算盐酸洛贝林的含量。

解析：本品水溶液显弱酸性，可用氢氧化钠滴定液测定其含量，电位滴定法指示终点。

$$含量(\%) = \frac{(V - V_0) \times T \times F \times 10^{-3}}{m} \times 100\%$$

$$= \frac{7.45 \times 37.39 \times \frac{0.1103}{0.1} \times 10^{-3}}{0.3125} \times 100\%$$

$$= 98.32\%$$

2. 剩余滴定法　本法适用于难溶于水的酸性或碱性药物或有其他原因不宜采用直接滴定法测定的药物。具体操作如下：精密称量供试品适量，置于锥形瓶中，加入适当的溶剂（水或中性有机溶剂）适量使其溶解，准确加入定量过量的酸（碱）滴定液，待反应发生完全后，加指示液数滴，再用碱（酸）滴定液滴定剩余的酸或碱至规定的突变颜色即为滴定终点，从而间接测定药物的含量。

例 13 硫糖铝中铝的含量测定：取本品约 1.0g,精密称定,置于 200mL 量瓶中,加稀盐酸 10mL 溶解后,用水稀释至刻度,摇匀;精密量取 20mL,加氨试液中和至恰析出沉淀,再滴加稀盐酸至沉淀恰溶解为止,加醋酸-醋酸铵缓冲液(pH6.0)20mL,再精密加乙二胺四醋酸二钠滴定液(0.05mol/L)25mL,煮沸 3～5min,放冷至室温,加二甲酚橙指示液 1mL,用锌滴定液(0.05mol/L)滴定至溶液自黄色转变为红色,并将滴定的结果用空白试验校正。每 1mL 乙二胺四醋酸二钠滴定液(0.05mol/L)相当于 1.349mg 的铝(Al)。

解析：本品测定药物中金属铝的含量,可先加入定量并过量的乙二胺四醋酸二钠滴定液将铝完全络合,剩余的乙二胺四醋酸二钠用锌滴定液络合,金属与乙二胺四醋酸二钠络合比例为 1:1,总的乙二胺四醋酸二钠的物质的量减掉与锌反应的乙二胺四醋酸二钠的物质的量,即为铝的物质的量。

$$含量(\%) = \frac{(V - V_0) \times T \times F \times 10^{-3}}{m} \times 100\%$$

(二) 应用实例——阿司匹林的含量测定

取本品约 0.4g,精密称定,加中性乙醇(对酚酞指示液显中性)20mL 溶解后,加酚酞指示液 3 滴,用氢氧化钠滴定液(0.1mol/L)滴定。每 1mL 氢氧化钠滴定液(0.1mol/L)相当于 18.02mg 的 $C_9H_8O_4$。

解析：本法为直接滴定法,阿司匹林含羧基而显酸性,能与氢氧化钠反应生成盐。

$$含量(\%) = \frac{(V - V_0) \times T \times F \times 10^{-3}}{m} \times 100\%$$

课堂互动

阿司匹林片剂中含有枸橼酸、酒石酸等辅料,你认为还可以用直接酸碱滴定法测定其含量吗?

三、氧化还原滴定法

(一) 概述

氧化还原滴定法是以氧化还原反应为基础的一种容量分析方法。氧化还原滴定法根据所应用的滴定液的不同分为高锰酸钾法、重铬酸钾法、碘量法、铈量法、溴量法和亚硝酸钠法等。

1. 碘量法

(1) 基本原理：碘量法是以碘的氧化剂或 I⁻ 为还原剂进行的氧化还原滴定分析方法。根据滴定方式的不同,碘量法分为直接碘量法和间接碘量法两种,间接碘量法又可进一步分为置换碘量法和剩余碘量法两种。

1) 直接碘量法：直接碘量法直接利用碘滴定液进行滴定分析。本法适用于测定具有较强还原性的药物,I_2 作为一种较弱的氧化剂可以氧化被测定的药物,本身被还原生成 I⁻,直接碘量法采用淀粉指示剂指示滴定终点,化学计量点稍后,溶液中有多余的碘,可以与淀粉结合显蓝色；也可以选择自身指示剂指示滴定终点，即利用碘自身的颜色而不必另加指示剂来指示终点，化学计量点后，溶液中稍过量的碘显黄色而指示终点。如维生素 C 的含量测定，详细过程见本节应用实例。

2）剩余碘量法：剩余碘量法是先在供试品溶液中加入定量过量的碘滴定液，待 I_2 与待测组分完全反应后，再用硫代硫酸钠滴定液滴定溶液中剩余的碘，根据与药物作用的碘的量来间接地计算出药物的含量。

例 14　盐酸半胱氨酸：取本品约 0.25g，精密称定，置于碘瓶中，加水 20mL 与碘化钾 4g，振摇溶解后，加稀盐酸 5mL，精密加入碘滴定液（0.05mol/L）25mL，于暗处放置 15min，再置于冰浴中冷却 5min，用硫代硫酸钠滴定液（0.1mol/L）滴定，至近终点时，加淀粉指示液 2mL，继续滴定至蓝色消失，并将滴定的结果用空白试验校正。每 1mL 碘滴定液（0.05mol/L）相当于 15.76mg 的 $C_3H_7NO_2S \cdot Cl$。

解析：本品巯基具有还原性，可用定量并且过量的碘滴定液完全氧化，过量的碘滴定液再用硫代硫酸钠进行还原，淀粉指试液指示终点。

$$标示量(\%) = \frac{(V_{B(0)} - V_B) \times F_B \times T_A \times 10^{-3} \times 每支容量}{m \times S} \times 100\%$$

3）置换碘量法：本法适用于强氧化剂的含量测定，如 $K_2Cr_2O_7$、H_2O_2 等。具体操作如下：在供试品溶液中加入碘化钾，氧化剂会定量地将碘化钾氧化成碘，再用硫代硫酸钠滴定新生成的碘，本法用淀粉作指示剂。如《中国药典》（2015 年版）采用置换碘量法标定硫代硫酸钠滴定液。

例 15　硫代硫酸钠滴定液（0.1mol/L）取在 120℃ 干燥至恒重的基准重铬酸钾 0.15g，精密称定，置碘瓶中，加水 50mL 使溶解，加碘化钾 2.0g，轻轻振摇使溶解，加稀硫酸 40mL，摇匀，密塞；在暗处放置 10min 后，加水 250mL 稀释，用本液滴定至近终点时，加淀粉指示液 3mL，继续滴定至蓝色消失而显亮绿色，并将滴定的结果用空白试验校正。每 1mL 硫代硫酸钠滴定液（0.1mol/L）相当于 4.903mg 的重铬酸钾。根据本液的消耗量与重铬酸钾的取用量，算出本液的浓度，即得。

解析：$Na_2S_2O_3$ 滴定液具有还原性，可用基准物质重铬酸钾进行标定。在酸性条件下，$Na_2S_2O_3$ 与 $K_2Cr_2O_7$ 的反应如下：

$$Cr_2O_7^{2-} + 6I^- + 14H^+ \Longrightarrow 3I_2 + 2Cr^{3+} + 7H_2O$$
$$I_2 + 2S_2O_3^{2-} \Longrightarrow S_4O_6^{2-} + 2I^-$$

利用基准物质的 $K_2Cr_2O_7$ 质量和 $Na_2S_2O_3$ 滴定液消耗的体积，即可算出 $Na_2S_2O_3$ 滴定液的浓度。

$$c_{Na_2S_2O_3} = \frac{6 \times m_{K_2Cr_2O_7}}{V_{Na_2S_2O_3} M_{K_2Cr_2O_7} \times 10^{-3}}$$

（2）应用：碘量法应用较为广泛，可用于测定强还原性物质和强氧化性物质，如维生素 C、安乃近、葡萄糖等。使用碘量法的注意事项：反应溶液酸度的控制、指示剂加入的时机、防止碘挥发、被空气氧化、淀粉指示剂或硫代硫酸钠的配制等。

2. 亚硝酸钠滴定法

（1）基本原理：亚硝酸钠滴定法是根据亚硝酸钠滴定液在盐酸的酸性条件下可与具有芳伯氨基的化合物定量发生重氮化反应生成重氮盐，根据滴定时消耗亚硝酸钠滴定液的量来测定药物含量的方法。《中国药典》(2015年版)采用永停滴定法指示滴定终点。

(2) 应用：本法适用于含有芳伯氨基或水解后能生成芳伯氨基的化合物。本法受滴定条件的影响很大,主要的影响因素有:

1) 加入过量的盐酸:加入过量的盐酸可使重氮化反应的速度加快,重氮盐在酸性溶液中的稳定性有所提高,同时还可防止形成偶氮氨基化合物。但酸度也不宜过高,否则会影响芳伯氨基的游离。

2)《中国药典》(2015年版)规定,在室温(10～30℃)条件下快速滴定:温度太高,可使亚硝酸挥发逸失和分解;温度过低,又会使反应的速度变得太慢。

3) 滴定时加入适量的溴化钾可使滴定反应的速度加快。

4) 滴定的方式:采用永停滴定法,向溶液中插入两支相同的铂电极,在滴定时,将滴定管尖端插入液面下约2/3处,一边搅拌一边迅速地将大部分亚硝酸钠滴定液一次性加入,在近终点时,将滴定管尖端从液面中提出,并用少量水淋洗尖端,洗液并入溶液中,再继续缓缓滴定至终点。将滴定管尖端插入液面下进行滴定的目的是避免HNO_2的挥发逸失。近终点时,待测药物浓度极稀,滴定反应的速度变慢,因此应缓缓滴定。如果采用自动永停终点仪指示终点,则只需将滴定管尖端和电极直接插入液面下,在磁力搅拌器搅拌下通过仪器自动控制滴定终点。

5) 指示终点的方法:《中国药典》(2015年版)采用永停滴定法指示滴定终点。在滴定终点前,溶液中无亚硝酸,仅有很小或无电流通过,化学计量点后,溶液中存在微量亚硝酸及其分解产物一氧化氮,电极上立即发生氧化还原反应,电极去极化使溶液中有电流通过,使电流计指针突然偏转,并不再回复,即到达了滴定终点。若采用自动永停终点仪,则可以根据指示灯的变化指示终点,终点时仪器指示灯亮,并发出蜂鸣声。

例16 盐酸普鲁卡因含量测定:取本品约0.6g,精密称定,照永停滴定法,在15～25℃,用亚硝酸钠滴定液(0.1mol/L)滴定。每1mL亚硝酸钠滴定液(0.1mol/L)相当于27.28mg的盐酸普鲁卡因($C_{13}H_{20}N_2O_2 \cdot HCl$)。

解析:盐酸普鲁卡因分子结构中含有芳香第一胺,《中国药典》(2015年版)采用亚硝酸钠滴定法进行含量测定,用永停滴定法指示终点。

含量计算:

$$含量(\%) = \frac{V \times F \times T \times 10^{-3}}{m} \times 100\%$$

式中:V为消耗亚硝酸钠滴定液的体积(mL);F为亚硝酸钠滴定液的浓度校正因数;T为滴定度(mg/mL);m为供试品的取样量(g)。

(二) 应用实例——维生素C的含量测定

取本品约0.2g,精密称定,加新沸过放冷的纯化水100mL与稀醋酸10mL使溶解,加淀粉指示液1mL,立即用碘滴定液(0.05mol/L)滴定,至溶液显蓝色并在30s内不褪。每1mL碘滴定液(0.05mol/L)相当于8.806mg的$C_6H_8O_6$。

解析:操作中加入稀醋酸使滴定在酸性溶液中进行。因在酸性介质中维生素C受空气中氧的氧化速度减慢,但供试品溶于稀酸后仍需立即滴定。使用新煮沸过放冷的纯化水溶解供试品是为了减少水中溶解的氧对测定的干扰。

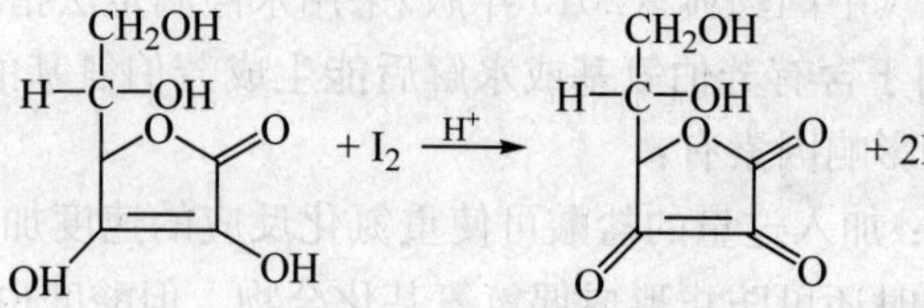

含量计算：

$$含量(\%) = \frac{V \times F \times T \times 10^{-3}}{m} \times 100\%$$

式中：V 为消耗碘滴定液的体积(mL)；F 为碘滴定液的浓度校正因数；T 为滴定度(mg/mL)；m 为供试品的取样量(g)。

四、非水溶液滴定法

（一）概述

本法是在非水溶剂中进行滴定的方法。主要用来测定有机碱及其氢卤酸盐、磷酸盐、硫酸盐或有机酸盐以及有机酸碱金属盐类药物的含量。也用于测定某些有机弱酸的含量。

1. 非水溶剂的种类：

（1）酸性溶剂有机弱碱在酸性溶剂中可显著地增强其相对碱度，最常用的酸性溶剂为冰醋酸。

（2）碱性溶剂有机弱酸在碱性溶剂中可显著地增强其相对酸度，最常用的碱性溶剂为二甲基甲酰胺。

（3）两性溶剂兼有酸、碱两种性能，最常用的为甲醇。

（4）惰性溶剂这一类溶剂没有酸、碱性，如三氯甲烷等。

2. 第一法 除另有规定外，精密称取供试品适量[约消耗高氯酸滴定液(0.1mol/L)8mL]，加冰醋酸 10～30mL 使溶解，加各品种项下规定的指示液 1～2 滴、用高氯酸滴定液(0.1mol/L)滴定。终点颜色应以电位滴定时的突跃点为准，并将滴定的结果用空白试验校正。

供试品如为氢卤酸盐，除另有规定外，可在加入醋酸汞试液 3～5mL 后，再进行滴定(因醋酸汞试液具有一定毒性，故在方法建立时，应尽量减少使用)；供试品如为磷酸盐，可以直接滴定；硫酸盐也可直接滴定，但滴定至其成硫酸氢盐为止；供试品如为硝酸盐时，因硝酸可使指示剂褪色，终点极难观察，遇此情况应以电位滴定法指示终点为宜。

电位滴定时用玻璃电极为指示电极，饱和甘汞电极(玻璃套管内装氯化钾的饱和无水甲醇溶液)或银-氯化银电极为参比电极，或复合电极。

3. 第二法 除另有规定外，精密称取供试品适量[约消耗碱滴定液(0.1mol/L)8mL]，加各品种项下规定的溶剂使溶解，再加规定的指示液 1～2 滴，用规定的碱滴定液(0.1mol/L)滴定。终点颜色应以电位滴定时的突跃点为准，并将滴定的结果用空白试验校正。

在滴定过程中，应注意防止溶剂和碱滴定液吸收大气中的二氧化碳和水蒸气，以及滴定液中溶剂的挥发。

电位滴定时所用的电极同第一法。

（二）应用实例——肾上腺素的含量测定

取本品约 0.15g，精密称定，加冰醋 10mL，振摇溶解后，加结晶紫指示液 1 滴，用高氯酸滴定液（0.1mol/L）滴定至溶液显蓝绿色，并将滴定的结果用空白试验校正。每 1mL 高氯酸滴定液（0.1mol/L）相当于 18.32mg 的 $C_9H_{13}NO_3$。

解析：肾上腺素结构：

（2）含量计算公式：

$$含量（\%）= \frac{(V-V_0) \times F \times T \times 10^{-3}}{m} \times 100\%$$

式中：V 为滴定时消耗高氯酸滴定液体积（mL）；V_0 为空白试验消耗高氯酸滴定液体积（mL）；F 为高氯酸滴定液的浓度校正因数；T 为滴定度（mg/mL）；m 为供试品的取样量（g）。

课堂互动

中国药典中常用非水碱量法测定生物碱类药物的含量，请说明原因？

五、沉淀滴定法

（一）概述

沉淀滴定法是一种以沉淀反应为基础的滴定分析法。由于沉淀滴定需要满足一定的条件，而能满足滴定的沉淀反应又有限，因此，通常只有银量法作为沉淀滴定法应用较为广泛。

沉淀滴定法适用于测定能与银离子反应生成难溶性化合物的药物，包括无机卤化物以及含有 SCN^- 离子的药物等。如沉淀滴定法用于氯化钾、氯化钠及其制剂、碘酊中碘化钾的含量测定以及巴比妥类药物的含量测定。

按所用的指示剂的种类不同，银量法又可分为铬酸钾法指示剂法（莫尔法）、铁铵矾指示剂法（佛尔哈德法）和吸附指示剂法（法扬司法），也可采用电位滴定指示终点。药典中常用吸附指示剂法和电位滴定法。

1. 吸附指示剂法　是以硝酸银作为滴定液滴定，用吸附指示剂指示滴定终点，从而测定卤化物的含量的方法。常用的吸附指示剂有荧光黄。

2. 电位滴定法　电位滴定法采用银电极为指示电极，饱和甘汞电极为参比电极，在滴定过程中分次滴加硝酸银滴定液，记录电位按电位滴定法确定滴定终点，计算滴定终点时所需的硝酸银滴定液的体积。银电极在使用前须先用稀硝酸溶液浸泡 1~2min，再用水冲洗干净。

（二）应用实例——朱砂的含量测定

取本品粉末约 0.3g，精密称定，置锥形瓶中，加硫酸与硝酸钾 1.5g，加热使溶解，放冷，加水 50mL,并加 1%高锰酸钾溶液至显粉红色,再滴加 2%硫酸亚铁溶液至红色消失后,加硫酸铁铵指示液 2mL,用硫氰酸铵滴定液(0.1mol/L)滴定。每 1mL 硫氰酸铵滴定液(0.1mol/L)相当于 11.63mg 的硫化汞(HgS)。

本品含硫化汞(HgS)不得少于 96.0%。

解析:2015 年版《中国药典》(一部)中,采用沉淀滴定法测定朱砂的含量,其中硫氰酸铵为滴定液,硫酸铁铵为指示液指示终点。

含量计算公式:

$$含量(\%) = \frac{V \times T \times F \times 10^{-3}}{m} \times 100\%$$

式中:V 为消耗滴定液的体积(mL);F 为滴定液浓度校正因数;T 为滴定度(mg/mL);m 为朱砂供试品的取样量(g)。

六、配位滴定法

(一)概述

配位滴定法,又称络合滴定法,是以配位反应为基础的滴定分析法。配位剂中应用最多的是乙二胺四乙酸(ethylene diamine tetraacetic acid,EDTA),并用金属指示剂指示滴定终点。金属指示剂本身是一种有机染料显色剂,在一定条件下,它能与金属离子发生配位反应生成有色配合物,当滴定到达终点时,稍过量的配位剂 EDTA 与有色配合物 MIn 反应使指示剂 In 游离出来,显示指示剂自身的颜色,从而指示滴定终点。

本法通常适用于金属离子的含量测定。

1. 直接滴定法 绝大多数的金属离子与 EDTA 的配位反应均能满足反应速度快、没有封闭现象等的滴定要求,可采用直接滴定法进行含量测定,如钙盐、镁盐、锌盐、铁盐、铜盐、锌盐等及其制剂。

2. 剩余滴定法 有些金属离子虽也能和 EDTA 形成稳定的配合物,但无适宜的金属指示剂,或与 EDTA 的配合反应速度比较慢等,不宜采用直接滴定法。此时可采用剩余滴定法,即于供试品溶液中先加入准确量且过量的 EDTA 滴定液(0.05mol/L),待反应完全后,加规定量的金属指示剂,并用金属离子标准溶液回滴至规定的突变颜色即为终点,同时,滴定结果用空白试验进行校正。如铝盐及其制剂。

滴定前应控制好溶液的酸度,这是配位滴定最关键的滴定条件,因为酸度在影响配位化合物的稳定性的同时,也会影响金属指示剂的解离,从而影响指示剂的颜色变化,因此,滴定须在适宜的酸度条件下进行。为排除其他金属离子的干扰,防止封闭现象的产生,常加入三乙醇胺等掩蔽试剂。

(二)应用实例——葡萄糖酸锌的含量测定

取本品约 0.7g,精密称定,加水 100mL,微温使溶解,加氨-氯化铵缓冲液(pH 10.0)5mL 与铬黑 T 指示剂少许,用乙二胺四醋酸二钠滴定液(0.05mol/L)滴定至溶液由紫红色变为纯蓝色。每 1mL 乙二胺四醋酸二钠滴定液(0.05mol/L)相当于 22.78mg 的 $C_{12}H_{22}O_{14}ZnO$。

解析:2015 年版《中国药典》(二部)中,采用配位滴定法测定葡萄糖酸锌的含量,其中乙二胺四醋酸二钠为滴定液,铬黑 T 为指示液指示终点。

含量计算公式:

$$含量(\%) = \frac{V \times T \times F \times 10^{-3}}{m} \times 100\%$$

式中：V 为消耗滴定液的体积(mL)；F 为滴定液浓度校正因数；T 为滴定度(mg/mL)；m 为葡萄糖酸锌供试品的取样量(g)。

知识链接

容量分析法

《中国药典》(2015 年版)在原料药的含量测定中,减少了容量分析法,而更多采用高效液相色谱法,但由于容量分析法测定原料药准确度高、方便操作、易于掌握等优点,依然在药典中有收录。

专题三 光 谱 法

一、紫外-可见分光光度法

分光光度法在药品质量的分析检验中应用最为广泛,该法是通过测定待测物质在特定波长处或一定波长范围内的吸光度或发光强度,对待测物质进行定性和定量分析的方法。该法主要包括紫外-可见分光光度法、红外分光光度法、原子吸收分光光度法、荧光分析法和火焰光度法等。本节主要介绍在含量测定中应用广泛的紫外-可见分光光度法。

紫外-可见分光光度法是在 200～760nm 波长范围内测定物质的吸光度,用于鉴别、杂质检查和定量测定的方法。当光穿过被测物质溶液时,物质对光的吸收程度随光的波长不同而变化。因此,通过测定物质在不同波长处的吸光度,并绘制其吸光度与波长的关系图即得被测物质的吸收光谱。从吸收光谱中,可以确定最大吸收波长和最小吸收波,物质的吸收光谱具有与其结构相关的特征性。用于定量时,在最大吸收波长处测量一定浓度样品溶液的吸光度,并与一定浓度的对照溶液的吸光度进行比较或采用吸收系数法求算出样品溶液的浓度。

(一)仪器结构

1. 光源 其作用是提供光能,使待测物质产生吸收。要求能够提供足够强的连续光谱、有良好的稳定性、较长的使用寿命,且辐射能量随波长无明显变化。常用的光源有热辐射光源和气体放电光源。

利用固体灯丝材料高温放热产生的辐射作为光源的是热辐射光源,如钨灯、卤钨灯。两者均在可见区使用,卤钨灯的使用寿命及发光效率高于钨灯。

气体放电光源是指在低压直流电条件下,氢或氘气放电所产生的连续辐射。一般为氢灯或氘灯,在紫外区使用。

2. 单色器　其作用是使光源发出的光变成所需要的单色光。通常由入射狭缝、准直镜、色散元件、聚焦透镜和出射狭缝构成。入射狭缝用于限制杂散光进入单色器，准直镜将入射光束变为平行光束后进入色散元件。后者将复合光分解成单色光，然后通过聚焦透镜将出自色散元件的平行光聚焦于出射狭缝。出射狭缝用于限制通带宽度。

3. 吸收池　用来盛放被测样品。它必须选择在测定波长范围内无吸收的材质制成。按制作材料可分为石英吸收池和玻璃吸收池。在紫外区必须使用石英吸收池，可见光区可用石英池，也可用玻璃池。吸收池的光程长度在 0.1～10cm 之间，常用的吸收池是 1cm，可根据被测样品的浓度和吸收情况来选择合适的吸收池。

4. 检测器　其功能是检测光信号，并将光信号转变成可测量的电信号。常见得检测器有光电池、光电管、光电倍增管、光电二极管等。

5. 信号处理系统　常用的信号处理系统有检流计、数字显示仪、微型计算机等。新型紫外-可见分光光度计信号处理系统大多采用微型计算机，它既可以用于仪器自动控制，实现自动分析；又可用于记录样品的吸收曲线，进行数据处理，并大大提高了仪器的精度、灵敏度和稳定性。

（二）测定原理

单色光辐射穿过对光有吸收作用的待测物质溶液时，在一定的浓度范围内该物质所吸收的辐射光的量与该物质的浓度和液层的厚度（即光路长度）成正比（朗伯-比尔定律），其关系如下式：

$$A = \lg \frac{1}{T} = ECL \tag{4-16}$$

式中：A 为吸光度；T 为透光率；E 为吸收系数，在药品检验中常采用 $E_{1cm}^{1\%}$，其物理意义为当溶液浓度为 1%（g/100mL），液层厚度为 1cm 时在一定条件（波长、溶剂、温度）下的吸光度值；C 为 100mL 溶液中所含被测物质的重量（按干燥品或无水物计算）（g）；L 为液层厚度（cm）。

朗伯-比尔定律是紫外分光光度法用于药物定量测定的依据。物质对光的选择性吸收波长，以及相应的吸收系数是该物质的物理常数，它们是药物定性分析的依据。

（三）测定方法

对于分子结构中含有共轭体系、芳香环等发色基团的有机化合物，均可在紫外区（200～400nm）或可见区（400～760nm）产生选择性吸收。很多药物虽然对可见光没有吸收，但在一定条件下加入显色试剂或经过适当处理显色后，能在可见光区产生吸收。

紫外-可见分光光度法在用于药物的含量测定时通常有以下四种方法。

1. 对照品比较法　按各品种项下的方法，分别配制供试品溶液和对照品溶液，对照品溶液中所含被测成分的量应为供试品溶液中被测成分规定量的（100±10）%，所用溶剂也应完全一致，在规定的波长处测定供试品溶液和对照品溶液的吸光度后，按下式计算供试品中被测溶液的浓度：

$$C_X = (A_X/A_R) \times C_R \tag{4-17}$$

式中：C_X 为供试品溶液的浓度；A_X 为供试品溶液的吸光度；C_R 为对照品溶液的浓度；A_R 为对照品溶液的吸光度。

例 17　舒必利片(规格 10mg)的含量测定：取本品 20 片，精密称定，研细，精密称取适量(约相当于舒必利 25mg)，置于 250mL 量瓶中，加稀醋酸 5mL，振摇，使舒必利溶解，用水稀释至刻度，摇匀，滤过，精密量取续滤液 25mL，置于 50mL 量瓶中，用水稀释至刻度，摇匀，作为供试品溶液，照紫外-可见分光光度法(通则 0401)，在 291nm 的波长处测定吸光度；另取舒必利对照品约 25mg，精密称定，加稀醋酸 5mL 使溶解，用水定量稀释制成每 1mL 中约含 50μg 的溶液，同法测定。计算，即得。

解析：本法为对照品比较法。本品为 N-[(1-乙基-2-吡咯烷基)甲基]-2-甲氧基-5-(氨基磺酰基)苯甲酰胺。按干燥品计算，含 $C_{15}H_{23}N_3O_4S$ 不得少于 98.0%。

$$标示量(\%) = \frac{C_R \times \dfrac{A_X}{A_R} \times V \times D \times \overline{W}}{m \times S} \times 100\%$$

2. **吸收系数法**　按各品种项下的方法配制供试品溶液，在规定的波长处测定其吸光度，再以该品种在规定条件下的吸收系数计算含量。用本法测定时，吸收系数通常应大于 100，并注意仪器的校正和检定。

例 18　葡萄糖酸氯己定溶液的含量测定，取本品约 1.0g，精密称定，置于 200mL 量瓶中，加水溶解并稀释至刻度，摇匀，精密量取 2mL，置于 200mL 量瓶中，加乙醇 10.6mL，再用 80% 乙醇溶液稀释至刻度，摇匀，照紫外-可见分光光度法(通则 0401)，在 259nm 的波长处测定吸光度，按 $C_{22}H_{30}C_{12}N_{10} \cdot 2C_6H_{12}O_7$ 的吸收系数($E_{1cm}^{1\%}$)为 413 计算，即得。

解析：本品为 1,6-双(N^1-对氯苯基-N^5-双胍基)己烷二葡萄糖酸氯己定的水溶液。含 $C_{22}H_{30}C_{12}N_{10} \cdot 2C_6H_{12}O_7$ 应为 19.0%～21.0%(g/mL)。

$$含量(\%) = \frac{\dfrac{A}{E_{1cm}^{1\%}} \times \dfrac{1}{100} \times V \times D}{m} \times 100\%$$

3. **计算分光光度法**　计算分光光度法有多种，使用时应按各品种项下规定的方法进行。当吸光度处在吸收曲线的陡然上升或下降的部位测定时，波长的微小变化可能对测定结果造成显著影响，故对照品和供试品的测试条件应尽可能一致。计算分光光度法一般不宜用作含量测定。

4. **比色法**　供试品本身在紫外-可见光区没有强吸收，或在紫外光区虽有吸收但为了避免干扰或提高灵敏度，可加入适当的显色剂，使反应产物的最大吸收移至可见光区，这种测定方法称为比色法。

用比色法测定时，由于显色时影响显色深浅的因素较多，应取供试品与对照品或标准品同时操作。除另有规定外，比色法所用的空白系指用同体积的溶剂代替对照品或供试品溶液，然后依次加入等量的相应试剂，并用同样方法处理。在规定的波长处测定对照品和供试品溶液的吸光度后，按对照品比较法计算供试品浓度。

当吸光度和浓度关系不呈良好线性时，应取数份梯度量的对照品溶液，用溶剂补充至同一体积，显色后测定各份溶液的吸光度，然后以吸光度与相应的浓度绘制标准曲线，再根据供试品的吸光度在标准曲线上查得其相应的浓度，并求出其含量。

(四) 应用实例——维生素 B₁₂ 的含量测定

取本品，精密称定，加水溶解并定量稀释制成每 1mL 中约含 25μg 的溶液，作为供试品溶液,照紫外-可见分光光度法(通则 0401),在 361nm 的波长处测定吸光度,按 $C_{63}H_{88}CoN_{14}O_{14}P$ 的吸收系数($E_{1cm}^{1\%}$)为 207 计算,即得。

解析: 本法为吸收系数法。维生素 B_{12} 分子结构中具有共轭双键,有紫外吸收,可在其最大吸收波长处测定吸光度,进行含量测定。《中国药典》(2015 年版)规定对维生素 B_{12} 原料药含量采用紫外-可见分光光度法测定。

$$标示量(\%) = \frac{\dfrac{A}{E_{1cm}^{1\%}} \times \dfrac{1}{100} \times V \times D \times \overline{W}}{m \times S} \times 100\%$$

———— 课堂互动 ————

某药物含量测定中,采用紫外-可见分光光度法,已测定出吸光度 A;已知摩尔吸收系数 ε、液层厚度 1cm,按照朗伯-比尔定律,如何计算溶液的浓度(mol/L)?

二、荧光分光光度法

(一)测定原理

某些物质受紫外光或可见光照射激发后能发射出比激发光波长较长的荧光。物质的激发光谱和荧光发射光谱,可用于该物质的定性分析。当激发光强度、波长、所用溶剂及温度等条件固定时,物质在一定浓度范围内,其发射光强度与溶液中该物质的浓度成正比关系,可以用于该物质的含量测定。荧光分光光度法的灵敏度一般较紫外-可见分光光度法高,但浓度太高的溶液会发生"自熄灭"现象,而且在液面附近溶液会吸收激发光,使发射光强度下降,导致发射光强度与浓度不成正比,故荧光分光光度法应在低浓度溶液中进行。

(二)测定方法

所用的仪器为荧光计或荧光分光光度计,按各品种项下的规定,选定激发光波长和发射光波长,并制备对照品溶液和供试品溶液。

通常荧光分光光度法是在一定条件下,测定对照品溶液荧光强度与其浓度的线性关系。当线性关系良好时,可在每次测定前,用一定浓度的对照品溶液校正仪器的灵敏度;然后在相同的条件下,分别读取对照品溶液及其试剂空白的荧光强度与供试品溶液及其试剂空白的荧光强度。

当浓度与荧光强度明显偏离线性时,应改用标准曲线法进行含量测定。

对易被光分解或弛豫时间较长的品种,为使仪器灵敏度定标准确,避免因激发光多次照射而影响荧光强度,可选择一种激发光和发射光波长与供试品近似而对光稳定的物质配成适当浓度的溶液,作为基准溶液。例如蓝色荧光可用硫酸奎宁的稀硫酸溶液,黄绿色荧光可用荧光素钠水溶液,红色荧光可用罗丹明 B 水溶液等。在测定供试品溶液时选择适当的基准溶液代替对照品溶液校正仪器的灵敏度。

(三)注意事项

1. 溶剂不纯会带入较大误差,应先做空白检查,必要时,应用玻璃磨口蒸馏器蒸馏后再用。

2. 溶液中的悬浮物对光有散射作用,必要时,应用垂熔玻璃滤器滤过或用离心法除去。

3. 所用的玻璃仪器与测定池等也必须保持高度洁净。

4. 温度对荧光强度有较大的影响,测定时应控制温度一致。

5. 溶液中的溶氧有降低荧光作用,必要时可在测定前通入惰性气体除氧。

6. 测定时需注意溶液的 pH 值和试剂的纯度等对荧光强度的影响。

专题四　色　谱　法

一、高效液相色谱法

高效液相色谱法已经成为药物检验中应用非常广泛的一种重要的仪器分析方法。

(一)仪器结构

1. 对仪器的一般要求　高效液相色谱法所用的仪器称为高效液相色谱仪。该仪器应定期检定并符合有关规定。

(1)色谱柱:常用的色谱柱填充剂为化学键合硅胶,反相色谱系统使用非极性填充剂,以十八烷基硅烷键合硅胶(octadecylsilyl,ODS)最为常用,辛基硅烷键合硅胶和其他类型的硅烷键合硅胶(如氰基硅烷键合相和氨基硅烷键合相等)也有使用。正相色谱系统使用极性填充剂,常用的填充剂有硅胶等。

以硅胶为载体的键合固定相的使用温度通常不应超过 40℃,也可通过适当提高色谱柱的使用温度来改善色谱柱的分离效果,但不宜超过 60℃。流动相的 pH 值应控制在 2～8 的范围内。当 pH 大于 8 时,可使载体硅胶溶解;当 pH 小于 2 时,与硅胶相连的化学键合相易水解脱落。当色谱系统中需使用 pH 大于 8 的流动相时,应选用耐碱的填充剂,如采用高纯硅胶为载体并具有高表面覆盖度的键合硅胶、包覆聚合物填充剂、有机-无机杂化填充剂或非硅胶填充剂等;当需使用 pH 小于 2 的流动相时,应选用耐酸的填充剂,如具有大体积侧链能产生空间位阻保护作用的二异丙基或二异丁基取代十八烷基硅烷键合硅胶、有机-无机杂化填充剂等。

(2)检测器:最常用的检测器为紫外检测器,包括二极管阵列检测器(diode array detection,DAD),其他常见的检测器有荧光检测器、示差折光检测器、蒸发光散射检测器、电化学检测器和质谱检测器等。检测器不同,对流动相的要求也不同。应根据所使用的检测器合理地选择流动相。

(3)流动相:反相分配色谱法是在药品检验中应用最广的一种高效液相色谱法。由于 C_{18} 链在水相环境中不易保持伸展状态,故对于十八烷基硅烷键合硅胶为固定相的反相色谱系统,流动相中有机溶剂的比例通常应不低于 5%,否则 C_{18} 链的随机卷曲将导致组分保留值变化,造成色谱系统不稳定。

各品种项下规定的条件除固定相种类、流动相组成、检测器类型不得改变外,其余如色谱柱内径、长度、固定相牌号、载体粒度、流动相流速、混合流动相各组成的比例、柱温、进样量、检测器的灵敏度等,均可适当调整,以适应具体的色谱系统并达到系统适用性试验的要求。但对某些特殊品种而言，在填充剂的选择方面必须用特定牌号的填充剂方能满足分离分析要求者，可在该品种项下注明。

2. 高效液相色谱系统适用性试验　色谱系统的适用性试验一般包括理论板数、分离度、重复性和拖尾因子等四个指标。其中，分离度和重复性是系统适用性试验中的关键参数。

按各品种项下要求对色谱系统进行适用性试验，即用规定的对照品溶液或系统适用性试验溶液对规定的色谱系统进行试验，应符合要求。如达不到要求，可对色谱系统作适当的调整，以符合系统适用性试验要求。

（1）色谱柱的理论板数（n）：用于评价色谱柱的分离效果。在规定的色谱条件下，注入供试品溶液或各品种项下规定的内标物质溶液，记录色谱图，量出供试品主成分峰或内标物质峰的保留时间 t_R（以分钟或长度计，下同，但应取相同单位）和半高峰宽（$W_{h/2}$）。按下式计算色谱柱的理论板数：

$$n = 5.54 \times (t_R / W_{h/2})^2 \tag{4-18}$$

式中：t_R 代表保留时间，$W_{h/2}$ 代表半峰宽。

（2）分离度（R）：用于评价待测组分与相邻共存物或难分离物质之间的分离程度，它是评价色谱系统效能的关键参数。无论是定性鉴别还是定量分析，均要求待测峰与其他峰、内标峰或特定的杂质对照峰之间有较好的分离度。分离度的计算公式为：

$$R = \frac{2 \times (t_{R2} - t_{R1})}{W_1 + W_2} \tag{4-19}$$

式中：t_{R2} 为相邻两峰中后一峰的保留时间；t_{R1} 为相邻两峰中前一峰的保留时间；W_1 及 W_2 为此相邻两峰的峰宽。

除另有规定外，定量分析时待测组分与相邻共存物或难分离物质之间分离度应大于 1.5。

（3）重复性：用于评价连续进样中，色谱系统响应值的重复性能。采用外标法时，一般取各品种项下的对照溶液，连续进样 5 次，除另有规定外，其峰面积测量值的相对标准偏差应不大于 2.0%。采用内标法时，也可按各品种校正因子测定项下，一般配制相当于 80%、100% 和 120% 的对照品溶液，加入规定量的内标溶液，配成 3 种不同浓度的溶液，分别至少进样 2 次，计算平均校正因子，其相对标准偏差应不大于 2.0%。

（4）拖尾因子（T）：用于评价色谱峰的对称性。为保证分离效果和测量精度，应检查待测峰的拖尾因子是否符合各品种项下的规定。拖尾因子计算公式为：

$$T = \frac{W_{0.05h}}{2 \times d_1} \tag{4-20}$$

式中：$W_{0.05h}$ 为 5% 峰高处的峰宽；d_1 为峰顶点至峰前沿之间的距离。

除另有规定外，峰高法定量时 T 应在 0.95～1.05 之间。峰面积法测定时，T 值偏离过大，也会影响峰面积的准确测量和定量的准确度。

（二）测定原理

高效液相色谱法系采用高压输液泵将规定的流动相泵入装有填充剂的色谱柱，对供试品进行分离测定的色谱方法。注入的供试品，由流动相带入色谱柱内，各组分在柱内被分离，并进入检测器检测，由积分仪或数据处理系统记录和处理色谱信号。

（三）测定方法

1. 内标法　按品种正文项下的规定，精密称（量）取对照品和内标物质，分别配成溶液，各精密量取适量，混合配成校正因子测定用的对照溶液。取一定量进样，记录色谱图。测量对照品和内标物质的峰面积或峰高，按下式计算校正因子（f）：

$$f = \frac{A_S/C_S}{A_R/C_R} \tag{4-21}$$

式中：A_S 为内标物质的峰面积或峰高；A_R 为对照品的峰面积或峰高；C_S 为内标物质的浓度（mg/mL）；C_R 为对照品的浓度（mg/mL）。

再取各品种项下含有内标物质的供试品溶液，进样，记录色谱图，测量供试品中待测成分和内标物质的峰面积或峰高，按下式计算供试品的含量（C_X）：

$$C_X = f \times \frac{A_X}{A_S/C_S} \tag{4-22}$$

式中：C_X 为供试品中成分（或其杂质）的浓度（mg/mL）；A_X 为供试品中成分（或其杂质）峰面积或峰高；A_S 为内标物质的峰面积或峰高；C_S 为内标物质的浓度（mg/mL）；f 为校正因子。

采用内标法，可避免因供试品预处理及进样体积误差对测定结果的影响。

2. 外标法　按各品种项下的规定，精密称（量）取对照品和供试品，配制成溶液，分别精密取一定量，进样，记录色谱图，测量对照品溶液和供试品溶液中待测物质的峰面积（或峰高），按下式计算含量（C_X）：

$$C_X = C_R \times \frac{A_X}{A_R} \tag{4-23}$$

例 19　头孢氨苄原料药的含量测定方法：

色谱条件与系统适用性试验：用十八烷基硅烷键合硅胶为填充剂；以水-甲醇-3.86％醋酸钠溶液-4％醋酸溶液（体积比 742∶240∶15∶3）为流动相；检测波长为 254nm；理论板数按头孢氨苄峰计算不低于 1500。

测定法，取本品约 50mg，精密称定，置于 50mL 量瓶中，加流动相溶解并稀释至刻度，摇匀，精密量取 10mL，置于 50mL 量瓶中，用流动相稀释至刻度，摇匀，取 10μL 注入液相色谱仪，记录色谱图；另取头孢氨苄对照品适量，同法测定。按外标法以峰面积计算供试品中 $C_{16}H_{17}N_3O_4S$ 的含量。

含量计算：本法采用外标法计算头孢氨苄原料的含量。

$$含量(\%) = \frac{\dfrac{A_X}{A_R} \times C_R \times D \times V \times 10^{-3}}{m} \times 100\%$$

式中：A_X 为头孢氨苄供试品峰面积；A_R 为头孢氨苄对照品峰面积；C_R 为对照品溶液的浓度（μg/mL）（备注：需根据购买对照品的实际效价进行换算）；D 为头孢氨苄供试品溶液的稀释倍数；V 为供试品溶液的原始体积（mL）；m 为头孢氨苄供试品取样量（mg）。

由于微量注射器不易精确控制进样量，当采用外标法测定时，以手动进样器定量环或自动进样器进样为宜。

3. 加校正因子的主成分自身对照法　测定杂质含量时，可采用加校正因子的主成分自身对照法。在建立方法时，按各品种项下的规定，精密称（量）取杂质对照品和待测成分对照品各适量，配制测定杂质校正因子的溶液，进样，记录色谱图，按上述（1）法计算杂质的校正因子。

也可精密称(量)取主成分对照品和杂质对照品各适量,分别配制成不同浓度的溶液,进样,记录色谱图,绘制主成分浓度和杂质浓度对其峰面积的回归曲线,以主成分回归直线斜率与杂质回归直线斜率的比计算校正因子。

校正因子可直接载入各品种项下,用于校正杂质的实测峰面积。需作校正计算的杂质,通常以主成分为参比,采用相对保留时间定位,其数值一并载入各品种项下。

测定杂质含量时,按各品种项下规定的杂质限度,将供试品溶液稀释成与杂质限度相当的溶液,作为对照溶液;进样,记录色谱图,必要时,调节纵坐标范围(以噪声水平可接受为限)使对照溶液的主成分色谱峰的峰高达满量程的 $10\%\sim25\%$。除另有规定外,通常含量低于 0.5% 的杂质,峰面积的相对标准偏差(relative standard deviation,RSD)应小于 10%;含量在 $0.5\%\sim2\%$ 的杂质,峰面积的 RSD 应小于 5%;含量大于 2% 的杂质,峰面积的 RSD 应小于 2%。然后,取供试品溶液和对照溶液适量,分别进样,除另有规定外,供试品溶液的记录时间,应为主成分色谱峰保留时间的 2 倍,测量供试品溶液色谱图上各杂质的峰面积,分别乘以相应的校正因子后与对照溶液主成分的峰面积比较,计算各杂质含量。

4. 不加校正因子的主成分自身对照法　测定杂质含量时,若无法获得待测杂质的校正因子,或校正因子可以忽略,也可采用不加校正因子的主成分自身对照法。同上述(3)法配制对照溶液、进样调节纵坐标范围和计算峰面积的相对标准偏差后,取供试品溶液和对照品溶液适量,分别进样。除另有规定外,供试品溶液的记录时间应为主成分色谱峰保留时间的 2 倍,测量供试品溶液色谱图上各杂质的峰面积并与对照溶液主成分的峰面积比较,依法计算杂质含量。

5. 面积归一化法　按各品种项下的规定,配制供试品溶液,取一定量进样,记录色谱图。测量各峰的面积和色谱图上除溶剂峰以外的总色谱峰面积,计算各峰面积占总峰面积的百分率。用于杂质检查时,由于仪器响应的线性限制,峰面积归一化法一般不宜用于微量杂质的检查。

(四)应用实例——牛黄解毒片黄芩苷的含量测定

照高效液相色谱法(通则 0512)测定。

色谱条件与系统适用性试验:以十八烷基硅烷键合硅胶为填充剂;以甲醇-水-磷酸(体积比 45∶55∶0.2)为流动相;检测波长为 315nm。理论板数按黄芩苷峰计算应不低于 3000。

对照品溶液的制备:取黄芩苷对照品适量,精密称定,加甲醇制成每 1mL 含 $30\mu g$ 的溶液,即得。

供试品溶液的制备:取本品 20 片(包衣片除去包衣),精密称定,研细,取 0.6g,精密称定,置锥形瓶中,加 70% 乙醇 30mL,超声处理(功率 250W,频率 33kHz)20min,放冷,滤过,滤液置 100mL 量瓶中,用少量 70% 乙醇分次洗涤容器和残渣,洗液滤入同一量瓶中,加 70% 乙醇至刻度,摇匀;精密量取 2mL,置 10mL 量瓶中,加 70% 乙醇至刻度,摇匀,即得。

测定法:分别精密吸取对照品溶液 $5\mu L$ 与供试品溶液 $10\mu L$ 注入液相色谱仪,测定,即得。

本品每片含黄芩以黄芩苷($C_{21}H_{18}O_{11}$)计,小片不得少于 3.0mg;大片不得少于 4.5mg。

解析:本法采用外标法计算牛黄解毒片黄芩苷的含量。

$$含量(\%) = \frac{\dfrac{A_X}{A_R} \times C_R \times D \times V \times 10^{-3}}{m} \times 100\%$$

知识链接

　　要正确地选择色谱分离方法,首先必须尽可能多的了解样品的有关性质,其次必须熟悉各种色谱方法的主要特点及其应用范围。选择色谱分离方法的主要根据是样品的相对分子质量的大小,在水中和有机溶剂中的溶解度、极性和稳定程度以及化学结构等物理、化学性质。

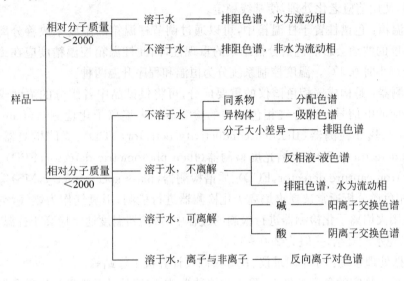

二、气相色谱法

(一) 仪器结构

1. 对仪器的一般要求　　所用的仪器为气相色谱仪,它是由载气源、进样部分、色谱柱、柱温箱、检测器和数据处理系统组成。为满足分析要求,进样部分、色谱柱和检测器的温度均应适当设定。

(1) 载气源:气相色谱法的流动相为气体,称为载气,氦、氮和氢可用作载气,可由高压钢瓶或高纯度气体发生器提供,经过适当的减压装置,以一定的流速经过进样器和色谱柱,根据供试品的性质和检测器种类选择载气,除另有规定外,常用载气为氮气。

(2) 进样部分:进样方式一般可采用溶液直接进样、自动进样或顶空进样。

溶液直接进样采用微量注射器、微量进样阀或有分流装置的气化室进样。采用溶液直接进样或自动进样时,进样口温度应高于柱温 30~50℃,进样量一般不超过数微升,柱径越细,进样量应越少,采用毛细管柱时,一般应分流以免过载。

顶空进样适用于固体和液体供试品中挥发性组分的分离和测定。将固态或液态的供试品制成供试液后,置于密闭小瓶中,在恒温控制的加热室中加热至供试品中挥发性组分在非气态和气态达至平衡后,由进样器自动吸取一定体积的顶空气注入色谱柱中。

(3)色谱柱:为填充柱或毛细管柱。填充柱的材质为不锈钢或玻璃,内径为 2～4mm,柱长为 2～4m,内装吸附剂、高分子多孔小球或涂渍固定液的载体。粒径为 0.25～0.18mm、0.18～0.15mm 或 0.15～0.125mm。常用载体为经酸洗并硅烷化处理的硅藻土或高分子多孔小球,常用固定液有甲基聚硅氧烷、聚乙二醇等。毛细管柱的材质为玻璃或石英,内壁或载体经涂渍或交联固定液,内径一般为 0.25mm、0.32mm 或 0.53mm,柱长 5～60m,固定液膜厚 0.1～5.0μm。

新填充柱和毛细管柱在使用前需老化以除去残留溶剂及低分子量易流失物质,色谱柱如长期未用,使用前应老化处理,使基线稳定。

(4)柱温箱:色谱柱置于柱温箱中,可以通过调节柱温箱的温度来改善分离效果。由于柱温箱温度的波动会影响色谱分析结果的重现性,因此柱温箱控温精度应在±1℃,且温度波动小于每小时 0.1℃。温度控制系统分为恒温和程序升温两种。

(5)检测器:是构成气相色谱仪的重要成分,可将供试品中各组分的浓度或质量转变为与之相对应的电信号。适合气相色谱法的检测器有火焰离子化检测器(flam ionization detector,FID)、热导检测器(thermal conductivity detector,TCD)、氮磷检测器(nitrogen-phosphorus detector,NPD)、火焰光度检测器(flam photometric detector,FPD)、电子捕获检测器(electron capture detector,ECD)、质谱检测器(mass spectrometry,MS)等。除另有规定外,气相色谱分析通常选择火焰离子化检测器进行检测,用氢气作为燃气,空气作为助燃气。在使用火焰离子化检测器进行检测的过程中,检测器温度通常应高于柱温,并不得低于 150℃,以免水汽凝结,一般为 250～350℃。

(6)数据处理系统:分为记录仪、积分仪以及计算机工作站等。

各品种项下规定的色谱条件下,除检测器种类、固定液品种及特殊指定的色谱柱材料不得改变外,其余如色谱柱内径、长度、载体牌号、粒度、固定液涂布浓度、载气流速、柱温、进样量、检测器的灵敏度等,均可适当调整,以适应具体品种并符合系统适用性试验的要求。一般色谱图约于 30min 内记录完毕。

2. 系统适用性试验 除另有规定外,系统适用性试验应照高效液相色谱法(通则 0512)项下的规定进行。

(二)测定原理

气相色谱法系采用气体为流动相(载气)流经装有填充剂的色谱柱进行分离测定的色谱方法。物质或其衍生物气化后,被载气带入色谱柱进行分离,各组分先后进入检测器,用数据处理系统记录色谱信号。

(三)测定方法

2015 年版《中国药典》中收载的溶剂残留量的检查、乙醇测定、挥发性杂质检查、维生素 E 及其制剂的含量测定等规定使用气相色谱法。

1. 内标法。
2. 外标法。
3. 面积归一化法。

上述三法的具体内容均同高效液相色谱法(通则 0512)项下相应的规定。

4. 标准溶液加入法　精密称(量)取某个杂质或待测成分对照品适量,配制成适当浓度的对照品溶液,取一定量,精密加入到供试品溶液中,根据外标法或内标法测定杂质或主成分含量,再扣除加入的对照品溶液含量,即得供试品溶液中某个杂质和主成分含量。

也可按下述公式进行计算,加入对照品溶液前后校正因子应相同,即:

$$\frac{A_{is}}{A_X} = \frac{C_X + \Delta C_X}{C_X} \tag{4-24}$$

则待测组分的浓度 C_X 可通过如下公式进行计算:

$$C_X = \frac{\Delta C_X}{(A_{is}/A_X) - 1} \tag{4-25}$$

式中: C_X 为供试品中待测组分 X 的浓度($\mu g/mL$); A_X 为供试品中待测组分 X 的色谱峰面积; ΔC_X 为所加入的已知浓度的待测组分对照品的浓度; A_{is} 为加入对照品后组分 X 的色谱峰面积。

由于气相色谱法的进样量一般仅数微升,为减小进样误差,尤其当采用手工进样时,由于留针时间和室温等对进样量也有影响,故以采用内标法定量为宜;当采用自动进样器时,由于进样重复性的提高,在保证分析误差的前提下,也可采用外标法定量。当采用顶空进样时,由于供试品和对照品处于不完全相同的基质中,故可采用标准溶液加入法,以消除基质效应的影响;当标准溶液加入法与其他定量方法结果不一致时,应以标准加入法结果为准。

(四) 应用实例——维生素 E 的含量测定

照气相色谱法(通则 0521)测定。

色谱条件与系统适用性试验:用硅酮(OV-17)为固定液,涂布浓度为 2% 的填充柱,或用 100% 二甲基聚硅氧烷为固定液的毛细管柱;柱温为 265℃。理论板数按维生素 E 峰计算不低于 500(填充柱)或 5000(毛细管柱),维生素 E 峰与内标物质峰的分离度应符合要求。

校正因子的测定:取正三十二烷适量,加正己烷溶解并稀释成每 1mL 中含 1.0mg 的溶液,作为内标溶液。另取维生素 E 对照品约 20mg,精密称定,置棕色具塞瓶中,精密加内标溶液 10mL,密塞,振摇使溶解,作为对照品溶液,取 1~3μL 注入气相色谱仪,计算校正因子。

测定法:取本品约 20mg,精密称定,置棕色具塞瓶中,精密加内标溶液 10mL,密塞,振摇使溶解,作为供试品溶液;取 1~3μL 注入气相色谱仪,测定,计算,即得。

知识链接

临界点色谱法

临界点色谱法是根据聚合物的功能基团、嵌段结构的差异进行聚合物分离的一种色谱技术。临界点色谱法的原理是基于临界点之上、临界点之下以及临界点附近的标度理论。当使用多孔填充材料作为固定相时,分子排阻色谱和相互作用色谱的分离机制在分离聚合物时同时发生作用。在某个特殊色谱条件(固定相、流动相的组成、温度)下,存在两种分离机制的临界点,被称为焓熵互补点或色谱临界条件或临界吸附点。在这一点,聚合物分子按照分子末端功能基团的不同或嵌段结构的差异分离,与聚合物的相对分子质量无关,聚合物的洗脱体积等于色谱柱的空隙体积。此时,聚合物的长链成为了"色谱不可见"。

专题五　电化学分析法

电化学分析法是仪器分析的重要组成部分。它是根据电化学原理和溶液中物质的电化学性质及其变化规律,建立在以电位、电导、电流和电量等电学量与被测物质某些量之间的计量关系的基础之上,对组分进行定性和定量的仪器分析方法,也称电分析化学法。

电化学分析法在 2015 年版《中国药典》(四部)中收录的有电位滴定法和永停滴定法。

电位滴定法与永停滴定法是容量分析中用以确定终点或选择核对指示剂变色域的方法。选用适当的电极系统可以作氧化还原法、中和法(水溶液或非水溶液)、沉淀法、重氮化法或水分测定法第一法等的终点指示。

电位滴定法选用两支不同的电极,一支为指示电极,其电极电位随溶液中被分析成分的离子浓度的变化而变化;另一支为参比电极,其电极电位固定不变。在到达滴定终点时,因被分析成分的离子浓度急剧变化而引起指示电极的电位突减或突增,此转折点称为突跃点。

永停滴定法采用两支相同的铂电极,当在电极间加一低电压(例如 50mV)时,若电极在溶液中极化,则在未到滴定终点时,仅有很小或无电流通过;但当到达终点时,滴定液略有过剩,使电极去极化,溶液中即有电流通过,电流计指针突然偏转,不再回复。反之,若电极由去极化变为极化,则电流计指针从有偏转回到零点,也不再变动。

测定方法如下:

1. 电位滴定法　将盛有供试品溶液的烧杯置电磁搅拌器上,浸入电极,搅拌,并自滴定管中分次滴加滴定液;开始时可每次加入较多的量,搅拌,记录电位;至将近终点前,则应每次加入少量,搅拌,记录电位;至突跃点已过,仍应继续滴加几次滴定液,并记录电位。滴定终点的确定分为作图法和计算法两种。采用自动电位滴定仪可方便地获得滴定数据或滴定曲线。

如系供终点时指示剂色调的选择或核对,可在滴定前加入指示剂,观察终点前至终点后的颜色变化,以确定该品种在滴定终点时的指示剂颜色。

2. 永停滴定法　用作重氮化法的终点指示时,调节凡使加于电极上的电压约为 50mV。取供试品适量,精密称定,置烧杯中,除另有规定外,可加水 40mL 与盐酸溶液(1→2)15mL,而后置电磁搅拌器上,搅拌使溶解,再加溴化钾 2g,插入铂-铂电极后,将滴定管的尖端插入液面下约 2/3 处,用亚硝酸钠滴定液(0.1mol/L 或 0.05mol/L)迅速滴定,随滴随搅拌,至近终点时,将滴定管的尖端提出液面,用少量水淋洗尖端,洗液并入溶液中,继续缓缓滴定,至电流计指针突然偏转,并不再回复,即为滴定终点。

用作水分测定法第一法的终点指示时,可调节使电流计的初始电流为 5～10mA,待滴定到电流突增至 50～150mA,并持续数分钟不退回,即为滴定终点。

学 习 小 结

	专题一： 定量分析概述	原料药的含量计算	
		制剂的含量计算	
模块四 药物的定量分析	专题二： 化学分析法	重量分析法	1. 概述 2. 应用实例——芒硝中硫酸钠的含量测定
		酸碱滴定法	1. 概述 2. 应用实例——阿司匹林的含量测定
		氧化还原滴定法	1. 概述 2. 应用实例——维生素 C 的含量测定
		非水溶液滴定法	1. 概述 2. 应用实例——肾上腺素的含量测定
		沉淀滴定法	1. 概述 2. 应用实例——朱砂的含量测定
		配位滴定法	1. 概述 2. 应用实例——葡萄糖酸锌的含量测定
	专题三： 光谱法	紫外-可见分光光度法	1. 仪器结构 2. 测定原理 3. 测定方法 4. 应用实例——维生素 B_{12} 的含量测定
		荧光分光光度法	1. 测定原理 2. 测定方法 3. 注意事项
模块四 药物的定量分析	专题四： 色谱法	高效液相色谱法	1. 仪器结构 2. 测定原理 3. 测定方法 4. 应用实例——牛黄解毒片黄芩苷的含量测定
		气相色谱法	1. 仪器结构 2. 测定原理 3. 测定方法 4. 应用实例——维生素 E 的含量测定
	专题五： 电化学分析法		1. 仪器结构 2. 测定原理 3. 测定方法 4. 应用实例——苯巴比妥的含量测定

目 标 检 测

一、单项选择题

1. 间接碘量法加入指示剂的时间是（　　）。
   A. 开始时加入　　　B. 近终点时加入　　C. 随时加入　　D. 最后加入

2. $NaNO_2$ 滴定法测定芳伯氨基化合物时，加入固体 KBr 的作用是（　　）。
   A. 使重氮盐稳定　　　　　　　　　B. 防止偶氮氨基化合物形成
   C. 作为催化剂，加速重氮化反应速度　　D. 使 $NaNO_2$ 滴定液稳定

3. 使高氯酸、盐酸、醋酸、苯甲酸的酸度相同的溶剂（　　）。
   A. 乙醇　　　　　B. 苯　　　　　C. 水　　　　　D. 乙二胺

4. 采用 EDTA 法测定水的硬度，应选择的滴定方式为（　　）。
   A. 直接滴定　　　B. 置换滴定　　　C. 剩余滴定　　　D. 间接滴定

5. 采用碘量法测定维生素 C 的含量，其指示剂应选（　　）。
   A. 甲基红　　　　B. 结晶紫　　　　C. 淀粉　　　　D. 铬黑 T

6. 紫外分光光度计中棱镜或光栅可作为（　　）。
   A. 滤光元件　　　B. 聚焦元件　　　C. 分光元件　　　D. 感光元件

7. 色谱峰的拖尾因子在什么范围内符合要求（　　）。
   A. 0.85～1.15　　B. 0.90～1.10　　C. 0.95～1.05　　D. 0.99～1.01

8. 《中国药典》（2015 年版）检查残留有机溶剂采用（　　）。
   A. 紫外-可见分光光度法　　　　　B. 荧光分析法
   C. 高效液相色谱法　　　　　　　D. 气相色谱法

9. 药物制剂的含量以（　　）。
   A. 百分比表示　　　　　　　　　B. 制剂的浓度表示
   C. 制剂的重量或体积表示　　　　D. 标示量的百分比表示

二、多项选择题

10. 紫外-可见分光光度法中，用对照品比较法测定药物含量时（　　）。
    A. 需已知药物的吸收系数
    B. 供试品溶液和对照品溶液的浓度应接近
    C. 供试品溶液和对照品溶液应在相同的条件下测定
    D. 可以在任何波长处测定
    E. 是《中国药典》规定的方法之一

11. 剩余碘量法需用滴定液有（　　）。
    A. 铬酸钾滴定液　　　　　　　B. 重铬酸钾滴定液
    C. 硫代硫酸钠滴定液　　　　　D. 硫氰酸钾滴定液
    E. 碘滴定液

12. 非水碱量法最常使用的试剂有（　　）。

A. 冰醋酸　　　　　　　　　　B. 高氯酸

C. 结晶紫　　　　　　　　　　D. 甲醇钠

E. 醋酸酐

13. 紫外-分光光度法应用于含量测定的方法为(　　　)。

A. 吸收系数法　　　　　　　　B. 对照品对照法

C. 计算分光光度法　　　　　　D. 内标法

E. 内标加校正因子法

14. 下列属于电化学分析的是(　　　)。

A. 色谱法　　　　　　　　　　B. 电位法

C. 永停滴定法　　　　　　　　D. 红外分光光度法

E. 核磁共振波谱法

15. 高效液相色谱法的基本结构是(　　　)。

A. 输液系统　　　　　　　　　B. 进样系统

C. 分离系统　　　　　　　　　D. 检测系统

F. 数据处理系统

三、配伍题

A. 酸碱滴定法　　　　　　　　B. 沉淀滴定法

C. 配位滴定法　　　　　　　　D. 氧化还原滴定法

E. 非水酸碱滴定法

16. 阿司匹林的含量测定,可选用(　　　)。

17. 水的硬度的测定,可选用(　　　)。

18. 含 KBr 的药物的含量测定,可选用(　　　)。

19. H_2O_2 的含量测定,可选用(　　　)。

20. 明矾中铝的含量测定,可选用(　　　)。

A. 0.95~1.05　　　　　　　　B. 1.5

C. 0.2~0.8　　　　　　　　　D. 0.3~0.7

E. 400~760

21. 可见光的波长范围(nm)为(　　　)。

22. 薄层色谱法比移值可用范围为(　　　)。

23. 采用峰高法定量时,拖尾因子 T 应在(　　　)。

24. 定量分析时,应使两峰分离度为(　　　)。

25. 药典规定用紫外-分光光度法测定药物含量,吸收度值应控制在(　　　)。

四、计算题

26. 维生素 C 的含量测定:取本品 20 片(每片含维生素 C 100mg),精密称定为 2.7692g,研细,精密称取片粉 0.3802g,置 100mL 量瓶中,加新沸过的冷水 100mL 与稀醋酸 10mL 的混合液适量,振摇使维生素 C 溶解,并稀释到刻度,摇匀,经干燥滤纸迅速滤过,弃去初滤液,精密量取续滤液 50mL,加淀粉指示液 1mL,用 F 值为 0.9924 的(0.1mol/L)

碘液滴定至溶液显蓝色持续 30s 不褪色，消耗标准溶液 15.48mL，1mL 的(0.1mol/L)碘液相当于 8.806mg 的 $C_6H_8O_5$。试求本品的标示百分含量。

27. 醋酸氢化可的松注射液的含量测定：取本品摇匀(标示量：125mg/5mL)，精密量取 2mL，置 100mL 量瓶中，加无水乙醇稀释至刻度。摇匀，精密量取 2mL，置另一 100mL 量瓶中加无水乙醇稀释至刻度，再摇匀，照分光光度法，在 242nm 波长处，测定吸收度为 0.398，按本品的吸收系数 $E_{1cm}^{1\%}$ 为 395 计算，试求本品的标示百分含量。

28. 维生素 B_2 片含量测定：避光操作：取本品 20 片，精密称定为 0.2408g 研细，精密称取 0.0110g，置 1000mL 量瓶中，加冰醋酸 5mL 与水 100mL，置水浴上加热 1h，并时时振摇使维生素 B_2 溶解，加水稀释，放冷后，加 4%氢氧化钠溶液 30mL，并用水稀释至刻度，摇匀，滤过；取续滤液，照紫外-可见分光光度法，在 444nm 的波长处测定吸光度为 0.312，按 $C_{17}H_{20}N_4O_6$ 的吸收系数($E_{1cm}^{1\%}$)为 323 计算，计算维生素 B_2 片标示百分含量(标示量 10mg/片)。

29. 对乙酰氨基酚原料药含量测定：精密称取对乙酰氨基酚 0.0411g，置 250mL 量瓶中，加 0.4%氢氧化钠溶液 50mL，加水至刻度，摇匀，精密量取 5mL，置 100mL 量瓶中，加 0.4%氢氧化钠溶液 10mL，加水至刻度，摇匀。依照分光光度法，在 257nm 波长处测得吸收度为 0.582。按 $C_8H_9NO_2$ 的百分吸收系数为 719，计算对乙酰氨基酚的百分含量。

30. 盐酸普鲁卡因注射剂(规格 1mL：50mg)含量测定：精密量取盐酸普鲁卡因注射液 2mL，加水 40mL，盐酸溶液(1→2)15mL，溴化钾 2g，照永停滴定法，用亚硝酸钠滴定液(0.1032mol/L)滴定，消耗亚硝酸钠滴定液(0.1032mol/L)滴定液 3.50mL。每 1mL 亚硝酸钠滴定液(0.1mol/L)相当于 27.18mg 的 $C_{13}H_{21}N_{30} \cdot HCl$。

31. 精密称取阿司匹林 0.2745g，加中性乙醇 20mL 溶解，用氢氧化钠滴定液(0.1mol/L)迅速滴定至溶液显粉红色，再精密加入氢氧化钠滴定液(0.1mol/L)40.00mL，置水浴上加热 15min，并时时振摇，迅速放冷至室温，再用硫酸滴定液(0.0550mol/L)滴至粉红色刚刚消失，用去 23.60mL。空白试验消耗同一硫酸滴定液 37.86mL，已知每 1mL 氢氧化钠滴定液(0.1mol/L)相当于 18.02mg 的 $C_9H_8O_4$。计算阿司匹林的含量。

实训项目四：阿莫西林胶囊的含量测定

一、实训目的

1. 掌握高效液相色谱法测定阿莫西林胶囊含量的原理及操作技术；
2. 熟悉外标法计算药物含量的方法及结果判断；
3. 了解高效液相色谱法在药物定量分析中的应用。

二、实训资料

(一)检验药品

1. 检验药品的名称：阿莫西林胶囊。

2. 检验药品的来源：药店购买或送检样品。

3. 检验药品的规格、批号、包装及数量：根据药品包装确定，并记录有关情况。

4. 检验标准：《中国药典》(2015 年版)标准规定本品含阿莫西林(按 $C_{16}H_{19}N_3O_5S$ 计)应为标示量的 90.0%～110.0%。

（二）检验项目

阿莫西林胶囊的含量测定。

三、实训方案

（一）实训形式

本次实训任务分成 4 人一组，组内交替进行任务实施，两人配合完成每个检查项目。

（二）实训时间

具体实训时间安排可参考下表 4-1。

表 4-1 阿莫西林胶囊的含量测定的实训时间安排

实训内容	实训时间(min)	备注
仪器的准备	45	备齐实训用玻璃仪器，除另有规定外，清洗干净，备用；准备高效液相色谱仪，调整基线
流动相的准备	45	流动相的配制、过滤、脱气，通流动相
供试液及对照液的准备	45	按要求配制供试液及对照液
含量测定	25	避免注入气泡
报告书写	10	报告书要书写规范，不要涂抹
清场	10	所有仪器要清洗干净，放回原位
实训总时间(min)	180	

四、实训过程

（一）实训用仪器

高效液相色谱仪。

（二）供试品的准备

阿莫西林胶囊。

（三）检查方法

1. 色谱条件与系统适用性试验 用十八烷基硅烷键合硅胶为填充剂；以 0.05mol/L 磷酸二氢钾溶液(用 2mol/L 氢氧化钾溶液调节 pH 值至 5.0)-乙腈(体积比 97.5∶2.5)为流动相；检测波长为 254nm。取阿莫西林系统适用性对照品约 25mg，置 50mL 量瓶中，用流动相溶解并稀释至刻度，摇匀，取 20μL 注入液相色谱仪，记录的色谱图应与标准图谱一致。

2. 测定法 取装量差异项下的内容物，混合均匀，精密称取适量(约相当于阿莫西林，按 $C_{16}H_{19}N_3O_5S$ 计 0.125g)，加流动相溶解并定量稀释制成每 1mL 中约含阿莫西林(按

$C_{16}H_{19}N_3O_5S$ 计)0.5mg 的溶液,滤过,取续滤液,作为供试品溶液,精密量取 $20\mu L$ 注入液相色谱仪,记录色谱图;另取阿莫西林对照品适量,同法测定。按外标法以峰面积计算,即得。

(四)结果计算

$$标示量(\%) = \frac{C_R \times \dfrac{A_X}{A_R} \times V \times D \times 平均装量}{m \times S} \times 100\% \tag{4-26}$$

式中:A_X 为供试品峰面积;A_R 为对照品的峰面积;C_R 为对照品的浓度(mg/mL);V 为供试品初溶配制的体积(mL);D 为供试品的稀释倍数;m 为供试品的取量(mg);S 为标示量。

附：阿莫西林胶囊的含量测定实训报告

品　　名	批　　号	规　　格
来　源：	取样量：	取样人：
取样日期：　年　月　日	报告日期：　　　年　月　日	
检验依据：		

检验项目	标准规定	检验结果
阿莫西林胶囊含量测定	《中国药典》（2015 年版）标准规定本品含阿莫西林（按 $C_{16}H_{19}N_3O_5S$ 计）应为标示量的 90.0%～110.0%	

结论：

报告人：　　　　　　　复核人：　　　　　　　　　质量部经理：

（邹春阳）

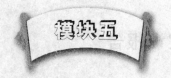

药物制剂及工艺用水分析

━━━━━ 内容简介 ━━━━━

　　本模块主要介绍药物各种剂型的组成、常规检查方法和定量分析方法；制药用水的质量分析方法以及药用辅料和包装材料的质量分析。

【知识目标】

• 掌握药物制剂的常规检查项目和方法；

• 熟悉制药用水的质量分析方法；

• 了解药用辅料和包装材料的质量分析方法。

【能力目标】

• 能够正确查阅和使用 2015 年版《中国药典》及行业标准方法；

• 学会药物制剂的质量检验操作以及如何排除附加剂对制剂分析的干扰。

专题一　制剂分析

　　药物制剂（简称制剂）通常是由符合药用要求的原料药和辅料，按照一定的生产工艺制备而成的可供患者直接使用的药品。其目的是为了更好地发挥药物的治疗作用，降低药物的毒副作用，便于使用、储存和运输。制剂的分析和原料药的分析一样，也主要包括鉴别、检查和含量测定。但由于受药物的稳定性、制剂规格大小以及各种附加剂（如防腐剂、抗氧剂、稳定剂、增溶剂）等因素的影响，制剂的分析在分析内容、方法、标准要求等方面与原料药的分析有所不同。如制剂的检查除检查杂质外，还要按《中国药典》（2015 年版）第四部制剂通则的每一种剂型项下进行检查。又如附加剂的存在有可能影响药物的鉴别和含量测定，可以采取与原料药不同的方法，或消除附加剂的干扰后，再按原料药的方法分析。总之，制剂的分析比原料药的分析更复杂。本专题重点讨论片剂、胶囊剂、颗粒剂、散剂、注射剂、滴眼剂、糖浆剂、栓剂、软膏剂、硬膏剂和凝胶剂的分析。

课堂互动

查阅 2015 年版《中国药典》(二部),比较维生素 C 原料药和制剂分析的异同,归纳制剂分析与原料药分析的差别。

一、片剂的分析

(一) 片剂的组成和分析步骤

片剂是指药物与适宜的辅料混匀压制而成的圆片状或异形的片状固体制剂。其种类以常见的口服普通片为主,还包括含片、舌下片、口腔贴片、咀嚼片、分散片、可溶片、泡腾片、阴道片、阴道泡腾片、缓释片、控释片、肠溶片与口崩片等。

片剂的分析步骤:首先要对片剂进行外观色泽、嗅、味等物理性状的检查,然后进行鉴别和杂质检查,最后进行含量测定。

(二) 片剂的常规检查

《中国药典》(2015 年版)规定,片剂外观应完整光洁,色泽均匀;具有适宜的硬度和耐磨性,以免在包装、储运过程中发生破碎;应无吸潮、发黏、变形、松片、变色、色斑等情况。除另有规定外,非包衣片应符合片剂脆碎度检查法(通则 0923)的要求。除另有规定外,片剂还应进行下列常规检查:

1. **重量差异** 重量差异是指按规定称量方法测得每片的重量与平均片重之间的差异。在生产中由于颗粒的均匀度、流动性及设备等原因,都可引起片重的差异。片重的差异可引起各片间主药含量的差异,因此对于一般的片剂,检查重量差异可以判断片剂的均匀性,对于含量较小的片剂,则通过含量均匀度检查法来控制。

检查方法:取供试品 20 片,精密称定总重量,求出平均片重后,再分别精密称定每片的重量,每片重量与平均片重相比较(凡是无含量测定的片剂或有标示片重的中药片剂,每片重量应与标示片重比较),记录超过重量差异限度的药片数,按表 5-1 的规定,超出重量差异限度的不得多于 2 片,并不得有 1 片超出限度的 1 倍。

表 5-1 片剂重量差异的限度

平均片重或标示片重	重量差异限度
0.30g 以下	±7.5%
0.30g 及 0.30g 以上	±5%

糖衣片的片芯应先检查重量差异并符合规定,包糖衣后不再检查重量差异。薄膜衣片应在包薄膜衣后检查重量差异并符合规定。

凡规定检查含量均匀度的片剂,一般不再进行重量差异的检查。

2. **崩解时限** 崩解时限是指固体制剂在规定条件下按规定的方法检查,全部崩解溶散或成碎粒并全部通过筛网(除不溶性包衣材料或破碎的胶囊壳外)所需的时间限度。片剂口服后,需经崩散、溶解才能为机体吸收而达到治疗目的。因此《中国药典》(2015 年版)规定片剂需检查崩解时限。

检查方法：采用升降式崩解仪检查。升降式崩解仪主要结构为一能升降的金属支架与下端镶有筛网的吊篮，并附有挡板。将吊篮通过上端的不锈钢轴悬挂于金属支架上，浸入1000mL 烧杯中，并调节吊篮位置使其下降时筛网距烧杯底部 25mm，烧杯内盛有温度为(37 ± 1)℃的水，调节水位高度使吊篮上升至高点时筛网在水面下 15mm 处。升降的金属支架上下移动距离为(55 ± 2)mm，往返频率为每分钟 30～32 次。

除另有规定外，取供试品 6 片，分别置崩解仪吊篮的玻璃管中，启动崩解仪进行检查，各片均应在规定时间内全部崩解。如有 1 片不能完全崩解，应另取 6 片复试，均应符合规定。咀嚼片不再进行崩解时限检查。凡规定检查溶出度、释放度的片剂，一般不再进行崩解时限检查。不同类型的片剂的崩解时限检查的规定见表 5-2。

表 5-2　不同类型的片剂的崩解时限检查的规定

片 剂 类 型	介　　　质	时间限度(min)
普通片	水	15
含片	水	10
舌下片	水	5
咀嚼片	不进行崩解时限检查	
可溶片	15～25℃的水	3
泡腾片	15～25℃的水	5
糖衣片	水	60
肠溶衣片	盐酸溶液(9→1000)及 pH 6.8 磷酸盐缓冲液	应符合规定
结肠定位肠溶片	盐酸溶液(9→1000)及 pH 6.8 以下磷酸盐缓冲液	应符合规定
薄膜衣片	水或盐酸溶液(9→1000)	30
阴道片	进行融变时限检查	

《中国药典》(2015 年版)规定，阴道泡腾片需检查发泡量，分散片需检查分散均匀性。

3. 溶出度　溶出度是指活性药物从片剂、颗粒剂或胶囊剂等普通制剂在规定条件下溶出的速率和程度。在缓释制剂、控释制剂、肠溶制剂及透皮贴剂等制剂中也称释放度。难溶性的药物一般需做溶出度的检查。片剂口服后，在胃肠道内需经过崩解、溶散、吸收等过程，才能发挥药效。崩解是药物溶出的前提，药物在体内吸收的速度通常由溶解的快慢决定。因此，溶出度是片剂质量控制的一个重要指标。对难溶性的药物一般都应检查溶出度。

《中国药典》(2015 年版)收载的片剂的溶出度测定有三种方法，即第一法(篮法)、第二法(桨法)、第三法(小杯法)，均采用溶出度测定仪测定。

第一法(篮法)：检查前，应对仪器装置进行必要的调试，使转篮底部距溶出杯的内底部(25 ± 2)mm。除另有规定外，分别量取经脱气处理的溶出介质，置各溶出杯内，实际量取的体积与规定体积的偏差应不超过$\pm1\%$，待溶出介质温度恒定在(37 ± 0.5)℃后，取供试品 6 片(粒、袋)，分别投入 6 个干燥的转篮内，将转篮降入溶出杯中，立即按各品种项下规定的转速启动仪器，计时；至规定的取样时间(实际取样时间与规定时间的差异不得超过$\pm2\%$)，吸取溶出液适量(取样位置应在转篮顶端至液面的中点，距溶出杯内壁不小于 10mm 处；须多次取样时，所量取溶出介质的体积之和应在溶出介质的 1% 之内，如超过总体积的 1% 时，应及时补充相同体积的温度(37 ± 0.5)℃的溶出介质，或在计算时加以校正)，立即用适当的微孔滤膜滤过，自取样至滤过应在 30s 内完成，取澄清滤液，照该品种项下规定的方法测定，计算每片(粒、袋)的溶出量。

$$溶出度 = \frac{溶出量}{标示量} \times 100\%$$

第二法(桨法)：桨法是使用搅拌桨取代第一法的转篮,测定时将供试品分别放入容器中,启动搅拌桨至规定的时间取样,取样位置应在桨叶顶端至液面的中点,距溶出杯内壁不小于 10mm 处。其余装置和要求与转篮法相同。

第三法(小杯法)：小杯法的操作容器为 250mL 的溶出杯,其余操作和要求同第二法。本法溶剂的体积较小,适用于药物含量较低的片剂溶出度的测定。

结果判断 符合下述条件之一者,可判为符合规定：

(1) 6 片(粒、袋)中,每片(粒、袋)的溶出量按标示量计算,均应不低于规定限度(Q)；

(2) 6 片(粒、袋)中,如有 1～2 片(粒、袋)低于 Q,但不低于 $Q-10\%$,且其平均溶出量不低于 Q；

(3) 6 片(粒、袋)中,有 1～2 片(粒、袋)低于 Q,其中仅有 1 片(粒、袋)低于 $Q-10\%$,但不低于 $Q-20\%$,且其平均溶出量不低于 Q 时,应另取 6 片(粒、袋)复试；初、复试的 12 片(粒、袋)中有 1～3 片(粒、袋)低于 Q,其中仅有 1 片(粒、袋)低于 $Q-10\%$,但不低于 $Q-20\%$,且其平均溶出量不低于 Q。

以上结果判断中所示的 10%、20% 是指相对于标示量的百分率(%)。

4. 含量均匀度 含量均匀度系指小剂量或单剂量固体制剂、半固体制剂和非均相液体制剂的每片(个)含量符合标示量的程度。

除另有规定外,片剂、硬胶囊剂或注射用无菌粉末,每片(个)标示量不大于 25mg 或主药含量不大于每片(个)重量的 25% 者；内容物非均一溶液的软胶囊、单剂量包装的口服混悬液、透皮贴剂、吸入剂和栓剂,均应检查含量均匀度。复方制剂只需检查符合上述条件的组分。

检查方法：除另有规定外,取供试品 10 片(个),照各品种项下规定的方法,分别测定每一片(个)以标示量为 100 的相对含量 x_i,求其均值 $\overline{X}$ 和标准差 $S\left(S = \sqrt{\dfrac{\sum\limits_{i=1}^{n}(x_i - \overline{X})^2}{n-1}}\right)$ 以及标示量与均值之差的绝对值 $A(A = |100 - \overline{X}|)$。

结果判断：如 $A + 2.2S \leqslant 15.0$,则供试品的含量均匀度符合规定；若 $A + S > 15.0$,则不符合规定；若 $A + 2.2S > 15.0$,且 $A + S \leqslant 15.0$,则应另取 20 片(个)复试。根据初、复试结果,计算 30 片(个)的均值 $\overline{X}$、标准差 S 和标示量与均值之差的绝对值 A；如 $A + 1.45S \leqslant 15.0$,则供试品的含量均匀度符合规定；若 $A + 1.45S > 15.0$,则不符合规定。

如该品种项下规定含量均匀度的限度为 ±20% 或其他数值时,应将上述各判断式中的 15.0 改为 20.0 或其他相应的数值,但各判断式中的系数不变。

凡检查含量均匀度的制剂,一般不再检查重(装)量差异。

5. 微生物限度 以动物、植物、矿物来源的非单体成分制成的片剂、生物制品片剂,以及黏膜或皮肤炎症或腔道等局部用片剂(如口腔贴片、外用可溶片、阴道片、阴道泡腾片等),

照非无菌产品微生物限度检查：微生物计数法（通则 1105）和控制菌检查法（通则 1106）及非无菌药品微生物限度标准（通则 1107）检查，应符合规定。

规定检查杂菌的生物制品片剂，可不进行微生物限度检查。

（三）片剂附加剂的干扰及排除

片剂中常用的附加剂有淀粉、糊精、蔗糖、乳糖、滑石粉、羧甲基纤维素钠、硬脂酸镁、硫酸钙等。这些附加剂的存在有时会干扰药物制剂的分析。因此除可考虑采用其他方法避免干扰外，还可根据辅料的性质和特点排除其干扰。

1. 糖类的干扰和排除　片剂常用的稀释剂主要是糖类，如淀粉、糊精、蔗糖、乳糖。乳糖本身具有还原性，淀粉、糊精、蔗糖易水解为具有还原性的葡萄糖，因此糖类可能干扰氧化还原滴定。在选择含糖类附加剂片剂的含量测定方法时，应避免使用氧化性强的滴定剂，同时可做阴性对照试验，若阴性对照试验消耗滴定剂，说明附加剂对测定有干扰，应换用其他的方法测定。

如《中国药典》（2015 年版）中硫酸亚铁原料药的含量测定采用高锰酸钾法，而硫酸亚铁片的含量测定则采用铈量法。这是由于高锰酸钾是强氧化剂，它既可以氧化亚铁离子，又可以将片剂中的还原糖氧化成酸，所以硫酸亚铁片的含量测定就不能用高锰酸钾法，而采用氧化电位稍低的硫酸铈作为滴定剂，硫酸铈不能氧化葡萄糖，故消除干扰。

2. 硬脂酸镁的干扰及排除　硬脂酸镁常作为片剂的润滑剂，其干扰作用可分为两个方面：一方面 Mg^{2+} 能与 EDTA 发生配位反应，可干扰配位滴定法；另一方面硬脂酸镁是弱碱，也能消耗高氯酸，可干扰非水滴定法。

（1）配位滴定法的干扰和排除：Mg^{2+} 与 EDTA 发生配位反应的条件是 pH>9.7，故可调节酸碱度，选用合适的指示剂或用掩蔽剂消除干扰。

（2）非水滴定法的干扰和排除：若主药为脂溶性药物，可采用有机溶剂（如三氯甲烷、丙酮或乙醚等）提取主药再进行测定；若主药为水溶性药物，可经酸化或碱化后再用有机溶剂提取后测定；若片剂中含主药量很少时，可采用溶解、滤过后，用紫外-可见分光光度法测定含量，以消除硬脂酸镁的干扰。

3. 滑石粉等的干扰和排除　片剂中若有滑石粉、硫酸钙、硬脂酸镁、淀粉等，因它们均不易溶于水及有机溶剂，而使溶液浑浊，会干扰分光光度法、旋光度法及比浊度法对主药含量的测定。可根据主药的溶解性确定排除干扰的方法。一般对水溶性的主药，可将片粉加水溶解后，滤过，除去干扰物；对不溶于水的主药，可利用其能溶于有机溶剂而干扰物不溶于有机溶剂的特点，用有机溶剂提取主药，过滤分离后，再依法测定。

4. 其他附加剂的干扰与排除　苯甲酸盐、羧甲基纤维素钠及聚乙烯吡咯烷酮等均要消耗高氯酸滴定液，使滴定结果偏高，亦注意排除。

总之，考虑辅料对片剂含量测定的干扰与排除时，应注意以下几个方面：

（1）辅料的理化性质；

（2）辅料与主药的配比，当主药量大、辅料小时，干扰影响较小，甚至可以忽略不计；

（3）测定主药方法的选择，测定方法选专属性强，辅料干扰小的方法；

（4）主药量很少时，可用灵敏度高的测定法，如比色法、分光光度法及色谱法等。

（四）应用实例

实例：盐酸丙米嗪片（规格 12.5mg）含量测定

取本品 20 片，除去糖衣，精密称定，研细，精密称取适量（约相当于盐酸丙米嗪 75mg），置于 250mL 量瓶中，加盐酸溶液（9→1000）约 80mL，振摇使盐酸丙米嗪溶解，用盐酸溶液（9→1000）稀释至刻度，摇匀，过滤；精密量取续滤液 5mL，置于 100mL 量瓶中，用盐酸溶液（9→1000）稀释至刻度，摇匀，照紫外-可见分光光度法（通则 0401），在 251nm 波长处测定吸光度，按盐酸丙米嗪（$C_{19}H_{24}N_2 \cdot HCl$）的吸收系数（$E_{1cm}^{1\%}$）为 264 计算，即得。含盐酸丙米嗪应为标示量的 93.0%～107.0%。

解析：

（1）盐酸丙米嗪为有机碱性药物，原料药采用非水溶液滴定法；而片剂加入的辅料硬脂酸镁对非水溶液滴定法有干扰，故采用灵敏度更高的紫外-可见分光光度法。

（2）在分析时，一般取片剂 10 片或 20 片，研细，取适量，按规定方法测定含量，这样使取样更具有代表性，以平均片重计算每片所含主药的量更具有可比性。

（3）本品为包糖衣片。除去糖衣的方法有：含有疏水性药品的糖衣片可先用乙醇洗去糖衣层，再用无水乙醇洗 1 次，用滤纸吸去乙醇后置硅胶干燥器干燥；含有亲水性药品的糖衣片用刀片小心削去糖衣层，不能刮去片芯，挑选完整的片剂供试品用；包糖衣的肠溶衣片剂可先用水洗去糖衣层后，用滤纸吸去水，置硅胶干燥器干燥。

（4）本品的辅料不能完全溶于水，可使溶液浑浊，故对紫外-可见分光光度法产生干扰。一般用定性滤纸或垂熔玻璃漏斗滤过。过滤使用的漏斗、滤纸、收集滤液的容器也应是干燥的。用垂熔玻璃漏斗滤过，可以经过洗涤取全量。用滤纸过滤时，应弃去初滤液，取续滤液，以保证滤过前后药物的浓度一致。

二、胶囊剂的分析

（一）胶囊剂的组成

胶囊剂系指将原料药物或与适宜辅料充填于空心胶囊或密封于软质胶囊中而制成的固体制剂。胶囊剂分为硬胶囊、软胶囊（胶丸）、缓释胶囊、控释胶囊和肠溶胶囊，主要供口服用。

（二）胶囊剂的常规检查

《中国药典》（2015 年版）规定，胶囊剂应整洁，不得有黏结、变形、渗漏或囊壳破裂现象，并应无异臭。除另有规定外，胶囊剂还应进行以下常规检查：

1. 装量差异　胶囊剂在生产过程中，由于空胶囊容积、粉末的流动性以及工艺、设备等原因，可引起胶囊剂内容物装量的差异。为了控制各粒装量的一致性，保证用药剂量的准确，需对胶囊剂进行装量差异的检查。

（1）检查方法：除另有规定外，取供试品 20 粒（中药取 10 粒），分别精密称定其重量后，倾出内容物（不得损失囊壳），硬胶囊囊壳用小刷或其他适宜的用具拭净，软胶囊或内容物为半固体或液体的硬胶囊囊壳用乙醚等易挥发性溶剂洗净，置通风处使溶剂自然挥尽，再分别精密称定囊壳重量，求出每粒内容物的装量与平均装量。每粒装量与平均装量相比较（有标示装量的胶囊剂,每粒装量应与标示装量比较),超出装量差异限度的不得多于 2 粒,并不得有 1 粒超出限度 1 倍。《中国药典》(2015 年版)对胶囊剂装量差异限度的规定见表 5-3。

表 5-3 胶囊剂装量差异限度

平均装量或标示装量	装量差异限度
0.30g 以下	±10%
0.30g 及 0.30g 以上	±7.5%

凡规定检查含量均匀度的胶囊剂可不进行装量差异的检查。

(2)注意事项

1)在称量前后,应仔细核对胶囊数以及囊体和囊帽的对号,不得混淆。

2)试验过程中应避免用手直接接触供试品;已取出的胶囊不得再放回供试品原装容器内。

3)挥散溶剂时,应在通风处自然挥散,不得加热或长时间置干燥处,以免囊壳失水。

2. 崩解时限 胶囊剂的崩解是药物溶出及被人体吸收的前提,囊壳常因囊材的质量、久储或与药物接触等原因而影响溶胀或崩解。因此胶囊剂需检查崩解时限。凡规定检查溶出度或释放度的胶囊剂,可不进行崩解时限检查。

检查方法:除另有规定外,取胶囊 6 粒,按片剂的崩解时限检查法进行。如胶囊漂浮于液面,可加挡板一块。硬胶囊剂应在 30min 内全部崩解,软胶囊应在 1h 内全部崩解。如有 1 粒不能完全崩解,应另取 6 粒,按规定方法复试,均应符合规定。软胶囊剂可改在人工胃液中进行检查。

另外,肠溶胶囊的崩解时限检查方法:除另有规定外,取供试品 6 粒,按上述装置与方法,先在盐酸溶液(9→1000)中不加挡板检查 2h,每粒的囊壳均不得有裂缝或崩解现象;继将吊篮取出,用少量水洗涤后,每管各加入挡板一块,再按上述方法,改在人工肠液中检查,1h 内应全部崩解。如有 1 粒不能完全崩解,应另取 6 粒复试,均应符合规定。

3. 其他项目检查 胶囊剂还需进行溶出度、释放度、含量均匀度、微生物限度等的检查,检查方法照《中国药典》(2015 年版)通则规定方法检查,应符合要求。必要时,内容物包衣的胶囊剂应检查残留溶剂。

(三)胶囊剂中附加剂的干扰及排除

不加辅料的胶囊剂,其含量测定基本按原料药的含量测定方法进行;加入辅料的胶囊剂,由于其辅料与片剂的辅料十分相似,故在胶囊剂的分析中,排除胶囊剂辅料干扰的方法可参照片剂分析中所采用的方法,其含量测定亦基本按片剂的含量测定方法进行。

(四)应用实例

实例:诺氟沙星胶囊(规格 0.1g)含量测定

取装量差异项下的内容物,混合均匀,精密称取细粉适量(约相当于诺氟沙星 125mg),置于 500mL 量瓶中,加 0.1mol/L 盐酸溶液 10mL 使溶解后,用水稀释至刻度,摇匀,滤过;精密量取续滤液 5mL,置于 50mL 量瓶中,用流动相稀释至刻度,摇匀,精密量取 20μL 注入液相色谱仪,记录色谱图。另取诺氟沙星对照品,同法测定,按外标法以峰面积计算供试品中诺氟沙星 $C_{16}H_{18}FN_3O_3$ 的含量。含诺氟沙星应为标示量的 90.0%～110.0%。

解析：

（1）本法采用高效液相色谱法。

（2）含量测定所用的供试品是取装量差异检查合格的内容物，取样方法与装量差异检查的取样方法相同。

三、颗粒剂的分析

（一）颗粒剂的组成

颗粒剂系指药物与适宜的辅料制成具有一定粒度的干燥颗粒状制剂。颗粒剂可分为可溶颗粒（通称为颗粒）、混悬颗粒、泡腾颗粒、肠溶颗粒、缓释颗粒和控释颗粒等，供口服用。

（二）颗粒剂的常规检查

《中国药典》（2015年版）规定颗粒剂应干燥，粒径大小均匀，色泽一致，无吸潮、结块、潮解等现象。除另有规定外，颗粒剂还应进行下列常规检查：

1. 粒度　除另有规定外，照粒度和粒度分布测定法（通则0928第二法双筛分法）检查，不能通过一号筛（2000μm）与能通过五号筛（180μm）的总和不得超过供试量的15%。

2. 干燥失重　除另有规定外，化学药品和生物制品颗粒剂照干燥失重测定法（通则0831）测定，于105℃干燥（含糖颗粒应在80℃减压干燥）至恒重，减失重量不得过2.0%。

3. 溶化性　除另有规定外，颗粒剂照下述方法检查，溶化性应符合规定。

可溶颗粒检查方法：取供试品10g（中药单剂量包装取1袋），加热水200mL，搅拌5min，立即观察，可溶颗粒应全部溶化或轻微混浊。

泡腾颗粒检查方法：取单剂量包装的供试品3袋，将内容物分别转移至盛有200mL水的烧杯中，水温为15～25℃，应迅速产生气体而成泡腾状，5min内3袋颗粒均应完全分散或溶解在水中。

颗粒剂按上述方法检查，均不得有异物，中药颗粒还不得有焦屑。

混悬颗粒以及已规定检查溶出度或释放度的颗粒剂，可不进行溶化性检查。

4. 装量差异　单剂量包装的颗粒剂装量差异限度，应符合规定。

检查方法：取供试品10袋（瓶），除去包装，分别精密称定每袋（瓶）内容物的重量，求出每袋（瓶）内容物的装量与平均装量。每袋（瓶）装量与平均装量相比较[凡无含量测定的颗粒剂，每袋（瓶）装量应与标示装量比较]，超出装量差异限度的颗粒剂不得多于2袋（瓶），并不得有1袋（瓶）超出装量差异限度1倍。《中国药典》（2015年版）对颗粒剂装量差异限度的规定见表5-4。

表5-4　颗粒剂的装量差异限度

平均装量或标示装量	装量差异限度
1.0g或1.0g以下	±10%
1.0g以上至1.5g	±8%
1.5g以上至6.0g	±7%
6.0g以上	±5%

凡规定检查含量均匀度的颗粒剂，一般不再进行装量差异的检查。

5. 其他项目检查　颗粒剂还需对溶出度、释放度、含量均匀度、微生物限度、多剂量包装的装量等进行检查。必要时，包衣颗粒剂应检查残留溶剂。

（三）颗粒剂附加剂的干扰及排除

颗粒剂中的附加剂的干扰与排除可参照胶囊剂分析中所采用的方法。

（四）应用实例

实例：头孢氨苄颗粒（规格 50mg）含量测定

取装量差异项下的内容物，混合均匀，精密称取适量（约相当于头孢氨苄 0.1g），置于 100mL 量瓶中，加流动相［水-甲醇-3.86％醋酸钠溶液-4％醋酸溶液（体积比 742：240：15：3）］适量，充分振摇，使头孢氨苄溶解，再加流动相稀释至刻度，摇匀，滤过；精密量取续滤液 10mL，置于 50mL 量瓶中，用流动相稀释至刻度，摇匀，作为供试品溶液。取 10μL 注入液相色谱仪，检测波长为 254nm，记录色谱图。另取头孢氨苄对照品适量，同法测定，按外标法以峰面积计算出供试品中头孢氨苄（$C_{16}H_{17}N_3O_4S$）的含量。本品含头孢氨苄应为标示量的 90.0％～110.0％。

解析：

（1）本法为高效液相色谱法。

（2）颗粒剂的取样是取装量或装量差异检查合格的内容物，取样方法与装量或装量差异检查取样方法相同。

四、散剂的分析

（一）散剂的组成

散剂是指药物或与适宜的辅料经粉碎、均匀混合制成的干燥粉末状制剂，分为口服散剂和局部用散剂。

（二）散剂的常规检查

《中国药典》（2015 年版）规定散剂应干燥、疏松、混合均匀、色泽一致。散剂还需进行下列常规检查：

1. 粒度　除另有规定外，局部用散剂应检查粒度，应符合规定。

检查方法：取供试品 10g，精密称定，照粒度和粒度分布测定法（通则 0928 单筛分法）检查，化学药散剂通过七号筛（中药通过六号筛）的粉末重量应不低于 95％。

2. 外观均匀度　取供试品适量，置光滑纸上，平铺约 5cm^2，将其表面压平，在明亮处观察，应呈现均匀的色泽，无花纹与色斑。

3. 水分　中药散剂照水分测定法（通则 0832）测定，除另有规定外，不得过 9.0％。

4. 干燥失重　化学药和生物制品散剂，除另有规定外，取供试品，照干燥失重测定法（通则 0831）测定，在 105℃干燥至恒重，减失重量不得过 2.0％。

5. 装量差异　单剂量包装的散剂，照下述方法检查，应符合规定。

检查方法：取供试品 10 袋（瓶），除去包装，分别精密称定每袋（瓶）内容物的重量，求出内容物的装量与平均装量。每袋装量与平均装量相比较（凡有标示装量的散剂，装量应与标示装量相比较),按表 5-5 中的规定,超出装量差异限度的散剂不得多于 2 袋(瓶),并不得有 1 袋(瓶)超出装量差异限度的 1 倍。

表 5-5 散剂的装量差异限度

平均装量或标示装量	装量差异限度	
	中药、化学药	生物制品
0.1g 及 0.1g 以下	±15%	±15%
0.1g 以上至 0.5g	±10%	±10%
0.5g 以上至 1.5g	±8%	±7.5%
1.5g 以上至 6.0g	±7%	±5%
6.0g 以上	±5%	±3%

凡规定检查含量均匀度的化学药和生物制品散剂,一般不再进行装量差异的检查。

(三)散剂中附加剂的干扰及排除

散剂中附加剂的干扰与排除及含量测定方法可参照胶囊剂分析中所采用的方法。

(四)应用实例

实例:牛磺酸散(规格 0.4g)含量测定

取装量差异项下的内容物,混合均匀,精密称取适量(约相当于牛磺酸 0.2g),加水 25mL,振摇使主成分溶解,用氢氧化钠滴定液(0.1mol/L)调节 pH 至 7.0,加入预先调节 pH 至 9.0 的甲醛溶液 15mL,摇匀,再用氢氧化钠滴定液(0.1mol/L)滴定至 pH 至 9.0,并持续 30s,以加入甲醛溶液后所消耗的氢氧化钠滴定液(0.1mol/L)的量(mL)计算。每 1mL 氢氧化钠滴定液(0.1mol/L)相当于 12.52mg 的牛磺酸($C_2H_7NO_3S$)。本品含牛磺酸应为标示量的 90.0%~110.0%。

解析:

(1)本法为置换酸碱滴定法。

(2)散剂的取样是取装量差异检查合格的内容物,取样方法与装量差异检查相同。

五、注射剂的分析

(一)注射剂的组成

注射剂系指药物与适宜的溶剂或分散介质制成的供注入体内的溶液、乳状液或混悬液及供临用前配制或稀释成溶液或混悬液的粉末或浓溶液的无菌制剂。

注射剂可分为注射液、注射用无菌粉末与注射用浓溶液。

1. 注射液 系指原料药物或与适宜的辅料制成的供注入体内的无菌液体制剂,包括溶液型、乳状液型或混悬型等注射液。可用于皮下注射、皮内注射、肌内注射、静脉注射、静脉滴注、鞘内注射、椎管内注射等。

2. 注射用无菌粉末 系指原料药物或与适宜辅料制成的供临用前用无菌溶液配制成注射液的无菌粉末或无菌块状物,一般采用无菌分装或冷冻干燥法制得。可用适宜的注射用溶剂配制后注射,也可用静脉输液配制后静脉滴注。

3. 注射用浓溶液 系指原料药物与适宜辅料制成的供临用前稀释后静脉滴注用的无菌浓溶液。

注射剂的给药途径决定了对其质量严格控制的必要性。

(二)注射剂的常规检查

《中国药典》(2015 年版)规定,溶液型注射液应澄清;除另有规定外,混悬型注射液原料药物粒径应控制在 15μm 以下,含 15~20μm(间有个别 20~50μm)者不应超过 10%,若有可见沉淀,振摇时应容易分散均匀;混悬型注射液不得用于静脉注射或椎管内注射;乳状液型注射液应稳定,不得有相分离现象,不得用于椎管注射;静脉用乳状液型注射液中 90% 的乳滴粒径应在 1μm 以下,不得有大于 5μm 的乳滴。除另有规定外,输液应尽可能与血液等渗。

除另有规定外,注射剂还应进行下列常规检查:

1. 装量 为保证单剂量注射液的注射用量不少于标示量,以达到临床用药剂量的要求,需对单剂量注射液及注射用浓溶液的装量进行检查。

检查方法:注射液的标示装量不大于 2mL 者取供试品 5 支;2mL 以上至 50mL 者取供试品 3 支。开启时注意避免损失,将内容物分别用相应体积的干燥注射器及注射针头抽尽,然后缓慢连续地注入经标化的量入式量筒内(量筒的大小应使待测体积至少占其额定体积的 40%,不排尽针头中的液体),在室温下检视。测定油溶液、乳状液或混悬液的装量时,应先加温(如有必要)摇匀,再用干燥注射器及注射针头抽尽后,同前法操作,放冷(加温时),检视。每支注射液的装量均不得少于其标示量。

标示装量为 50mL 以上的注射液及注射用浓溶液按最低装量检查法(通则 0942)检查,应符合规定。

2. 装量差异 为保证药物含量的均匀性,保证临床用药剂量的准确,需对注射用无菌粉末进行装量差异检查。凡规定检查含量均匀度的注射用无菌粉末,一般不进行装量差异检查。

检查方法:取供试品 5 瓶(支),除去标签、铝盖,容器外壁用乙醇擦净、干燥,开启时注意避免玻璃屑等异物落入容器中,分别迅速精密称定;容器为玻璃瓶的注射用无菌粉末,首先小心开启内塞,使容器内外气压平衡,盖紧后精密称定。然后倾出内容物,容器用水或乙醇洗净,在适宜条件下干燥后,再分别精密称定每一容器的重量,求出每瓶(支)的装量与平均装量。每瓶(支)的装量与平均装量相比较(如有标示装量,则与标示装量相比较),应符合表 5-6 规定。如有 1 瓶(支)不符合规定,应另取 10 瓶(支)复试,应符合规定。

表 5-6 注射用无菌粉末装量差异限度

平均装量或标示装量	装量差异限度
0.05g 及 0.05g 以下	±15%
0.05g 以上至 0.15g	±10%
0.15g 以上至 0.50g	±7%
0.50g 以上	±5%

3. 可见异物　可见异物是指存在于注射液、眼用液体制剂中,在规定条件下目视可以观察到的不溶性物质,其粒径或长度通常大于 $50\mu m$。注射液中若有不溶性微粒,使用后可能引起静脉炎、过敏反应,较大的微粒甚至可以堵塞毛细血管。因此可见异物检查是注射液的常规检查项目之一。

注射剂、眼用液体制剂应在符合药品生产质量管理规范(GMP)的条件下生产,产品在出厂前应采用适宜的方法逐一检查,并同时剔除不合格产品。临用前也需在自然光下目视检查(避免阳光直射),如有可见异物,不得使用。

可见异物的检查按照可见异物检查法(通则0904)进行,有灯检法和光散射法两种方法。一般常用灯检法。灯检法不适用的品种,如用深色透明包装容器包装或液体色泽较深(一般深于标准比色液7号)的品种,可选用光散射法。混悬型、乳状液型注射液和滴眼液不能使用光散射法。

实验室检测时应避免引入可见异物。当制备注射用无菌粉末和无菌原料药供试品溶液时,或供试品的容器不适于检查(如透明度不够,不规则形状容器等),需转移至适宜容器中时,均应在B级的洁净环境(如层流净化台)中进行。现主要介绍常用的灯检法。

灯检法应在暗室中进行,使用装有日光灯的伞棚式装置,背景用不反光的黑色绒布。无色透明容器包装的无色供试品溶液的检查,光照度应为1000~1500lx;透明塑料容器包装或用棕色透明容器包装的供试品溶液或有色供试品溶液的检查,光照度应为2000~3000lx;混悬型供试品或乳状液的检查,光照度应增加至约4000lx。

（1）检查方法

1）溶液型、乳状液及混悬型制剂:除另有规定外,取供试品20支(瓶),除去容器标签,擦净容器外壁,必要时将药液转移至洁净透明的适宜容器内;置供试品于遮光板边缘处,在明视距离(指供试品至人眼的清晰观测距离,通常为25cm),分别在黑色和白色背景下,手持供试品颈部轻轻旋转和翻转容器,使药液中可能存在的可见异物悬浮(但应避免产生气泡),轻轻翻摇后即用目检视,重复观察,总检查时限为20s。供试品装量每支(瓶)在10mL及10mL以下的每次检查可手持2支(瓶)。50mL或50mL以上大容量注射液按直、横、倒三步法旋转检视。供试品溶液中有大量气泡产生影响观察时,需静置足够时间至气泡消失后检查。

2）注射用无菌粉末:除另有规定外,取供试品5支(瓶),用适宜的溶剂及适当的方法使药粉全部溶解后,按上述方法检查。配带有专用溶剂的注射用无菌粉末,应先将专用溶剂按溶液型制剂检查合格后,再用以溶解注射用无菌粉末。

3）无菌原料药:除另有规定外,按抽样要求称取各品种制剂项下的最大规格量5份,分别置洁净透明的适宜容器内,用适宜的溶剂及适当的方法使药物全部溶解后,按上述方法检查。

注射用无菌粉末及无菌原料药所选用的适宜溶剂应无可见异物。如为水溶性药物,一般使用不溶性微粒检查用水(通则0903)进行溶解制备;如使用其他溶剂,则应在各正文品种项下中作出规定。溶剂量应确保药物溶解完全并便于观察。

注射用无菌粉末及无菌原料药溶解所用的适当方法,应与其制剂使用说明书中注明的临床使用前处理的方式相同。除振摇外还需其他辅助条件,则应在各正文品种中作出规定。

（2）结果判定：供试品中不得检出金属屑、玻璃屑、长度超过 2mm 的纤维、最大粒径超过 2mm 的块状物以及静置一定时间后轻轻旋转时肉眼可见的烟雾状微粒沉积物、无法计数的微粒群或摇不散的沉淀，以及在规定时间内较难计数的蛋白质絮状物等明显可见异物。微细可见异物（如点状物、2mm 以下的短纤维和块状物等）如有检出，除另有规定外，应分别符合下列表 5-7、表 5-8 规定。

表 5-7　生物制品注射液结果判定

类别	微细可见异物限度	
	初试 20 支（瓶）	初、复试 40 支（瓶）
注射液	装量 50mL 及以下，每支（瓶）中微细可见异物不得超过 3 个； 装量 50mL 以上，每支（瓶）中微细可见异物不得超过 5 个； 如仅有 1 支（瓶）超出，符合规定； 如检出 2 支（瓶）超出，复试； 如检出 3 支（瓶）及以上超出，不符合规定	2 支（瓶）以上超出，不符合规定

表 5-8　非生物制品注射液结果判定

类　　别		微细可见异物限度	
		初试 20 支（瓶）	初、复试 40 支（瓶）
注射液	静脉用	如 1 支（瓶）检出，复试； 如 2 支（瓶）或以上检出，不符合规定	超过 1 支（瓶）检出，不符合规定
	非静脉用	如 1～2（瓶）检出，复试； 如 2 支（瓶）以上检出，不符合规定	超过 2 支（瓶）检出，不符合规定

1）注射用无菌制剂：被检查的 5 支（瓶）供试品如检出微细可见异物，每支（瓶）中检出的数量应符合表 5-9 规定；如有 1 支（瓶）不符合规定，另取 10 支（瓶）同法复试，均应符合规定。

表 5-9　注射用无菌制剂可见异物限度规定

供　试　品	类　　别	每支（瓶）可见异物限度
生物制品	复溶体积 50mL 及以下	≤3 个
	复溶体积 50mL 以上	≤5 个
非生物制品	冻干	≤3 个
	非冻干	≤5 个

2）无菌原料药：5 份被检查的供试品中，如检出微细可见异物，每份供试品中检出微细可见异物的数量应符合相应注射用无菌制剂的规定；如有 1 份不符合规定，另取 10 份同法复试，均应符合规定。

4.　不溶性微粒　在可见异物检查符合规定后，静脉用注射液（溶液型注射液、注射用无菌粉末、注射用浓溶液）及供静脉注射用无菌原料药还需检查不溶性微粒的大小和数量。照不溶性微粒检查法(通则 0903)中光阻法和显微计数法检查。除另有规定外,一般先采用光阻法;当光阻法测定结果不符合规定或供试品不适于用光阻法测定时,应采用显微计数法进行测定,并以显微计数法的测定结果作为判断依据。

标示量为 100mL 或 100mL 以上的静脉注射液,除另有规定外,光阻法为每 1mL 中含 $10\mu m$ 及以上的微粒数不得超过 25 粒,含 $25\mu m$ 及以上的微粒数不得超过 3 粒(显微计数法分别为 12 粒、2 粒)。标示量为 100mL 以下的静脉注射液、静脉注射用无菌粉末、注射用浓溶液及供注射用无菌原料药,除另有规定外,光阻法为每个供试品容器中含有 $10\mu m$ 及以上的微粒数不得超过 6000 粒,含 $25\mu m$ 及以上的微粒不得超过 600 粒(显微计数法分别为 3000 粒、300 粒)。

5. 无菌、细菌内毒素或热原　无菌、细菌内毒素或热原分别照《中国药典》(2015 年版)通则中的"无菌检查法""细菌内毒素检查法""热原检查法"检查,应符合规定。

(三)注射剂中常见赋形剂的干扰及排除

注射剂在生产过程中除主药和溶剂外,还要加入附加剂,如抗氧剂、等渗调节剂、助溶剂、抑菌剂等。目的是为了保证药液的稳定,减少对人体组织的刺激,抑制细菌生长等。这些附加剂有时会对药物的含量测定产生干扰,需予以排除。

1. 抗氧剂的干扰与排除　具有还原性药物的注射剂,常需加入抗氧剂以增加药物的稳定性。常用的抗氧剂有亚硫酸钠、亚硫酸氢钠、焦亚硫酸钠、硫代硫酸钠、维生素 C 等。它们对氧化还原滴定法(如碘量法、铈量法、亚硝酸钠法等)有干扰;维生素 C 可干扰紫外分光光度法。排除抗氧剂干扰的方法有以下几种:

(1)掩蔽法:当注射液中含有亚硫酸钠、亚硫酸氢钠、焦亚硫酸钠等抗氧剂,如采用碘量法、铈量法或亚硝酸钠滴定法测定注射剂中的主药时,会产生干扰,使测定结果偏高,可加入丙酮或甲醛使其生成加成物,从而排除干扰。

例如,维生素 C 注射液的含量测定,2015 年版《中国药典》采用碘量法,由于加入抗氧剂亚硫酸氢钠可产生干扰,故加入丙酮作掩蔽剂,消除干扰。又如安乃近注射液加入焦亚硫酸钠,用碘量法测定含量时,加入甲醛溶液以掩蔽。

课堂互动

当采用氧化性较强的氧化剂(如高锰酸钾)作滴定液时,能否以甲醛作掩蔽剂消除抗氧剂(如焦亚硫酸钠)的干扰?

(2)加酸分解法:因亚硫酸钠、亚硫酸氢钠及焦亚硫酸钠均可被强酸分解,产生二氧化硫气体,经加热可全部逸出,除去干扰。例如,磺胺嘧啶注射液的含量测定采用亚硝酸钠滴定法,其中添加了亚硫酸氢钠作抗氧剂,消耗亚硝酸钠滴定溶液;若滴定前加入一定量的盐酸(这也是亚硝酸钠滴定法所要求的条件),使亚硫酸氢钠分解,排除干扰。

$$NaHSO_3 + HCl \longrightarrow NaCl + H_2O + SO_2 \uparrow$$

(3)加入弱氧化剂氧化法:加入一种弱的氧化剂将亚硫酸盐和亚硫酸氢盐氧化,而不能氧化被测的药物,也不消耗滴定液,从而排除干扰。常用弱氧化剂为过氧化氢和硝酸。

$$NaHSO_3 + H_2O_2 \longrightarrow NaHSO_4 + H_2O$$

$$Na_2SO_3 + H_2O_2 \longrightarrow Na_2SO_4 + H_2O$$

$$Na_2SO_3 + 2HNO_3 \longrightarrow Na_2SO_4 + H_2O + 2NO_2 \uparrow$$

$$2NaHSO_3 + 4HNO_3 \longrightarrow Na_2SO_4 + 2H_2O + H_2SO_4 + 4NO_2 \uparrow$$

（4）提取分离法：利用溶解性的不同进行分离。例如，盐酸阿扑吗啡注射液中加入焦亚硫酸钠作抗氧剂，根据生物碱的溶解特性，乙醚（不含过氧化物）提取碱化后游离的阿扑吗啡，然后再用间接酸碱滴定法测定。

（5）利用主药和抗氧剂紫外吸收光谱的差异法：如盐酸氯丙嗪的紫外吸收光谱显示两个最大吸收峰，即在254nm和306nm波长处，而维生素C的紫外吸收光谱只显示一个在243nm波长处的最大吸收峰，故药典测定盐酸氯丙嗪注射液时采用紫外分光光度法，在306nm波长处测定吸收度后，以吸收系数（$E_{1cm}^{1\%}$）为115计算其含量。此时作为注射液的附加剂，维生素C因在306nm波长处无吸收，不干扰测定。

2. 溶剂油的干扰与排除　对于脂溶性的药物，一般将其注射液配制成油溶液，且油溶液进行肌内注射时，可以延长作用时间。注射用油溶液我国多采用麻油、茶油或核桃油，植物油中往往含有固醇和三萜类等物质，对主药的含量测定常有干扰。消除干扰的方法有：

（1）有机溶剂稀释法：对某些含量较高而测定方法中规定取样量较少的注射剂，可经有机溶剂稀释以使油溶液对测定的影响减至最小。例如己酸羟孕酮注射液为油溶液，《中国药典》（2015年版）规定精密量取注射液1mL，加甲醇溶解并稀释至浓度为原来的1/1250，再用反相高效液相色谱法测定其含量。

（2）萃取法：加入有机溶剂，将主药从油溶液中提取出来，再按不同方法测定。例如，黄体酮注射液，先用乙醚溶解，再用甲醇分次提取黄体酮，然后采用高效液相色谱法测定含量。

（3）柱色谱法：如丙酸睾酮注射液的含量测定可采用柱分配色谱法进行处理。

（4）空白对照：空白油对照校正测定结果。

3. 等渗溶液的干扰与排除　为临床治疗需要，注射剂中常加入等渗调节剂氯化钠配成等渗溶液。氯化钠中的氯离子与钠离子分别对银量法和离子交换法测定主药含量时产生干扰，应设法排除。例如，复方乳酸钠注射液测定乳酸钠采用离子交换-酸碱滴定法，氯化钠会产生干扰，可用银量法测定氯化钠，测总量减去。

4. 其他附加剂的干扰

（1）稳定剂的干扰及排除：如葡萄糖酸钙注射液中加入的蔗糖钙或其他钙盐，配位滴定时，使结果偏高，一般从测定结果中扣除。

（2）防腐剂的干扰及排除：如苯甲醇、苯甲酸及丙二醇的干扰与排除。

（3）溶剂水的干扰及排除：非水滴定时，采用加热的方法蒸除水分；若药品对热不稳定，则可用有机溶剂提取后测定。

（4）助溶剂的干扰及排除：注射液中常添加一些能帮助主药溶解，而使注射液比较稳定的物质，称为助溶剂。例如，葡萄糖酸钙注射液因加入氢氧化钙等作助溶剂，故干扰配位滴定法。为排除氢氧化钙的干扰，常在制备过程中控制钙盐的用量。《中国药典》（2015年版）规定添加入的钙盐按钙（Ca）计算，不得超过葡萄糖酸钙中含有钙量的5.0%。

（四）应用实例

实例：吡罗昔康注射液（规格2mL：20mg）含量测定

精密量取本品适量(约相当于吡罗昔康 0.2g),置于分液漏斗中,加 1mol/L 盐酸溶液约 2mL 使呈酸性,加三氯甲烷振摇提取 4 次,第一次 75mL,以后每次各 25mL,合并三氯甲烷液,用水洗涤 2 次,每次 2mL,弃去洗液,三氯甲烷液置水浴上蒸干,在 105℃干燥 3h,加冰醋酸 30mL 使溶解,加结晶紫指示液 1 滴,用高氯酸滴定液(0.1mol/L)滴定至溶液显蓝色,并将滴定结果用空白试验校正。每 1mL 高氯酸滴定液(0.1mol/L)相当于 33.14mg 的吡罗昔康($C_{15}H_{13}N_3O_4S \cdot HCl$)。含吡罗昔康应为标示量的 93.0%~107.0%。

解析:本法采用非水溶液滴定法,吡罗昔康注射液中溶剂水对滴定有干扰。因吡罗昔康易溶于三氯甲烷,在水中几乎不溶,且对热比较稳定,故采取先提取再蒸干后采用和原料药相同的方法测定。

六、滴眼剂的分析

(一)滴眼剂的定义

滴眼剂系指由药物与适宜辅料制成的供滴入眼内的无菌液体制剂。可分为水性或油性溶液、混悬液或乳状液。

(二)滴眼剂的常规检查

除另有规定外,眼用制剂应进行以下相应检查:

1. 可见异物   除另有规定外,滴眼剂照可见异物检查法(通则 0904)中滴眼剂项下的方法检查,应符合规定。

2. 粒度   除另有规定外,混悬型滴眼剂照下述方法检查,粒度应符合规定。

检查方法:取供试品强烈振摇,立即量取适量(或相当于主药 10μg)置于载玻片上,共涂 3 片,照粒度和粒度分布测定法(通则 0982 第一法)检查,每个涂片中大于 50μm 的粒子不得过 2 个,且不得检出大于 90μm 的粒子。

3. 沉降体积比   混悬型滴眼剂照下述方法检查,沉降体积比不低于 0.90。

检查方法:除另有规定外,用具塞量筒量取供试品 50mL,密塞,用力振摇 1min,记下混悬物的开始高度 H_0,静置 3h,记下混悬物的最终高度 H,按下式计算:

$$沉降体积比 = \frac{H}{H_0}$$

4. 装量   除另有规定外,单剂量包装的滴眼剂照下述方法检查,应符合规定。

检查方法:取供试品 10 个,将内容物分别倒入经标化的量入式量筒(或适宜容器)内,检视,每个装量与标示装量相比较,均不得少于其标示量。

多剂量包装的滴眼剂,照最低装量检查法(通则 0942)检查,应符合规定。

5. 渗透压摩尔浓度   除另有规定外,水溶液型滴眼剂按各品种项下的规定,照渗透压摩尔浓度测定法(通则 0632)检查,应符合规定。

6. 无菌   除另有规定外,照无菌检查法(通则 1101)检查,应符合规定。

(三)滴眼剂附加剂的干扰及排除

滴眼剂除主药外,还含有附加剂如抗氧剂、等渗调节剂、抑菌剂等,与注射剂相似,因此其附加剂的干扰与排除及含量测定方法可参照注射剂分析所采用的方法。

七、糖浆剂的分析

（一）糖浆剂的定义

糖浆剂系指含有药物的浓蔗糖水溶液，供口服用。

（二）糖浆剂的常规检查

除另有规定外，糖浆剂应澄清。在储存期间不得有发霉、酸败、产生气体或其他变质现象。允许有少量摇之易散的沉淀。

糖浆剂除按各品种项下规定检查相对密度，pH 值等项目外，还应检查装量和微生物限度，以保证用药的安全、剂量的准确。装量和微生物限度分别照《中国药典》（2015 年版）通则中的"最低装量检查法""微生物限度检查法"检查，应符合规定。

（三）糖浆剂中附加剂的干扰及排除

糖浆剂除主药外，还含有蔗糖、水以及其他适宜的附加剂。附加剂的存在有可能对药物的含量测定产生干扰，需予以排除。蔗糖主要对氧化还原滴定法有干扰，而水主要对非水溶液滴定法有干扰，排除干扰的方法可分别参照片剂和注射剂分析中所采用的方法。

（四）应用实例

实例：枸橼酸哌嗪糖浆（规格 1000mL：160g）含量测定

用内容量移液管精密量取本品 5mL，置于 50mL 量瓶中，用少量水洗出移液管内壁的附着液，洗液并入量瓶中，用水稀释至刻度，摇匀，精密量取 10mL，置于 150mL 烧杯中，加三硝基苯酚试液 70mL，搅拌，加热，至上层溶液澄清，放冷，1h 后，用 105℃ 恒重的垂熔玻璃坩埚过滤，沉淀用哌嗪的三硝基苯酚衍生物（$C_4H_{10}N_2 \cdot 2C_6H_3N_3O_7$）的饱和溶液洗涤数次后，在 105℃ 干燥至恒重，精密称定，沉淀的重量与 0.4487 相乘，即得供试量中含有枸橼酸哌嗪 $[(C_4H_{10}N_2)_3 \cdot 2C_6H_8O_7 \cdot 5H_2O]$ 的重量。本品含枸橼酸哌嗪应为 14.4%～17.6%（g/mL）。

解析：

（1）本法采用重量法测定。

（2）枸橼酸哌嗪原料药采用非水滴定法，糖浆剂含有水分会干扰非水滴定法，故采用主药与试剂生成沉淀，附加剂无反应的方法消除附加剂的干扰。

八、栓剂的分析

（一）栓剂的定义

栓剂指药物与适宜基质制成的供人体腔道内给药的固体制剂。根据施用腔道的不同，栓剂可分为直肠栓、阴道栓和尿道栓。

（二）栓剂的常规检查

《中国药典》（2015 年版）规定，栓剂中的药物与基质应混合均匀，栓剂外形要完整光滑；塞入腔道后应无刺激性，应能融化、软化或溶化，并与分泌液混合，逐渐释放出药物，产生局部或全身作用；应有适宜的硬度，以免在包装或储存时变形。除另有规定外，根据《中国药

典》(2015 年版),栓剂还应进行以下相应的常规检查:

1. 重量差异

检查方法:取供试品 10 粒,精密称定总重量,求得平均粒重后,再分别精密称定各粒的重量。每粒重量与平均粒重相比较,按表 5-10 中的规定,超出重量差异限度的不得多于 1 粒,并不得超出限度 1 倍。

表 5-10　栓剂重量差异限度

平 均 粒 量	重量差异限度
1.0g 及 1.0g 以下	±10%
1.0g 以上至 3.0g	±7.5%
3.0g 以上	±5%

凡规定检查含量均匀度的栓剂,一般不再进行重量差异检查。

2. 融变时限

栓剂放入腔道后,在适宜温度下应能溶化、软化或溶散,与分泌物混合逐渐释放药物,才能产生药效。为控制栓剂质量,保证疗效,《中国药典》(2015 年版)规定对栓剂进行融变时限检查,应符合规定。缓释栓剂应进行释放度检查,不再进行融变时限检查。

检查方法:融变时限检查采用仪器装置由透明的套筒与金属架组成(通则 0922)。取供试品 3 粒,在室温放置 1h 后,分别放在 3 个金属架的下层圆板上,装入各自的套筒内,并用挂钩固定。除另有规定外,将上述装置分别垂直浸入盛有不少于 4L 的(37.0±0.5)℃水的容器中,其上端位置应在水面下 90mm 处。容器中装一转动器,每隔 10min 在溶液中翻转该装置 1 次。

结果判定:除另有规定外,脂肪性基质的栓剂 3 粒均应在 30min 内全部融化、软化或触压时无硬心;水溶性基质的栓剂 3 粒均应在 60min 内全部溶解。如有 1 粒不符合规定,应另取 3 粒复试,均应符合规定。

3. 微生物限度

除另有规定外,照非无菌产品微生物限度检查:微生物计数法(通则 1105)和控制菌检查法(通则 1106)及非无菌药品微生物限度标准(通则 1107)检查,应符合规定。

(三)栓剂中附加剂的干扰及排除

栓剂在生产过程中,需加入如可可豆脂、甘油明胶、聚乙二醇等油脂性或亲水性基质。这些基质往往包住主药,干扰主药的含量测定,应予以排除。排除干扰的方法有以下几种:

1. 加热液化后直接测定　某些药物可加入适宜的溶剂,在水浴上加热,使基质液化后,选用合适的方法进行测定。本法适用于对热稳定的药物。

2. 溶解基质后测定　选用可溶解基质的适宜有机溶剂如乙醚、三氯甲烷等溶解后直接测定;或加入有机溶剂后,滤过,再进行测定。

3. 滤除基质后测定　将制剂加热液化,选用适宜的溶剂溶解主药,然后放冷,基质重新凝固,滤除,再对主药进行测定。

4. 两相提取　供试品用与水不相溶的有机溶剂加热溶解,冷却后,用水或酸性溶液直接提取被测成分后测定。

5. 灼烧法　金属类药物经灼烧后,基质成为二氧化碳和水蒸气而逸去,而主药氧化成金属氧化物,可称重后换算;或将残渣溶于酸中,再用配位滴定法进行含量测定。

课堂互动

柳氮磺吡啶栓(规格0.5g)含量测定:取本品10粒,精密称定,切碎,混匀,精密称取适量(约相当于柳氮磺吡啶0.15g),置于200mL量瓶中,加0.1mol/L氢氧化钠溶液20mL,置于热水浴中,振摇使柳氮磺吡啶溶解,放冷,用水稀释至刻度,摇匀,过滤;精密量取续滤液2mL,置于200mL量瓶中,加醋酸—醋酸钠缓冲液(pH 4.5)20mL,用水稀释至刻度,以水作空白,照紫外-可见分光光度法,在359nm波长处测定吸光度,按柳氮磺吡啶($C_{18}H_{14}N_4O_5S$)的吸收系数($E_{1cm}^{1\%}$)为658计算,即得。本品含柳氮磺吡啶应为标示量的90.0%~110.0%。

讨论:柳氮磺吡啶栓含量测定时,排除基质干扰的方法是什么?

(四)应用实例

实例:双氯芬酸钠栓(规格50mg)含量测定

取本品10粒,精密称定,水浴温热融化,在不断搅拌下冷却至室温,精密称取适量(约相当于双氯芬酸钠50mg),置于100mL量瓶中,加水适量,在50~60℃水浴中振摇使溶解后,放冷,加水至刻度,摇匀,滤过;精密量取续滤液5mL,置于分液漏斗中,精密加水20mL,摇匀,加石油醚(60%~90%)20mL,振摇,静置,分取水层,滤过;精密量取续滤液5mL,置于50mL量瓶中,用50%乙醇溶液稀释至刻度,照紫外一可见分光光度法,在282nm波长处测定吸光度,按双氯芬酸钠($C_{14}H_{10}Cl_2NNaO_2$)的吸收系数($E_{1cm}^{1\%}$)为415计算,即得。含双氯芬酸钠应为标示量的90.0%~110.0%。

解析:

(1)双氯芬酸钠栓采用紫外-可见分光光度法测定,而其原料药为非水溶液滴定法。

(2)利用双氯芬酸钠易溶于乙醇、在水中略溶、在石油醚中不溶的特点,与基质分离后测定。

九、软膏剂、乳膏剂、凝胶剂的分析

(一)定义

软膏剂系指原料药物与油脂性或水溶性基质混合制成的均匀的半固体外用制剂。因药物在基质中分散状态不同,可分为溶液型软膏剂和混悬型软膏剂。

乳膏剂系指原料药物溶解或分散于乳状液型基质中形成的均匀半固体制剂。由于基质不同,可分为水包油型乳膏剂和油包水型乳膏剂。

凝胶剂系指原料药物与能形成凝胶的辅料制成的具凝胶特性的稠厚液体或半固体制剂。除另有规定外,凝胶剂限局部用于皮肤及体腔,如鼻腔、阴道和直肠。

(二)常规检查

《中国药典》(2015年版)规定,软膏剂、乳膏剂和凝胶剂应均匀、细腻,涂于皮肤或黏膜上应无刺激性,无酸败、异臭、变色、变硬等变质现象。乳膏剂不得有油水分离及胀气现象。凝胶剂在常温时保持胶状,不干涸或液化。

软膏剂、乳膏剂和凝胶剂的常规检查项目相似,以下做统一介绍。

1. 粒度　除另有规定外,混悬型软膏剂和凝胶剂需检查粒度。

检查方法:取适量的供试品,置于载玻片上,涂成薄层,薄层面积相当于盖玻片面积,共涂 3 片,照粒度和粒度分布测定法(通则 0928 第一法)检查,均不得检出大于 $180\mu m$ 的粒子。

2. 装量　照最低装量检查法(通则 0942)检查,应符合规定。

检查方法如下所述。

(1) 重量法:适用于标示装量以重量计的制剂。除另有规定外,取供试品 5 个(50g 以上者 3 个),除去外盖和标签,容器外壁用适宜的方法清洁并干燥,分别精密称定重量,除去内容物,容器用适宜的溶剂洗净并干燥,再分别精密称定空容器的重量,求出每个容器内容物的装量与平均装量,均应符合表 5-11 规定。如有 1 个容器装量不符合规定,则另取 5 个(50g 以上者 3 个)复试,应全部符合规定。

(2) 容量法:适用于标示装量以容量计的制剂。除另有规定外,取供试品 5 个(50mL以上者 3 个),开启时注意避免损失,将内容物转移至预经标化的干燥量入式量筒中(量具的大小应使待测体积至少占其额定体积的 40%),黏稠液体倾出后,除另有规定外,将容器倒置 15min,尽量倾净。2mL 及以下者用预经标化的干燥量入式注射器抽尽。读出每个容器内容物的装量,并求其平均装量,均应符合表 5-11 规定。如有 1 个容器装量不符合规定,则另取 5 个(50mL 以上者 3 个)复试,应全部符合规定。

表 5-11　软膏剂、乳膏剂和凝胶剂的装量规定

标 示 装 量	平 均 装 量	每个容器装量
20g(mL)以下	不少于标示装量	不少于标示装量的 93%
20g(mL)至 50g(mL)	不少于标示装量	不少于标示装量的 95%
50g(mL)以上	不少于标示装量	不少于标示装量的 97%

3. 无菌　用于烧伤或严重创伤的软膏剂、乳膏剂和凝胶剂,照无菌检查法(通则 1101)检查,应符合规定。

4. 微生物限度　除另有规定外,照非无菌产品微生物限度检查:微生物计数法(通则 1105)和控制菌检查法(通则 1106)及非无菌药品微生物限度标准(通则 1107)检查,应符合规定。

专题二　制药用水的分析

水是药物生产中用量大、使用广的一种辅料,用于生产过程及药物制剂的制备。《中国药典》(2015 年版)所收载的制药用水,因其使用的范围不同而分为饮用水、纯化水、注射用水及灭菌注射用水。一般应根据各生产工序或使用目的与要求选用适宜的制药用水。药品生产企业应确保制药用水的质量符合预期用途的要求。

1. 饮用水　又称原水,为天然水经净化处理所得的水,其质量必须符合现行中华人民共和国国家标准《生活饮用水卫生标准》。饮用水可作为药材净制时的漂洗以及制药用具的粗洗用水。除另有规定外,也可作为饮片的提取溶剂。

2. 纯化水　为饮用水经蒸馏法、离子交换法、反渗透法或其他适宜的方法制备的制药用水。不含任何附加剂,其质量应符合纯化水项下的规定。

纯化水可作为配制普通药物制剂用的溶剂或试验用水;中药注射剂、滴眼剂等灭菌制剂所用饮片的提取溶剂;口服、外用制剂配制用溶剂或稀释剂;非灭菌制剂用器具的精洗用水;非灭菌制剂所用饮片的提取溶剂。但纯化水不得用于注射剂的配制与稀释。

纯化水有多种制备方法,应严格监测各生产环节,防止微生物污染,确保使用点的水质。

3. 注射用水　为纯化水经蒸馏所得的水,应符合细菌内毒素试验要求。注射用水必须在防止细菌内毒素产生的设计条件下生产、储藏与分装。其质量应符合注射用水项下的规定。

注射用水可作为配制注射剂、滴眼剂等的溶剂或稀释剂及容器的精洗。

为保证注射用水的质量,应减少原水中的细菌内毒素,监控蒸馏法制备注射用水的各生产环节,并防止微生物的污染。应定期清洗与消毒注射用水系统。注射用水的储存方式和静态储存期限应经过验证确保水质符合质量要求,例如可以在80℃以上保温或70℃以上保温循环或4℃以下的状态下存放。

4. 灭菌注射用水　为注射用水按照注射剂生产工艺制备所得。不含任何添加剂。主要用于注射用灭菌粉末的溶剂或注射剂的稀释剂。其质量应符合灭菌注射用水项下的规定。灭菌注射用水灌装规格应适应临床需要,避免大规格、多次使用造成的污染。

一、饮用水的分析

(一) 性质

饮用水为无色的澄清液体;无异臭,无味;无肉眼可见物。

(二) 检查

我国《生活饮用水卫生标准》(GB 5749—2006)中规定饮用水的检查有常规检查和非常规检查,但在实际工作中对饮用水的检查主要有色度、浑浊度、臭和味、肉眼可见物、酸碱度、总硬度、细菌总数、总大肠菌群等。

1. 色度　饮用水的颜色可由带色有机物(主要是腐殖质)、金属或高色度的工业废水造成。水色大于15度时,多数人用杯子喝水时即可察觉。故规定对饮用水进行色度检查,不得超过15度。

检查方法:取50mL透明的水样于比色管中(如水样色度过高,则可取少量水样,加纯化水稀释后比色,将结果乘以稀释倍数),另取比色管11支,分别加入铂-钴标准溶液0mL、0.50mL、1.00mL、1.50mL、2.00mL、2.50mL、3.00mL、3.50mL、4.00mL、4.50mL和5.00mL,加纯化水稀释至刻度,摇匀,配制成色度为0度、5度、10度、15度、20度、25度、30度、35度、40度、45和50度的标准色列将水样与铂-钴标准色列比较。如水样与标准色列的色调不一致,即为异色,可用文字描述。

2. 浑浊度　水浑浊度是指悬浮于水中的胶体颗粒产生的散射现象,表示水中悬浮物和胶体物对光线透过时的阻碍程度。降低浑浊度对除去某些有害物质、细菌、病毒,提高消毒效果,确保供水安全等方面都有积极的作用。故规定对饮用水进行浑浊度检查。

检查方法:取水样,用浊度仪测定,不得超过3度。

3. 臭和味　异臭和异味可使人产生厌恶感,出现异常臭味可能是水质污染的信号。故规定对饮用水进行异臭和异味检查。

检查方法:取100mL水样,置于250mL锥形瓶中,振摇后从瓶口嗅水的气味;与此同时,取少量水样放入口中(此水样应对人体无害),不要咽下,品尝水的味道。然后将上述锥形瓶内水样加热至开始沸腾,立即取下锥形瓶,稍冷后同法嗅气和尝味,均不得有异臭、异味。

4. 肉眼可见物　指饮用水不应含有沉淀物及肉眼可见的水生生物和令人厌恶的物质。故规定对饮用水进行肉眼可见物检查。

检查方法:将水样摇匀,在光线明亮处迎光直接观察,不得有肉眼可见物。

5. 酸碱度　饮用水酸度过低可腐蚀管道影响水质,过高又可析出溶解性盐类并降低消毒效果。故规定对饮用水进行酸碱度检查。

检查方法:用以玻璃电极为指示电极、饱和甘汞电极为参比电极的酸度计测定,pH应为6.5~8.5。

6. 总硬度　总硬度系指溶于水中钙、镁盐类的总含量,以$CaCO_3$(mg/L)表示。饮用水总硬度过高易形成水垢,并可引起胃肠功能暂时性紊乱。故规定对饮用水进行总硬度检查,饮用水总硬度应不大于450mg/L。

7. 细菌总数、总大肠菌群　细菌总数系指1mL水在普通琼脂培养基中经37℃培养24h后生长的细菌菌落数。水体污染越严重,水的细菌总数越多。总大肠菌群系指一群需氧及兼性厌氧的在37℃生长时能使乳糖发酵、在24h内产酸产气的革兰阴性无芽孢杆菌。总大肠菌群既包括存在于人及动物粪便的大肠菌群,也包括存在于其他环境中的大肠菌群。细菌总数、总大肠菌群是评价饮用水水质的重要指标,规定细菌总数不得超过100cfu/mL,不得检出总大肠菌群。

检查方法:以无菌操作方法用灭菌吸管吸取1mL充分混匀的水样,注入灭菌平皿中,倾注约15mL已融化并冷却到45℃的营养琼脂培养基,并立即旋摇平皿,使水样与培养基充分混匀。每次检验时应做一平行接种,同时另用一个平皿只倾注营养琼脂培养基作为空白对照。待冷却凝固后,翻转平皿,使底面向上,置于(36±1)℃培养箱内培养48h,进行菌落计数,即为水样1mL中的细菌总数。总大肠菌群采用多管发酵法或滤膜法测定。

二、纯化水的分析

(一)性质

纯化水为无色的澄清液体;无臭,无味。

(二)检查

1. 酸碱度　系检查在制备和储存时引入的酸或碱杂质,如二氧化碳、氨、盐酸等。《中国药典》(2015年版)采用酸碱指示剂法来控制限量。

检查方法:取本品10mL,加甲基红指示液2滴,不得显红色;另取10mL,加溴麝香草酚蓝指示液5滴,不显蓝色。

2. 硝酸盐　主要由原料引入。《中国药典》(2015 年版)采用比色法检查。

检查方法：取本品 5mL 置试管中,于冰浴中冷却,加 10%氯化钾溶液 0.4mL 与 0.1%二苯胺硫酸溶液 0.1mL,摇匀,缓缓滴加硫酸 5mL,摇匀,将试管于 50℃ 水浴中放置 15min,溶液产生的蓝色与标准硝酸盐溶液〔取硝酸钾 0.163g,加水溶解并稀释至 100mL,摇匀,精密量取 1mL,加水稀释成 100mL,再精密量取 10mL,加水稀释成 100mL,摇匀,即得(每 1mL 相当于 $1\mu gNO_3$)0.3mL,加无硝酸盐的水 4.7mL,用同一方法处理后的颜色比较,不得更深(0.000 006%)。

3. 亚硝酸盐　主要由原料引入。《中国药典》(2015 年版)采用比色法检查。

检查方法：取本品 10mL,置纳氏比色管中,加对氨基苯磺酰胺的稀盐酸溶液(1→100)1mL 与盐酸萘乙二胺溶液(0.1→100)1mL,产生的粉红色,与标准亚硝酸盐溶液〔取亚硝酸钠 0.750g(按干燥品计算),加水溶解,稀释至 100mL,摇匀,精密量取 1mL,加水稀释成 100mL,摇匀,再精密量取 1mL,加水稀释成 50mL,摇匀,即得(每 1mL 相当于 $1\mu gNO_2$)0.2mL,加无亚硝酸盐的水 9.8mL,用同一方法处理后的颜色比较,不得更深(0.000 002%)。

4. 氨　由原料、制备及储存时引入。《中国药典》(2015 年版)采用比色法检查。

检查方法：取本品 50mL,加碱性碘化汞钾试液 2mL,放置 15min;如显色,与氯化铵溶液(取氯化铵 31.5mg,加无氨水适量使溶解并稀释成 1000mL)1.5mL,加无氨水 48mL 与碱性碘化汞钾试液 2mL 制成的对照液比较,不得更深(0.000 03%)。

5. 电导率　是表征物体导电能力的物理量,其值是电阻率的倒数,单位是 S/cm 或 $\mu S/cm$。纯化水中的水分子也会发生某种程度的电离而产生氢离子与氢氧根离子。当空气中的二氧化碳等气体溶于水并与水作用后,便可形成相应的离子,从而使水的电导率增高。水中含有其他杂质离子时,也会使水的电导率增高。所以纯化水的导电能力尽管很弱,但也具有可测定的电导率。另外,水的电导率还与水的 pH 值和温度有关。水的电导率是衡量水质的一个很重要的指标,它能反映出水中存在的电解质的程度。水的纯度越高,电导率就越小,反之亦然。《中国药典》(2015 年版)采用电导率仪测定。

检查方法：取本品用电导率仪测定,测得的电导率值不得大于限度值(表 5-12),则判为符合规定。

表 5-12　不同温度下纯化水电导率的限度值

温度(℃)	0	10	20	25	30	40	50	60	70	75	80	90	100
电导率($\mu S/cm$)	2.4	3.6	4.3	5.1	5.4	6.5	7.1	8.1	9.1	9.7	9.7	9.7	10.2

6. 易氧化物　指易氧化的有机杂质,它们主要由原料引入。《中国药典》(2015 年版)采用灵敏度法检查。

检查方法：取本品 100mL,加稀硫酸 10mL,煮沸后,加高锰酸钾滴定液(0.02mol/L)0.10mL,再煮沸 10min,粉红色不得完全消失。

7. 不挥发物　指无机盐类,如碱金属、碱土金属的氯化物、硫酸盐等。《中国药典》(2015 年版)采用重量法进行检查。

检查方法：取本品 100mL,置 105℃ 干燥至恒重的蒸发皿中,在水浴上蒸干,并在 105℃ 干燥至恒重,遗留残渣不得超过 1mg。

8. 重金属　主要在生产过程中引入。《中国药典》(2015 年版)采用重金属检查法中第一法检查。

检查方法：取本品 100mL，加水 19mL，蒸发至 20mL，放冷，加醋酸盐缓冲液(pH 3.5) 2mL 与水适量使成 25mL，加硫代乙酰胺试液 2mL，摇匀，放置 2min，与标准铅溶液 1.0mL 加水 19mL 用同一方法处理后的颜色比较，不得更深(0.000 01%)。

9. 微生物限度　由生产和储存过程中引入。《中国药典》(2015 年版)采用微生物限度检查法检查。

检查方法：取本品不少于 1mL，经薄膜过滤法处理，采用 R2A 琼脂培养基，30~35℃培养不少于 5d，依微生物计数法检查(通则 1105)，1mL 供试品中需氧菌总数不得过 100cfu。

三、注射用水的分析

《中国药典》(2015 年版)对注射用水的质量要求有严格规定。其性状及对杂质硝酸盐、亚硝酸盐、总有机碳、不挥发物、重金属的检查和限量均与纯化水相同。但在酸碱度、氨、微生物限度和电导率的检查方面比纯化水要求严格，酸碱度以酸度计测定 pH 应为 5.0~7.0；氨的检查规定为 50mL 注射用水中含氨量限度是 0.000 02%，且对照用氯化铵溶液改为 1.0mL；微生物限度检查取注射用水至少 200mL，细菌、真菌和酵母菌的总数每 100mL 不得超过 10cfu；电导率限度值见《中国药典》(2015 年版)通则 0681 表 2。另外增加了细菌内毒素检查，每 1mL 中含内毒素量应小于 0.25EU。

四、灭菌注射用水的分析

《中国药典》(2015 年版)对灭菌注射用水的质量要求与注射用水相比更加严格。性状及对酸碱度、硝酸盐、亚硝酸盐、氨、电导率、不挥发物、重金属、细菌内毒素的检查和限量与注射用水基本相同，除增加了对氯化物、硫酸盐、钙盐、二氧化碳、易氧化物等杂质的检查外，还增加了应符合注射剂项下有关的各项规定(通则 0102)。

专题三　药用辅料、包装材料的质量分析

一、药用辅料的质量分析

药用辅料是指生产药品和调配处方时使用的赋形剂和附加剂；是除活性成分或前体以外，在安全性方面已进行了合理的评估，并且包含在药物制剂中的物质。在作为非活性物质时，药用辅料除了赋形、充当载体、提高稳定性外，还具有增溶、助溶、调节释放等重要功能，是可能会影响到制剂的质量、安全性和有效性的重要成分。因此，应关注药用辅料本身的安全性以及药物与辅料之间的相互作用及其安全性。药用辅料不仅赋予药物一定剂型，并且对给药途径以及产品质量、对药物作用的速度、生物利用度及毒副作用有很大影响，在制剂剂型和生产中起着关键作用。辅料质量的可靠性和多样性是保证剂型和制剂先进性的基

础,因此应对辅料进行严格的质量控制。

药用辅料应满足以下几点要求:

(1) 对人体无毒害作用,副作用小,无不良影响及不降低药品疗效。

(2) 药用辅料应无生理活性,化学性质稳定,不易受温度、pH 值、光线、保存时间等的影响。

(3) 与主药无配伍禁忌,不影响主药的剂量、疗效和制剂成分的检验,尤其不影响安全性。

(4) 不与药物和包装材料相互发生作用。

(5) 经筛选尽可能以较小的用量发挥较大的作用。

下面介绍几种常见药用辅料的分析。

(一) 液体制剂中辅料的分析

液体制剂中常见辅料的分析见表 5-13。

表 5-13　液体制剂中常见辅料的分析

名　称	鉴　别	检　查	含量测定
三氯叔丁醇	① 碘仿反应 ② 红外光谱法	酸度、溶液澄清度、氯化物、水分、炽灼残渣	银量法
大豆油		过氧化物、不皂化物、水分、重金属、棉籽油、砷盐、脂肪酸组成	
大豆磷脂	① 沉淀反应 ② 高效液相色谱法	颜色、丙酮不溶物、己烷中不溶物、水分、蛋白质、重金属、砷盐、铅、残留溶剂、有关物质、无菌、微生物限度、细菌内毒素	紫外-可见分光光度法、高效液相色谱法
山梨酸	① 溴试液反应 ② 紫外-可见分光光度法 ③ 红外光谱法	乙醇溶液的澄清度与颜色、醛、水分、炽灼残渣、重金属	中和法
无水亚硫酸钠	① 亚硫酸盐的鉴别反应 ② 钠盐的鉴别反应	溶液的澄清度与颜色、硫代硫酸盐、铁盐、锌、重金属、硒、砷盐	碘量法
甘油	红外光谱法	还原性物质、脂肪酸与酯类、易炭化物、糖、二甘醇、乙二醇与其他杂质、炽灼残渣、铁盐、重金属、砷盐	中和法
丙二醇	① 气相色谱法 ② 红外光谱法	酸度、氯化物、硫酸盐、有关物质、氧化性物质、还原性物质、水分、炽灼残渣、重金属、砷盐	气相色谱法
甲基纤维素	① 硫酸-蒽酮反应 ② 1%水溶液加热产生沉淀 ③ 形成韧性膜现象	酸碱度、黏度、干燥失重、炽灼残渣、重金属、砷盐	甲氧基、乙氧基与羟丙氧基测定法
亚硫酸氢钠	① 亚硫酸氢盐的鉴别反应 ② 钠盐的鉴别反应	溶液澄清度与颜色、硫代硫酸盐、铁盐、重金属、砷盐	碘量法
苯甲酸钠	① 红外光谱法 ② 钠盐与苯甲酸盐的鉴别反应	酸碱度、溶液澄清度与颜色、氯化物、硫酸盐、邻苯二甲酸、干燥失重、重金属、砷盐	双相滴定法

名　　称	鉴　　别	检　　查	含量测定
单糖浆		相对密度	
枸橼酸	① 红外光谱法 ② 枸橼酸盐的鉴别反应	溶液澄清度与颜色、氯化物、硫酸盐、草酸盐、易炭化物、水分、炽灼残渣、钙盐、铁盐、重金属、砷盐	中和法
氢氧化钠	钠盐的鉴别反应	碱度、溶液澄清度与颜色、氯化物、硫酸盐、钾盐、铝盐与铁盐、重金属	中和法
浓氨溶液	与盐酸的反应	易氧化物、重金属、游离氯或溴、溴化物或碘化物、硫	中和法
活性炭	灼烧后沉淀反应	酸碱度、氯化物、硫酸盐、未炭化物、硫化物、氰化物、乙醇中溶解物、荧光物质、酸中溶解物、干燥失重、炽灼残渣、铁盐、锌盐、重金属、吸着力、微生物限度、细菌内毒素、无菌	
盐酸	氯化物的鉴别反应	酸盐、亚硫酸盐、炽灼残渣、铁盐、重金属、砷盐	中和法
倍他环糊精	① 碘试液反应 ② 高效液相色谱法 ③ 红外光谱法	酸碱度、溶液的澄清度与颜色、氯化物、杂质吸光度、还原糖、残留溶剂、干燥失重、炽灼残渣、重金属、微生物限度	高效液相色谱法
甜菊素	薄层层析	酸度、杂质吸光度、干燥失重、炽灼残渣、重金属	中和法
琼脂	① 形成凝胶的反应 ② 与碘液反应 ③ 与碱性酒石酸铜反应	淀粉、凝胶、干燥失重、灰分、水中不溶物、吸水力、酸中不溶性灰分、重金属、砷盐	
稀盐酸	氯化物的鉴别反应	游离氯或溴、硫酸盐、亚硫酸盐、炽灼残渣、铁盐、重金属、砷盐	中和法
焦亚硫酸钠		① 与碘试液及硫酸盐的反应 ② 钠盐的火焰反应酸度、溶液的澄清度与颜色、硫代硫酸盐、铁盐、重金属、砷盐	碘量法
聚山梨酯80	① 加碱煮沸酸化显乳白色浑浊 ② 溴试液反应 ③ 加水呈胶状物 ④ 与硫氰酸钴铵的反应	酸碱度、颜色、环氧乙烷与二氧六烷、冻结试验、水分、炽灼残渣、重金属	
蔗糖	① 熔融燃烧反应 ② 红外光谱法	溶液的颜色、硫酸盐、还原糖、炽灼残渣、钙盐、重金属	
精制玉米油		脂肪酸组成、不皂化物、水分与挥发物、微生物限度	
醋酸	① 石蕊试纸变红 ② 醋酸盐的鉴别反应	氯化物、硫酸盐、甲酸与易氧化物、不挥发物、异臭、重金属	中和法

名　　称	鉴　　别	检　　查	含量测定
氯化钠	氯化物的鉴别反应	酸碱度、溶液的澄清度与颜色、碘化物、溴化物、硫酸盐、亚硝酸盐、磷酸盐、亚铁氰化物、铝盐、钡盐、钙盐、镁盐、钾盐、干燥失重、铁盐、重金属、砷盐、无菌、细菌内毒素	滴定法
薄荷脑	① 与硫酸的显色反应 ② 加冰醋酸、硫酸、硝酸的显色反应	有关物质、重金属及有害元素	气相色谱法

（二）固体制剂中辅料的分析

固体制剂中常见辅料的分析见表 5-14。

表 5-14　固体制剂中常见辅料的分析

名　　称	鉴　　别	检　　查	含量测定
乙基纤维素	形成韧性膜现象	黏度、干燥失重、炽灼残渣、重金属、砷盐	甲氧基、乙氧基与羟丙氧基测定法
二氧化钛	呈色反应	酸碱度、水中溶解物、酸中溶解物、钡盐、干燥失重、炽灼失重、重金属、砷盐	配位滴定法
玉米朊	① 醋酸铅试液的反应 ② 与氢氧化钠、硫酸铜试液的反应 ③ 与硝酸、氨水反应	醚可溶性物、干燥失重、炽灼残渣、重金属、微生物限度	氮测定法
木糖醇	① 与盐酸、二氧化铅的显色反应 ② 红外光谱法	酸度、溶液的澄清度与颜色、氯化物、硫酸盐、电导率、还原糖、总糖、有关物质、干燥失重、炽灼残渣、镍盐、重金属、砷盐、细菌内毒素	碘量法
红氧化铁	铁盐的鉴别反应	水中可溶物、酸中不溶物、炽灼失重、钡盐、铅盐、砷盐	碘量法
乳糖	① 与硫酸铜试液的反应 ② 高效液相色谱法 ③ 红外光谱法	酸度、溶液的澄清度与颜色、有关物质、杂质吸光度、蛋白质、干燥失重、水分、炽灼残渣、重金属、砷盐、微生物限度	
海藻酸	① 沉淀反应 ② 显色反应	酸度、淀粉、氯化物、干燥失重、炽灼残渣、铁盐、重金属、砷盐、微生物限度	中和法
黄氧化铁	铁盐的鉴别反应	水中可溶物、酸中不溶物、炽灼失重、钡盐、铅盐、砷盐	碘量法
羟丙甲基纤维素	① 硫酸-蒽酮反应 ② 形成韧性膜现象	酸碱度、黏度、水中不溶物、干燥失重、炽灼残渣、重金属、砷盐	甲氧基测定法及羟丙氧基测定法
淀粉	① 形成胶体的反应 ② 与碘试液的反应 ③ 显微鉴别	酸度、干燥失重、灰分、铁盐、二氧化硫、氧化物质、微生物限度	

续表

名　　称	鉴　　别	检　　查	含量测定
糊精	与碘试液的反应	酸度、还原糖、干燥失重、炽灼残渣、重金属、铁盐、微生物限度	
棕氧化铁	铁盐的鉴别反应	水中可溶物、酸中不溶物、炽灼残渣、钡盐、铅盐、砷盐	碘量法
硬脂酸	气相色谱法	水溶性酸、中性脂肪或蜡、炽灼残渣、重金属	气相色谱法
硬脂酸镁	① 气相色谱法 ② 镁盐的鉴别反应	酸碱度、氯化物、硫酸盐、干燥失重、铁盐、重金属、硬脂酸与棕榈酸相对含量、微生物限度	配位滴定法
硫酸钙	钙盐与硫酸盐的鉴别反应	氯化物、碳酸盐、炽灼失重、铁盐、重金属、砷盐	配位滴定法
紫氧化铁	铁盐的鉴别反应	水中可溶物、酸中不溶物、炽灼失重、钡盐、铅盐、砷盐	碘量法
黑氧化铁	铁盐的鉴别反应	水中可溶物、酸中不溶物、干燥失重、钡盐、铅盐、砷盐	重铬酸钾法
微晶纤维素	与氯化锌碘试液的反应	细度、酸碱度、水中溶解物、氯化物、淀粉、干燥失重、炽灼残渣、重金属、砷盐	硫酸亚铁铵滴定法
羧甲基淀粉钠	① 与硫酸铜试液反应 ② 与氯化钡试液反应 ③ 钠盐的鉴别反应	酸碱度、黏度、氯化物、乙醇酸钠、干燥失重、铁盐、重金属、砷盐	非水滴定法

知识链接

案例　毒胶囊事件

2012 年 4 月 15 日,中央电视台"每周质量报告"栏目在其调查报道"胶囊里的秘密"中,曝光一些企业用生石灰处理皮革废料,熬制成工业明胶,卖给一些药用胶囊生产企业,最终流入药品企业,进入消费者腹中。经检测,有国内 9 家药厂的 13 个批次药品所用胶囊重金属铬含量超标,超标最高达 90 多倍,"毒胶囊"事件由此引爆。

分析

2015 年版《中国药典》规定,生产药用胶囊所用的原料明胶应使用动物的皮、骨等作为原料,严禁使用制革厂鞣制后的任何皮革废料,且规定铬是药用明胶必须检测的重金属之一,重金属铬的含量不得超过百万分之二。显然该事件中涉及的企业没有按照现行版《中国药典》规定生产、检验。

(三) 膏类基质用辅料的分析

膏类基质用辅料的分析见表 5-15。

表 5-15　膏类基质用辅料的分析

名　称	鉴　别	检　查	含量测定
十二烷基硫酸钠	① 钠盐的鉴别反应 ② 硫酸盐的鉴别反应	碱度、氯化钠、硫酸钠、未酯化醇、重金属、总醇量	
月桂氮䓬酮	① 羟肟酸铁反应 ② 红外光谱法	酸碱度、己内酰胺与有关物质、溴化物、炽灼残渣、重金属	高效液相色谱法
石蜡	① 焰色反应 ② 加硫产生臭气	酸碱度、易炭化物、炽灼残渣	
卡波姆	加氢氧化钠成胶体	酸度、苯、干燥失重、重金属、炽灼残渣、黏度	电位滴定法
白凡士林		颜色、杂质吸光度、锥入度、酸碱度、有机酸、异性有机物、炽灼残渣、硫化物	
羊毛脂	加三氯甲烷、醋酐和硫酸显色反应	酸碱度、氯化物、易氧化物、乙醇中不溶物、干燥失重、炽灼残渣	
黄凡士林		颜色、杂质吸光度、锥入度、酸碱度、有机酸、异性有机物、炽灼残渣、硫化物	
液状石蜡	① 加热并燃烧产生的颜色和气味 ② 与硫的加热反应	酸碱度、硫化物、稠环芳烃、固形石蜡、易炭化物、重金属、砷盐	
聚乙二醇 400		平均相对分子质量、酸度、溶液的澄清度与颜色、乙二醇与二甘醇、环氧乙烷、二氧六环、甲醛、炽灼残渣、重金属、砷盐	
聚乙二醇(600、1000、1500、4000、6000)		平均相对分子质量、酸度、溶液的澄清度与颜色、环氧乙烷、二氧六环、甲醛、炽灼残渣、水分	
聚丙烯酸树脂(Ⅱ、Ⅲ)	红外光谱法	酸度、干燥失重、重金属、砷盐	
聚丙烯酸树脂(Ⅳ)	红外光谱法	溶液的颜色、干燥失重、炽灼残渣、重金属、砷盐	
聚丙烯酸铵酯(Ⅰ、Ⅱ)	红外光谱法	有关物质、干燥失重、炽灼残渣、重金属、砷盐	
蔗糖硬脂酸酯	萃取后与蒽酮试液的反应	干燥失重、酸值、游离蔗糖、水分、炽灼残渣、重金属、砷盐、含单酯量	

二、包装材料的质量分析

药品包装材料是指用于制造包装容器、包装装潢、包装印刷、包装运输等满足药品包装要求所使用的材料,它既包括金属、塑料、玻璃、陶瓷、纸、竹本、野生蘑类、天然纤维、化学纤维、复合材料等主要包装材料,又包括涂料、黏合剂、捆扎带、装潢、印刷材料等辅助材料。药品的包装分为内包装和外包装。内包装是指直接与药品接触的包装,如高硼硅玻璃管制注射剂瓶、中性硼硅玻璃管制注射剂瓶、片剂或胶囊剂的泡罩铝箔等;内包装以外的包装统称为外包装,有小包装、中包装和大包装,如各种纸盒、纸箱等。药品的包装属于专用包装范畴,它具有包装的所有属性,并有其特殊性,需要对药品的功效有足够的保护功能和体现较低的毒性。

　　药物制剂选用不当包装材料或不适宜的包装形式的现象屡有发生,常常导致最稳定的药物制剂失效。药品包装材料的管理相对于药品的管理比较滞后,但人们对药品包装材料的认识和重视程度正在不断提高,已经逐步认识到包装材料对药品质量有较大的影响。比如某些剂型本身就是依附包装而存在的(气雾剂),由于药品包装材料(容器)组成配方、所选择的原料及生产工艺的不同,导致不恰当的材料引起活性成分的迁移、吸附,甚至发生化学反应,使药物失效或产生严重的副作用,因此必须加以严格管理和控制。药品包装材料的检验依据是《国家食品药品监督管理局药品包装容器(材料)标准汇编》,主要检测项目包括化学性能检查、使用性能检查和安全性能检查 3 个方面(表 5-16)。

表 5-16　包装材料的质量分析

类　别		检查项目
内包装材料	中性硼玻璃安瓿	①外观;②鉴别;③121℃颗粒法耐水性;④980℃颗粒法耐水性;⑤内表面耐水性;⑥耐酸性与耐碱性;⑦内应力;⑧圆跳动;⑨折断力;⑩砷、锑、铅、镉浸出量
	固体药用高密度聚乙烯塑料瓶	①外观;②鉴别;③密封性;④振荡试验;⑤水蒸气渗透;⑥炽灼残渣;⑦溶出物试验;⑧微生物限度;⑨异常毒性
	药品包装用铝箔	①规格尺寸检验;②外观检验;③印刷质量;④物理性能;⑤化学性能;⑥重金属;⑦卫生学检查
	聚氯乙烯固体药用硬片	①外观;②鉴别;③物理性能;④氯乙烯单体含量;⑤溶出物试验;⑥微生物限度;⑦异常毒性
外包装材料	纸盒	①外观;②规格及尺寸;③文字图案印刷;④加工质量
	纸箱的分析	①材质;②外观;③文字图案;④印刷质量;⑤加工质量;⑥规格尺寸
	标签的分析	①材质;②外观;③文字图案;④规格尺寸;⑤印刷质量

知识链接

各国对药品包装材料和容器进行质量控制的标准体系

　　为确保药品的安全、有效使用,各国均对药品包装材料和容器进行质量控制,标准体系主要有以下几种:

　　1. 药典体系　各发达国家的药典附录均收载有药品包装材料的技术要求。

　　2. ISO 体系　根据材料及形状制定标准(如铝盖、玻璃输液瓶)。

　　3. 各国工业标准体系　如英国工业标准 BS 等,已逐渐向 ISO 标准转化。

　　4. 国内标准体系　工业标准形式上与 ISO 标准相同,安全项目略少于先进国家药典。为有效控制药品包装材料的质量,国家食品药品监督管理局已于 2002 年开始制订并颁布相应的药品包装材料、容器的质量标准,加强对材料的物理、机械性能、化学性能、安全性能的控制。

　　国际标准、各国药典都是药品包装国际市场共同遵循的技术依据,其中,药典侧重于材料、容器的安全性评价,国际标准侧重于产品使用性能的评价。

学 习 小 结

模块五 药物制剂及 工艺用水分析	专题一： 制剂分析	片剂的分析	1. 片剂的组成和分析步骤 2. 片剂的常规检查 3. 片剂附加剂的干扰及排除 4. 应用实例
		胶囊剂的分析	1. 胶囊剂的组成 2. 胶囊剂的常规检查 3. 胶囊剂附加剂的干扰及排除 4. 应用实例
		颗粒剂的分析	1. 颗粒剂的组成 2. 颗粒剂的常规检查 3. 颗粒剂附加剂的干扰及排除 4. 应用实例
		散剂的分析	1. 散剂的组成 2. 散剂的常规检查 3. 散剂中附加剂的干扰及排除 4. 应用实例
		注射剂的分析	1. 注射剂的组成 2. 注射剂的常规检查 3. 注射剂中常见赋形剂的干扰及排除 4. 应用实例
		滴眼剂的分析	1. 滴眼剂的定义 2. 滴眼剂的常规检查 3. 滴眼剂附加剂的干扰
		糖浆剂的分析	1. 糖浆剂的定义 2. 糖浆剂的常规检查 3. 糖浆剂中附加剂的干扰及排除 4. 应用实例
		栓剂的分析	1. 栓剂的定义 2. 栓剂的常规检查 3. 栓剂中附加剂的干扰及排除 4. 应用实例
		软膏剂、乳膏剂、凝胶剂的分析	1. 组成 2. 常规检查
	专题二： 制药用水的分析	饮用水的分析	1. 性质 2. 检查
		纯化水的分析	1. 性质 2. 检查
		注射用水的分析	
		灭菌注射用水的分析	
	专题三： 药用辅料、包装材料的质量分析	药用辅料的质量分析	1. 液体制剂中辅料的分析 2. 固体制剂中辅料的分析 3. 膏类基质用辅料的分析
		包装材料的质量分析	

目 标 检 测

一、单项选择题

1. 片剂中应检查的项目有（　　）。
   A. 粒度
   B. 应重复原料药的检查项目
   C. 崩解时限
   D. 无菌检查

2. 制剂的含量限度是以（　　）表示的。
   A. 百分含量
   B. 摩尔质量
   C. 标示量的百分含量
   D. 标示量

3. 凡检查含量均匀度的制剂不再检查（　　）。
   A. 澄明度
   B. 重量差异
   C. 崩解时限
   D. 溶出度

4. 溶出度测定的结果判断：6 片中每片的溶出量按标示量计算，均应不低于规定限度 Q，除另有规定外，"Q"值应为标示量的（　　）。
   A. 95%
   B. 70%
   C. 80%
   D. 90%

5. 片剂中的糖类附加剂可干扰（　　）。
   A. 酸碱滴定法
   B. 氧化还原滴定法
   C. 紫外分光光度法
   D. 配位滴定法

6. 盐酸氯丙嗪注射液中常添加维生素 C 作抗氧剂，为排除维生素 C 的干扰可采用（　　）。
   A. 加入掩蔽剂丙酮和甲醛
   B. 加酸分解法
   C. 加入弱氧化剂氧化
   D. 利用主药和抗氧剂紫外吸收光谱的差异进行测定

7. 维生素 C 注射液中抗氧剂亚硫酸氢钠对碘量法有干扰，排除干扰的掩蔽剂是（　　）。
   A. 硼酸
   B. 草酸
   C. 丙酮
   D. 甲醛

8. 为了消除注射液中抗氧剂焦亚硫酸钠对测定的干扰，可在测定前加入（　　）使焦亚硫酸钠分解。
   A. 丙酮
   B. 中性乙醇
   C. 甲醛
   D. 盐酸

9. 注射用水与纯化水质量检查相比较，增加的检查项目是（　　）。
   A. 亚硝酸盐
   B. 氨
   C. 微生物限度
   D. 细菌内毒素

10. 片重在 0.39g 或 0.39g 以上的片剂的重量差异限度为（　　）。
    A. ±7.5%
    B. ±5.0%
    C. ±6.0%
    D. ±7.0%

11. 药物制剂的崩解时限测定可被下列哪项试验代替（　　）。
    A. 重量差异检查
    B. 含量均匀度检查
    C. 溶出度测定
    D. 含量测定

12. 片剂溶出度的检查操作中，溶出液的温度应恒定在（　　）。
    A. (30±0.52)℃
    B. (36±0.5)℃
    C. (37±0.5)℃
    D. (39±0.5)℃

13. 下列物质中不属于抗氧剂的是（　　）。
    A. 硫酸钠
    B. 亚硫酸氢钠
    C. 硫代硫酸钠
    D. 焦亚硫酸钠

14. 含量测定时受水分影响的方法是（   ）。

    A. 紫外-分光光度法　　　　　　　　B. 非水溶液滴定法

    C. 配位滴定法　　　　　　　　　　　D. 氧化还原滴定法

15. 平均装样量在 1.0g 以上至 1.5g 的单剂量包装的颗粒剂，装量差异限度为（   ）。

    A. ±10%　　　　　B. ±8%　　　　　C. ±7%　　　　　D. ±6%

二、多项选择题

16. 注射用水与纯化水质量检查相比较，下列哪些项目要求更严格（   ）。

    A. 亚硝酸盐　　　　　　　　　　　　B. 酸碱度

    C. 重金属　　　　　　　　　　　　　D. 氨

    E. 微生物

17. 在纯化水杂质检查方法中，用比色法检查的有（   ）。

    A. 亚硝酸盐　　　　　　　　　　　　B. 酸碱度

    C. 重金属　　　　　　　　　　　　　D. 氨

    E. 不挥发物

18. 药物制剂分析中，下列说法中不正确的有（   ）。

    A. 杂质检查项目与原料药的检查项目相同

    B. 杂质检查项目与附加剂的检查项目相同

    C. 杂质检查主要是检查制剂生产、储存过程中引入的杂质

    D. 不再进行杂质检查

    E. 出杂质检查外还应进行制剂学方面的检查

19. 片剂中应检查的项目有（   ）。

    A. 重量差异　　　　　　　　　　　　B. 装量差异

    C. 崩解时限　　　　　　　　　　　　D. 不溶性微粒

    E. 制剂在生产和储存过程中引入的杂质

20. 关于含量均匀度的检查，下列说法中正确的是（   ）。

    A. 对于小剂量的制剂，需要进行含量均匀度检查

    B. 含量均匀度是指制剂每片(个)含量偏离标示量的程度

    C. 凡是测定含量均匀度制剂可不再进行重量差异检查

    D. 含量均匀度所用方法和含量测定方法必须相同

    E. 除片剂和注射剂外，其他不需要进行含量均匀度检查

21. 对于小剂量、难溶性的片剂需做的检查有（   ）。

    A. 重量差异　　　　　　　　　　　　B. 崩解时限

    C. 溶出度　　　　　　　　　　　　　D. 含量均匀度

    E. 释放度

22. 用氧化还原法测定主药含量时会使测定结果偏高的是（   ）。

    A. 糊清　　　　　　　　　　　　　　B. 蔗糖

    C. 麦芽糖　　　　　　　　　　　　　D. 硬脂酸镁

    E. 滑石粉

23. 药物制剂中含有的硬脂酸镁主要干扰的含量测定方法有(   )。
   A. 亚硝酸钠法   B. 非水溶液滴定法
   C. 配位滴定法   D. 氧化还原滴定法
   E. 酸碱滴定法

24. 下列测定方法中,主要受滑石粉、硫酸钙、淀粉等水中不易溶解的附加剂的影响的是(   )。
   A. 分光光度法   B. 气相色谱法
   C. 纸色谱法   D. 比旋度法
   E. 比浊法

25. 《中国药典》(2015年版)规定注射液的检查项目包括(   )。
   A. 热原   B. 无菌
   C. 不溶性微粒   D. 可见异物
   E. 装量

26. 排除注射剂分析中抗氧剂的干扰可以采用的方法有(   )。
   A. 加入甲醛或丙酮为掩蔽剂   B. 有机溶剂稀释法
   C. 加碱后加热水解   D. 加酸后加热
   E. 加弱氧化剂

27. 胶囊剂的常规检查项目有(   )。
   A. 粒度   B. 装量差异
   C. 崩解时限   D. 溶出度
   E. 微生物限度

28. 药品包装材料的主要检验项目包括(   )。
   A. 化学性能   B. 使用性能
   C. 安全性能   D. 治疗性能
   E. 解毒性能

29. 硬脂酸镁为片剂常用的润滑剂,可干扰(   )。
   A. 酸碱滴定法   B. 氧化还原滴定法
   C. 非水滴定法   D. 紫外分光光度法
   E. 配位滴定法

三、配伍题

   A. 重量差异   B. 含量均匀度
   C. 溶出度   D. 无菌检查
   E. 释放度

30. 按规定方法测得片剂每片的重量与平均片重之间的差异为(   )。

31. 小剂量片剂应检查(   )。

32. 难溶性药物的片剂应检查(   )。

33. 缓释、控释制剂应检查(   )。

34. 注射剂应进行(   )。

  A. 15min

  B. 30min

  C. 1h

  D. 5min

  E. 先在盐酸溶液（9→1000）中检查 2h，不得有裂缝或崩解现象，之后在磷酸盐缓冲液（pH 6.8）中检查，1h 内应全部溶化或崩解并通过筛网

崩解时限的要求为：

35. 普通片为（ ）。

36. 糖衣片为（ ）。

37. 肠溶衣片为（ ）。

38. 舌下片为（ ）。

39. 薄膜衣片为（ ）。

四、问答题

40. 简述片剂含量测定过程中常见辅料的干扰及排除方法。

41. 简述注射剂中抗氧剂的干扰及排除方法。

实训项目五：复方磺胺甲噁唑注射液的质量分析

一、实训目的

1. 掌握高效液相色谱仪的使用。

2. 熟悉复方制剂的质量分析方法。

二、实训资料

（一）检验药品

1. 检验药品的名称：复方磺胺甲噁唑注射液。

2. 检验药品的来源：药店购买或送检样品。

3. 检验药品的规格、批号、包装及数量：根据药品包装确定，并记录有关情况。

4. 检验依据《中国药典》（2015 年版）。

（二）检验项目

复方磺胺甲噁唑注射液的鉴别、检查及含量测定。

三、实训方案

（一）实训形式

本次实训任务分成 6 人一组，组内交替进行任务实施，3 人配合完成每个检验项目。

（二）实训时间

具体实训时间安排可参考表 5-17。

表 5-17 复方磺胺甲噁唑注射液的质量分析的实训时间安排

实 训 内 容	实训时间(min)	备 注
仪器的准备	20	电子天平;pH酸度计;薄层板;高效液相色谱仪;ODS[①]分析柱;离心机;分液漏斗;容量瓶;试管、滴管、烧杯等常规分析仪器
试剂配制	30	试剂配制参照《中国药典》现行版;试剂由实训教师指导部分学生在课余时间完成;学生按组领取
复方磺胺甲噁唑注射液的鉴别	10	观察颜色应在白色背景下观察
复方磺胺甲噁唑注射液的检查	90	薄层板点样时用量不宜过多,展开前应先用展开剂饱和15min
复方磺胺甲噁唑注射液含量测定	100	进样前,ODS柱应先用流动相平衡30min以上
报告书写	10	报告书要书写规范,不要涂抹
清场	10	所有仪器要清洗干净,放回原位
实训总时间(min)	270	

注:①Octadecylsilyl,ODS

四、实训过程

（一）鉴别

(1) 取本品 0.5mL,加 0.1mol/L 氢氧化钠溶液 1mL,再加硫酸铜试液数滴,即发生草绿色沉淀。

(2) 取本品 0.5mL,加氨试液 1mL、水 5mL、三氯甲烷 10mL,振摇提取,取三氯甲烷层 2mL,加硝酸溶液(1→2mL)适量,轻轻振摇,上层液显红色,后变为黄棕色。

(3) 在含量测定项下记录的色谱图中,供试品溶液主峰的保留时间应分别与相应对照品主峰的保留时间一致。

（二）检查

1. pH 值 用 pH 酸度计检测,pH 值范围应为 9.0～10.5。

2. 磺胺和对氨基苯磺酸 精密量取本品 1mL(相当于磺胺甲噁唑 0.2g),置于 20mL 量瓶中,加 1％氨水的无水乙醇-甲醇混合溶液(体积比 95∶5)稀释至刻度,摇匀,作为供试品溶液;另取磺胺甲噁唑对照品、磺胺对照品与对氨基苯磺酸对照品各适量,精密称定,加 1％氨水的无水乙醇-甲醇混合溶液(体积比 95∶5)溶解并分别稀释制成每 1mL 中含磺胺甲噁唑 10mg、磺胺 0.05mg 和对氨基苯磺酸 0.03mg 的溶液,作为对照品溶液(1)(2)和(3)。照薄层色谱法(《中国药典》通则 0502)试验,吸取上述四种溶液各 10μL,分别点于同一硅胶 GF$_{254}$ 薄层板上,以无水乙醇-甲醇-正庚烷-三氯甲烷-冰醋酸(体积比 28.5∶1.5∶30∶30∶10) 为展开剂,展开后,晾干,先置于紫外光灯(254nm)下检视,再喷以对二甲氨基苯甲醛溶液

（取对二甲氨基 苯甲醛 0.125g，加无氮硫酸 65mL 与水 35mL 的冷混合液溶解后，加三氯化铁试液 0.05mL，摇匀，即得。）显色后，立即检视。供试品溶液如显与磺胺对照品和对氨基苯磺酸对照品相应的杂质斑点，其颜色与对照品溶液(2)(3)的主斑点比较，不得更深。

3. 甲氧苄啶降解产物　精密量取本品 1mL（相当于甲氧苄啶 40mg），置于 50mL 离心管中，加 0.06mol/L 盐酸溶液 15mL，摇匀，加三氯甲烷 15mL，振摇 30s，高速离心 3min。转移水层置 125mL 分液漏斗中，三氯甲烷层再用 0.06mol/L 盐酸溶液 15mL 提取一次，合并水层。加入 10%氢氧化钠溶液 2mL，分别用三氯甲烷 20mL 提取 3 次，合并三氯甲烷层，氮气吹干，残渣中精密加入三氯甲烷-甲醇（体积比 1∶1）1mL 使溶解，作为供试品溶液；另取甲氧苄啶对照品适量，精密称定，加三氯甲烷-甲醇（体积比 1∶1）溶解并分别稀释制成每 1mL 中含 40mg 和 0.2mg 的溶液，作为对照品溶液(1)和(2)。照薄层色谱法（《中国药典》2015 年版）试验，吸取上述三种溶液各 10μL，分别点于同一硅胶 GF$_{254}$ 薄层板上，以三氯甲烷-甲醇-浓氨溶液（体积比 97∶7.5∶1）为展开剂，展开后，晾干，先置紫外光灯（254nm）下检视，再喷以 10%三氯化铁-5%铁氰化钾混合溶液（体积比 1∶1）（临用前混合）显色后，立即检视。甲氧苄啶主斑点的比移值为 0.5，甲氧苄啶降解产物斑点的比移值范围为 0.6～0.7，供试品溶液如在比移值为 0.6～0.7 内显杂质斑点，其颜色与对照品溶液(2)的甲氧苄啶主斑点比较，不得更深（0.5%）。

（三）含量测定

1. 色谱条件与系统适用性试验　用十八烷基硅烷键合硅胶为填充剂；以乙腈-三乙胺-水（体积比 200∶1∶799）[用醋酸溶液（1→100）调节 pH 值至 5.9±0.1]为流动相；检测波长为 254nm。甲氧苄啶峰与磺胺甲噁唑峰之间的分离度应大于 5.0。甲氧苄啶峰与磺胺甲噁唑峰的拖尾因子均不得过 2.0。

2. 测定法　精密量取本品 1mL（约相当于磺胺甲噁唑 0.2g），置于 50mL 量瓶中，加甲醇溶解并稀释至刻度，摇匀，精密量取 1mL，置于 25mL 量瓶中，加流动相稀释至刻度，摇匀，作为供试品溶液；另精密称取在 105℃ 干燥至恒重的磺胺甲噁唑与甲氧苄啶对照品适量，加甲醇溶解并稀释制成每 1mL 中约含磺胺甲噁唑 0.16mg 与甲氧苄啶 0.032mg 的溶液，作为对照品溶液。精密量取上述两种溶液各 20μL，分别注入液相色谱仪，记录色谱图。按下述公式（外标法）以峰面积计算，即得

$$标示量(\%) = \frac{\dfrac{A_X C_R}{A_R} \times D}{C_S} \times 100\% \tag{5-1}$$

式中：A_X 为待测样品峰面积；C_R 为对照品浓度（g/mL）；A_R 为对照品峰面积；D 为稀释倍数；C_S 为标示量即注射剂"规格"项下的标示量（g/mL）。

五、注意事项

1. 薄层色谱展开时，应预先饱和，防止边缘效应，且应注意温度和空气湿度。

2. HPLC 测定中流动相使用前必须经过滤膜过滤和超声脱气。

3. 完成 HPLC 含量测定试验后，必须用水冲洗系统 30min 以上，然后再用甲醇冲洗以保护色谱柱。

附：复方磺胺甲噁唑注射液的质量分析实训报告

品　名	批　号	规　格

来　源：　　　　　　　　取样量：　　　　　　　　取样人：

取样日期：　　年　月　日　　报告日期：　　　　　　年　月　日

检验依据：

检验项目	标准规定	检验结果
复方磺胺甲噁唑注射液的鉴别	（1）发生草绿色沉淀。 （2）上层液显红色，后变为黄棕色。 （3）供试品溶液主峰的保留时间应分别与相应对照品主峰的保留时间一致。	
复方磺胺甲噁唑注射液的检查	（1）pH 值范围应为 9.0～10.5 （2）其颜色与对照品溶液的主斑点比较，不得更深 （3）其颜色与对照品溶液的甲氧苄啶主斑点比较，不得更深（0.5%）	
复方磺胺甲噁唑注射液的含量测定	含磺胺甲噁唑（$C_{10}H_{11}N_3O_3S$）和甲氧苄啶（$C_{14}H_{18}N_4O_3$）均应为标示量的 90.0%～110.0%	

结论：

报告人：　　　　　　　复核人：　　　　　　　质量部经理：

（吴丽荣　张春玉）

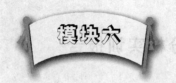

芳酸及酯类药物分析

内容简介

本模块主要介绍芳酸及其酯类药物的结构和性质,并对水杨酸类和其他芳酸类药物中的典型药物进行质量分析。

【知识目标】

- 掌握芳酸及其酯类药物的结构特征、理化性质与分析方法之间的联系;
- 熟悉典型药物阿司匹林和布洛芬的鉴别试验、杂质检查及含量测定的原理和方法;
- 了解芳酸及其酯类药物中其他药物的质量分析。

【能力目标】

- 能够根据芳酸及其酯类药物的化学结构和性质,选择相应的鉴别、杂质检查和含量测定方法;
- 能运用药品质量标准进行常用的化学分析法和仪器分析法的操作、含量测定及结果计算;
- 能运用药品质量标准完成苯甲酸钠的鉴别、含量测定并作出结果判断。

芳酸是羧基直接连接在苯环上的一类化合物的总称。芳酸及其酯类药物的分子结构中含有苯环和羧基,游离羧基酸性比较强,可以形成盐或酯。除此之外,一些药物还连接有酚羟基、芳伯氨基等官能团,这些官能团是本类药物的理化性质及其质量控制方法的基础。国内外药典收载的芳酸及其酯类药物品种众多,根据其化学结构特点可以分为水杨酸类、苯甲酸类和其他芳酸类等。本专题将重点介绍芳酸及其酯类药物中的水杨酸类和苯甲酸类的化学结构和理化性质,并结合 2015 年版《中国药典》对水杨酸类药物中历史悠久的典型解热镇痛药阿司匹林及其制剂和其他类药物中临床常用的解热镇痛类非处方药布洛芬及其制剂的质量进行分析。

专题一　结构与性质

水杨酸类和苯甲酸类药物分子结构中的羧基直接与苯环相连,它们各具不同的理化性质。

一、水杨酸类

本类药物分子结构中均有邻羟基苯甲酸的基本结构,其结构通式为:

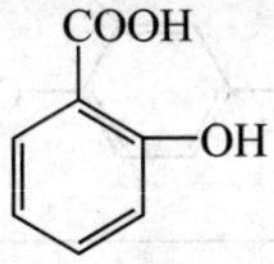

本类药物大多为固体,具有一定的熔点。除对氨基水杨酸钠等盐类易溶于水外,其余药物在水中微溶或几乎不溶,可以溶于乙醇、乙醚、三氯甲烷等有机溶剂中。

2015年版《中国药典》收载的本类药物有水杨酸、阿司匹林、对氨基水杨酸钠、贝诺酯、二氟尼柳、双水杨酯等,典型药物结构与性质见表6-1。

表 6-1 水杨酸类典型药物的结构与性质

药 物	结 构 式	性 质
水杨酸 (salicylic acid)	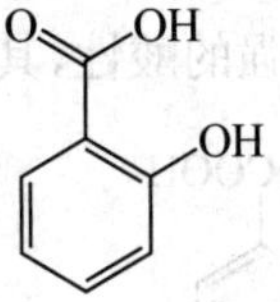	1. 酸性:本类药物分子结构中多数具有游离羧基(如水杨酸、阿司匹林),显酸性,易溶于氢氧化钠和碳酸钠溶液中,可用于药物的鉴别及含量测定。 2. 三氯化铁反应:本类药物分子结构中多数具有游离酚羟基(如水杨酸、对氨基水杨酸钠)或经水解后的生成物含游离酚羟基(如阿司匹林、贝诺酯),可与三氯化铁试液作用,生成紫堇色或紫色的配位化合物,用于药物的鉴别。 3. 重氮化-偶合反应:芳香第一胺的特性。某些药物(如对氨基水杨酸钠)分子结构中具有芳伯胺,或其水解产物结构中具有芳伯胺(如贝诺酯),可发生重氮化-偶合反应,生成猩红色的沉淀,用于药物的鉴别及含量测定
阿司匹林 (aspirin)	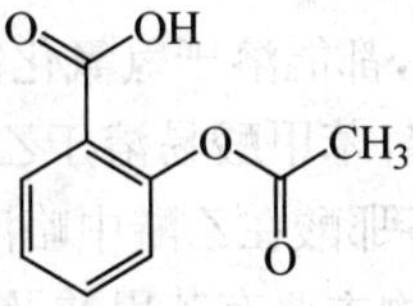	
对氨基水杨酸钠 (sodium aminosalicylate)	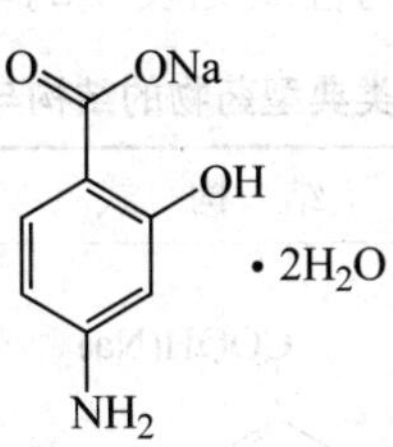	
贝诺酯 (benorilate)	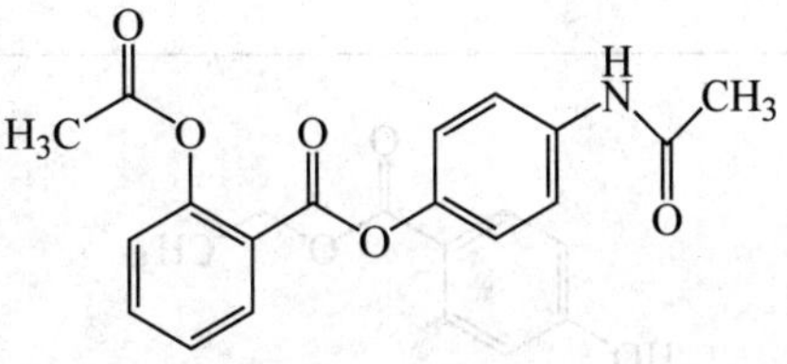	

续表

药 物	结 构 式	性 质
二氟尼柳 （diflunisal）	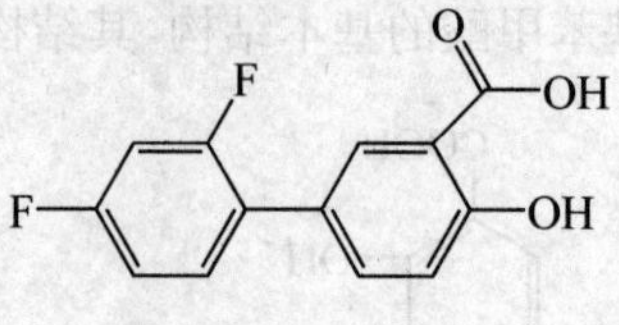	4. 水解反应：酯键的特性。水杨酸酯类药物在一定条件下可发生水解反应，其水解产物具有特殊的性质，可用于药物的鉴别。
双水杨酯 （salsalate）	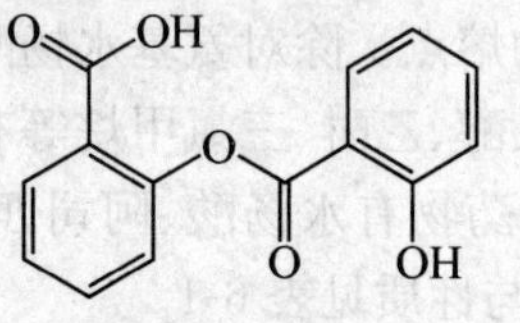	5. 紫外吸收特性：本类药物分子结构中含有芳环及取代基，有较强的紫外吸收特性，可用于药物的鉴别及含量测定

二、苯甲酸类

本类药物羧基直接与苯环相连，具有较强的酸性，其结构通式如下：

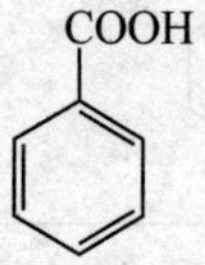

本类药物均为固体，具有一定的熔点，都能溶于氢氧化钠溶液中。除苯甲酸钠等盐能溶于水外，其他药物在水中微溶或几乎不溶，苯甲酸易溶于乙醇、乙醚等有机溶剂；丙磺舒溶于丙酮中，在乙醇、三氯甲烷中略溶；甲芬那酸在乙醚中略溶，在乙醇、三氯甲烷中微溶。

2015 年版《中国药典》收载的本类药物主要有苯甲酸及其钠盐、羟苯乙酯、丙磺舒、布美他尼、泛影酸、甲芬那酸等，典型药物结构与性质见表 6-2。

表 6-2　苯甲酸类典型药物的结构与性质

药 物	结 构 式	性 质
苯甲酸（钠） （benzoic acid and sodium benzoate）	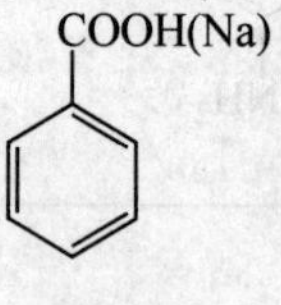	1. 酸性：本类药物分子结构中的羧基直接连在苯环上，具较强的酸性，可用酸碱滴定法测定含量。
羟苯乙酯 （ethylparaben）	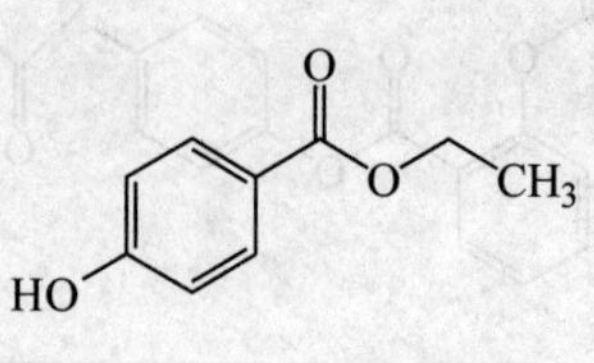	2. 三氯化铁反应：芳酸结构与三氯化铁试液反应生成产物铁盐，其在水中溶解度小，呈赭色沉淀，可用于药物的鉴别。

续表

药　物	结　构　式	性　质
丙磺舒 （probenecid）		
布美他尼 （bumetanide）		3. 分解反应：某些含特殊基团的药物在一定条件下可发生分解反应，得到具有特殊理化性质的产物，用于药物的鉴别。如含碘的泛影酸加热破坏后分解产生碘蒸汽，含硫的丙磺舒受热分解生成亚硫酸盐
泛影酸 （diatrizoic acid）		4. 紫外吸收特性：本类药物分子结构中含有芳环及取代基，在紫外光下有较强的吸收，可用于药物的鉴别及含量测定
甲芬那酸 （mefenamic acid）		

三、其他芳酸类

其他芳酸类药物主要有芳基丙酸类、邻氨基苯乙酸类和吲哚乙酸类等，这些药物结构和性质各不相同。2015 年版《中国药典》收载的本类药物主要有布洛芬、双氯芬酸钠、吲哚美辛、氯贝丁酯和依他尼酸钠等。其结构如下：

布洛芬(ibuprofen)　　　　　双氯芬酸钠(diclofenac sodium)

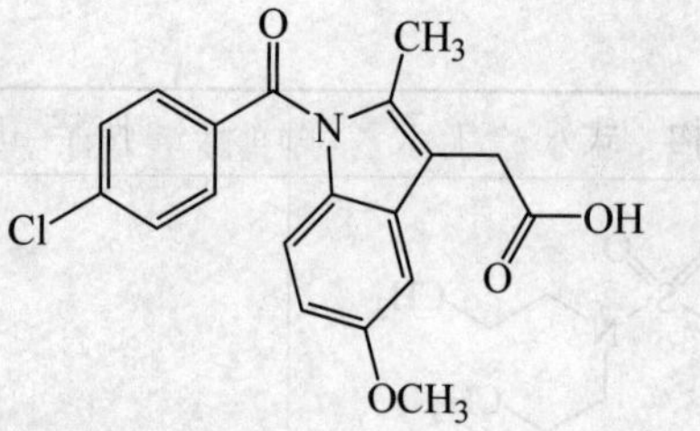

吲哚美辛(indometacin)

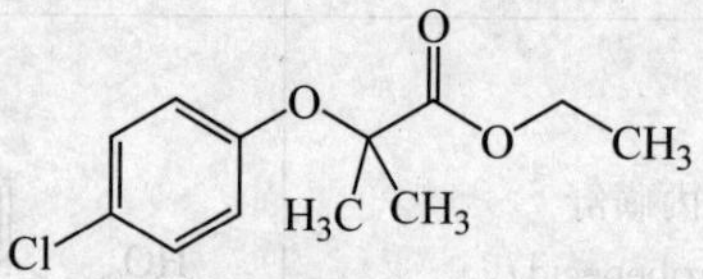

氯贝丁酯(clofibrate)

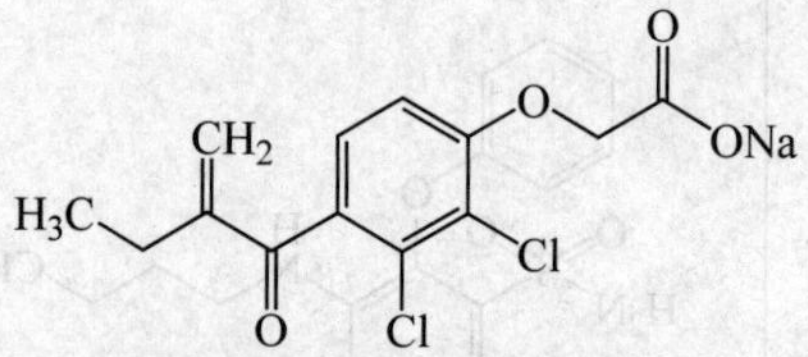

依他尼酸钠(sodium etacrynate)

布洛芬属苯乙酸衍生物,具一定的酸性,但酸性较苯甲酸类和水杨酸类弱,溶于中性乙醇后可用氢氧化钠直接滴定。

双氯芬酸钠属邻氨基苯乙酸类药物,易溶于乙醇,不溶于三氯甲烷。含量测定可采用非水溶液滴定法,以冰醋酸为溶剂、高氯酸为滴定剂,用电位法指示终点。

吲哚美辛是类白色至微黄色结晶粉末,溶于丙酮,在水中几乎不溶。原料药的含量测定可采用直接酸碱滴定法。

氯贝丁酯是油状液体,遇光不稳定。分子结构中具易水解的酯键,含量测定时可采用两步滴定法。

依他尼酸钠为白色粉末,无臭,味苦涩,在水中溶解,在乙醇中微溶。含量测定时可采用溴量法。

本类药物分子结构中均具有共轭体系,有特征性的紫外和红外吸收光谱,可用于药物的鉴别。

知识链接

神奇的布洛芬

布洛芬是世界卫生组织和美国食品和药品管理局(Food and Drug Administration,FDA)唯一共同推荐的儿童退烧药,是公认的儿童首选抗炎药。布洛芬具有抗炎、镇痛、解热的作用,其治疗风湿和类风湿关节炎的疗效稍逊于乙酰水杨酸和保泰松。适用于治疗风湿性关节炎、类风湿关节炎、骨关节炎、强直性脊椎炎和神经炎等症。

专题二 典型药物分析

一、阿司匹林及其制剂的质量分析

阿司匹林为水杨酸和醋酐所形成的酯,白色结晶或结晶性粉末;无臭或微带醋酸臭,味微酸;遇湿气即缓缓水解。

本品在乙醇中易溶,在三氯甲烷或乙醚中溶解,在水或无水乙醚中微溶;在氢氧化钠溶液或碳酸钠溶液中溶解,但同时分解。

（一）鉴别

1. 三氯化铁反应　取本品约 0.1g,加水 10mL,煮沸,放冷,加三氯化铁试液 1 滴,即显紫堇色。反应式如下:

$$6 \begin{array}{c}OH\\ \bigcirc\!\!-COOH\end{array} + 4FeCl_3 \longrightarrow \left[\left(\begin{array}{c}O^-\\ \bigcirc\!\!-COO^-\end{array}\right)_2 Fe\right]_3 Fe + 12HCl$$

解析:阿司匹林分子结构中没有游离酚羟基,不能与三氯化铁试液直接反应,但是其水解产物水杨酸有游离酚羟基,在中性或者弱酸性条件下(pH 4~6)能与三氯化铁试液发生反应,生成一种紫堇色的配位化合物。

2. 水解反应　取本品约 0.5g,加碳酸钠试液 10mL,煮沸 2min 后,放冷,加过量的稀硫酸,即析出白色沉淀,并产生醋酸的臭气。反应式如下:

$$\begin{array}{c}OCOCH_3\\ \bigcirc\\ COOH\end{array} + Na_2CO_3 \xrightarrow[\triangle]{水解} \begin{array}{c}OH\\ \bigcirc\\ COONa\end{array} + CH_3COONa + CO_2\uparrow$$

$$2\begin{array}{c}OH\\ \bigcirc\\ COONa\end{array} + H_2SO_4 \longrightarrow 2\begin{array}{c}OH\\ \bigcirc\\ COOH\end{array}\downarrow + Na_2SO_4$$

$$2\,CH_3COONa + H_2SO_4 \longrightarrow 2\,CH_3COOH + Na_2SO_4$$

解析:阿司匹林在碱性溶液中受热可水解生成水杨酸钠和醋酸钠,放冷后加稀硫酸酸化,便可析出白色的水杨酸沉淀,并产生出醋酸的臭气。

3. 红外光谱法　2015 年版《中国药典》规定本品的红外光吸收图谱应与对照的图谱(光谱集 5 图)一致。

解析:阿司匹林分子结构中含有羧基、酯键,并具有邻取代苯结构,在红外光谱中能产生特征吸收峰,可用于鉴别。

课堂互动

怎样用简便的化学方法对水杨酸类药物中的阿司匹林、水杨酸和贝诺酯进行鉴别?

（二）检查

阿司匹林由水杨酸在硫酸催化下,用醋酐乙酰化所制得。反应式如下:

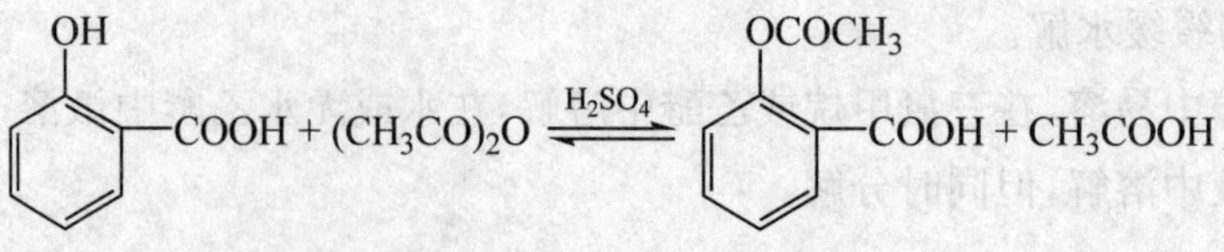

在阿司匹林的合成过程中可能会引入反应不完全的原料苯酚和中间体水杨酸,同时也可能生成副产物醋酸苯酯、水杨酸苯酯和乙酰水杨酸苯酯等杂质。产物阿司匹林储藏过程中也可能发生水解反应得到水杨酸杂质。

2015年版《中国药典》规定,阿司匹林除了要进行"干燥失重""炽灼残渣"和"重金属"的检查外,还要进行以下杂质的检查。

1. 溶液的澄清度　取本品0.50g,加温热至约45℃的碳酸钠试液10mL溶解后,溶液应澄清。

解析:阿司匹林分子结构中含有羧基,能溶于弱碱性的碳酸钠溶液中;而副产物水杨酸苯酯、醋酸苯酯和乙酰水杨酸苯酯等杂质不溶。溶液的澄清度检查主要是利用药物与杂质在溶解行为上的不同来检查碳酸钠试液中的不溶物,从而控制阿司匹林原料药中不含羧基的特殊杂质的量。

2. 游离水杨酸　临用新制。取本品约0.1g,精密称定,置于10mL量瓶中,加1%冰醋酸的甲醇溶液适量,振摇使溶解,并稀释至刻度,摇匀,作为供试品溶液;取水杨酸对照品约10mg,精密称定,置于100mL量瓶中,加1%冰醋酸的甲醇溶液适量使溶解并稀释至刻度,摇匀,精密量取5mL,置于50mL量瓶中,用1%冰醋酸的甲醇溶液稀释至刻度,摇匀,作为对照品溶液。照高效液相色谱法(通则0512)试验。用十八烷基硅烷键合硅胶为填充剂;以乙腈-四氢呋喃-冰醋酸-水(体积比20∶5∶5∶70)为流动相;检测波长为303nm。理论板数按水杨酸峰计算不低于5000,阿司匹林峰与水杨酸峰的分离度应符合要求。立即精密量取对照品溶液与供试品溶液各10μL,分别注入液相色谱仪,记录色谱图。供试品溶液色谱图中如有与水杨酸峰保留时间一致的色谱峰,按外标法以峰面积计算,不得过0.1%。

解析:水杨酸对人体有毒害,其分子结构中的酚羟基容易被空气中的氧气逐渐氧化成一系列醌式结构的有色化合物(如淡黄色、红棕色、深棕色等),导致阿司匹林变色,所以需要加以控制。此项检查主要是控制阿司匹林中的游离水杨酸杂质的量。2015年版《中国药典》用高效液相色谱法来控制游离水杨酸的量,取代了原来的三氯化铁反应,有效防止了反应过程中可能产生的新水杨酸。

知识链接

阿司匹林制剂中水杨酸的检查

一般来说,制剂不再重复原料药项下的有关杂质检查项目。但由于阿司匹林在制剂过程中可能水解得到游离水杨酸杂质,因此,现行版《中国药典》规定,阿司匹林制剂都按上述类似的方法控制游离水杨酸的量,阿司匹林片、肠溶片、肠溶胶囊、泡腾片和栓剂的限量分别是0.3%、1.5%、1.0%、3.0%和3.0%。

---

3. 易碳化物　取本品0.5g,依法检查(通则0842),与对照液(取比色用氯化钴液0.25mL、比色用重铬酸钾液0.25mL、比色用硫酸铜液0.40mL,加水使成5mL)比较,不得更深。

解析：易碳化物检查主要是控制阿司匹林中遇硫酸易炭化或氧化而呈色的一些微量有机杂质的量。

4. **有关物质** 取本品约 0.1g，置于 10mL 量瓶中，加 1% 冰醋酸的甲醇溶液适量，振摇使溶解并稀释至刻度，摇匀，作为供试品溶液；精密量取 1mL，置于 200mL 量瓶中，用 1% 冰醋酸的甲醇溶液稀释至刻度，摇匀，作为对照溶液；精密量取对照溶液 1mL，置于 10mL 量瓶中，用 1% 冰醋酸的甲醇溶液稀释至刻度，摇匀，作为灵敏度溶液。照高效液相色谱法（通则 0512）实验。用十八烷基硅烷键合硅胶为填充剂；以乙腈-四氢呋喃-冰醋酸-水（体积比 20∶5∶5∶70）为流动相 A，乙腈为流动相 B，按表 6-3 进行梯度洗脱；检测波长为 276nm。阿司匹林峰的保留时间约为 8min，阿司匹林峰与水杨酸峰的分离度应符合要求。分别精密量取供试品溶液、对照溶液、灵敏度溶液与游离水杨酸检查项下的水杨酸对照品溶液各 10μL，注入液相色谱仪，记录色谱图。供试品溶液色谱图中如有杂质峰，除水杨酸峰外，其他各杂质峰面积的和不得大于对照溶液主峰面积（0.5%）。供试品溶液色谱图中小于灵敏度溶液主峰面积的色谱峰忽略不计。

表 6-3　阿司匹林流动相线性梯度洗脱

时间(min)	梯度(流动相 A)(%)	梯度(流动相 B)(%)
0	100	0
60	20	80

解析：2015 年版《中国药典》阿司匹林检查项下的有关物质检查主要是控制阿司匹林中杂质的限量。

此外，2015 年版《中国药典》规定，阿司匹林片还要按照"溶出度与释放度测定法"（通则 0931 第一法）测定溶出度；阿司匹林肠溶片和肠溶胶囊还要按照"溶出度与释放度测定法"（通则 0931 第一法方法 1）测定溶出度，并均应符合规定。

（三）含量测定

阿司匹林分子结构中的游离羧基具一定的酸性，可与碱结合成盐，利用这一性质，可以标准碱滴定液直接滴定。因而，2015 年版《中国药典》采用直接酸碱滴定法测定阿司匹林原料药的含量。由于阿司匹林在制剂过程中会加入稳定剂等辅料，同时，在制剂或贮藏过程中阿司匹林的酯键也可能水解而产生水杨酸和醋酸杂质，这些酸性物质的存在给直接酸碱滴定造成干扰，因此，2015 年版《中国药典》采用高效液相色谱法外标法测定阿司匹林制剂的含量。具体方法如下：

1. **阿司匹林原料药的含量测定**

（1）测定方法：取本品约 0.4g，精密称定，加中性乙醇（对酚酞指示液显中性）20mL 溶解后，加酚酞指示液 3 滴，用氢氧化钠滴定液（0.1mol/L）滴定。每 1mL 氢氧化钠滴定液（0.1mol/L）相当于 18.02mg 的阿司匹林（$C_9H_8O_4$）。

反应式如下：

（2）含量计算

$$含量(\%) = \frac{V \times T \times F \times 10^{-3}}{m} \times 100\%$$ （6-1）

式中：V 为消耗氢氧化钠滴定液的体积(mL)；T 为滴定度(mg/mL)；F 为氢氧化钠滴定液的浓度校正因子；m 为供试品的取样量(g)。

解析：阿司匹林在水中微溶，在乙醇中易溶，含量测定过程中使用中性乙醇作为溶剂，一是为了防止测定过程中阿司匹林的酯键水解造成结果的偏高；其次是因为乙醇对酚酞显弱酸性，滴定过程中会消耗氢氧化钠滴定液，造成结果的不准确，所以乙醇在使用前需要用氢氧化钠中和后再用。

阿司匹林是有机弱酸，氢氧化钠为强碱，滴定到达化学计量点时生成强碱弱酸盐，因此选用在碱性范围变色的酚酞作为指示剂。

为防止滴定过程中局部碱浓度过大而促使阿司匹林水解，该滴定操作应在持续振摇下较快进行。温度控制在0～40℃对测定结果几乎无变化。若供试品中所含的水杨酸杂质超过规定限度时，建议不用该法测定，否则会造成结果偏高。

2. 阿司匹林片的含量测定

照高效液相色谱法(通则0512)测定。

（1）色谱条件与系统适用性试验：用十八烷基硅烷键合硅胶为填充剂；以乙腈-四氢呋喃-冰醋酸-水(体积比20∶5∶5∶70)为流动相；检测波长为276nm。理论板数按阿司匹林峰计算不低于3000，阿司匹林峰与水杨酸峰的分离度应符合要求。

（2）测定法：取本品20片，精密称定，充分研细，精密称取细粉适量(约相当于阿司匹林10mg)，置于100mL量瓶中，用1%冰醋酸的甲醇溶液强烈振摇使阿司匹林溶解，并用1%冰醋酸的甲醇溶液稀释至刻度，摇匀，滤膜滤过，取续滤液作为供试品溶液，精密量取10μL注入液相色谱仪，记录色谱图；另取阿司匹林对照品，精密称定，加1%冰醋酸的甲醇溶液振摇使溶解并定量稀释制成每1mL中约含0.1mg的溶液，同法测定。按外标法以峰面积计算，即得，含量应符合规定。

（3）含量计算

$$标示量(\%) = \frac{C_R \times \frac{A_X}{A_R} \times D \times \overline{W}}{m \times S} \times 100\%$$ （6-2）

式中：C_R 为对照品溶液的浓度(g/mL)；A_X 和 A_R 分别为供试品和对照品溶液的峰面积；D 为稀释倍数；$\overline{W}$ 为平均片重(g)；m 为供试品的取样量(g)；S 为标示量(g/片)。

解析：2015年版《中国药典》收载的阿司匹林制剂除普通片剂外，还有肠溶片、肠溶胶囊、泡腾片和栓剂，这些制剂也都采用高效液相色谱法测定含量。

知识链接

两步滴定法测定阿司匹林片的含量

阿司匹林片在制剂过程中会加入少量稳定剂酒石酸或枸橼酸，同时，阿司匹林的酯键水解会产生水杨酸和醋酸，这些酸性物质对直接酸碱滴定会造成干扰。《中国药典》曾经采用两步酸碱滴定法测定阿司匹林片的含量，即先中和供试品中共存的酸，再在碱性条件下将阿司匹林定量水解后再测定。反应分为两步：

（1）中和

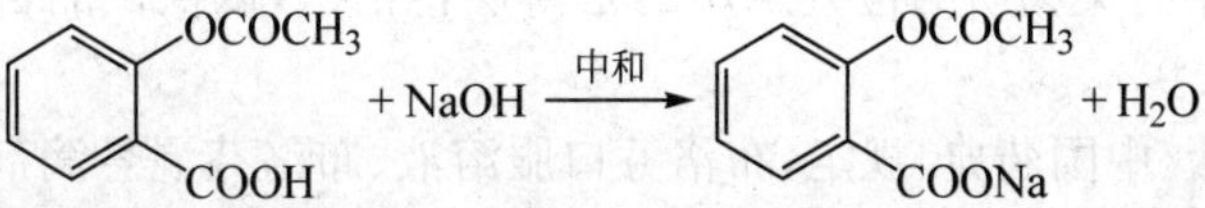

（2）水解与滴定

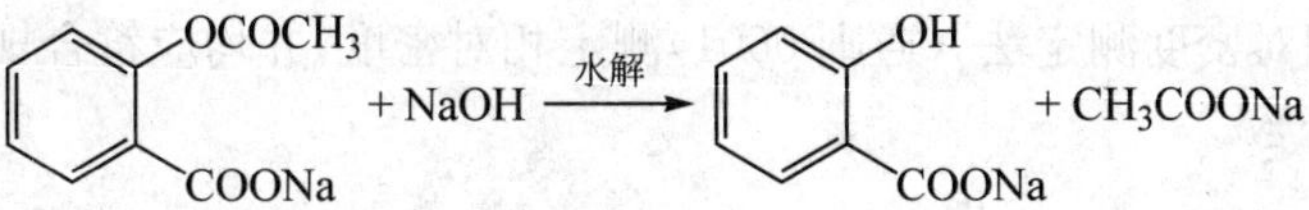

$$H_2SO_4 + 2NaOH \xrightarrow{\text{滴定}} Na_2SO_4 + 2H_2O$$

　　第一步主要是中和供试品中存在的各种游离酸,阿司匹林也同时被中和为钠盐。供试品中阿司匹林的含量则由第二步水解所消耗的碱量计算。由于加热会使得氢氧化钠吸收空气中的二氧化碳而降低自身浓度,故反应应在同等条件下做空白试验以校正二氧化碳造成的误差。

二、布洛芬及其制剂的质量分析

　　本品为白色结晶性粉末;稍有特异臭,几乎无味。在乙醇、丙酮、三氯甲烷或乙醚中易溶,在水中几乎不溶;在氢氧化钠或碳酸钠试液中易溶。熔点(通则0612第一法)为74.5～77.5℃。

　　（一）鉴别

　　1. 紫外-分光光光度法:取本品,加0.4％氢氧化钠溶液制成每1mL中约含0.25mg的溶液,照紫外-可见分光光度法(通则0401)测定,在265nm与273nm的波长处有最大吸收,在245nm与271nm的波长处有最小吸收,在259nm的波长处有一肩峰。

　　解析:布洛芬属苯乙酸衍生物,分子结构中既具有取代苯环又具有游离羧基,在紫外光区有特征性吸收,可用于鉴别。

　　2. 红外光谱法:2015年版《中国药典》规定本品的红外光吸收图谱应与对照的图谱(光谱集943图)一致。

　　解析:布洛芬分子结构中具取代苯环结构和游离羧基,在红外光谱中能产生相应的特征吸收峰,可用于鉴别。

　　（二）检查

　　2015年版《中国药典》规定,布洛芬除了要进行"氯化物""干燥失重""炽灼残渣"和"重金属"等一般杂质的检查外,还要进行以下特殊杂质的检查。

　　有关物质:取本品,用三氯甲烷制成每1mL中含100mg的溶液,作为供试品溶液;精密量取适量,用三氯甲烷定量稀释制成每1mL中含1mg的溶液,作为对照溶液。照薄层色谱法(通则0502)试验,吸取上述两种溶液各5μL,分别点于同一硅胶G薄层板上,以正己烷-乙酸乙酯-冰醋酸(体积比15∶5∶1)为展开剂,展开,晾干,喷以1％高锰酸钾的稀硫酸溶液,在120℃加热20min,置紫外光灯(365nm)下检视。供试品溶液如显杂质斑点,与对照溶液的主斑点比较,不得更深。

解析:布洛芬中有关物质的检查采用的是薄层色谱法,以供试品自身浓度稀释对照法检查,限度要求为 1.0%。

此外,2015 年版《中国药典》规定,布洛芬口服溶液、布洛芬混悬滴剂和布洛芬糖浆还要按照"pH 值测定法"(通则 0631)测定 pH 值;布洛芬片、布洛芬胶囊和布洛芬缓释胶囊还要按照"溶出度和释放度测定法"(通则 0931 第一法)测定溶出度;布洛芬混悬滴剂和布洛芬糖浆还要按照"相对密度测定法"(通则 0601)测定相对密度,并均应符合规定。

(三)含量测定

布洛芬分子结构中的游离羧基具有酸性,2015 年版《中国药典》采用酸碱滴定法测定布洛芬原料药的含量。由于布洛芬制剂中的辅料会对酸碱滴定结果产生一定的影响,因此,2015 年版《中国药典》采用高效液相色谱法测定布洛芬制剂的含量。具体方法如下。

1. 布洛芬原料药的含量测定

(1) 测定方法:取本品约 0.5g,精密称定,加中性乙醇(对酚酞指示液显中性)50mL 溶解后,加酚酞指示液 3 滴,用氢氧化钠滴定液(0.1mol/L)滴定。每 1mL 氢氧化钠滴定液(0.1mol/L)相当于 20.63mg 的布洛芬($C_{13}H_{18}O_2$)。

(2) 含量计算

$$含量(\%) = \frac{V \times T \times F \times 10^{-3}}{m} \times 100\% \tag{6-3}$$

式中:V 为消耗氢氧化钠滴定液的体积(mL);T 为滴定度(mg/mL);F 为氢氧化钠滴定液的浓度校正因子;m 为供试品的取样量(g)。

解析:布洛芬原料药的含量测定主要利用其分子结构中游离羧基的酸性,以直接酸碱滴定法测定含量。

2. 布洛芬片的含量测定 照高效液相色谱法(通则 0512)测定。

(1) 色谱条件与系统适用性试验:用十八烷基硅烷键合硅胶为填充剂;以醋酸钠缓冲液(取醋酸钠 6.13g,加水 750mL 使溶解,用冰醋酸调节 pH 值至 2.5)-乙腈(体积比 40:60)为流动相;检测波长为 263nm。理论板数按布洛芬峰计算不低于 2500。

(2) 测定法:取本品 20 片(糖衣片应除去包衣),精密称定,研细,精密称取适量(约相当于布洛芬 50mg),置于 100mL 量瓶中,加甲醇适量,振摇使布洛芬溶解,用甲醇稀释至刻度,摇匀,滤过,取续滤液作为供试品溶液,精密量取 20μL 注入液相色谱仪,记录色谱图;另取布洛芬对照品 25mg,精密称定,置于 50mL 量瓶中,加甲醇 2mL 使溶解,用甲醇稀释至刻度,摇匀,同法测定。按外标法以峰面积计算,即得,含量应符合规定。

(3) 含量计算

$$标示量(\%) = \frac{C_R \times \dfrac{A_X}{A_R} \times D \times \overline{W}}{m \times S} \times 100\% \tag{6-4}$$

式中:C_R 为对照品溶液的浓度(g/mL);A_X 和 A_R 分别为供试品和对照品溶液的峰面积;D 为稀释倍数;$\overline{W}$ 为平均片重(g);m 为供试品的取样量(g);S 为标示量(g/片)。

解析:2015 年版《中国药典》收载的布洛芬制剂除片剂外,还有口服溶液、胶囊、混悬滴剂、缓释胶囊和糖浆剂,这些制剂的含量测定都采用高效液相色谱法。

知识链接

苯甲酸钠的双相滴定法

苯甲酸钠是苯甲酸的钠盐,药用辅料、食品工业常用的防腐剂,有防止变质发酵、延长保质期的效果,在世界各国被广泛使用。

苯甲酸钠易溶于水,水溶液呈弱碱性($pK_b = 9.8$)。苯甲酸几乎不溶于水,溶于乙醚等有机溶剂,有较强的酸性($K_a = 6.3 \times 10^{-5}$)。因此,采用盐酸滴定液直接滴定苯甲酸钠测定其含量时,生成物苯甲酸的酸性会影响滴定反应的进行,同时,产物苯甲酸在水溶液中几乎不溶,析出白色沉淀会干扰终点的观察,故而 2005 年版《中国药典》(二部)曾经采用双相滴定法来测定苯甲酸钠的含量。

操作时,选用乙醚和水组成的双相体系。滴定过程中,水相产生的苯甲酸立即被提取到易溶的乙醚相,不会在水层形成白色沉淀,同时也降低了水相的酸性,增大滴定突跃,有利于滴定反应进行完全,也有利于终点的判断。

学 习 小 结

			结构与性质	典型药物:阿司匹林及其制剂分析	
模块六 芳酸及其酯类药物	水杨酸类药物	阿司匹林	O‖C—OH, O—CH₃ (结构式) 1. 溶解性 2. 酸性 3. 三氯化铁呈色反应 4. 水解性 5. 紫外吸收特性	鉴别	1. 三氯化铁反应 2. 水解反应 3. 红外光谱法
				特殊杂质	1. 溶液的澄清度 2. 游离水杨酸 3. 易碳化物 4. 有关物质
				含量测定	1. 酸碱滴定法(原料药) 2. 高效液相色谱法(制剂)
	苯甲酸类药物		结构通式与性质		
			COOH (结构式)	1. 溶解性 2. 酸性 3. 三氯化铁呈色反应 4. 特殊基团的分解反应性 5. 紫外吸收特性	
	其他芳酸类药物	布洛芬	结构与性质	典型药物:布洛芬及其制剂分析	
			H₃C—, CH₃, CH₃ (结构式) O‖C—OH 1. 溶解性 2. 酸性	鉴别	1. 紫外-分光光度法 2. 红外光谱法
				特殊杂质	有关物质
				含量测定	1. 酸碱滴定法(原料药) 2. 高效液相色谱法(制剂)

目 标 检 测

一、单项选择题

1. 阿司匹林的鉴别反应是（   ）。
   A. 水解后三氯化铁反应显紫堇色
   B. 直接与三氯化铁反应显紫堇色
   C. 直接与三氯化铁反应生成米黄色沉淀
   D. 甲醛-硫酸反应呈玫红色
   E. 紫外光谱有最大、最小吸收及肩峰

2. 以下药物需要检查游离水杨酸杂质的是（   ）。
   A. 丙磺舒
   B. 布洛芬片
   C. 盐酸利多卡因
   D. 布比卡因
   E. 阿司匹林片

3. 下列哪种药物具有重氮化-偶合反应（   ）。
   A. 乙酰水杨酸
   B. 苯甲酸
   C. 对氨基水杨酸钠
   D. 丙磺舒
   E. 双水杨酯

4. 布洛芬中"有关物质"的检查采用的方法是（   ）。
   A. 紫外-分光光度法
   B. 红外光谱法
   C. 高效液相色谱法
   D. 薄层色谱法
   E. 荧光分析法

5. 不需要测定释放度的药物是（   ）。
   A. 阿司匹林肠溶胶囊
   B. 阿司匹林肠溶片
   C. 对氨基水杨酸钠肠溶片
   D. 布洛芬缓释胶囊
   E. 布洛芬片

二、配伍选择题

   A. 第一法
   B. 第二法
   C. 高效液相色谱法
   D. 酸碱滴定法
   E. 分解产物反应

下列各项测定选用何种方法？

6. 阿司匹林肠溶片释放度检查用（   ）。

7. 布洛芬缓释胶囊的含量测定用（   ）。

8. 布洛芬原料药含量测定用（   ）。

   A. 水杨酸类药物
   B. 苯甲酸类药物
   C. 其他芳酸类药物
   D. 巴比妥类药物
   E. 酰胺类药物

以下药物分别属于哪一类药物？

9. 苯甲酸钠是(　　　)。

10. 氯贝丁酯是(　　)。

11. 贝诺酯是(　　)。

三、多项选择题

12. 阿司匹林溶液澄清度的检查是控制(　　　)。

    A. 无羧基特殊杂质限量　　　　　　B. 苯酚限量

    C. 乙酰水杨酸苯酯限量　　　　　　D. 醋酸苯酯与水杨酸苯酯限量

    E. 不溶于碳酸钠试液中的杂质限量

13. 能用三氯化铁反应来鉴别的药物是(　　　)。

    A. 阿司匹林　　　　　　　　　　　B. 阿司匹林片

    C. 布洛芬　　　　　　　　　　　　D. 水杨酸

    E. 对氨基水杨酸钠

14. 布洛芬的鉴别实验有(　　　)。

    A. 三氯化铁反应　　　　　　　　　B. 加硫酸加热,产生白色升华物

    C. 紫外分光光度法　　　　　　　　D. 红外光谱法

    E. 荧光反应

四、简答题

15. 阿司匹林中的主要特殊杂质是什么? 检查此杂质的原理是什么?

16. 怎样用三氯化铁反应鉴别水杨酸和苯甲酸?

五、计算题

17. 精密称定阿司匹林原料药 0.3992g,加中性乙醇 20mL 溶解后,加酚酞指示液3滴,用氢氧化钠滴定液(0.1024mol/L)滴定,消耗氢氧化钠滴定液 21.60mL。1mL 氢氧化钠滴定液(0.1mol/L)相当于 18.02mg 的阿司匹林。现行版《中国药典》规定,本品按干燥品计算,含阿司匹林不得少于 99.5%,试通过计算判断该供试品的含量是否符合规定。

实训项目六:苯甲酸钠的含量测定

一、实训目的

1. 掌握非水溶液滴定法测定苯甲酸钠含量的原理和操作方法;

2. 了解非水溶液滴定法滴定终点的确定方法。

二、实训资料

(一)检验药品

1. 检验药品名称:苯甲酸钠。

2. 检验药品来源:试剂公司购买或送检样品。

3. 检验药品规格、批号、包装及数量：根据药品包装确定，并记录有关情况。

4. 检验依据：2015 年版《中国药典》。

（二）检验项目

苯甲酸钠的鉴别及含量测定。

三、实训方案

（一）实训形式

本次实训任务分成 6 人一组，组内交替进行任务实施，3 人配合完成每个检查项目。

（二）实训时间

具体实训时间安排可参考表 6-4。

表 6-4　苯甲酸钠的含量测定实训时间安排

实训内容	实训时间（min）	备　注
仪器准备	10	分析天平、酸式滴定管、量筒、高型称量瓶、锥形瓶、试管、酒精灯、铂丝、洗瓶、鼓风干燥箱等常规分析仪器
试剂配制	20	试剂由实训教师指导部分学生在课余时间完成，上课时学生按组领取
苯甲酸钠的含量测定	40	所有滴定用仪器均应洁净干燥，滴定时逐滴进行，近终点时注意半滴操作
实训报告书写	10	实训报告书要规范，不得随意涂抹
清场	10	所有仪器均要清洗干净，放回原位
实训总时间（min）	90	

四、实训过程

1. 供试品准备　苯甲酸钠。

2. 试剂准备

（1）高氯酸滴定液（0.1mol/L）：取无水冰醋酸（按含水量计算，每 1g 水加醋酐 5.22mL）750mL，加入高氯酸（70%～72%）8.5mL，摇匀，在室温下缓缓滴加醋酐 23mL，边加边摇，加完后再振摇均匀，放冷，加无水冰醋酸适量使成 1000mL，摇匀，放置 24h。若所测供试品易乙酰化，则须用水分测定法（通则 0832 第一法）测定本液的含水量，再用水和醋酐调节至本液的含水量为 0.01%～0.2%。

（2）结晶紫指示液：取结晶紫 0.5g，加冰醋酸 100mL 使溶解，即得。

（3）冰醋酸。

3. 含量测定

（1）测定方法：取本品，经 105℃干燥至恒重，取约 0.12g，精密称定，加冰醋酸 20mL 使溶解，加结晶紫指示液 1 滴，用高氯酸滴定液（0.1mol/L）滴定至溶液显绿色，并将滴定的结果用空白试验校正。每 1mL 高氯酸滴定液（0.1mol/L）相当于 14.41mg 的苯甲酸钠

$(C_7H_5NaO_2)$。

2015 年版《中国药典》规定,本品系由苯甲酸和碳酸氢钠反应制得。按干燥品计算,含苯甲酸钠不得少于 99.0%。

结果计算如下:

$$含量(\%) = \frac{V \times T \times F \times 10^{-3}}{m} \times 100\% \qquad (6\text{-}5)$$

（2）实验数据记录与处理

项　　目		次　　数		
		1	2	3
苯甲酸钠质量(g)				
高氯酸滴定液体积(mL)	初始体积读数 V_0			
	终点体积读数 V_1			
	空白试验消耗体积			
	滴定液实际消耗体积 V_2			
高氯酸滴定液的滴定度 T(mg/mL)				
高氯酸滴定液的实际浓度(mol/L)				
高氯酸滴定液的浓度校正因子 F				
苯甲酸钠的百分含量(%)				
苯甲酸钠的平均百分含量(%)				
相对标准偏差(%)				

五、注意事项

1. 本实训为非水溶液滴定法,滴定所用仪器和试剂应干净并干燥。
2. 滴定过程中注意指示液颜色的变化,数据记录过程中注意滴定管的读数。

附：苯甲酸钠的含量测定实训报告

| 品　名 | | 批　号 | | 规　格 | |

来　源：　　　　　　　　　　取 样 量：　　　　　　　　取 样 人：

取样日期：　　年　月　日　　报告日期：　　　　　　　　　年　月　日

检验依据：

检验项目	标准规定	检验结果
苯甲酸钠的含量测定	按干燥品计算，含苯甲酸钠不得少于99.0%。	

结论：

报告人：　　　　　　　　复核人：　　　　　　　　质量部经理：

（王梦禅）

胺类药物的分析

 ══ 内容简介 ══

　　本模块主要介绍胺类药物中的酰胺类、苯乙胺类和对氨基苯甲酸酯类药物的结构和性质、鉴别试验、杂质检查和含量测定方法。

　　【知识目标】

- 掌握胺类药物的结构特征、理化性质与分析方法之间的联系;
- 熟悉酰胺类和对氨基苯甲酸酯类药物的鉴别试验、杂质检查及含量测定原理与方法;
- 了解苯乙胺类药物的结构与性质。

　　【能力目标】

- 能够根据胺类药物的化学结构,选择相应的鉴别、杂质检查及含量测定方法;
- 能运用药品质量标准进行分光光度法、液相色谱法、非水溶液滴定法的操作及结果计算;
- 能运用药品质量标准完成盐酸普鲁卡因注射液的含量测定并作出结果判断。

　　胺类药物的化学结构比较多样,《中国药典》(2015 年版)收载此类药物品种繁多。根据药物的化学结构,胺类药物可分为芳胺类、脂肪胺类、芳烃胺类和磺酰胺类等。本章重点介绍芳胺类药物中的对氨基苯甲酸酯类和酰胺类、芳烃胺类中的苯乙胺类药物的质量分析。

专题一　结构与性质

　　胺类药物的基本结构有两大类:芳香第一胺未被取代,而在芳环对位有取代的对氨基苯甲酸酯类;另一类是芳香第一胺被酰化,并在芳环对位有取代基的酰胺类药物。

一、对氨基苯甲酸酯类

本类药物分子中都具有对氨基苯甲酸酯的母体,结构通式如下:

$$R_1HN-\text{〔benzene〕}-C(=O)-OR_2$$

典型药物有苯佐卡因、盐酸普鲁卡因、盐酸丁卡因等局部麻醉药。其结构特点及性质见表 7-1。

表 7-1　对氨基苯甲酸酯类药物的结构与性质

药　物	结　构　式	性　质
苯佐卡因 （benzocaine）		1. 芳伯氨基特性：本类药物分子结构中具有芳伯氨基（除盐酸丁卡因外），故显重氮化-偶合反应；可用于鉴别和含量测定。与芳醛缩合成 Schiff 碱；易氧化变色等。
盐酸普鲁卡因 （procaine hydrochloride）		2. 水解性：因分子结构中含有酯键，故易水解。尤其是受光、热或碱性条件的影响，更易促进其水解。 3. 弱碱性：本类药物因分子结构中脂烃胺侧链为叔胺氮原子（除苯佐卡因外），故游离体具有弱碱性。能与生物碱沉淀剂发生沉淀反应；在水溶液中不能用酸滴定液直接滴定，只能在非水溶剂中滴定。
盐酸丁卡因 （tetracaine hydrochloride）		4. 紫外吸收特性：本类药物分子结构中具有苯环，有紫外吸收光谱和红外吸收光谱特性

二、酰胺类

本类药物系苯胺的酰基衍生物，其结构共性是具有芳酰胺基，结构通式如下：

代表药物有对乙酰氨基酚、盐酸利多卡因和盐酸布比卡因等。各典型药物结构特点与性质见表 7-2。

表 7-2　酰胺类药物的结构与性质

药　　物	结　构　式	性　　质
对乙酰氨基酚 （paracetamol）	（化学结构式：对乙酰氨基酚）	1. 芳伯氨基特性：本类药物分子结构中具有芳酰胺基，在酸性溶液中易水解为芳伯氨基化合物，并显重氮化-偶合反应；其水解反应速度对乙酰氨基酚比较快。盐酸利多卡因和盐酸布比卡因在酰胺基邻位存在两个甲基，由于空间位阻影响，较难水解，所以其盐的水溶液比较稳定。 2. 水解产物易酯化：对乙酰氨基酚水解后生成醋酸，可在硫酸介质中与乙醇反应，产生醋酸乙酯的香味。 3. 酚羟基特性：对乙酰氨基酚具有酚羟基，与三氯化铁发生显色反应。 4. 弱碱性：利多卡因和布比卡因的脂烃胺侧链叔胺氮原子，具有一定碱性可以成盐。 5. 与重金属离子发生沉淀反应：利多卡因和布比卡因酰胺基上的氮可在水溶液中与铜离子或钴离子发生配位反应，生成有色的配位化合物沉淀。此沉淀可溶于氯仿等有机溶剂中
盐酸利多卡因 （lidocaine hydrochloride）	（化学结构式：盐酸利多卡因）·HCl·H₂O	
盐酸布比卡因 （bupivacaine hydrochloride）	（化学结构式：盐酸布比卡因）·HCl·H₂O	

三、苯乙胺类

本类药物为拟肾上腺素类药物，基本结构为苯乙胺，多数在苯环上有 1～2 个酚羟基取代（除盐酸克伦特罗外）。本类药物的基本结构为：

$$R_1—CH—CH—NH—R_2$$
$$\quad\ \ OH\ \ R_3$$

《中国药典》（2015 年版）收载的苯乙胺类药物 17 种，现列举在质量分析方面具有代表性的典型药物，其结构特点与性质见表 7-3。

表 7-3　苯乙胺类药物的结构与性质

药　物	结　构　式	性　质
肾上腺素 （epinephrine）	HO—〔苯环〕—CH—CH$_2$—NH—CH$_3$ 　　　　　　OH HO	1. 碱性：本类药物分子结构中具有脂烃胺基侧链，其氮为仲胺氮，故显弱碱性。其游离碱难溶于水，易溶于有机溶剂，其盐可溶于水。
盐酸异丙肾上腺素 （isoprenaline hydrochloride）	HO—〔苯环〕—CH—CH$_2$—NH—CH〈CH$_3$　CH$_3$〉·HCl 　　　　　　OH HO	2. 酚羟基特性：本类药物分子结构中具有邻苯二酚（或苯酚）结构，可与重金属离子配位呈色；露置空气中或遇光、热易氧化，色渐变深，在碱性溶液中更易氧化变色。
盐酸多巴胺 （dopamine hydrochloride）	HO—〔苯环〕—CH$_2$—CH$_2$—NH$_2$·HCl HO	3. 光学活性：多数药物分子结构中具有手性碳原子，具有旋光性。
盐酸克伦特罗 （clenbuterol hydrochloride）	Cl H$_2$N—〔苯环〕—CH—CH$_2$NH—CH〈CH$_3$　CH$_3$〉·HCl 　　　　　OH Cl	4. 其他性质：药物分子结构中的苯环上有其他取代基，各具特性，可供分析。如盐酸克伦特罗具有芳伯氨基的结构

专题二　典型药物分析

一、盐酸普鲁卡因的质量分析

　　盐酸普鲁卡因为常用的局部麻醉药，是对氨基苯甲酸和二乙氨基乙醇的酯与盐酸形成的盐，为白色结晶或结晶性粉末，易溶于水，在乙醇中略溶，在三氯甲烷中微溶，在乙醚中几乎不溶。

（一）鉴别

1. 水解反应　取本品约 0.1g,加水 2mL 溶解后，加 10% 氢氧化钠溶液 1mL,即生成白

色沉淀；加热，变成油状物，继续加热，发生的蒸汽能使湿润的红色石蕊试纸变为蓝色；热
至油状物消失后，放冷，加盐酸酸化，即析出白色沉淀；此沉淀可溶于过量盐酸。其化学反
应式为：

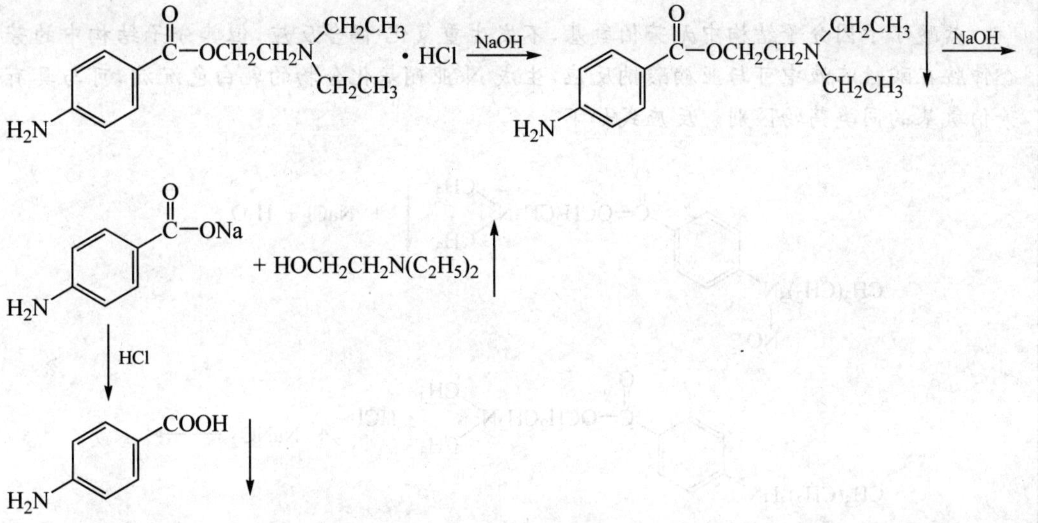

解析：盐酸普鲁卡因遇氢氧化钠试液即生成游离普鲁卡因，析出白色沉淀，该沉淀熔点
低，受热成油状物，继续加热则水解，生成具有挥发性的二乙氨基乙醇和对氨基苯甲酸钠。
二乙氨基乙醇呈碱性，能使湿润红色的石蕊试纸变为蓝色。含有对氨基苯甲酸钠的水溶液
放冷后，加盐酸酸化，生成对氨基苯甲酸的白色沉淀，加入过量的盐酸，生成其盐酸盐而
溶解。

2. 芳香第一胺反应　取本品约 50mg，加稀盐酸 1mL，必要时缓缓煮沸使溶解，放冷，加
0.1mol/L 亚硝酸钠溶液数滴，滴加碱性 β-萘酚试液数滴，视供试品不同，生成由橙黄色到猩
红色沉淀。其化学反应式为：

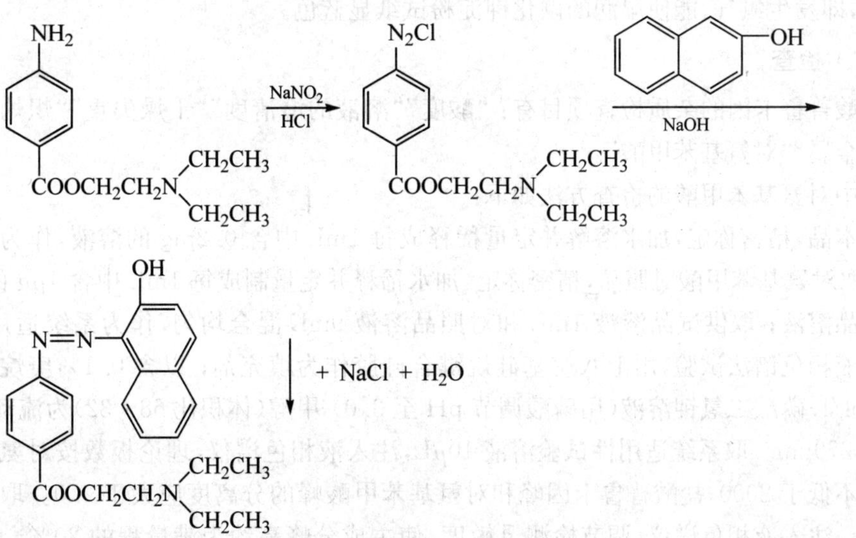

解析：盐酸普鲁卡因分子结构中具有芳伯氨基，在盐酸介质中与亚硝酸钠作用，生成重氮盐，重氮盐进一步与 β-萘酚偶合，生成有色偶氮化合物。

知识链接

盐酸丁卡因分子结构中无芳伯氨基，不发生重氮化-偶合反应，但其分子结构中的芳香仲胺在酸性溶液中可与亚硝酸钠反应，生成 N-亚硝基化合物的乳白色沉淀，可与具有芳伯氨基的同类药物区别。反应式如下：

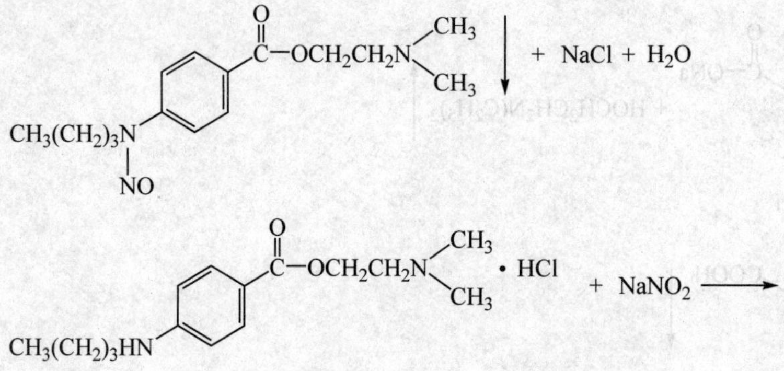

---

3. **红外光谱法** 盐酸普鲁卡因分子结构中存在芳伯氨基、苯环、酯键等基团，其红外光谱显示相应的吸收峰。

4. **氯化物的反应** 盐酸普鲁卡因中的 Cl^-，显《中国药典》（2015 年版通则 0301）"一般鉴别试验"项下的氯化物鉴别反应。

(1) 沉淀反应：取供试品溶液，加稀硝酸成酸性，滴加硝酸银试液，即生成白色凝乳状沉淀；分离，沉淀加氨试液即溶解，再加稀硝酸酸化后，沉淀复生成。

(2) 氧化还原反应：取供试品少量，置试管中，加等量二氧化锰，混匀，加硫酸湿润，缓缓加热，即发生氯气，能使湿润的碘化钾淀粉试纸显蓝色。

（二）检查

盐酸普鲁卡因的杂质检查项目有："酸度""溶液的澄清度""干燥失重""炽灼残渣""铁盐""重金属""对氨基苯甲酸"。

其中对氨基苯甲酸的检查方法如下：

取本品，精密称定，加水溶解并定量稀释成每 1mL 中含 0.2mg 的溶液，作为供试品溶液；另取对氨基苯甲酸对照品，精密称定，加水稀释并定量制成每 1mL 中含 1μg 的溶液，作为对照品溶液；取供试品溶液 1mL 和对照品溶液 9mL 混合均匀，作为系统适用性试验。照高效液相色谱法试验，用十八烷基硅烷键合硅胶作为填充剂；以含 0.1% 庚烷磺酸钠的 0.05mol/L 磷酸二氢钾溶液（用磷酸调节 pH 至 3.0)-甲醇（体积比 68：32）为流动相；检测波长为 279nm。取系统适用性试验溶液 10μL，注入液相色谱仪，理论板数按对氨基苯甲酸峰计算不低于 2000，盐酸普鲁卡因峰和对氨基苯甲酸峰的分离度应大于 2.0。取对照品溶液 10μL，注入液相色谱仪，调节检测灵敏度，使主成分峰高约为满量程的 20%。精密量取供试品溶液与对照品溶液各 10μL，分别注入液相色谱仪，记录色谱图。供试品溶液色谱图如有与对氨基苯甲酸峰保留时间一致的色谱峰,按外标法以峰面积计算,不得过 0.5%。

解析:盐酸普鲁卡因分子结构中有酯键,可发生水解反应。特别是在注射剂制备过程中受灭菌温度、时间、溶液 pH 值、储藏时间以及光线和金属离子等因素的影响,易发生水解反应生成对氨基苯甲酸和二乙胺基乙醇。其中对氨基苯甲酸随储藏时间的延长或受热,可进一步脱羧转化为苯胺,而苯胺又可以进一步被氧化为有色物,使注射液变黄、疗效下降、毒性增加。《中国药典》(2015 年版)规定盐酸普鲁卡因及其注射液以及注射用盐酸普鲁卡因均需要检查对氨基苯甲酸。

(三)含量测定

《中国药典》(2015 年版)采用亚硝酸钠滴定法测定含量,用永停滴定法指示终点。

1. 测定方法　取本品约 0.6g,精密称定,照永停滴定法,在 15~25℃,用亚硝酸钠滴定液(0.1mol/L)滴定,每 1mL 亚硝酸钠滴定液(0.1mol/L)相当于 27.28mg 的盐酸普鲁卡因($C_{13}H_{20}N_2O_2 \cdot HCl$)。

2. 含量计算

$$含量(\%) = \frac{V \times T \times F \times 10^{-3}}{m} \times 100\% \qquad (7-1)$$

式中:V 为消耗亚硝酸钠滴定液体积(mL);T 为滴定度(mg/mL);F 为亚硝酸钠滴定液的浓度校正系数;m 为供试品的取样量(g)。

示例:盐酸普鲁卡因的含量测定

精密称取本品 0.5988g,照永停滴定法,在 15~25℃,用亚硝酸钠滴定液(0.1002mol/L)滴定,消耗滴定液 21.87mL。每 1mL 亚硝酸钠滴定液(0.1mol/L)相当于 27.28mg 的 $C_{13}H_{20}N_2O_2 \cdot HCl$。2015 年版《中国药典》规定:本品按干燥品计算,含 $C_{13}H_{20}N_2O_2 \cdot HCl$ 不得少于 99.0%。请问本品含量测定结果是否符合规定?

解析:$含量(\%) = \dfrac{V \times T \times F \times 10^{-3}}{m} \times 100\% = \dfrac{21.87 \times 27.28 \times 10^{-3} \times \dfrac{0.1002}{0.1}}{0.5988} \times 100\%$

$\qquad\qquad = 99.8\%$

99.8%>99.0%,故本品含量符合规定。

二、对乙酰氨基酚及其制剂的质量分析

对乙酰氨基酚为白色结晶或结晶性粉末,在热水或乙醇中易溶,在水中略溶,在丙酮中溶解。对乙酰氨基酚结构中具有酚羟基和乙酰氨基,在一定条件下,对乙酰氨基酚可水解生成对氨基酚和醋酸。

(一)鉴别

1. 三氯化铁反应　对乙酰氨基酚具有酚羟基,可与三氯化铁反应显蓝紫色。

2. 芳香第一胺反应　取本品约 0.1g,加稀盐酸 5mL,置水浴中加热 40min,放冷;取 0.5mL,滴加亚硝酸钠试液 5 滴,摇匀,用水 3mL 稀释后,加碱性 β-萘酚试液 2mL 振摇,即显紫红色。

解析:对乙酰氨基酚是具有潜在芳伯氨基的药物,在盐酸酸性介质中受热水解生成芳

伯氨基,可发生重氮化-偶合反应。

3. 红外光谱法　对乙酰氨基酚具有酰氨基、酚羟基和苯环,其红外光谱有相应的特征吸收,《中国药典》(2015 年版)采用红外光谱法鉴别。

课堂互动

对乙酰氨基与三氯化铁的反应与分子中哪个基团有关系?为何可以发生重氮化-偶合反应?

(二)检查

对乙酰氨基酚是以对硝基氯苯为原料,经水解后制得对硝基酚,经还原生成对氨基酚,再经乙酰化后制得;也可以苯酚为原料经亚硝化和还原反应制得对氨基酚。在生产中引入特殊杂质。因此,《中国药典》(2015 年版)规定本品要检查乙醇溶液的澄清度与颜色、有关物质和对氨基酚、对氯苯乙酰胺等。

1. 乙醇溶液的澄清度与颜色　取本品 1.0g,加乙醇 10mL 溶解后,溶液应澄清无色;如显浑浊,与 1 号浊度标准液比较,不得更浓;如显色,与棕红色 2 号或橙红色 2 号标准比色液比较,不得更深。

2. 对氨基酚及有关物质　精密称定对乙酰氨基酚适量,加溶剂[甲醇:水(体积比 4:6)]制成每 1mL 中约含 20mg 的溶液,作为供试品溶液;另取对氨基酚对照品和对乙酰氨基酚对照品适量,精密称定,加上述溶剂溶解并制成每 1mL 中约含对氨基酚 1μg 和对乙酰氨基酚 20μg 的混合溶液,作为对照品溶液。照高效液相色谱法(通则 0512)试验。用辛烷基硅烷键合硅胶为填充剂;以磷酸盐缓冲液(取磷酸氢二钠 8.95g,磷酸二氢钠 3.9g,加水溶解至 1000mL,加 10%四丁基氢氧化铵溶液 12mL)-甲醇(体积比 90:10)为流动相;检测波长为 245nm;柱温为 40℃;理论板数按对乙酰氨基酚峰计算不低于 2000,对氨基酚峰与对乙酰氨基酚峰的分离度应符合要求。取对照品溶液 20μL,注入液相色谱仪,调节检测灵敏度,使对氨基酚色谱峰的峰高约为满量程的 10%,再精密量取供试品溶液与对照品溶液各 20μL,分别注入液相色谱仪,记录色谱图至主成分峰保留时间的 4 倍;供试品溶液的色谱图中如有与对照品溶液中对氨基酚保留时间一致的色谱峰,按外标法以峰面积计算,含对氨基酚不得过 0.005%;其他杂质峰面积均不得大于对照品溶液中对乙酰氨基酚的峰面积(0.1%);杂质总量不得过 0.5%。

3. 对氯苯乙酰胺　取对氨基酚及有关物质项下的供试品溶液作为供试品溶液;另取对氯苯乙酰胺对照品适量,精密称定,加上述溶剂溶解并制成每 1mL 中约含 1μg 的溶液,作为对照品溶液。照高效液相色谱法(通则 0512)试验。用辛烷基硅烷键合硅胶为填充剂;以磷酸盐缓冲液(取磷酸氢二钠 8.95g,磷酸二氢钠 3.9g,加水溶解至 1000mL,加 10%四丁基氢氧化铵溶液 12mL)-甲醇(体积比 60:40)为流动相;检测波长为 245nm;柱温为 40℃;理论板数按对乙酰氨基酚峰计算不低于 2000,对氯苯乙酰胺峰与对乙酰氨基酚峰的分离度应符合要求。取对照品溶液 20μL,注入液相色谱仪,调节检测灵敏度,使对氯苯乙酰胺色谱峰的峰高约为满量程的 10%,再精密量取供试品溶液与对照品溶液各 20μL,分别注入液相色谱仪,记录色谱图;按外标法以峰面积计算,含对氯苯乙酰胺不得过 0.005%。

（三）含量测定

1. 对乙酰氨基酚原料药含量测定　对乙酰氨基酚结构中有苯环,在 0.4% 氢氧化钠溶液中,于 257nm 波长处有最大吸收。《中国药典》(2015 年版)采用紫外-可见分光光度法中的吸收系数法测定其原料、片剂、咀嚼片、注射剂、栓剂、胶囊剂及颗粒剂的含量。

以下介绍对乙酰氨基酚原料药的含量测定方法:取本品约 40mg,精密称定,置于 250mL 容量瓶中,加 0.4% 氢氧化钠溶液 50mL 溶解后,加水至刻度,摇匀,精密量取 5mL,置于 100mL 容量瓶中,加 0.4% 氢氧化钠溶液 10mL,加水至刻度,摇匀,按照紫外-可见分光光度法,在 257nm 的波长处测定吸光度,按对乙酰氨基酚($C_8H_9NO_2$)的吸收系数为 715 计算,即得。

含量计算:

$$含量(\%) = \frac{\dfrac{A}{E_{1cm}^{1\%}} \times \dfrac{1}{100} \times V \times D}{m} \times 100\% \tag{7-2}$$

式中:A 为供试品溶液的吸光度;$E_{1cm}^{1\%}$ 为百分吸收系数;V 为供试品溶液初始体积(mL);D 为稀释倍数;m 为供试品的取样量(g)。

2. 对乙酰氨基酚制剂的含量测定　对乙酰氨基酚泡腾片、滴剂及凝胶剂均采用高效液相色谱法测定含量。对乙酰氨基酚泡腾片的含量测定方法如下。

(1) 色谱条件与系统适用性试验:用十八烷基硅烷键合硅胶为填充剂;以磷酸盐缓冲液(pH4.5)(取磷酸二氢钠二水合物 15.04g、磷酸氢二钠 0.0627g,加水溶解并稀释至 1000mL,调节 pH 值至 4.5)-甲醇(体积比 80∶20)为流动相;检测波长为 254nm。取对氨基酚对照品和对乙酰氨基酚对照品适量;加流动相溶解并稀释成每 1mL 中含对氨基酚 10μg 和对乙酰氨基酚 0.1mg 的溶液,取 10μL 注入液相色谱仪,记录色谱图,理论板数按对乙酰氨基酚峰计不低于 5000,对乙酰氨基酚峰与对氨基酚峰的分离度应符合要求。

(2) 测定法:取本品 10 片,精密称定,研细,精密称取适量(约相当于对乙酰氨基酚 25mg),置于 50mL 量瓶中,加流动相稀释至刻度,摇匀,过滤,精密量取续滤液 10mL,置于 50mL 量瓶中,用流动相稀释至刻度,摇匀,作为供试品溶液,精密量取供试品溶液 10μL 注入液相色谱仪,记录色谱图;另取对乙酰氨基酚对照品适量,精密称定,加流动相溶解并定量稀释制成每 1mL 中约含 0.1mg 的溶液,同法测定。按外标法以峰面积计算,即得。

三、肾上腺素及其制剂的质量分析

肾上腺素为白色或类白色结晶性粉末,无臭,味苦。与空气接触或受白色日光照射易氧化变质。在中性或碱性水溶液中不稳定。在水中极微溶解,在乙醇、三氯甲烷、乙醚、脂肪油或挥发油中不溶,在无机酸或氢氧化钠溶液中易溶,在氨溶液或碳酸钠溶液中不溶。

（一）鉴别

1. 三氯化铁反应　取本品约 2mg,加盐酸溶液(9→1000)2～3 滴溶解后,加水 2mL 与三氯化铁试液 1 滴,即显翠绿色;再加氨试液 1 滴,即变紫色,最后变为紫红色。

解析:肾上腺素分子中具有邻二酚羟基结构,在弱酸性下可与 Fe^{3+} 配位显色;碱化后,肾上腺素酚羟基还原性增强,极易被 Fe^{3+} 氧化而显色,最终生成紫红色醌类化合物。

2. 氧化反应　取本品 10mg,加盐酸溶液(9→1000)2mL 溶解后,加过氧化氢试液

10滴,煮沸,即显血红色。

解析：具有酚羟基结构的苯乙胺类药物,易被碘、过氧化氢、铁氰化钾等氧化剂氧化而呈现不同颜色。肾上腺素在中性或酸性条件下,被过氧化氢氧化,生成肾上腺素红,显血红色。

(二) 检查

1. **酸性溶液的澄清度与颜色** 取本品,精密称定,加盐酸溶液(9→200)溶解并定量稀释成每1mL中含有20mg的溶液,应澄清无色;如显色,与同体积的对照液(取黄色3号标准比色液或橙红色2号标准比色液5mL,加水5mL)比较,不得更深。

解析：肾上腺素因存在邻位酚羟基而十分不稳定,与空气接触或受日光照射,易氧化变质。其氧化产物多有色,并在酸性溶液中的溶解性下降,故检查酸性溶液的澄清度与颜色。

2. **酮体** 取本品,加盐酸溶液(9→1000)制成每1mL中含2.0mg的溶液,在310nm波长处测定,吸光度不大于0.05。

解析：肾上腺素在生产中由其酮体经氢化还原制得,若氢化不完全,则易产生酮体杂质。《中国药典》(2015年版)规定,需要对酮体进行限量检查。检查方法为紫外-可见分光光度法,即利用酮体在310nm波长处有最大吸收,而肾上腺素主成分在此波长处几乎没有吸收,因此,通过限制在310nm波长处的吸光度值达到限制酮体的含量,酮体的限量为0.06%。

3. **有关物质** 取肾上腺素约10mg,精密称定,置于10mL量瓶中,加盐酸0.1mL使溶解,用流动相稀释至刻度,摇匀,作为供试品溶液;精密量取供试品溶液1mL,置于500mL量瓶中,用流动相稀释至刻度,摇匀,作为对照溶液。另取本品50mg,置于50mL量瓶中,加浓过氧化氢溶液1mL,放置过夜,加盐酸0.5mL,加流动相稀释至刻度,摇匀,作为氧化破坏溶液;取重酒石酸去甲肾上腺素对照品适量,加氧化破坏溶液溶解并稀释制成每1mL中含20μg的溶液,作为系统适用性溶液。照高效液相色谱法(通则0512)实验。用十八烷基硅烷键合硅胶为填充剂;以硫酸氢四甲基铵溶液(取硫酸氢四甲基铵4.0g,庚烷磺酸钠1.1g,0.1mol/L乙二胺四醋酸二钠溶液2mL,用水溶解并稀释至950mL)-甲醇(体积比95:5)(用1mol/L氢氧化钠溶液调节pH至3.5)为流动相;流速为每分钟2mL;检测波长为205nm。取系统适用性试验溶液20μL,注入液相色谱仪,去甲肾上腺素峰与肾上腺素峰之间应出现两个未知杂质峰,理论板数按去甲肾上腺素计算不低于3000,去甲肾上腺素峰、肾上腺素峰与相邻杂质峰的分离度均应符合要求。取对照溶液20μL,注入液相色谱仪,调节检测灵敏度,使主成分色谱峰的峰高约为满量程的20%;再精密量取供试品溶液和对照溶液各20μL,分别注入液相色谱仪,记录色谱图。供试品溶液色谱图中如有杂质峰,单个杂质峰面积不得大于对照溶液的主峰面积(0.2%),各杂质峰面积的和不得大于对照溶液主峰面积的2.5倍(0.5%)。

(三) 含量测定

1. **肾上腺素原料的含量测定** 肾上腺素的烃胺侧链具有弱碱性,《中国药典》(2015年版)采用非水溶液法测定含量。

测定方法：取本品约0.15g,精密称定,加冰醋酸10mL,振摇溶解后,加结晶紫指示液1滴,用高氯酸滴定液(0.1mol/L)滴定至溶液显蓝绿色,并将滴定结果用空白试验校正。每1mL高氯酸滴定液(0.1mol/L)相当于18.32mg的肾上腺素($C_9H_{13}NO_3$)。

含量计算：

$$含量(\%) = \frac{(V_0-V)\times T\times F\times 10^{-3}}{m}\times 100\%$$ (7-3)

式中：V_0 为空白试验消耗高氯酸滴定液体积(mL)；V 为滴定时消耗高氯酸滴定液体积(mL)；T 为滴定度(mg/mL)；F 为高氯酸滴定液的浓度校正系数；m 为供试品的取样量(g)。

2. 盐酸肾上腺素注射液的含量测定　《中国药典》(2015 年版)采用高效液相色谱法测定盐酸肾上腺素注射液的含量。

测定方法：精密量取本品适量,用流动相稀释成每 1mL 中含肾上腺素 0.2mg 的溶液,作为供试品溶液；另取肾上腺素对照品适量,精密称定,加流动相适量,加冰醋酸 2~3 滴,振摇使溶解,用流动相定量稀释制成每 1mL 中含肾上腺素 0.2mg 的溶液,摇匀,作为对照品溶液。除检测波长为 280nm 外,照肾上腺素有关物质项下的色谱条件,精密量取供试品溶液和对照品溶液各 20μL,分别注入液相色谱仪,记录色谱图,按外标法以峰面积计算,即得。

学 习 小 结

		结构与性质		典型药物：盐酸普鲁卡因质量分析	
胺类药物	对氨基苯甲酸酯类	盐酸普鲁卡因	1. 芳伯氨基特性 2. 水解性 3. 弱碱性 4. 紫外吸收	鉴别	1. 水解反应 2. 重氮化-偶合反应 3. 红外光谱法
				特殊杂质	对氨基苯甲酸
				含量测定	亚硝酸钠滴定法
		结构与性质		典型药物：对乙酰氨基酚及其制剂的质量分析	
	酰胺类	对乙酰氨基酚	1. 芳伯氨基特性 2. 水解产物易酯化 3. 酚羟基特性 4. 弱碱性 5. 与重金属离子发生沉淀反应	鉴别	1. 三氯化铁反应 2. 重氮化-偶合反应 3. 红外光谱法
				特殊杂质	1. 乙醇溶液澄清度与颜色 2. 有关物质 3. 对氨基酚
				含量测定	1. 紫外-可见分光光度法(原料药) 2. 高效液相色谱法(泡腾片)
		结构与性质		典型药物：肾上腺素及其制剂的质量分析	
	苯乙胺类	肾上腺素	1. 碱性 2. 酚羟基特性 3. 光学活性 4. 其他性质	鉴别	1. 三氯化铁 2. 氧化反应
				特殊杂质	1. 酸性溶液的澄清度与颜色检查 2. 酮体 3. 有关物质
				含量测定	1. 非水溶液滴定法(原料药) 2. 高效液相色谱法(注射液)

目 标 检 测

一、单项选择题

1. 盐酸普鲁卡因注射液中的特殊杂质是（　　）。
   A. 对氨基苯甲酸　　　　　　　　　B. 间氨基酚
   C. 酮体　　　　　　　　　　　　　D. 对氨基酚
   E. 水杨酸

2. 肾上腺素中检查的特殊杂质是（　　）。
   A. 对氨基苯甲酸　　　　　　　　　B. 间氨基酚
   C. 酮体　　　　　　　　　　　　　D. 对氨基酚
   E. 水杨酸

3. 对乙酰氨基酚中检查的特殊杂质是（　　）。
   A. 对氨基苯甲酸　　　　　　　　　B. 间氨基酚
   C. 酮体　　　　　　　　　　　　　D. 对氨基酚
   E. 水杨酸

4. 下列药物中,经水解后可以发生重氮化-偶合反应的是（　　）。
   A. 苯佐卡因　　　　　　　　　　　B. 对乙酰氨基酚
   C. 肾上腺素　　　　　　　　　　　D. 盐酸丁卡因
   E. 盐酸普鲁卡因

5. 以下可以发生氧化反应的药物是（　　）。
   A. 盐酸利多卡因　　　　　　　　　B. 肾上腺素
   C. 盐酸普鲁卡因　　　　　　　　　D. 盐酸丁卡因
   E. 苯佐卡因

二、配伍选择题

药物与鉴别反应
   A. 盐酸普鲁卡因　　　　　　　　　B. 肾上腺素
   C. 对乙酰氨基酚　　　　　　　　　D. 盐酸利多卡因
   E. 盐酸丁卡因

6. 重氮化-偶合反应（　　）

7. 氧化反应（　　）

8. 三氯化铁反应（　　）

9. 与重金属离子反应（　　）

10. 与亚硝酸钠反应,生成乳白色沉淀（　　）

三、多项选择题

11.《中国药典》(2015 年版)采用三氯化铁反应来鉴别的药物是（　　）。
   A. 阿司匹林　　　　　　　　　　　B. 对乙酰氨基酚
   C. 肾上腺素　　　　　　　　　　　D. 盐酸利多卡因

　　E. 盐酸普鲁卡因

12. 需要检查酮体杂质的是（　　）。

　　A. 肾上腺素　　　　　　　　　　　B. 盐酸利多卡因

　　C. 苯佐卡因　　　　　　　　　　　D. 重酒石酸去甲肾上腺素

　　E. 对乙酰氨基酚

13. 具有芳伯氨基的药物有（　　）。

　　A. 盐酸克伦特罗　　　　　　　　　B. 盐酸多巴胺

　　C. 盐酸利多卡因　　　　　　　　　D. 盐酸普鲁卡因

　　E. 苯佐卡因

四、简答题

14. 药物具备哪些结构特征可以用亚硝酸钠滴定法测定含量？亚硝酸钠滴定法指示终点的方法有哪些？

15. 试根据盐酸普鲁卡因的结构推断，它可用什么方法进行鉴别？

实训项目七：盐酸普鲁卡因注射液的含量测定

一、实训目的

1. 掌握高效液相色谱法的基本原理及操作方法。

2. 熟悉采用高效液相色谱法测定盐酸普鲁卡因注射液的含量。

二、实训资料

（一）检验药品

1. 检验药品的名称　盐酸普鲁卡因注射液。

2. 检验药品的来源　药店购买或送检样品。

3. 检验药品的规格、批号、包装及数量　根据药品包装确定，并记录有关情况。

4. 检验依据《中国药典》(2015 年版)。

（二）检验项目

盐酸普鲁卡因注射液含量测定。

三、实训方案

（一）实训形式

本次实训任务分成 6 人一组，组内交替进行任务实施。

（二）实训时间

具体实训时间安排可参考表 7-4。

表 7-4　盐酸普鲁卡因注射液含量测定的实训时间安排

实 训 内 容	实训时间(min)	备　注
仪器的准备	10	仪器：高效液相色谱仪、容量瓶、量筒、烧杯、洗瓶等常规分析仪器
试剂配制	10	试剂由实训教师指导部分学生在课余时间完成；学生按组领取
盐酸普鲁卡因注射液含量测定	50	按高效液相色谱法操作
报告书写	10	报告书要书写规范,不要涂抹
清场	10	所有仪器要清洗干净,放回原位
实训总时间(min)	90	

四、实训过程

1. 供试品准备　盐酸普鲁卡因注射液

2. 试剂准备

3. 含量测定

1) 测定方法：色谱条件与系统适用性试验：用十八烷基硅烷键合硅胶为填充柱,以 0.1％庚烷磺酸钠的 0.05mol/L 磷酸二氢钾溶液(用磷酸调节 pH 值为 3.0)-甲醇(体积比 68：32)为流动相,检测波长为 290nm,理论板数按普鲁卡因计算不低于 2000。普鲁卡因峰与相邻杂质峰的分离度应符合要求。

2) 测定方法：精密量取本品适量,用水稀释成每 1mL 中含普鲁卡因 0.02mg 的溶液,作为供试品溶液,精密量取 10μL 注入液相色谱仪,记录色谱图；另取盐酸普鲁卡因对照品,精密称定,加水溶解并稀释成每 1mL 中含普鲁卡因 0.02mg 的溶液,同法测定,按外标法计算,即得。

$$标示量(\%) = \frac{C_R \times \dfrac{A_X}{A_R} \times D \times 每支容量}{m \times S} \times 100\%$$

3) 实验数据记录及处理

编号	1	2	3
m(取样体积,mL)			
C_R			
A_R			
A_X			

五、注意事项

1. 实验中的流动相、供试品溶液及对照品溶液应采用超声仪脱气和 0.45μm 微孔滤膜过滤。

2. 对照品溶液和供试品溶液每份至少重复进样两次,由全部结果求得平均值,RSD 一般不得大于 1.5％。

附：盐酸普鲁卡因含量测定报告

品　名		批　号		规　格	
来　源：		取样量：		取样人：	
取样日期：　年　月　日		报告日期：		年　月　日	
检验依据：					

检验项目	标准规定	检验结果
盐酸普鲁卡因的含量测定	应为标示量的 93.0%~107.0%	

结论：

报告人：	复核人：	质量部经理：

（陈素慧）

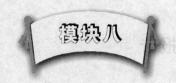

巴比妥类药物分析

 内容简介

本模块主要介绍巴比妥类药物的结构和性质、鉴别试验、杂质检查和含量测定方法。

【知识目标】
- 熟悉巴比妥类药物的结构特征、理化性质与分析方法之间的联系；
- 掌握苯巴比妥的鉴别试验、杂质检查及含量测定原理与方法。

【能力目标】
- 能够选择合适的试剂鉴别巴比妥类药物；
- 能运用药品质量标准进行鉴别、检查、含量测定及结果计算；
- 能运用药品质量标准完成注射用硫喷妥钠的含量测定并作出结果判断。

巴比妥类药物为临床上广泛应用的镇静催眠药，其临床安全和合理用药有明确管制。

专题一　结构与性质

巴比妥类药物均为巴比妥酸的衍生物，为环状丙二酰脲类镇静催眠药，其基本结构如下：

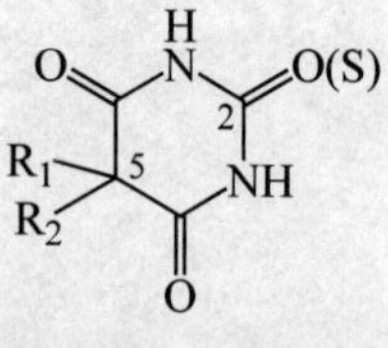

由于 5 位取代基 R_1 和 R_2 的不同，形成不同的巴比妥类药物，具有不同的理化性质。临床上常用的本类药物多为巴比妥酸的 5,5-二取代衍生物。《中国药典》(2015 年版)收载的本类药物有苯巴比妥及其钠盐、异戊巴比妥及其钠盐、司可巴比妥钠及注射用硫喷妥钠等。巴比妥类药物的基本结构可分为两部分：一部分为母核巴比妥酸的环状丙二酰脲结

构,此结构是巴比妥类药物的共同部分,决定巴比妥类药物的共性,可用于与其他类药物相区别。另一部分是取代基部分,即 R_1、R_2,根据取代基的不同,可以区别不同的巴比妥类药物。

巴比妥类药物通常为白色结晶或结晶性粉末;具有一定的熔点;在空气中稳定,加热多能升华。该类药物一般微溶或极微溶于水,易溶于乙醇等有机溶剂;其钠盐则易溶于水,而不溶于有机溶剂。典型巴比妥类药物的结构性质如表 8-1 所示。

表 8-1 典型巴比妥类药物的结构与性质

药　物	结　构　式	性　　质
苯巴比妥 (phenobarbital)		1. 弱酸性:环状丙二酰脲的 1,3-二酰亚胺基团发生酮式-烯醇式互变异构,在水溶液中电离显弱酸性(pK$_a$ 为 7.3～8.4)。巴比妥类药物可溶于氢氧化钠或碳酸钠溶液。
苯巴比妥钠 (phenobarbital sodium)		2. 水解性:巴比妥类药物钠盐接触水分后可水解失效,温度升高以及碱性条件可加速水解。
司可巴比妥钠 (secobarbital sodium)		3. 与重金属离子的反应:结构中的-CONHCONHCO-可与金属离子,如 Ag^+、Cu^{2+}、Hg^{2+} 等,生成有色的物质,可用于鉴别。 4. 紫外吸收特性:巴比妥类药物仅在碱性条件下可电离产生共轭体系,并随着碱性强弱变化而产生不同的紫外吸收光谱;硫喷妥钠在酸性和碱性条件下均有紫外吸收。
硫喷妥钠 (thiopental sodium)		5. 特殊取代基性质:本类药物具有特殊取代基团如苯环、不饱和烃、S 等具有特定的化学性质,可用于药物的鉴别

专题二　典型药物分析

苯巴比妥为常用的镇静催眠和抗惊厥药物,为白色有光泽的结晶性粉末,在乙醇或乙醚中溶解,在三氯甲烷中略溶,在水中极微溶解;在氢氧化钠溶液中溶解。其质量分析如下。

(一)鉴别

1. 丙二酰脲类的鉴别反应　本品显 2015 年版《中国药典》(通则 0301)"一般鉴别试验"项下的丙二酰脲类的鉴别反应。丙二酰脲类的鉴别反应主要包括银盐反应和铜盐反应。

(1)银盐反应:取本品约 0.1g,加碳酸钠试液 1mL 与水 10mL,振摇 2min,滤过。滤液中逐滴加入硝酸银试液,即生成白色沉淀,振摇,沉淀溶解;继续滴加过量的硝酸银试液,沉淀不再溶解。其化学反应式为:

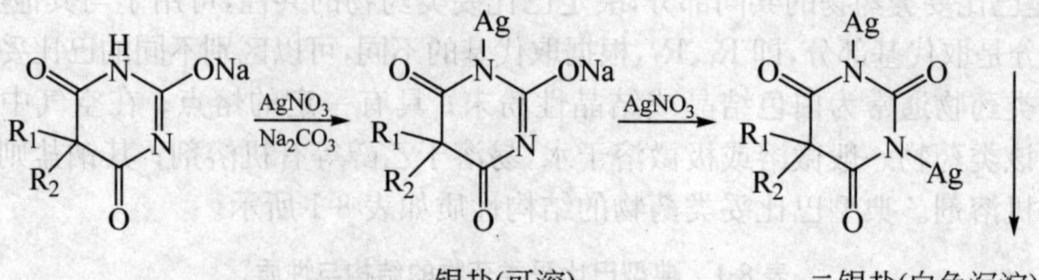

一银盐(可溶)　　　　　　二银盐(白色沉淀)

解析：巴比妥类药物溶于碳酸钠溶液，与硝酸银试液反应，先生成可溶性的一银盐，加入过量的硝酸银试液后即生成难溶性的二银盐白色沉淀。

(2) 铜盐反应：取本品约 50mg，加吡啶(1→10)5mL，溶解后，加铜吡啶试液 1mL，即显紫色或生成紫色沉淀。其化学反应式为：

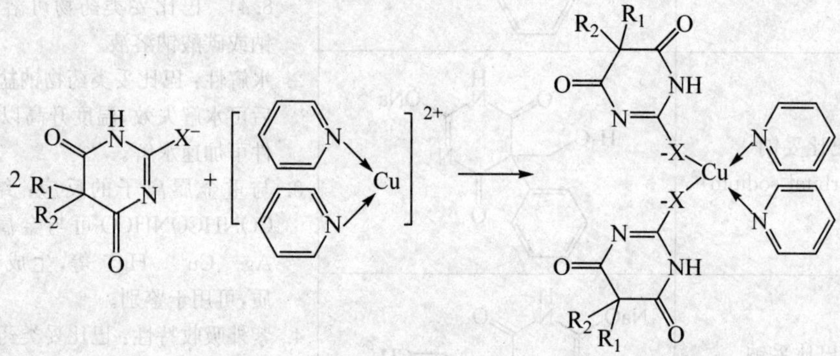

解析：巴比妥类药物在吡啶溶液中与铜吡啶试液反应，产物具有特征颜色，巴比妥类药物多为紫色或紫色沉淀，含硫巴比妥类药物为绿色。可以此反应来区别含硫巴比妥类药物。

2. **苯环的鉴别反应**　苯巴比妥 5 位具有苯环取代基，可利用苯环的亚硝化反应和缩合反应进行鉴别。

(1) 硫酸-亚硝酸钠反应：取本品约 10mg，加硫酸 2 滴与亚硝酸钠约 5mg，混合，即显橙黄色，随即转橙红色。

(2) 甲醛-硫酸反应：取本品约 50mg，置试管中，加甲醛试液 1mL，加热煮沸，冷却，沿管壁缓缓加硫酸 0.5mL，使成两液层，置水浴中加热。接界面显玫瑰红色。

3. **红外光谱法**　本品的红外光吸收图谱应与对照的图谱(光谱集 228 图)一致。

知识链接

巴比妥类药物特殊取代基除了苯环外，还有 5 位不饱和烃基；2 位含硫的硫代巴比妥类药物。

1. **不饱和烃基的鉴别反应**　利用不饱和烃基的不饱和性可发生加成反应，使溴水退色进行鉴别；还可利用不饱和烃基的还原性，与高锰酸钾发生氧化还原反应，使高锰酸钾溶液退色进行鉴别。

2. **硫元素的鉴别反应**　硫代巴比妥类药物硫喷妥钠可利用硫元素的特殊性质进行鉴别。

（二）检查

苯巴比妥需要检查的杂质有酸度、乙醇溶液的澄清度、中性或碱性药物、有关物质、干燥失重等。

1. **酸度**　取本品 0.20g，加水 10mL，煮沸搅拌 1min，放冷，滤过，取滤液 5mL，加甲基橙指示液 1 滴，不得显红色。

2. **乙醇溶液的澄清度**　取本品 1.0g，加乙醇 5mL，加热回流 3min，溶液应澄清。

3. **中性或碱性物质**　取本品 1.0g，置分液漏斗中，加氢氧化钠试液 10mL 溶解，加水 5mL、乙醚 25mL，振摇 1min，分取醚层，用水振摇洗涤 3 次，每次 5mL，取醚液用干燥滤纸过滤，滤液置 105℃ 恒重的蒸发皿中，蒸干，在 105℃ 干燥 1h，遗留残渣不得过 3mg。

4. **有关物质**　取本品，加流动相稀释成每 1mL 中含 1mg 的溶液，作为供试品溶液，精密量取 1mL，置于 200mL 的量瓶中，用流动相稀释至刻度，摇匀，作为对照品溶液。照高效液相色谱法试验（通则 0512），用辛烷基硅烷键合硅胶为填充剂；以乙腈-水（体积比 25∶75）为流动相，检测波长为 220nm；理论板数按苯巴比妥峰计算不低于 2500，苯巴比妥峰与相邻杂质峰的分离度应符合要求。精密量取供试品溶液和对照品溶液各 5μL，分别注入液相色谱法仪，记录色谱图至主成分峰保留时间的 3 倍。供试品溶液色谱图中如有杂质峰，单个杂质峰面积不得大于对照液主峰面积（0.5%），各杂质峰面积的和不得大于主峰面积的 2 倍（1.0%）。

5. **干燥失重**　取本品，在 150℃ 干燥至恒重，减失重量不得过 6.0%（通则 0831）。

（三）含量测定

1. **苯巴比妥原料药的含量测定**　环状丙二酰脲具有与银盐定量结合的性质，《中国药典》（2015 年版）采用银量法测定苯巴比妥原料的含量。

测定方法：取本品约 0.2g，精密称定，加甲醇 40mL 使溶解，再加新制的 3% 无水碳酸钠溶液 15mL，照电位滴定法，用硝酸银滴定液（0.1mol/L）滴定。每 1mL 硝酸银滴定液（0.1mol/L）相当于 23.22mg 的苯巴比妥（$C_{12}H_{12}N_2O_3$）。

含量计算：

$$含量（\%） = \frac{V \times T \times F \times 10^{-3}}{m} \times 100\% \tag{8-1}$$

式中：V 为消耗硝酸银滴定液体积（mL）；T 为滴定度（mg/mL）；F 为硝酸银滴定液的浓度校正系数；m 为供试品的取样量（g）。

2. **苯巴比妥片的含量测定**　《中国药典》（2015 年版）采用高效液相色谱法测定苯巴比妥片的含量。

色谱条件与系统适用性试验：用辛烷基硅烷键合硅胶为填充剂；以乙腈-水（体积比 30∶70）为流动相，检测波长为 220nm，理论塔板数按苯巴比妥峰计算不低于 2000，苯巴比妥峰与相邻峰的分离度应符合要求。

测定方法：取苯巴比妥片 20 片，精密称定，研细，精密称取适量（约相当于苯巴比妥 30mg），置于 50mL 量瓶中，加流动相适量，超声 20min 使苯巴比妥溶解，放冷，用流动相稀释至刻度，摇匀。滤过，精密量取续滤液 1mL，置 10mL 量瓶中，用流动相稀释至刻度，摇匀，作为供试品溶液，精密量取 10μL 注入液相色谱仪，记录色谱图；另取苯巴比妥对照品，精密称定，加流动相溶解并稀释制成每 1mL 中约含苯巴比妥 60mg 的溶液，同法测定。按外标法以峰面积计算，即得。

含量计算：

$$固体制剂：标示量(\%) = \frac{C_R \times \dfrac{A_X}{A_R} \times V \times D \times \overline{W}}{m \times S} \times 100\% \qquad (8\text{-}2)$$

式中：C_R 为对照品溶液浓度；A_X 为供试品的峰面积或峰高；A_R 为对照品的峰面积或峰高；V 为供试品初次配制的体积(mL)；D 为稀释倍数；m 为供试品取样量(mg)；S 为标示量(g)；$\overline{W}$ 为平均片重(g)。

知识链接

司可巴比妥钠及硫喷妥钠的含量测定方法：

1. 溴量法　司可巴比妥钠分子结构中含有不饱和基团，可利用双键的不饱和性，溴量法测定含量。《中国药典》(2015 年版)采用该法测定司可巴比妥钠及其制剂的含量。

2. 紫外分光光度法　硫喷妥钠具有显著的紫外吸收特征，可采用紫外-分光光度法测定含量。《中国药典》(2015 年版)采用该法测定注射用硫喷妥钠的含量。

学 习 小 结

	结构与性质	典型药物分析：苯巴比妥的质量分析	
巴比妥类药物	苯巴比妥 司可巴比妥钠 硫喷妥钠	鉴别	1. 丙二酰脲类鉴别反应：银盐反应、铜盐反应 2. 苯环的鉴别反应：硫酸-亚硝酸钠反应、甲醛-硫酸反应 3. 红外光谱法
		检查	1. 酸度 2. 乙醇溶液的澄清度 3. 中性或碱性物质 4. 有关物质 5. 干燥失重
	1. 弱酸性 2. 水解性 3. 与重金属离子的反应 4. 紫外吸收特性 5. 特殊取代基的性质	含量测定	1. 苯巴比妥原料药：银量法 2. 苯巴比妥片剂：高效液相色谱法

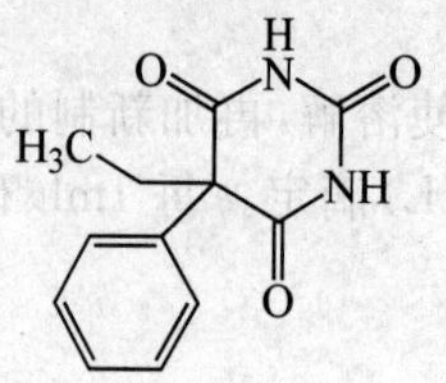

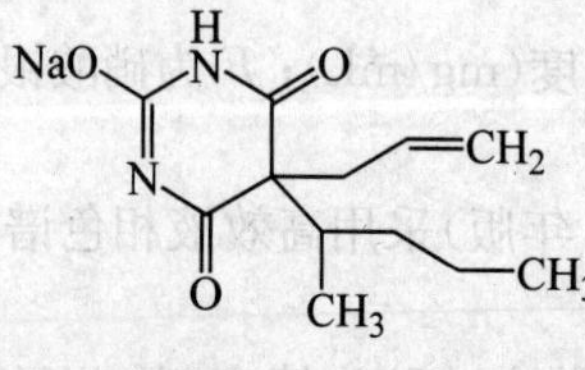

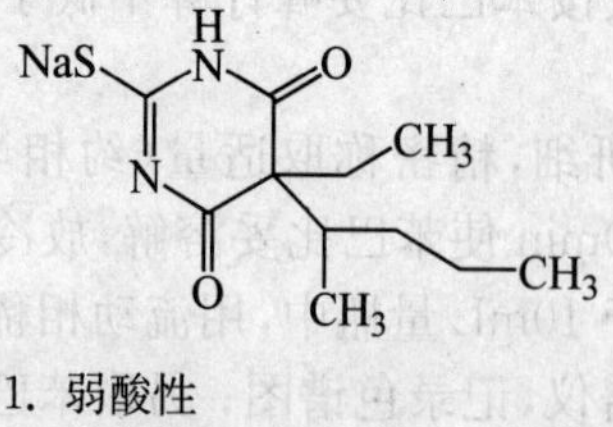

目 标 检 测

一、单项选择题

1. 铜-吡啶试液反应为绿色的是（　　）。
   A. 苯巴比妥 　　　　　　　　　　B. 司可巴比妥
   C. 异戊巴比妥 　　　　　　　　　D. 硫喷妥钠
   E. 苯巴比妥钠

2. 苯巴比妥与铜-吡啶试液反应的颜色是（　　）。
   A. 绿色 　　　　　　　　　　　　B. 紫色
   C. 红色 　　　　　　　　　　　　D. 橙黄色
   E. 黄色

3. 能与甲醛-硫酸试液反应生成玫瑰红色环,焰色反应为亮黄色的是（　　）。
   A. 苯巴比妥 　　　　　　　　　　B. 司可巴比妥
   C. 异戊巴比妥 　　　　　　　　　D. 硫喷妥钠
   E. 苯巴比妥钠

4. 巴比妥类药物共有的反应是（　　）。
   A. 与硝酸银试液的反应 　　　　　B. 与亚硝酸钠试液的反应
   C. 与三氯化铁试液的反应 　　　　D. 与高锰酸钾溶液的反应
   E. 与碘试液的反应

5. 苯巴比妥酸度检查的目的是（　　）。
   A. 控制丙二酰脲的限量 　　　　　B. 控制巴比妥酸的限量
   C. 控制中性或碱性物质的限量 　　D. 控制盐酸的残存量
   E. 控制尿素的残存量

二、配伍选择题

药物与鉴别反应
   A. 甲醛-硫酸试液反应 　　　　　B. 与溴水作用,使之退色
   C. 与醋酸铅试液的鉴别反应 　　　D. 与亚硝酸钠试液的反应
   E. 与三氯化铁反应

6. 司可巴比妥钠（　　）

7. 硫喷妥钠（　　）

8. 苯巴比妥（　　）

三、多项选择题

9. 《中国药典》采用哪些反应来鉴别巴比妥类药物（　　）。
   A. 三氯化铁反应 　　　　　　　　B. 银盐反应
   C. 铜盐反应 　　　　　　　　　　D. 重氮化-偶合反应
   E. 氧化反应

10. 下列反应中可以区别含硫或非硫的药物是( )。

    A. 与硝酸银试液反应   B. 与铜-吡啶试液反应

    C. 与甲醛-硫酸试液反应   D. 与醋酸铅试液反应

    E. 与亚硝酸钠试液反应

四、简答题

11. 如何简便快速地区别苯巴比妥、司可巴比妥钠、硫喷妥钠？

实训项目八：注射用硫喷妥钠的含量测定

一、实训目的

1. 熟悉注射用硫喷妥钠含量测定的基本原理及操作方法。
2. 学会运用质量标准，根据实验对注射用硫喷妥钠的质量作出判断。

二、实训资料

（一）检验药品

1. 检验药品的名称　注射用硫喷妥钠。
2. 检验药品的来源　药店购买或送检样品。
3. 检验药品的规格、批号、包装及数量　根据药品包装确定，并记录有关情况。
4. 检验依据《中国药典》（2015 年版）。

（二）检验项目

注射用硫喷妥钠含量测定。

三、实训方案

（一）实训形式

本次实训任务分成 2 人一组，组内交替进行任务实施。

（二）实训时间

具体实训时间安排可参考表 8-2。

表 8-2　注射用硫喷妥钠含量测定的实训时间安排

实训内容	实训时间(min)	备注
仪器的准备	20	紫外-可见分光光度计、分析天平、量筒、烧杯、容量瓶(250mL)、锥形瓶(250mL)、碘量瓶(250mL)、移液管(25mL)、洗瓶等常规分析仪器

实训内容	实训时间(min)	备　　注
试剂配制	10	试剂由实训教师指导部分学生在课余时间完成；学生按组领取
含量测定	30	照紫外-可见分光光度法中的对照品比较法，分别测定供试品溶液与对照品溶液测定 304nm 处的吸光度
报告书写	20	报告书要书写规范，不要涂抹
清场	10	所有仪器要清洗干净，放回原位
实训总时间(min)	90	

四、实训过程

1. 供试品准备　注射用硫喷妥钠。

2. 试剂准备　0.4%氢氧化钠溶液(称取氢氧化钠 4g，配成 1000mL 的溶液)。

3. 含量测定

(1) 测定方法：取装量差异项下的内容物，混合均匀，精密称取适量(约相当于硫喷妥钠 0.25g)，置于 500mL 量瓶中，加水使硫喷妥钠溶解并稀释至刻度，摇匀，精密量取适量，用0.4%氢氧化钠溶液定量稀释制成每1mL 中约含 5μg 的溶液，在 304nm 的波长处测定吸光度；另取硫喷妥钠对照品，精密称定，加 0.4%氢氧化钠溶液溶解并定量稀释成每1mL 中约含 5μg 的溶液，同法测定。根据每支的平均装量计算。每 1mg 的硫喷妥钠相当于 1.091mg 的硫喷妥钠 $C_{11}H_{17}N_2O_2S$。

$$标示量(\%) = \frac{\dfrac{A_X \times C_R}{A_R} \times V \times D \times 每支容量}{m \times S} \times 100\%$$

(2) 实验数据记录及处理

编号	1	2	3
M(药粉)/g			
C_R(g/mL)			
A_X			
A_R			

五、注意事项

硫喷妥钠的紫外吸收比较特殊，在酸性和碱性的条件下，均具有显著的吸收。酸性条件下，具有 287nm 和 238nm 两个吸收峰；在 pH=10 的条件下，吸收峰红移至 304nm 和 255nm；在 pH=13 的条件下，只有 304nm 有吸收峰。

附：注射用硫喷妥钠含量测定实训报告

品　名		批　号		规　格	
来　源：		取样量：		取样人：	
取样日期：　年　月　日		报告日期：		年　月　日	
检验依据：					

检验项目	标准规定	检验结果
注射用硫喷妥钠的含量测定	应为标示量的 93.0%～107.0%	

结论：

报告人：	复核人：	质量部经理：

（陈素慧）

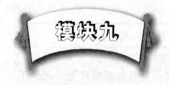

杂环类药物分析

━━━━━ 内容简介 ━━━━━

本模块主要介绍异烟肼、左氧氟沙星、氯丙嗪、地西泮的结构和性质、鉴别试验和含量测定方法。

【知识目标】
- 掌握杂环类药物的结构特征、理化性质与分析方法之间的联系;
- 熟悉异烟肼、左氧氟沙星、氯丙嗪、地西泮药物的鉴别试验、杂质检查及含量测定原理与方法;
- 了解咪唑类药物的结构与性质。

【能力目标】
- 能够根据杂环类药物的化学结构,选择相应的鉴别、杂质检查及含量测定方法;
- 能运用药品质量标准进行溴酸钾法、非水溶液滴定法、高效液相色谱法等的操作及结果计算。
- 能运用药品质量标准完成异烟肼等的鉴别及含量测定并作出结果判断。

　　杂环类药物是指分子结构中含有非碳原子杂环的一类药物,环中的杂原子一般是氮、硫、氧等。目前,杂环类药物一般按母核的化学结构分类,可分为吡啶类、喹诺酮类、吩噻嗪类、苯并二氮杂䓬类和咪唑类等。各国药典收载的杂环类药物种类繁多,本章主要介绍代表性药物异烟肼、左氧氟沙星、氯丙嗪、地西泮的质量分析方法。

专题一　结构与性质

一、吡啶类药物

　　吡啶类药物分子结构中含有氮杂原子不饱和六元单环。典型代表药物有异烟肼、尼可刹米、硝苯地平、尼群地平等,其结构特点及性质见表 9-1。

表 9-1　吡啶类药物的结构与性质

药　　物	结　构　式	性　　质
异烟肼 （isoniazid）		1. 母核吡啶环的特性 　（1）弱碱性：本类药物母核吡啶环上的氮原子为碱性氮原子，吡啶环的 pK_b 值为 8.8（水中），可用非水溶液滴定法进行含量测定。 　（2）吡啶环的特性：本类药物分子结构中均含有吡啶环，若吡啶环 α、α' 位未取代，而 β 或 γ 位被羧基衍生物所取代的药物，可发生开环反应（特征反应）。如尼可刹米、异烟肼等。 　（3）紫外吸收特性：吡啶环为芳香杂环，在紫外光区有吸收，可用于药物的鉴别和含量测定。 2. 取代基的特性 　（1）还原性：异烟肼吡啶环 γ 位上被酰肼取代，酰肼基具有较强的还原性，能和氧化剂发生反应；硝苯地平由于苯环邻位上有硝基取代，遇光不稳定，易发生自身氧化还原反应。 　（2）水解性：异烟肼分子结构中的酰肼基，硝苯地平分子中的酯键以及尼可刹米分子中的酰胺键，在一定条件下均能发生水解反应，可用于药物的鉴别。 　（3）缩合反应：异烟肼吡啶环 γ 位上被酰肼取代，可与某些含羰基的试剂发生缩合反应生成有特定颜色和熔点的腙，利用此性质可进行药物的鉴别和含量测定
尼可刹米 （nikethamide）		
硝苯地平 （nifedipine）		
尼群地平 （nitrendipine）		

二、喹诺酮类药物

喹诺酮类药物，又称吡酮酸类或吡啶酮酸类，是人工合成的含 4-喹诺酮基本结构的抗菌药。因其具有抗菌谱广、抗菌活性强、与其他抗菌药物无交叉耐药性和毒副作用小等特点，被广泛应用于临床。以典型药物诺氟沙星、环丙沙星、左氧氟沙星为例，其结构特点及性质见表 9-2。

三、吩噻嗪类药物

吩噻嗪类药物分子结构中具有共同的硫氮杂蒽母核，为苯并噻嗪的衍生物。2015 年版《中国药典》收载的本类药物主要有盐酸氯丙嗪、奋乃静、盐酸氟奋乃静、盐酸三氟拉嗪等，其结构特点及性质见表 9-3。

表 9-2　喹诺酮类药物的结构与性质

药　物	结　构　式	性　质
诺氟沙星 （norfloxacin）	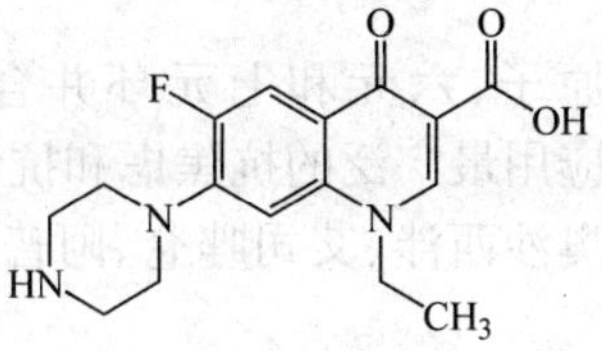	1. 酸碱两性：本类药物因具有羧基和哌嗪基，呈酸碱两性，易溶于氢氧化钠、盐酸、醋酸等溶液中。 2. 还原性：哌嗪基具有还原性，遇光易被氧化，颜色渐变深。 3. 紫外吸收特性：喹诺酮类药物分子结构中具有共轭体系，在紫外光区有特征吸收，可用于药物的鉴别和含量测定。 4. 与金属离子反应：喹诺酮类药物分子结构中含有羧基和酮羰基，极易和金属离子形成螯合物
环丙沙星 （ciprofloxacin）	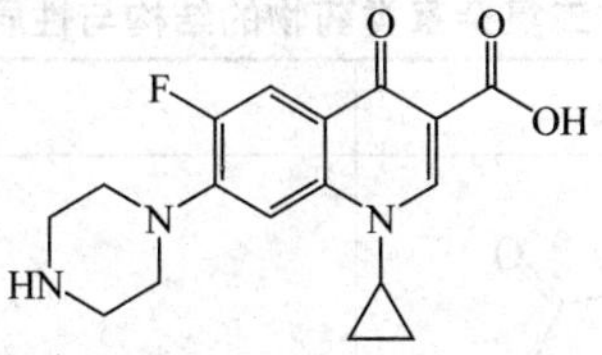	
左氧氟沙星 （levofloxacin）	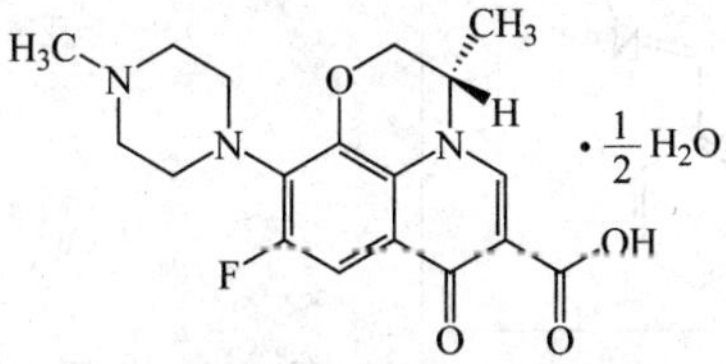	

表 9-3　吩噻嗪类药物的结构与性质

药　物	结　构　式	性　质
盐酸氯丙嗪 （chlorpromazine hydrochloride）	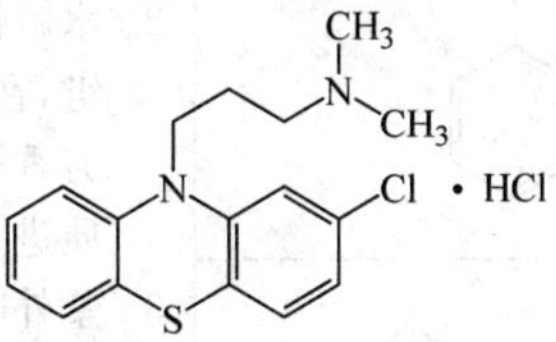	1. 弱碱性：吩噻嗪母核中的氮原子碱性极弱，不能直接进行滴定，10 位侧链多为烃胺，碱性较强，可采用非水溶液滴定法对药物进行含量测定。 2. 还原性：吩噻嗪环上的硫为二价，具有较强的还原性，易被氧化，遇不同氧化剂如硫酸、硝酸、过氧化氢等，其母核易被氧化成亚砜、砜等不同产物，随着取代基的不同，而呈现不同的颜色，因此也用于本类药物的鉴别。 3. 紫外吸收特性：本类药物中的硫氮杂蒽母核为共轭三环的 π 体系，一般在紫外区有三个吸收峰，分别在 205nm、254nm 和 300nm 附近，最强峰位于 254nm 附近，可用于本类药物的鉴别和含量测定。 4. 与金属离子反应：吩噻嗪母核中未被氧化的硫原子，可与金属离子形成有色配位化合物，利用此性质可进行药物的鉴别和含量测定
奋乃静 （perphenazine）	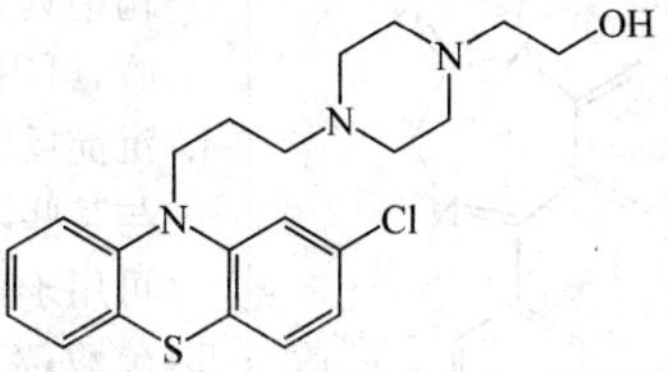	
盐酸氟奋乃静 （fluphenazine hydrochloride）	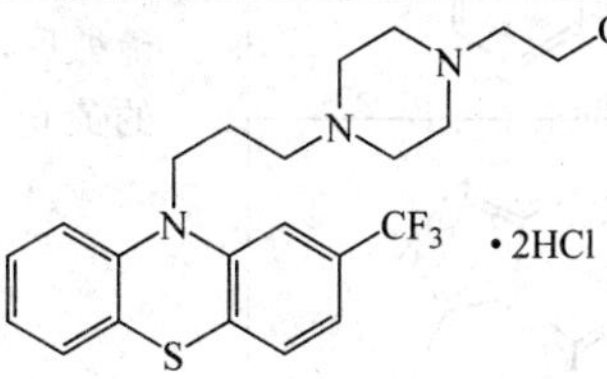	
盐酸三氟拉嗪 （trifluoperazine hydrochloride）	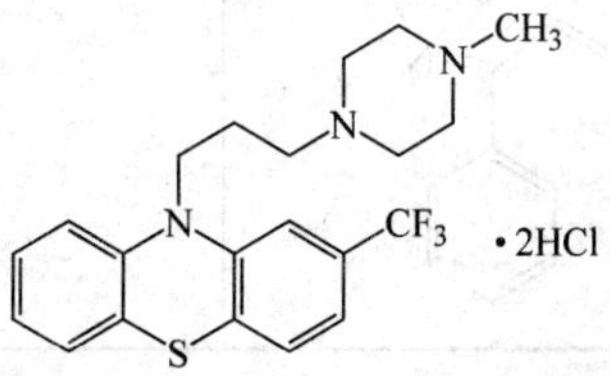	

四、苯并二氮杂䓬类药物

苯并二氮杂䓬类药物为含氮杂原子、六元和七元环并合而成的有机化合物,其中
1,4-苯并二氮杂䓬类药物是目前临床应用最广泛的抗焦虑和抗惊厥药物。2015 年版《中国
药典》收载的本类药物主要有地西泮、奥沙西泮、艾司唑仑、阿普唑仑等,其结构特点及性质
见表 9-4。

表 9-4　苯并二氮杂䓬类药物的结构与性质

药　　　物	结　构　式	性　　　质
地西泮 （diazepam）		
奥沙西泮 （oxazepam）		1. 弱碱性:苯并二氮杂䓬环上的亚胺氮原子具有碱性,但因苯环的共轭碱性较弱,不能直接进行滴定,可采用非水溶液滴定法对药物进行含量测定。 2. 水解性:本类药物母核上具有亚胺或酰胺键,在酸性条件下可水解开环,产物为含有芳香第一胺的衍生物,可利用水解产物的性质进行药物的鉴别。 3. 紫外吸收特性:苯并二氮杂䓬类药物分子结构中具有共轭体系,在紫外光区有特征吸收,可用于本类药物的鉴别和含量测定。 4. 沉淀反应:本类药物分子结构中的氮原子可与某些沉淀试剂(碘化铋钾)反应生成沉淀,可用于药物的鉴别。 5. 硫酸-荧光反应:苯并二氮杂䓬类药物溶于硫酸后,在紫外光(365nm)下,呈现不同颜色的荧光,用于鉴别
艾司唑仑 （estazolam）		
阿普唑仑 （alprazolam）		

五、咪唑类药物

咪唑类药物是一类分子结构中含有咪唑环的广谱驱虫药和抗厌氧菌药物。2015 年版《中国药典》收载的本类药物主要有甲硝唑、替硝唑、阿苯达唑等,其结构特点及性质见表 9-5。

表 9-5　咪唑类药物的结构与性质

药　物	结　构　式	性　　质
甲硝唑 (metronidazole)		1. 弱碱性:本类药物因具有咪唑环,呈碱性,但由于氮原子处于咪唑环的共轭体系中,碱性较弱,不能直接进行滴定,可采用非水溶液滴定法进行药物的含量测定。
替硝唑 (tinidazole)		2. 紫外吸收特性:咪唑环为共轭体系,在紫外光区有特征吸收,可用于药物的鉴别和含量测定。
阿苯达唑 (albendazole)		3. 显色反应:阿苯达唑因含有硫原子,可用醋酸铅试纸显色鉴别硫元素的存在。 4. 沉淀反应:咪唑环可在酸性条件下与某些沉淀剂如碘化铋钾、三硝基苯酚等发生沉淀反应,生成有色沉淀,用于药物的鉴别

专题二　典型药物分析

一、异烟肼及其制剂的质量分析

异烟肼为无色结晶,白色或类白色的结晶性粉末;无臭,遇光渐变质。本品在水中易溶,在乙醇中微溶,在乙醚中极微溶解。本品的熔点为 170～173℃。

(一)鉴别

1. 与氨制硝酸银反应　取异烟肼约 10mg,置试管中,加水 2mL 溶解后,加氨制硝酸银试液 1mL,即发生气泡与黑色浑浊,并在试管壁上生成银镜。反应式如下:

$$H_2NNH_2 + 4AgNO_3 \longrightarrow 4Ag \downarrow + N_2 \uparrow + 4HNO_3$$

解析：异烟肼分子结构中具有还原性的酰肼基,可还原硝酸银试液中的 Ag^+ 为单质银,从而附着在试管内壁上。

2. 高效液相色谱法 在含量测定项下记录的色谱图中,供试品溶液主成分峰的保留时间应与对照品溶液主峰的保留时间一致。

3. 红外光谱法 异烟肼的红外光吸收图谱应与 2015 年版《中国药典》规定的对照品图谱一致。

(二) 检查

异烟肼除需检查"酸碱度""溶液的澄清度与颜色""干燥失重""重金属""炽灼残渣"等一般杂质外,还应检查"游离肼""有关物质""无菌"等特殊杂质。

1. 游离肼 取本品,加丙酮-水(体积比 1∶1)溶解并稀释制成每 1mL 中约含 100mg 的溶液,作为供试品溶液;另取硫酸肼对照品,加丙酮-水(体积比 1∶1)溶解并稀释制成每 1mL 中约含 0.08mg(相当于游离肼 20μg)的溶液,作为对照品溶液;取异烟肼与硫酸肼各适量,加丙酮-水(体积比 1∶1)溶解并稀释制成每 1mL 中分别含异烟肼 100mg 及硫酸肼 0.08mg 的混合溶液,作为系统适用性试验溶液。照薄层色谱法(通则 0502)试验,吸取上述三种溶液各 5μL,分别点于同一硅胶 G 薄层板上,以异丙醇-丙酮(体积比 3∶2)为展开剂,展开,晾干,喷以乙醇制对二甲氨基苯甲醛试液,15min 后检视。系统适用性试验溶液所显游离肼与异烟肼的斑点应完全分离,游离肼的 R_f 值约为 0.75,异烟肼的 R_f 值约为 0.56。在供试品溶液主斑点前方与对照品溶液主斑点相应的位置上,不得显黄色斑点。

解析：异烟肼在显色后的薄层板上呈棕橙色斑点,R_f 值约为 0.56。而游离肼应呈鲜黄色斑点,R_f 值约为 0.75。此法要求在试验条件下相应位置不得出现游离肼的鲜黄色斑点。肼的检测限度为 0.1μg,控制限量是 0.02%。

2. 有关物质 取本品,加水溶解并稀释制成每 1mL 中约含 0.5mg 的溶液,作为供试品溶液;精密量取 1mL,置于 100mL 量瓶中,用水稀释至刻度,摇匀,作为对照溶液。照含量测定项下的色谱条件,精密量取供试品溶液与对照溶液各 10μL 注入液相色谱仪,记录色谱图至主成分峰保留时间的 3.5 倍。供试品溶液的色谱图中如有杂质峰,单个杂质峰面积不得大于对照溶液主峰面积的 0.35 倍(0.35%),各杂质峰面积的和不得大于对照溶液主峰面积(1.0%)。

解析：有关物质检查目的是为了控制杂质的限量,为 2015 年版《中国药典》的新增杂质检查项目。

3. 无菌 取注射用异烟肼,用适宜溶剂溶解并稀释制成每 1mL 中约含 20mg 的溶液,经薄膜过滤法处理,依法检查(通则 1101),应符合规定。

(三) 含量测定

2015 年版《中国药典》中,采用高效液相色谱法对异烟肼原料药及其制剂进行含量测定。

色谱条件与系统适用性试验：用十八烷基硅烷键合硅胶为填充剂;以 0.02mol/L 磷酸氢二钠溶液(用磷酸调 pH 值至 6.0)-甲醇(体积比 85∶15)为流动相;检测波长为 262nm。理论板数按异烟肼峰计算不低于 4000。

测定方法：取本品,精密称定,加水溶解并定量稀释制成每 1mL 中约含 0.1mg 的溶液,

精密量取 $10\mu L$ 注入液相色谱仪,记录色谱图;另取异烟肼对照品,同法测定。按外标法以峰面积计算,即得。

$$含量(\%) = \dfrac{C_R \times \dfrac{A_X}{A_R} \times V \times D}{m} \times 100\%$$ (9-1)

式中:C_R 为对照品溶液的浓度(mg/mL);A_X 为供试品的峰面积;A_R 为对照品的峰面积;V 为初次配制的体积(mL);D 为供试品的稀释倍数;m 为供试品的取样量(mg)。

二、左氧氟沙星及其制剂的质量分析

左氧氟沙星为类白色至淡黄色结晶性粉末,无臭。在水中微溶,在乙醇中极微溶解,在乙醚中不溶,在冰醋酸中易溶,在 0.1mol/L 盐酸溶液中略溶。

比旋度:取本品,精密称定,加甲醇溶解并定量稀释成每 1mL 中约含 10mg 的溶液,依法测定(通则0621),比旋度应为 $-92°\sim-99°$。

解析:左氧氟沙星为氧氟沙星的左旋体,在制备过程中可能混有右氧氟沙星等杂质。通过测定左氧氟沙星的比旋度,控制其纯度。

(一)鉴别

1. 高效液相色谱法 取左氧氟沙星及氧氟沙星对照品适量,分别加右氧氟沙星项下的流动相溶解并稀释成每 1mL 中各含 0.01mg 与 0.02mg 的溶液,作为供试品及对照品溶液。照右氧氟沙星项下的方法试验,供试品溶液主峰的保留时间应与对照品溶液主峰中左氧氟沙星峰(后)的保留时间一致。

2. 紫外-可见分光光度法 取左氧氟沙星适量,用 0.1mol/L 盐酸溶液溶解并稀释制成每 1mL 中约含 $5\mu g$ 的溶液,照紫外-可见分光光度法(通则0401)测定,在 226nm 与 294nm 的波长处有最大吸收,在 263nm 的波长处有最小吸收。

解析:左氧氟沙星分子结构中存在苯环等共轭体系,因此在紫外光区有最大吸收波长,可用于鉴别。

3. 红外光谱法 本品的红外吸收图谱应与对照的图谱一致。

(二)检查

左氧氟沙星除需检查"酸碱度""溶液的澄清度""残留溶剂""重金属""炽灼残渣"及"水分"等一般杂质外,还应检查以下特殊杂质。

1. 吸光度 取左氧氟沙星 5 份,分别加水溶解并定量稀释制成每 1mL 中含 5mg 的溶液,照紫外-可见分光光度法(通则0401)在 450nm 的波长处测定吸光度,均不得过 0.1。

解析:限定 450nm 波长处的吸光度值可以控制左氧氟沙星在合成和降解过程中可能产生的有色光学杂质。

2. 有关物质 取左氧氟沙星适量,用 0.1mol/L 盐酸溶液溶解并定量稀释制成每 1mL 中约含 1.0mg 的溶液,作为供试品溶液,精密量取适量,加 0.1mol/L 盐酸溶液定量稀释制成每 1mL 中含 $2\mu g$ 的溶液,作为对照溶液。精密量取适量,用 0.1mol/L 盐酸溶液定量稀释制成每 1mL 中约含 $0.2\mu g$ 的溶液,作为灵敏度溶液。另精密称取杂质 A 对照品约 15mg,置于 100mL 量瓶中,加 6mol/L 氨溶液 1mL 与水适量使溶解,用水稀释至刻度,摇匀,精密量取 2mL,置于 100mL 量瓶中,加水稀释至刻度,摇匀,作为杂质 A 对照品溶液。照高效液相色谱法(通则 0512)测定,用十八烷基硅烷键合硅胶为填充剂;以醋酸铵高氯酸钠溶液(取醋酸铵 4.0g 和高氯酸钠 7.0g,加水 1300mL 使之溶解,用磷酸调节 pH 值至 2.2)-乙腈(体积比 85∶15)为流动相 A,乙腈为流动相 B;按表 9-6 进行线性梯度洗脱。柱温为 40℃;流速为每分钟 1mL。称取左氧氟沙星对照品,环丙沙星对照品和杂质 E 对照品各适量,用 0.1mol/L 盐酸溶液溶解并稀释制成每 1mL 中约含左氧氟沙星 1.0mg、环丙沙星和杂质 E 各 5μg 的混合溶液,量取 10μL 注入液相色谱仪,以 294nm 为检测波长,记录色谱图,左氧氟沙星峰的保留时间约为 15min。左氧氟沙星峰与杂质 E 峰和左氧氟沙星与环丙沙星峰之间的分离度应分别大于 2.0 与 2.5。量取对照溶液 10μL 注入液相色谱仪,以 294nm 为检测波长,主成分色谱峰峰高的信噪比应大于 10。再精密量取供试品溶液、对照溶液和杂质 A 对照品溶液各 10μL,分别注入液相色谱仪,以 294nm 和 238nm 为检测波长,记录色谱图。供试品溶液色谱图中如有杂质峰,杂质 A(238nm 检测)按外标法以峰面积计算,不得过 0.3%。其他单个杂质(294nm 检测)峰面积不得大于对照溶液主峰面积(0.2%),其他各杂质峰(294nm 检测)峰面积的和不得大于对照溶液主峰面积的 2.5 倍(0.5%)。供试品溶液色谱图中小于灵敏度溶液主峰面积的峰忽略不计。

表 9-6　左氧氟沙星流动相线性梯度洗脱表

时间(min)	梯度(流动相 A)(%)	梯度(流动相 B)(%)
0	100	0
18	100	0
25	70	30
39	70	30
40	100	0
50	100	0

解析: 2015 年版《中国药典》检查左氧氟沙星等喹诺酮类药物的有关物质主要采用高效液相色谱法,色谱柱为十八烷基硅烷键合硅胶色谱柱(C_{18}柱),流动相采用线性梯度洗脱,紫外检测器检测。

3. **右氧氟沙星**　取左氧氟沙星适量,加流动相溶解并稀释成每 1mL 中约含 1.0mg 的溶液,作为供试品溶液,精密量取适量,用流动相定量稀释制成每 1mL 中约含 10μg 的溶液,作为对照溶液。精密量取对照溶液适量,用流动相定量稀释制成每 1mL 中约含 0.5μg 的溶液,作为灵敏度溶液。照高效液相色谱法(通则 0512)测定。用十八烷基硅烷键合硅胶为填充剂;以硫酸铜 D-苯丙氨酸溶液(取 D-苯丙氨酸 1.32g 与硫酸铜 1g,加水 1000mL 溶解后,用氢氧化钠试液调节 pH 值至 3.5)-甲醇(体积比 82∶18)为流动相;柱温 40℃;检测波长为 294nm。取左氧氟沙星和氧氟沙星对照品各适量,加流动相溶解并定量稀释成每 1mL 中约含左氧氟沙星 1mg 和氧氟沙星 20μg 的溶液,取 20μL 注入液相色谱仪,记录色谱图,右氧氟沙星与左氧氟沙星依次流出,右、左旋异构体峰的分离度应符合要求。取灵敏度溶液 20μL 注入液相色谱仪,记录色谱图,主成分色谱峰峰高的信噪比应大于 10。再精密量取供试品溶液和对照溶液各 20μL,分别注入液相色谱仪,记录色谱图,供试品溶液色谱图中右氧氟沙星峰面积不得大于对照品溶液主峰面积(1.0%)。

解析：左氧氟沙星在制备过程中可能存在无效的光学异构体杂质右氧氟沙星，2015年版《中国药典》采用高效液相色谱法控制右氧氟沙星杂质的限量。

（三）含量测定

2015年版《中国药典》采用高效液相色谱法测定左氧氟沙星及其制剂的含量。

色谱条件与系统适用性试验：用十八烷基硅烷键合硅胶为填充剂；以醋酸铵高氯酸钠溶液（取醋酸铵4.0g和高氯酸钠7.0g，加水1300mL使溶解，用磷酸调节pH值至2.2)-乙腈（体积比85∶15）为流动相；检测波长为294nm。称取左氧氟沙星对照品、环丙沙星对照品和杂质E对照品各适量，加0.1mol/L盐酸溶液溶解并稀释制成每1mL中约含左氧氟沙星0.1mg、环丙沙星和杂质E各5μg的混合溶液，取10μL注入液相色谱仪，记录色谱图，左氧氟沙星峰的保留时间约为15min，左氧氟沙星峰与杂质E峰和左氧氟沙星与环丙沙星峰之间的分离度应分别大于2.0与2.5。

测定方法：取左氧氟沙星约50mg，精密称定，置于50mL量瓶中，加0.1mol/L盐酸溶液溶解并定量稀释至刻度，摇匀，精密量取5mL，置于50mL量瓶中，用0.1mol/L盐酸溶液稀释至刻度，摇匀，作为供试品溶液，精密量取10μL注入液相色谱仪，记录色谱图；另精密称取左氧氟沙星对照品适量，加0.1mol/L盐酸溶液溶解并定量稀释制成每1mL中含0.1mg的溶液，同法测定，按外标法以峰面积计算出供试品中$C_{18}H_{20}FN_3O_4$的量，即得。

$$含量(\%) = \frac{C_R \times \dfrac{A_X}{A_R} \times V \times D}{m} \times 100\% \tag{9-2}$$

式中：C_R为对照品溶液的浓度（mg/mL）；A_X为供试品的峰面积；A_R为对照品的峰面积；V为初次配制的体积（mL）；D为供试品的稀释倍数；m为供试品的取样量（mg）。

解析：2015年版《中国药典》采用高效液相色谱法测定左氧氟沙星原料药和片剂的含量。左氧氟沙星为酸碱两性化合物，能在水中解离，用常规的甲醇-水或乙腈-水系统作流动相进行洗脱时，易出现拖尾、对称峰少、分离度低等现象，本法采用高氯酸钠离子对高效液相色谱法，可有效克服以上缺点。

三、盐酸氯丙嗪及其制剂的质量分析

盐酸氯丙嗪为白色或乳白色结晶性粉末；有微臭，有引湿性；遇光渐变色；水溶液显酸性反应。在水、乙醇或三氯甲烷中易溶，在乙醚或苯中不溶。熔点为194～198℃。

（一）鉴别

1. 与硝酸等氧化剂的反应　取盐酸氯丙嗪约10mg，加水1mL溶解后，加硝酸5滴即显红色，渐变淡黄色。

解析：盐酸氯丙嗪分子结构中具有未被氧化的硫原子，可被硝酸、硫酸等氧化剂氧化，用于鉴别。

2. 紫外-可见分光光度法　取盐酸氯丙嗪，加盐酸溶液（9→1000）制成每1mL含5μg的溶液，照紫外-可见分光光度法（通则0401）测定，在254nm与306nm的波长处有最大吸收，在254nm的波长处吸光度约为0.46。

解析：盐酸氯丙嗪分子结构中具有吩噻嗪环为共轭体系，具有紫外吸收，可用于鉴别。

3. 红外分光光度法　本品的红外光吸收图谱应与对照的图谱一致。

4. 氯离子的鉴别反应　本品的水溶液显氯化物鉴别(1)的反应(通则0301)。

解析：盐酸氯丙嗪是盐酸盐，含有氯离子，显氯离子的鉴别反应。

(二) 检查

1. 溶液的澄清度与颜色检查　取盐酸氯丙嗪0.50g，加水10mL，振摇使溶解后，溶液应澄清无色；如显浑浊，与1号浊度标准液(通则0902第一法)比较，不得更浓；如显色，与黄色3号或黄绿色3号标准比色液(通则0902第一法)比较，不得更深，并不得显其他颜色。

解析：吩噻嗪类药物容易被氧化剂氧化而呈色，对盐酸氯丙嗪进行溶液的颜色检查主要是控制其中游离的氯丙嗪氧化产物的量。

2. 有关物质　避光操作。取盐酸氯丙嗪20mg，置于50mL量瓶中，加流动相溶解并稀释至刻度，摇匀，作为供试品溶液；精密量取适量，用流动相定量稀释制成每1mL中含2μg的溶液，作为对照溶液。照高效液相色谱法(通则0512)试验，用辛烷基硅烷键合硅胶为填充柱；以乙腈-0.5%三氟乙酸(用四甲基乙二胺调节pH值至5.3)(体积比50∶50)为流动相；检测波长为254nm。精密量取对照溶液和供试品溶液各10μL，分别注入液相色谱仪，记录色谱图至主成分峰保留时间的4倍。供试品溶液的色谱图中如有杂质峰，单个杂质峰面积不得大于对照溶液主峰面积(0.5%)，各杂质峰面积的和不得大于对照溶液主峰面积的2倍(1.0%)。

解析：合成盐酸氯丙嗪的原料中有氯吩噻嗪和间氯二苯胺等，有关物质的检查主要是控制这些原料。因氯丙嗪遇光不稳定，上述检查应在避光条件下操作。

除以上检查项目外，盐酸氯丙嗪还需检查"炽灼残渣"和"干燥失重"等

(三) 含量测定

2015年版《中国药典》中，采用非水溶液滴定法对盐酸氯丙嗪原料药进行含量测定，而对盐酸氯丙嗪的片剂和注射剂等制剂的含量则采用紫外-可见分光光度法进行测定。

1. 非水溶液滴定法

测定方法：取本品约0.2g，精密称定，加冰醋酸10mL与醋酐30mL溶解后，照电位滴定法(通则0701)，用高氯酸滴定液(0.1mol/L)滴定，并将滴定的结果用空白试验校正。每1mL高氯酸滴定液(0.1mol/L)相当于35.53mg的$C_{17}H_{19}ClN_2S \cdot HCl$

$$含量(\%) = \frac{V \times T \times F \times 10^{-3}}{m} \times 100\% \tag{9-3}$$

式中：V为消耗高氯酸滴定液的体积(mL)；T为滴定度(mg/mL)；F为高氯酸滴定液的浓度校正因数；m为供试品的取样量(g)。

解析：盐酸氯丙嗪10位的烃胺具有碱性，在非水介质中，可用高氯酸的冰醋酸溶液滴定，并用电位滴定法指示终点。

2. 紫外-可见分光光度法

测定方法：避光操作。取盐酸氯丙嗪片10片，除去包衣后，精密称定，研细，精密称取适量(约相当于盐酸氯丙嗪10mg)，置于100mL量瓶中，加溶剂[盐酸溶液(9→1000)]70mL，振摇使盐酸氯丙嗪溶解，用溶剂稀释至刻度，摇匀，滤过，精密量取续滤液5mL，置于100mL量瓶中，加溶剂稀释至刻度，摇匀，照紫外-可见分光光度法(通则0401)，在254nm的波长处

测定吸光度,按盐酸氯丙嗪($C_{17}H_{19}ClN_2S \cdot HCl$)的吸收系数 $E_{1cm}^{1\%}$ 为 915 计算,即得。

$$标示量（\%）= \frac{\dfrac{A}{E_{1cm}^{1\%}} \times \dfrac{1}{100} \times V \times D \times \overline{W}}{m \times S} \times 100\% \quad (9\text{-}4)$$

式中：A 为供试品溶液测得的吸光度；$E_{1cm}^{1\%}$ 为盐酸氯丙嗪的吸收系数；V 为供试品溶液配制的初始体积(mL)；D 为稀释倍数；$\overline{W}$ 为平均片重(g)；m 为供试品的取样量(g)；S 为标示量(g)。

解析：盐酸氯丙嗪分子结构中具有吩噻嗪环为共轭体系,在 254nm 波长处有最大吸收,可采用紫外-可见分光光度法对盐酸氯丙嗪片和盐酸氯丙嗪注射液进行含量测定。

四、地西泮及其制剂的质量分析

地西泮为白色或类白色的结晶性粉末；无臭。在丙酮或三氯甲烷中易溶,在乙醇中溶解,在水中几乎不溶。熔点为 130～134℃。

吸收系数：取地西泮,精密称定,加 0.5％硫酸的甲醇溶液溶解并定量稀释使成每 1mL 中约含 10μg 的溶液,照紫外-可见分光光度法(通则 0401),在 284nm 的波长处测定吸光度,吸收系数($E_{1cm}^{1\%}$)为 440～468。

(一) 鉴别

1. 与硫酸的呈色反应 取地西泮约 10mg,加硫酸 3mL,振摇使溶解,在紫外光灯(365nm)下检视,显黄绿色荧光。

2. 紫外-可见分光光度法 取地西泮,加 0.5％硫酸的甲醇溶液制成每 1mL 中含 5μg 的溶液,照紫外-可见分光光度法(通则 0401)测定,在 242nm、284nm 与 366nm 的波长处有最大吸收；在 242nm 波长处的吸光度约为 0.51,在 284nm 波长处的吸光度约为 0.23。

解析：地西泮分子结构中具有共轭体系,具有较强的紫外吸收,可用于鉴别。

3. 红外光谱法 本品的红外光吸收图谱应与对照的图谱一致。

4. 氯化物反应 取地西泮 20mg,用氧瓶燃烧法(通则 0703)进行有机破坏,以 5％氢氧化钠溶液 5mL 为吸收液,燃烧完后,用稀硝酸酸化,并缓缓煮沸 2min,溶液显氯化物鉴别(1)的反应(通则 0301)。

解析：地西泮分子结构中 7 位上的氯原子与苯环以共价键相连,结合比较牢固,须先用氧瓶燃烧法破坏,将有机结合的氯原子转化为游离的无机氯离子后,再进行氯化物的鉴别反应。

知识链接

几种常见的苯并二氮杂䓬类药物与硫酸的呈色反应列表

药物	与硫酸呈色	与稀硫酸呈色
地西泮	黄绿色	黄色
氯氮䓬	黄色	紫色
艾司唑仑	亮绿色	天蓝色
硝西泮	淡蓝色	蓝绿色

（二）检查

地西泮除需检查"氯化物""乙醇溶液的澄清度与颜色""干燥失重""炽灼残渣"等杂质外，还应检查"有关物质"。

有关物质：取地西泮，加甲醇溶解并稀释制成每 1mL 中含 1mg 的溶液作为供试品溶液；精密量取 1mL，置于 200mL 量瓶中，用甲醇稀释至刻度，摇匀，作为对照溶液。照高效液相色谱法（通则 0512）试验。用十八烷基硅烷键合硅胶为填充剂；以甲醇-水（体积比 70：30）为流动相；检测波长为 254nm。理论板数按地西泮峰计算不低于 1500。精密量取对照溶液与供试品溶液各 10μL，分别注入液相色谱仪，记录色谱图至主成分峰保留时间的 4 倍。供试品溶液色谱图中如有杂质峰，各杂质峰面积的和不得大于对照液主峰面积的 0.6 倍（0.3%）。

解析：地西泮在合成过程中，若 1 位氮原子上的甲基化不完全，可能会产生去甲基地西泮杂质，分解有可产生 2-甲氨基-5-氯二苯酮等杂质，国内外药典均要求检查以上杂质。2015 年版《中国药典》采用高效液相色谱法中的不加校正因子的主成分自身对照法进行地西泮中的有关物质的检查。

（三）含量测定

2015 年版《中国药典》中，采用非水溶液滴定法对地西泮原料药进行含量测定，而采用高效液相色谱法测定地西泮片和地西泮注射液等制剂的含量。

1. 非水溶液滴定法

测定方法：取地西泮约 0.2g，精密称定，加冰醋酸与醋酐各 10mL 使溶解，加结晶紫指示液 1 滴，用高氯酸滴定液（0.1mol/L）滴定至溶液显绿色。每 1mL 高氯酸滴定液（0.1mol/L）相当于 28.47mg 的 $C_{16}H_{13}ClN_2O$。

$$含量（\%）= \frac{V \times T \times F \times 10^{-3}}{m} \times 100\% \quad (9-5)$$

式中：V 为消耗高氯酸滴定液的体积（mL）；T 为滴定度（mg/mL）；F 为高氯酸滴定液的浓度校正因子；m 为供试品的取样量（g）。

解析：地西泮母核上的氮原子碱性较弱，在水溶液中不能用酸碱滴定法直接滴定，因此 2015 年版《中国药典》采用非水溶液滴定法对地西泮原料药进行含量测定。

2. 高效液相色谱法

色谱条件与系统适用性试验：用十八烷基硅烷键合硅胶为填充剂；以甲醇-水（体积比 70：30）为流动相；检测波长为 254nm。理论板数按地西泮峰计算不低于 1500。

测定法取本品 20 片，精密称定，研细，精密称取适量（约相当于地西泮 10mg），置于 50mL 量瓶中，加甲醇适量，振摇，使地西泮溶解，用甲醇稀释至刻度，摇匀，滤过，取续滤液作为供试品溶液，精密量取 10μL 注入液相色谱仪，记录色谱图；另取地西泮对照品约 10mg，精密称定，同法测定。按外标法以峰面积计算，即得。

$$标示量（\%）= \frac{C_R \times \frac{A_X}{A_R} \times D \times \overline{W}}{m \times S} \times 100\% \quad (9-6)$$

式中：C_R 为对照品的浓度（mg/mL）；A_X 为供试品的峰面积；A_R 为对照品的峰面积；D 为供试品的稀释倍数；$\overline{W}$ 为平均片重（g）；m 为供试品的取样量（g）；S 为标示量（mg）。

解析：因地西泮片及地西泮注射液等制剂中含有苯甲酸、苯甲酸钠等附加剂，可能影响滴定分析和紫外-可见分光光度法,所以 2015 年版《中国药典》采用高效液相色谱法测定其含量,利用反相高效液相法将药物和附加剂、分解产物等完全分离后再测定含量。

示例:取地西泮约 0.2g,精密称定为 0.2076g,加冰醋酸与醋酐各 10mL 使溶解,加结晶紫指示液 1 滴,用高氯酸滴定液(0.1012mol/L)滴定至溶液显绿色,消耗 7.20mL。2015 年版《中国药典》规定,每 1mL 高氯酸滴定液(0.1mol/L)相当于 28.47mg 的 $C_{16}H_{13}ClN_2O$。2015 年版《中国药典》规定本品按干燥品计算,含 $C_{16}H_{13}ClN_2O$ 不得少于 98.5%。通过计算判断本品含量是否符合规定。

解:

$$含量(\%) = \frac{V \times T \times F \times 10^{-3}}{m} \times 100\%$$

$$= \frac{7.20 \times 28.47 \times \frac{0.1012}{0.1} \times 10^{-3}}{0.2076} \times 100\%$$

$$= 99.92\%$$

学 习 小 结

		结构与性质	典型药物:异烟肼及其制剂分析	
杂环类药物	吡啶类	1. 吡啶环的特性 (1) 弱碱性 (2) 开环反应 (3) 紫外吸收光谱特性 2. 取代基的特性 (1) 还原性 (2) 水解性 (3) 缩合反应	鉴别	1. 与氨制硝酸银反应 2. 高效液相色谱法 3. 红外光谱法
			特殊杂质	1. 游离肼(薄层色谱法) 2. 有关物质(高效液相色谱法) 3. 无菌(无菌检查法)
			含量测定	高效液相色谱法
	喹诺酮类	结构与性质	典型药物:左氧氟沙星及其制剂分析	
		1. 酸碱两性 2. 还原性 3. 紫外吸收特性 4. 与金属离子反应	鉴别	1. 紫外-可见分光光度法 2. 高效液相色谱法 3. 红外光谱法
			特殊杂质	1. 吸光度 2. 有关物质 3. 右氧氟沙星
			含量测定	高效液相色谱法

续表

		结构与性质		典型药物：盐酸氯丙嗪及其制剂分析	
杂环类药物	吩噻嗪类	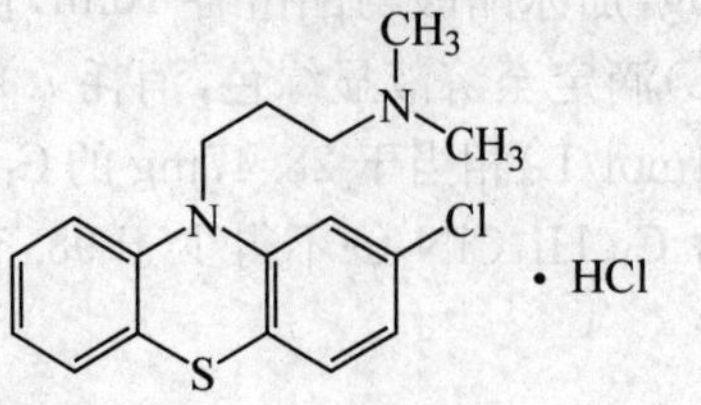 1. 弱碱性 2. 还原性 3. 紫外吸收特性 4. 与金属离子反应	鉴别	1. 与硝酸等氧化剂的反应 2. 紫外-可见分光光度法 3. 红外光谱法 4. 氯离子的鉴别反应	
			特殊杂质	1. 溶液的澄清度与颜色检查 2. 有关物质	
			含量测定	1. 非水溶液滴定法（原料药） 2. 紫外-可见分光光度法（片剂、注射剂）	

		结构与性质		典型药物：地西泮及其制剂分析	
	苯并二氮杂䓬类	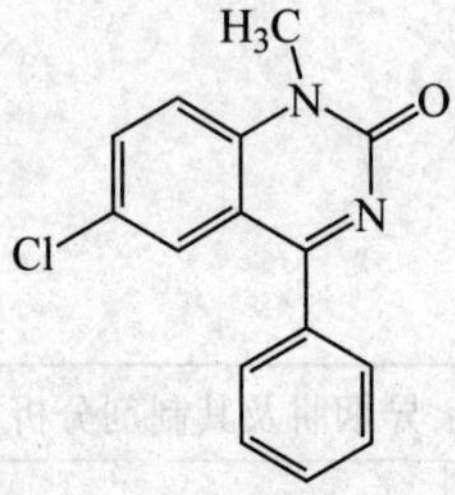 1. 弱碱性 2. 水解性 3. 紫外吸收特性 4. 沉淀反应 5. 硫酸-荧光反应	鉴别	1. 与硫酸的呈色反应 2. 紫外-可见分光光度法 3. 红外光谱法 4. 氯化物反应	
			特殊杂质	有关物质	
			含量测定	1. 非水溶液滴定法（原料） 2. 高效液相色谱法（片剂、注射剂）	

		结构与性质			
	咪唑类	甲硝唑	1. 弱碱性 2. 紫外吸收特性 3. 显色反应 4. 沉淀反应		

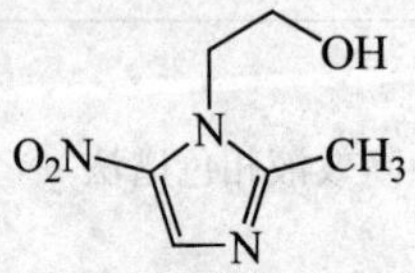

目 标 检 测

一、单项选择题

1. 能与氨制硝酸银试液反应发生气泡和黑色浑浊,并在管壁上生成银镜的药物是( )。

A. 甲硝唑
B. 阿苯达唑
C. 诺氟沙星
D. 异烟肼
E. 氯氮草

2. 异烟肼中的游离肼的检查采用的方法（　　）。
   A. 纸色谱法　　　　　　　　　　B. 旋光法
   C. 薄层色谱法　　　　　　　　　D. 紫外分光光度法
   E. 高效液相色谱法
3. 溴酸钾法测定异烟肼含量时，指示滴定终点的方法是（　　）。
   A. 甲基橙指示液　　　　　　　　B. 外指示剂法
   C. 自身指示剂法　　　　　　　　D. 永停滴定法
   E. 铬黑 T 指示液
4. 为了排除苯甲酸、苯甲酸钠对测定的干扰，《中国药典》（2015 年版）对地西泮注射液的含量测定采用（　　）。
   A. 酸碱滴定法　　　　　　　　　B. 非水溶液滴定法
   C. 紫外分光光度法　　　　　　　D. 薄层色谱法
   E. 高效液相色谱法
5. 吩噻嗪类药物遇光易变色的主要原因是（　　）。
   A. 吩噻嗪环具有氧化性　　　　　B. 吩噻嗪环具有还原性
   C. 吩噻嗪环侧链具有还原性　　　D. 吩噻嗪环侧链的碱性
   E. 吩噻嗪环具有水解性

二、配伍选择题
   A. 紫外-可见分光光度法　　　　　B. 高效液相色谱法
   C. 非水溶液滴定法　　　　　　　D. 溴酸钾法
   E. 碘量法

《中国药典》（2015 年版）对下列药物的含量测定，采用的方法是
6. 左氧氟沙星（　　）。
7. 盐酸氯丙嗪注射液（　　）。
8. 地西泮（　　）。

   A. 芳醛缩合反应　　　　　　　　B. 硫酸-荧光反应
   C. 薄层色谱法　　　　　　　　　D. 硝酸氧化显色反应
   E. 维他立反应
9. 鉴别地西泮（　　）。
10. 鉴别异烟肼（　　）。
11. 鉴别盐酸氯丙嗪（　　）。

三、多项选择题
12. 吩噻嗪类药物的鉴别方法有（　　）。
   A. 重氮化-偶合反应　　　　　　B. 氧化反应
   C. 紫外分光光度法　　　　　　　D. 红外分光光度法
   E. 氯化物反应
13.《中国药典》（2015 年版）采用非水溶液滴定法测定含量的药物有（　　）。
   A. 异烟肼　　　　　　　　　　　B. 盐酸氯丙嗪

    C. 左氧氟沙星   D. 地西泮

    E. 甲硝唑

四、简答题

14. 杂环类药物的结构特点和分类有哪些？

15. 异烟肼的结构特点及其主要性质是什么？

实训项目九：奋乃静片的有关物质检查

一、实训目的

1. 掌握奋乃静片有关物质检查的原理及操作方法。

2. 熟悉并能运用高效液相色谱法检查药物杂质。

二、实训资料

（一）检验药品

1. 检验药品的名称　奋乃静片。

2. 检验药品的来源　药店购买或送检样品。

3. 检验药品的规格、批号、包装及数量　根据药品包装确定，并记录有关情况。

4. 检验依据 2015 年版《中国药典》。

（二）检验项目

奋乃静片的有关物质检查。

三、实训方案

（一）实训形式

本次实训任务分成 6 人一组，组内交替进行任务实施，3 人配合完成检查项目。

（二）实训时间

具体实训时间安排可参考表 9-7。

表 9-7　奋乃静片有关物质检查的实训时间安排

实 训 内 容	实训时间(min)	备 注
仪器的准备	10	高效液相色谱仪、电子分析天平、量筒、烧杯、研钵、移液管(1mL)、量瓶(10mL、20mL)、洗瓶等常规分析仪器
试剂准备	10	试剂由实训教师指导部分学生在课余时间完成；学生按组领取
奋乃静片有关物质检查	50	奋乃静见光易氧化，需避光操作

实训内容	实训时间(min)	备 注
报告书写	10	报告书要书写规范,不要涂抹
清场	10	所有仪器要清洗干净,放回原位
实训总时间(min)	90	

四、实训过程

1. **供试品准备** 奋乃静片 20 片,精密称定,除去包衣、研细。

2. **试剂准备** 甲醇、0.03mol/L 醋酸铵、30%过氧化氢溶液、奋乃静对照品。

3. **检查方法**

避光操作。取含量测定项下的细粉适量(约相当于奋乃静 10mg),置于 100mL 量瓶中,加甲醇适量,充分振摇使奋乃静溶解,用甲醇稀释至刻度,摇匀,离心,取上清液(必要时滤过)作为供试品溶液;精密量取 1mL,置于 100mL 量瓶中,用甲醇稀释至刻度,摇匀,作为对照溶液。照高效液相色谱法(通则 0512)试验,用十八烷基硅烷键合硅胶为填充剂;以甲醇为流动相 A,以 0.03mol/L 醋酸铵溶液为流动相 B,按表 9-8 进行梯度洗脱,检测波长为 254nm。取奋乃静对照品 25mg,置于 25mL 量瓶中,加甲醇 15mL 溶解后,加入 30%过氧化氢溶液 2mL,摇匀,用甲醇稀释至刻度,摇匀,放置 1.5h,作为系统适用性溶液;取系统适用性溶液 20μL 注入液相色谱仪,使奋乃静峰保留时间约为 27min,与相对保留时间约为 0.73 的降解杂质峰的分离度应大于 7.0。精密量取对照溶液与供试品溶液各 20μL,分别注入液相色谱仪,记录色谱图。供试品溶液色谱图中如有杂质峰,单个杂质峰面积不得大于对照溶液主峰面积的 0.5 倍(0.5%),各杂质峰面积的和不得大于对照溶液主峰面积的 3 倍(3.0%)。供试品溶液色谱图中小于对照溶液主峰面积 0.05 倍的色谱峰忽略不计。

表 9-8 奋乃静片有关物质检查流动相线性梯度洗脱

时间(min)	梯度(流动相 A)(%)	梯度(流动相 B)(%)
0~40	67	33
40~50	90	10
50~60	100	0
60~75	67	33

五、注意事项

1. 流动相应以色谱纯试剂配制,流动相用前须经超声波脱气处理。
2. 流动相在分析流速下先对色谱柱平衡 30min,待基线稳定后再开始分析。

附：奋乃静片有关物质检查实训报告

品　名	批　号	规　格

来　源：　　　　　　　　取样量：　　　　　　　　取样人：

取样日期：　年　月　日　　报告日期：　　　　　　　年　月　日

检验依据：

检验项目	标准规定	检验结果
奋乃静片的有关物质检查	供试品溶液色谱图中如有杂质峰，单个杂质峰面积不得大于对照溶液主峰面积的 0.5 倍(0.5%)，各杂质峰面积的和不得大于对照溶液主峰面积的 3 倍(3.0%)。供试品溶液色谱图中小于对照溶液主峰面积 0.05 倍的色谱峰忽略不计。	

结论：

报告人：　　　　　　复核人：　　　　　　　质量部经理：

（董月辉）

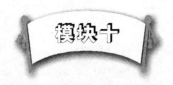

甾体激素类药物的分析

━━━━ **内容简介** ━━━━

　　本模块主要介绍甾体激素醋酸地塞米松、雌二醇及黄体酮的结构和性质、鉴别试验和含量测定方法。

【知识目标】

- 掌握肾上腺皮质激素、雄性激素和蛋白同化激素、雌激素、孕激素的结构特征、性质及分析方法的应用；
- 熟悉醋酸地塞米松、雌二醇、黄体酮的鉴别试验、杂质检查及含量测定原理与方法；
- 了解雄性激素和蛋白同化激素的结构与性质。

【能力目标】

- 正确理解醋酸地塞米松及其制剂、雌二醇及其制剂和黄体酮及其制剂的质量分析；
- 学会高效液相色谱法和四氮唑盐比色法的含量测定及其计算方法；
- 能运用药品质量标准完成黄体酮等的鉴别及含量测定并作出结果判断。

　　甾体激素又称类固醇激素,是一类具有甾体结构的药物,其中一些为天然药物,一些为人工合成或半合成。甾体激素类药物可分为肾上腺皮质激素和性激素两大类,性激素又可分为雌激素、雄性激素及蛋白同化激素和孕激素。本类药物具有十分重要的生理功能,2015年版《中国药典》收载的药物及制剂有百余个品种。

专题一　结构与性质

一、结构与分类

　　无论是天然物还是人工合成的甾体激素类药物,它们均具有环戊烷并多氢菲母核,其基本骨架及位次编号如下：

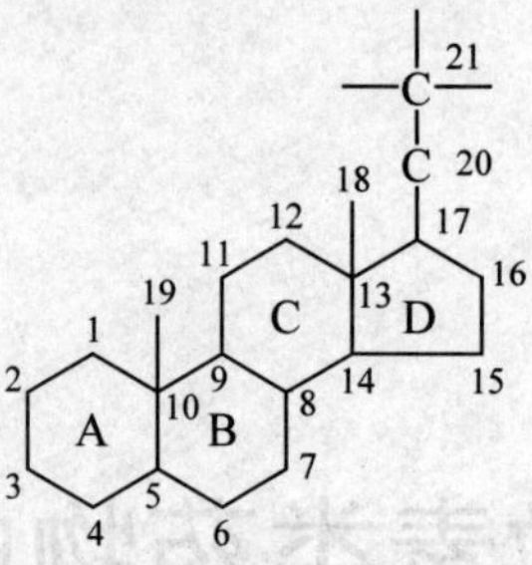

　　根据化学结构特点则可分为雌甾烷类、雄甾烷类及孕甾烷三类，具体各类甾体类药物的分类与结构特点见表 10-1。

表 10-1　甾体类药物分类及其结构特点

药 物 分 类	结 构 特 点
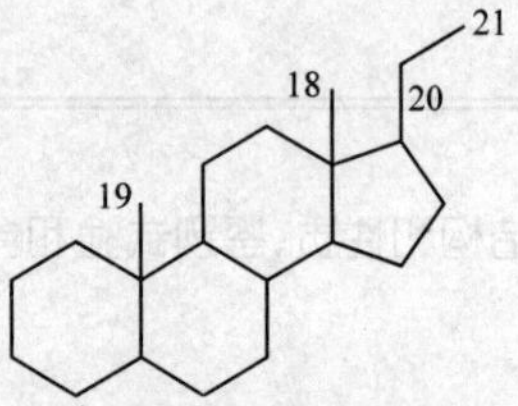 肾上腺皮质激素	A 环具有 Δ^4-3-酮基；α，β-不饱和羰基结构；C_{17} 上具有 α-醇酮基并多数有 α-羟基；C_{10}、C_{13} 具有角甲基；C_{11} 具有羟基或酮基
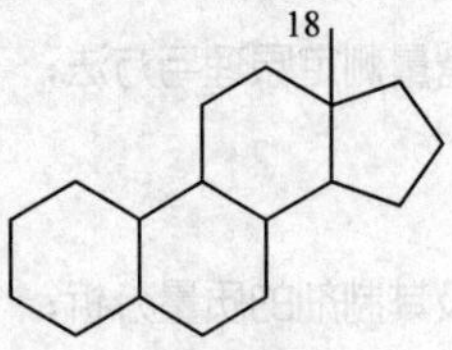 雌激素	A 环为苯环，C_3 上具有酚羟基且有些形成了醚或酯；C_{10} 上无角甲基；C_{17} 具有 β-羟基或酮基，有些羟基形成酯，还有些具有乙炔基
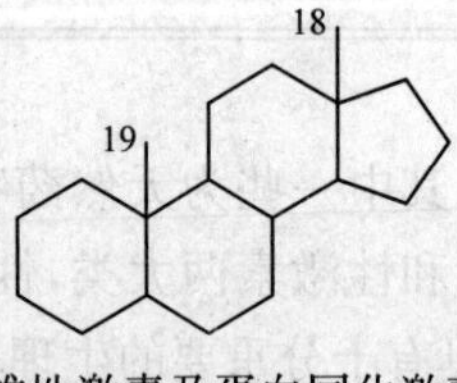 雄性激素及蛋白同化激素	雄性激素母核具有 19 个碳原子,蛋白同化激素母核具有 18 个碳原子，且 C_{10} 上无角甲基；A 环具有 Δ^4-3-酮基；C_{17} 上无侧链,多数为 β-羟基,有些是由该羟基形成的酯,有些具有 α-甲基
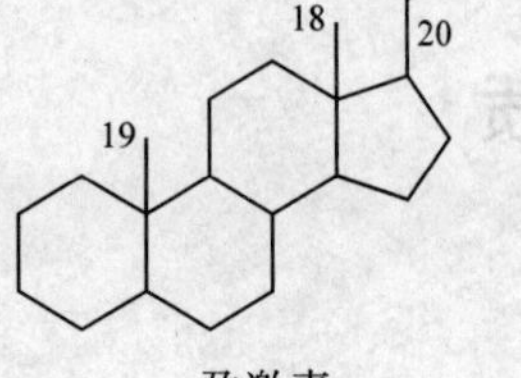 孕激素	A 环具有 Δ^4-3-酮基；C_{17} 上具有甲酮基,有些具有 α-羟基,与醋酸、己酸等形成酯(如醋酸甲地孕酮、醋酸氯地孕酮、己酸羟孕酮等)；还有些具有 Δ^6、6β-甲基、6α-甲基、6β-氯

二、各类典型甾体激素类药物的结构与性质

甾体激素类药物既有相同的基本母核，又具有各自不同的取代基及理化性质，各类代表药物的结构和主要理化性质见表 10-2。

表 10-2　甾体激素类典型药物的结构与性质

药　物	结　构　式	性　质
醋酸地塞米松（dexamethasone acetate）		1. 与强酸的呈色反应：此类药物多酮基和醇酮基易被氧化，能与硫酸、磷酸、高氯酸、盐酸等作用而呈色，其中以硫酸作用呈色应用最多，可用于鉴别。 2. C_{17}-α 醇酮基的呈色反应：C_{17}-α 醇酮基具有还原性，能与四氮唑盐、碱性酒石酸铜试液、氨制硝酸银试液反应而呈色。 3. 酮基呈色反应：Δ^4-3-酮基、C_{17}-α 醇酮基等可与羰基试剂（异烟肼、2,4-二硝基苯肼等）发生呈色反应。 4. 甲酮基呈色反应：甲酮基能与亚硝基铁氰化钠、间二硝基苯、芳香醛等反应呈色。 5. 有机氟呈色反应：有机氟经氧瓶燃烧成无机氟，与茜素氟蓝及硝酸亚铈反应，即显蓝紫色。 6. 乙炔基反应：可与 Ag^+ 形成白色沉淀。 7. 水解性：有些药物具有羧酸酯的结构，水解后可产生羧酸，根据相应的性质鉴别。 8. 吸收光谱特性：有些药物（雌激素）结构中含有苯环，具有紫外吸收和红外吸收光谱特征
甲睾酮（methyltestosterone）		
黄体酮（progesterone）		
雌二醇（estradiol）		

专题二　典型药物分析

一、醋酸地塞米松及其制剂的分析

醋酸地塞米松为白色或类白色的结晶或结晶性粉末；无臭。在丙酮中易溶，在甲醇或

无水乙醇中溶解,在乙醇或三氯甲烷中略溶,在乙醚中极微溶解,在水中不溶。

比旋度:取醋酸地塞米松,精密称定,加二氧六环溶解并定量稀释制成每 1mL 中约含 10mg 的溶液,依法测定(通则 0621),比旋度为 +82°~88°。

吸收系数:取醋酸地塞米松,精密称定,加乙醇溶解并定量稀释制成每 1mL 中约含 15μg 的溶液,照紫外-可见分光光度法(通则 0401),在 240nm 的波长处测定吸光度,吸收系数 $E_{1cm}^{1\%}$ 为 343~371。

(一) 鉴别

1. 与碱性酒石酸铜试液(斐林试液)的反应

方法:取醋酸地塞米松约 10mg,加甲醇 1mL,微温溶解后,加热的碱性酒石酸铜试液 1mL,即生成红色沉淀。

反应式:

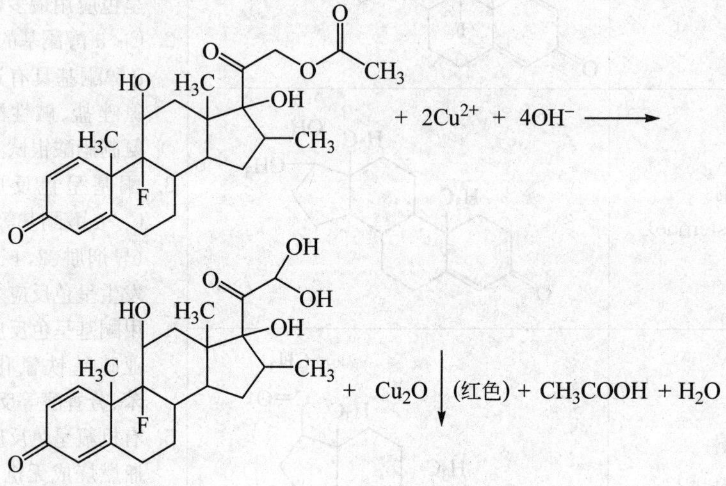

解析:醋酸地塞米松结构中 C_{17}-α-醇酮基具有还原性,可与碱性酒石酸铜试液(斐林试液)发生氧化还原反应生成红色氧化亚铜沉淀。

2. 水解产物的反应

方法:取醋酸地塞米松约 50mg,加乙醇制氢氧化钾试液 2mL,置水浴中加热 5min,放冷,加硫酸溶液(1→2)2mL,缓缓煮沸 1min,即发生乙酸乙酯的香气。

解析:醋酸地塞米松结构中 C_{17} 上具有醋酸酯结构,在碱性条件下水解后,再加入硫酸溶液,生成的醋酸可与乙醇发生酯化反应,产生的乙酸乙酯具有香气。

3. 高效液相色谱法 在含量测定项下记录的色谱图中,供试品溶液主峰的保留时间应与对照品溶液主峰的保留时间一致。

4. 红外分光光度法 醋酸地塞米松的红外光吸收图谱应与对照的图谱一致。

解析:醋酸地塞米松结构中含有羟基、共轭双键、羰基、α-醇酮基、醋酸酯基,它们在红外光吸收图谱中均有特征吸收峰,可用于鉴别。

5. 有机氟化物的反应 本品显有机氟化物的鉴别反应(通则 0301)。

解析:醋酸地塞米松结构中含有氟原子,可照 2015 年版《中国药典》(通则 0301)"一般鉴别试验"中"有机氟化物"项下的鉴别方法进行鉴别。

（二）检查

醋酸地塞米松除检查"干燥失重""炽灼残渣"外，还需检查"有关物质"和"硒"。其他的制剂应进行相应制剂的质量检查。

1. 有关物质

方法：取醋酸地塞米松适量，精密称定，加流动相溶解并定量稀释制成每 1mL 中约含 0.5mg 的溶液，作为供试品溶液（临用新制）；另取地塞米松对照品，精密称定，加流动相溶解并定量稀释制成每 1mL 中约含 0.5mg 的溶液，精密量取 1mL 与供试品溶液 1mL，置于相同 100mL 量瓶中，用流动相稀释至刻度，摇匀，作为对照溶液。照含量测定项下的色谱条件，精密量取供试品溶液与对照溶液各 20μL，分别注入液相色谱仪，记录色谱图至供试品溶液主成分峰保留时间的 2 倍。供试品溶液的色谱图中如有与对照溶液中地塞米松保留时间一致的色谱峰，按外标法以峰面积计算，不得过 0.5%；其他单个杂质峰面积不得大于对照溶液中醋酸地塞米松峰面积的 0.5 倍（0.5%），各杂质峰面积（与地塞米松保留时间一致的杂质峰面积乘以 1.13）的和不得大于对照溶液中醋酸地塞米松峰面积（1.0%）。供试品溶液色谱图中小于对照溶液中醋酸地塞米松峰面积 0.01 倍（0.01%）的峰忽略不计。

解析：醋酸地塞米松中的有关物质主要为具有甾体结构的其他物质，2015 年版《中国药典》采用高效液相色谱法进行检查，色谱条件与含量测定项下的方法相同，测定方法为加校正因子的主成分自身对照法。

2. 硒

方法：取醋酸地塞米松 0.10g，依法检查（通则 0804），应符合规定（0.005%）。

解析：醋酸地塞米松在生产的过程中需使用二氧化硒脱氢，在药物中可能引入微量硒。过量的硒对人体有毒害，必须对其进行严格控制。

（三）含量测定

2015 年版《中国药典》中，采用高效液相色谱法对醋酸地塞米松原料药及片剂、乳膏进行含量测定，而对其注射液则采用四氮唑盐比色法进行测定。

1. 醋酸地塞米松原料药

色谱条件与系统适用性试验：照高效液相色谱法（通则 0512）测定。用十八烷基硅烷键合硅胶为填充剂；以乙腈-水（体积比 40∶60）为流动相；检测波长为 240nm。取有关物质项下的对照溶液 20μL 注入液相色谱仪，出峰顺序依次为地塞米松与醋酸地塞米松，地塞米松峰与醋酸地塞米松峰的分离度应大于 20.0。

测定方法：取醋酸地塞米松原料药适量，精密称定，加甲醇溶解并定量稀释制成每 1mL 中约含 50μg 的溶液，作为供试品溶液，精密量取 20μL 注入液相色谱仪，记录色谱图；另取醋酸地塞米松对照品，同法测定。按外标法以峰面积计算，即得。

$$含量（\%） = \frac{C_R \times \dfrac{A_X}{A_R} \times V \times D}{m} \times 100\% \qquad (10\text{-}1)$$

式中：C_R 为对照品溶液的浓度（mg/mL）；A_X 为供试品的峰面积；A_R 为对照品的峰面积；V 为初次配制的体积（mL）；D 为供试品的稀释倍数；m 为供试品的取样量（mg）。

解析：2015 年版《中国药典》采用高效液相色谱法对醋酸地塞米松原料药进行含量测定，测定方法为外标法。而对醋酸地塞米松片剂进行含量测定时，需先除去片剂中的辅料后再照原料药含量测定项下的方法进行。

2. 醋酸地塞米松乳膏的含量测定

色谱条件与系统适用性试验：照高效液相色谱法（通则0512）测定。用十八烷基硅烷键合硅胶为填充剂；以甲醇-水（体积比66∶34）为流动相；检测波长为240nm，理论塔板数按醋酸地塞米松峰计算不低于3500。

测定方法：取本品适量（约相当于醋酸地塞米松0.5mg），精密称定，精密加甲醇50mL，用匀浆机以每分钟9500转搅拌30s，置冰浴中放置1h，经有机相滤膜（0.45μm）滤过，弃去初滤液5mL，取续滤液作为供试品溶液，精密量取20μL注入液相色谱仪，记录色谱图；另取醋酸地塞米松对照品，精密称定，加甲醇溶解并定量稀释制成每1mL中约含10μg的溶液，同法测定，按外标法以峰面积计算，即得。

解析：醋酸地塞米松乳膏剂中含有的基质，对药物的含量测定会有一定的干扰，因此需先除去基质后再采用高效液相色谱法进行测定，测定方法为外标法。

3. 醋酸地塞米松注射液的含量测定

测定方法：取醋酸地塞米松注射液，摇匀，精密量取5mL（约相当于醋酸地塞米松25mg），置100mL量瓶中，加无水乙醇适量，振摇使醋酸地塞米松溶解并稀释至刻度，摇匀，滤过，取续滤液作为供试品溶液；另取醋酸地塞米松对照品约25mg，精密称定，置100mL量瓶中，加无水乙醇溶解并稀释至刻度，摇匀，作为对照品溶液。精密量取供试品溶液与对照品溶液各1mL，分别置干燥具塞试管中，各精密加无水乙醇9mL与氯化三苯四氮唑试液1mL，摇匀，再各精密加氢氧化四甲基铵试液1mL，摇匀，在25℃的暗处放置40～50min，照紫外-可见分光光度法（通则0401），在485nm的波长处分别测定吸光度，计算，即得。

$$\text{标示量}(\%) = \frac{C_R \times \dfrac{A_X}{A_R} \times 100 \times \text{每支容量}}{m \times S} \times 100\% \tag{10-2}$$

式中：C_R为对照品溶液的浓度（mg/mL）；A_X为供试品溶液的吸光度；A_R为对照品溶液的吸光度；100为供试品溶液的稀释倍数；m为供试品的取样量（mL）；S为每支注射液的标示量（mg）。

解析：醋酸地塞米松结构中C_{17}-α-醇酮基具有还原性，在强碱性溶液中可将四氮唑盐定量的还原为有色甲臜（formazan），通过测定其吸光度对其注射液进行含量测定。

知识链接

常用的四氮唑盐及四氮唑比色法

常用的四氮唑盐有两种：①2,3,5-三苯基氯化四氮唑（TTC），简称为氯化三苯四氮唑或红四氮唑（RT），其还原产物为不溶于水的深红色三苯甲臜，在480～490nm波长处有最大吸收。②蓝四氮唑（BT），即3,3'-二甲氧苯基-双4,4'-(3,5-二苯基)氯化四氮唑，其还原产物为暗蓝色的双甲臜，在525nm波长处有最大吸收。

四氮唑比色法广泛用于肾上腺皮质激素类药物特别是制剂的含量测定，但测定时受各种因素如药物结构、溶剂、反应温度和时间、水分、碱的浓度、空气中的氧等影响，对形成的甲臜反应速度、呈色强度和稳定性都有影响。

二、雌二醇的分析

雌二醇为白色或类白色结晶性粉末；无臭。本品在丙酮中溶解，在乙醇中略溶，在水中不溶。本品的熔点（通则0612）为175～180℃。

比旋度：取雌二醇，精密称定，加乙醇溶解并定量稀释制成每1mL中约含10mg的溶液，依法测定（通则0621），比旋度为+76°～+83°。

（一）鉴别

1. 与硫酸-三氯化铁的反应

方法：取雌二醇约2mg，加硫酸2mL溶解，溶液显黄绿色荧光，加三氯化铁试液2滴，即显草绿色，再加水稀释，溶液变为红色。

解析：多数甾体激素类药物能与硫酸、盐酸、高氯酸等强酸反应显色，其中与硫酸的呈色反应应用较广，雌二醇与硫酸显黄绿色荧光；雌二醇结构中含有酚羟基，能与三氯化铁反应成草绿色。

2. 紫外-可见分光光度法　取含量测定项下的溶液，照紫外-可见分光光度法（通则0401）测定，在280mn的波长处有最大吸收。

解析：雌二醇A环为苯环，在紫外光区有特征吸收，可用紫外-可见分光光度法进行鉴别。

3. 红外分光光度法　雌二醇的红外光吸收图谱应与对照的图谱一致。

（二）检查

雌二醇除检查"水分""炽灼残渣"外，还需检查"有关物质"。其他的制剂应进行相应制剂的质量检查。

检查有关物质的方法：取雌二醇适量，加含量测定项下的流动相溶解并稀释制成每1mL中约含1mg的溶液，作为供试品溶液；精密量取1mL，置于100mL量瓶中，用流动相稀释至刻度，摇匀，作为对照溶液。另取雌二醇与雌酮各适量，加流动相溶解并稀释制成每1mL中各约含0.1mg的溶液，作为系统适用性试验溶液。照含量测定项下的色谱条件，检测波长为220nm。取系统适用性试验溶液10μL注入液相色谱仪，雌二醇峰与雌酮峰的分离度应大于2.0。精密量取供试品溶液与对照溶液各10μL，分别注入液相色谱仪，记录色谱图至主成分峰保留时间的2倍，供试品溶液的色谱图中如有杂质峰，单个杂质峰面积不得大于对照溶液主峰面积的0.5倍（0.5%），各杂质峰面积的和不得大于对照液主峰面积（1.0%）。

解析：雌二醇中的有关物质主要为结构相似的其他甾体，2015年版《中国药典》采用高效液相色谱法进行检查，色谱条件与含量测定项下的方法相同，测定方法为不加校正因子的主成分自身对照法。

（三）含量测定

2015年版《中国药典》采用高效液相色谱法测定雌二醇原料药的含量。

色谱条件与系统适用性试验：照高效液相色谱法（通则0512）测定。用十八烷基硅烷键合硅胶为填充剂；以乙腈-水（体积比55：45）为流动相；检测波长为205nm，理论板数按雌二醇峰计算不低于 3000。

测定法：取雌二醇适量，精密称定，加甲醇溶解并定量稀释制成每 1mL 中约含 0.50mg 的溶液，精密量取 10mL，置于 200mL 量瓶中，用流动相稀释至刻度，摇匀，精密量取 20μL 注入液相色谱仪，记录色谱图；另取雌二醇对照品，同法测定。按外标法以峰面积计算，即得。

$$含量（\%）= \frac{C_R \times \dfrac{A_X}{A_R} \times V \times D}{m} \times 100\% \qquad (10\text{-}3)$$

式中：C_R 为对照品溶液的浓度（mg/mL）；A_X 为供试品的峰面积；A_R 为对照品的峰面积；V 为初次配制的体积（mL）；D 为供试品的稀释倍数；m 为供试品的取样量（mg）。

解析：2015 年版《中国药典》采用高效液相色谱法对雌二醇进行含量测定，检查方法为外标法。雌二醇的百分含量为按无水物计算，含 $C_{18}H_{24}O_2$ 应为 97.0%～103.0%。

知识链接

Kober 反应比色法

Kober 反应是指雌激素与硫酸-乙醇共热呈色，用水或稀硫酸稀释后重新加热发生颜色改变，并在 515nm 附近有最大吸收。

Kober 反应有两步：①与硫酸-乙醇光热产生黄色，在 465nm 处有最大吸收；②加水或稀硫酸稀释，重新加热显桃红色，在 515nm 处有最大吸收。

三、黄体酮及其制剂的分析

黄体酮为白色或类白色结晶性粉末；无臭。在三氯甲烷中极易溶解，在乙醇、乙醚或植物油中溶解，在水中不溶。本品的熔点（通则 0612）为 128～131℃。

比旋度：取黄体酮，精密称定，加乙醇溶解并定量稀释制成每 1mL 中约含 10mg 的溶液，在 25℃时，依法测定（通则 0621），比旋度为 +186°～+198°。

黄体酮注射液为无色至淡黄色的澄明油状液体。

（一）鉴别

1. 与亚硝基铁氰化钠的反应

方法：取黄体酮约 5mg，加甲醇 0.2mL 溶解后，加亚硝基铁氰化钠的细粉约 3mg、碳酸钠与醋酸铵各约 50mg，放置 10～30min，应显蓝紫色。

反应式：

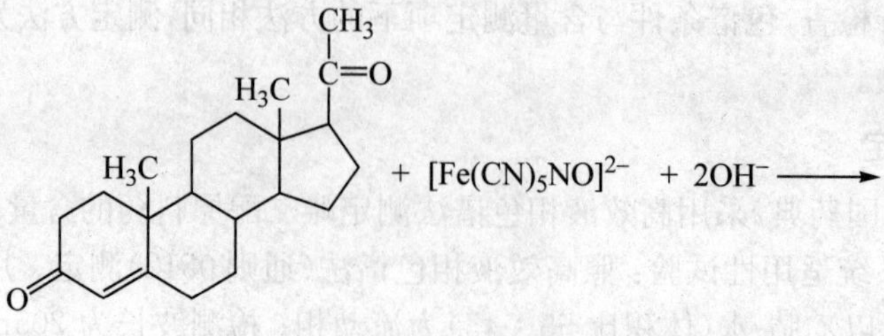

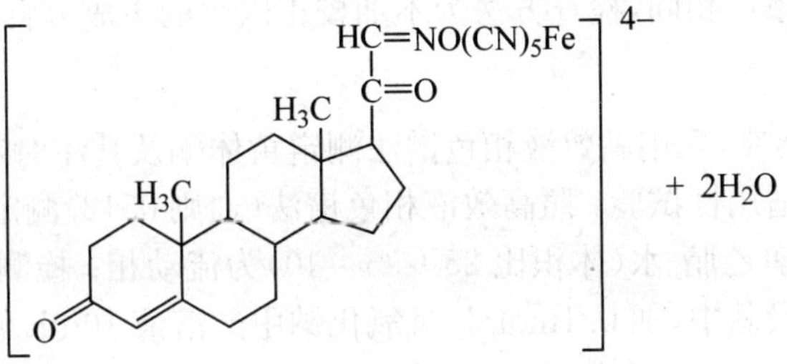

解析：黄体酮结构中含有 C_{17}-甲酮基,能与亚硝基铁氰化钠反应,生成蓝紫色配位化合物,其他常用甾体激素均不显蓝紫色,或不显色,该反应是黄体酮的灵敏、专属鉴别方法。

2. 与异烟肼的反应

方法：取黄体酮约 0.5mg,加异烟肼约 1mg 与甲醇 1mL 溶解后,加稀盐酸 1 滴,即显黄色。

反应式：

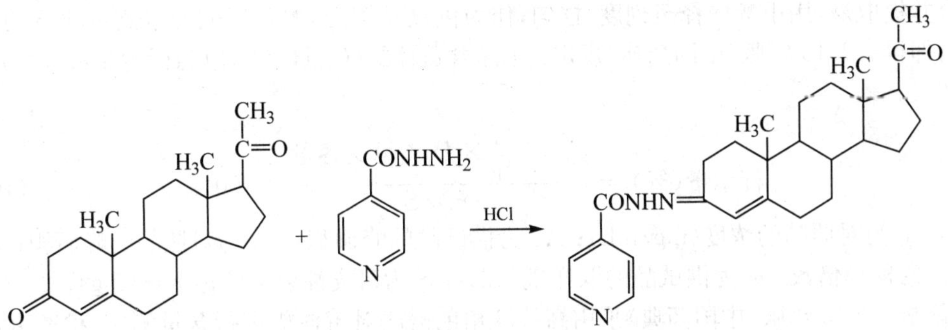

解析：甾体激素的 C_3 酮基及 C_{20} 酮基都能在酸性条件下与异烟肼、2,4-二硝基苯肼等羰基试剂反应呈色,黄体酮 C_3 酮基与异烟肼缩合生成异烟腙而呈黄色。

3. 高效液相色谱法 在含量测定项下记录的色谱图中,供试品溶液主峰的保留时间应与对照品溶液主峰的保留时间一致。

4. 红外光谱法 黄体酮分子结构中有甲酮基、共轭双键、羰基,其红外光谱有相应的特征吸收。2015 年版《中国药典》规定本品的红外吸收图谱应与对照的图谱一致。

(二)检查

2015 年版《中国药典》规定对黄体酮除了要检查"干燥失重"外,还需检查"有关物质"。

检查有关物质的方法：取黄体酮适量,加甲醇溶解并稀释制成每 1mL 中约含 1mg 的溶液,作为供试品溶液;精密量取 1mL,置于 100mL 量瓶中,用甲醇稀释至刻度,摇匀,作为对照溶液。照含量测定项下的色谱条件,精密量取供试品溶液与对照品溶液各 10μL,分别注入液相色谱仪,记录色谱图至主成分峰保留时间的 2 倍,供试品溶液色谱图中如有杂质峰,单个杂质峰面积不得大于对照溶液主峰面积的 0.5 倍(0.5%),各杂质峰面积的和不得大于对照溶液主峰面积(1.0%)。供试品溶液色谱图中小于对照溶液主峰面积 0.05 倍的色谱峰忽略不计。

解析：有关物质是黄体酮及其注射液中存在的具有甾体结构的其他物质,包括残留的合成中间体和副产物等。2015 年版《中国药典》采用高效液相色谱法检查有关物质,色谱条件与含量测定项下的条件相同,检查方法为不加校正因子的主成分自身对照法。

(三)含量测定

2015 年版《中国药典》采用高效液相色谱法测定黄体酮及其注射液的含量。

色谱条件与系统适用性试验:照高效液相色谱法(通则 0512)测定。用辛烷基硅烷键合硅胶为填充剂;以甲醇-乙腈-水(体积比 25∶35∶40)为流动相;检测波长为 241nm。取本品 25mg,置于 25mL 量瓶中,加 0.1mol/L 氢氧化钠甲醇溶液 10mL 使溶解,置于 60℃水浴中保温 4h,放冷,用 1mol/L 盐酸溶液调节至中性,用甲醇稀释至刻度,摇匀,取 10μL 注入液相色谱仪,调节流速使黄体酮峰的保留时间约为 12min,黄体酮峰与相对保留时间约为 1.1 的降解产物峰的分离度应大于 4.0。

黄体酮注射液测定法:用内容量移液管精密量取本品适量(约相当于黄体酮 50mg),置于 50mL 量瓶中,用乙醚分数次洗涤移液管内壁,洗液并入量瓶中,用乙醚稀释至刻度,摇匀,精密量取 5mL,置于具塞离心管中,在温水浴中使乙醚挥散,用甲醇振摇提取 4 次(第 1~3 次每次 5mL,第 4 次 3mL)每次振摇 10min 后离心 15min,并将甲醇液移置 25mL 量瓶中,合并提取液,用甲醇稀释至刻度,摇匀,作为供试品溶液,照黄体酮含量测定项下的方法测定,即得。2015 年版《中国药典》规定:本品含黄体酮($C_{21}H_{30}O_2$)应为标示量的 93.0%~107.0%。

$$标示量(\%) = \frac{C_R \times \dfrac{A_X}{A_R} \times D \times 每支容量}{m \times S} \times 100\% \tag{10-4}$$

式中:C_R 为对照品的浓度(mg/mL);A_X 为供试品的峰面积;A_R 为对照品的峰面积;D 为供试品的稀释倍数;m 为供试品的取样量(mL);S 为每支注射液的标示量(mg)。

解析:2015 年版《中国药典》采用高效液相色谱法对黄体酮进行含量测定,检查方法为外标法。黄体酮的百分含量为按干燥品计算,含 $C_{21}H_{30}O_2$ 应为 98.0%~103.0%。

学 习 小 结

		结构与性质		典型药物:醋酸地塞米松及其制剂分析	
甾体激素类药物	肾上腺皮质激素		鉴别	1. 与斐林试液反应 2. 水解产物的反应 3. 高效液相色谱法 4. 红外分光光度法 5. 有机氟化物反应	
		1. 还原性 2. 硫酸呈色反应 3. 有机氟、氯反应 4. 水解性 5. 光谱特性	特殊杂质	1. 有关物质(高效液相色谱法) 2. 硒(二氨基萘比色法)	
			含量测定	1. 原料药、片剂(高效液相色谱法) 2. 乳膏剂(高效液相色谱法) 3. 注射剂(四氮唑盐比色法)	

续表

结构与性质		典型药物：雌二醇分析	
雌激素	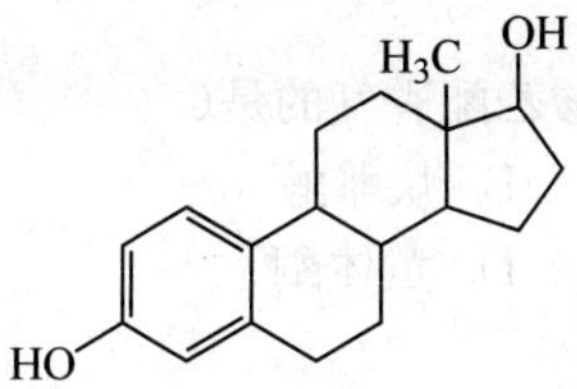 　1. 硫酸呈色反应　2. 硝酸银沉淀反应　3. 酚羟基反应　4. 沉淀反应　5. 光谱特性	鉴别	1. 与硫酸-三氯化铁反应　2. 紫外-可见分光光度法　3. 红外分光光度法
		特殊杂质	有关物质（高效液相色谱法）
		含量测定	高效液相色谱法（原料药）
结构与性质		典型药物：黄体酮及其制剂分析	
孕激素	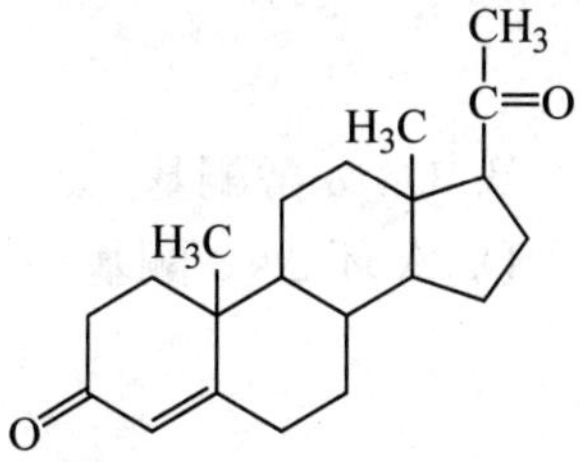 　1. 硫酸呈色反应　2. 亚硝基铁氰化钠反应　3. 异烟肼反应　4. 光谱特性	鉴别	1. 与亚硝基铁氰化钠反应　2. 与异烟肼反应　3. 红外光谱法　4. 高效液相色谱法
		特殊杂质	有关物质（高效液相色谱法）
		含量测定	高效液相色谱法（原料药、注射液）

目 标 检 测

一、单项选择题

1. 甾体激素类药物共有的化学结构是（　　　）。
　　A. 环戊烷并多氢菲　　　　　　　　　B. C_{17}-α-醇酮基
　　C. 苯环　　　　　　　　　　　　　　D. Δ^4-3-酮基
　　E. 乙炔基

2. 炔雌醇的乙醇溶液，加硝酸银试液产生白色沉淀反应的依据是（　　　）。
　　A. C_{17} 上羟基的特征　　　　　　　B. C_3 上的酚羟基的酸性
　　C. 分子结构中苯环特征　　　　　　　D. C_3 上酚羟基和 Ag^+ 生成白色沉淀
　　E. C_{17} 上乙炔基和 Ag^+ 生成炔银盐

3. 能与亚硝基铁氰化钠反应生成蓝紫色的药物是（   ）。

    A. 苯丙酸诺龙   B. 黄体酮

    C. 醋酸可的松   D. 雌二醇

    E. 以上都不对

4. 下列药物中，水解产物与乙醇反应生成醋酸乙酯香气的是（   ）。

    A. 甲睾酮   B. 炔雌醇

    C. 炔诺孕酮   D. 黄体酮

    E. 醋酸地塞米松

5. 2015 年版《中国药典》中，甾体激素类药物的含量测定使用最多的方法是（   ）。

    A. 紫外-可见分光光度法   B. 高效液相色谱法

    C. 四氮唑盐比色法   D. 异烟肼比色法

    E. Kober 反应比色法

6. 用四氮唑比色法测定皮质激素类药物，是利用 C_{17}-α-醇酮基的何种性质（   ）。

    A. 氧化性   B. 还原性

    C. 可加成性   D. 酸性

    E. 碱性

二、配伍选择题

    A. C_{17}-甲酮基   B. C_{17}-α-醇酮基

    C. C_{17}-乙炔基   D. A 环 Δ^4-3-酮基

    E. 甾体母核

7. 与硫酸的呈色反应（   ）

8. 与氨制硝酸银试液反应生成黑色沉淀（   ）

9. 黄体酮与亚硝基铁氰化钠反应显蓝紫色（   ）

10. 肾上腺皮质激素、雌性激素等有紫外吸收（   ）

11. 与硝酸银试液反应产生白色沉淀（   ）

    A. 亚硝基铁氰化钠   B. 硫酸

    C. 异烟肼   D. 茜素氟蓝及硝酸亚铈

    E. 四氮唑盐

12. 有机氟化物的呈色反应（   ）

13. α-醇酮基的呈色反应（   ）

14. 羰基的呈色反应（   ）

15. 甲酮基的呈色反应（   ）

三、多项选择题

16. 黄体酮的鉴别试验可有（   ）。

    A. 与三氯化铁反应   B. 与亚硝酸钠反应

    C. 与亚硝基铁氰化钠试液反应   D. 与异烟肼的反应

    E. 红外分光光度法

17. 2015 年版《中国药典》对醋酸地塞米松及其制剂的含量测定采用（   ）。

    A. 高效液相色谱法　　　　　　　B. 四氮唑盐法

    C. 紫外分光光度法　　　　　　　D. 红外分光光度法

    E. Kober 反应比色法

四、简答题

18. 鉴别醋酸地塞米松常用哪些方法？

19. 黄体酮的专属鉴别反应是什么？其原理是什么？

五、计算题

20. 醋酸泼尼松龙片的含量测定：取本品 20 片（规格 5mg），精密称定为 0.7308g，研细，精密称取 0.1530g（约相当于醋酸泼尼松龙 20mg），置于 100mL 量瓶中，加无水乙醇约 60mL，振摇 15min 使醋酸泼尼松龙溶解，用无水乙醇稀释至刻度，摇匀，滤过，精密量取续滤液 5mL，置于另一 100mL 量瓶中，用无水乙醇稀释至刻度，摇匀，照紫外-可见分光光度法（通则 0401），在 243nm 的波长处测定吸光度为 0.386，按 $C_{23}H_{30}O_6$ 的吸收系数（$E_{1cm}^{1\%}$）为 370 计算醋酸泼尼松龙片的百分含量。

实训项目十：HPLC 法测定黄体酮注射液的含量

一、实训目的

1. 掌握高效液相色谱法测定黄体酮注射液的原理及计算方法。

2. 熟悉高效液相色谱仪的工作原理及操作方法。

3. 学会正确操作高效液相色谱仪。

二、实训资料

（一）检验药品

1. 检验药品的名称　黄体酮注射液。

2. 检验药品的来源　药店购买或送检样品。

3. 检验药品的规格、批号、包装及数量　根据药品包装确定，并记录有关情况。

4. 检验依据 2015 年版《中国药典》。

（二）检验项目

黄体酮注射液的含量测定。

三、实训方案

（一）实训形式

本次实训任务分成 6 人一组，组内交替进行任务实施，3 人配合完成每个检查项目。

（二）实训时间

具体实训时间安排可参考表 10-3。

表 10-3　黄体酮注射液含量测定的实训时间安排

实训内容	实训时间(min)	备注
仪器的准备	10	高效液相色谱仪(紫外检测器 241nm)、分析天平、微量进样器、温度计、恒温干燥箱、恒温水浴锅、量筒、烧杯、表面皿、容量瓶(25mL、50mL)、称量瓶、药匙、具塞离心管、刻度吸管(1mL、5mL)、洗瓶等常规分析仪器
色谱条件与系统适用性试验		课余时间进行
黄体酮注射液含量测定	60	按外标法以峰面积计算标示量含量
报告书写	10	报告书要书写规范，不要涂抹
清场	10	所有仪器要清洗干净，放回原位
实训总时间(min)	90	

四、实训过程

1. 供试品准备　黄体酮注射液。

2. 试药准备

（1）对照品：黄体酮对照品。

（2）流动相：以甲醇-乙腈-水(体积比 25∶35∶40)的比例配制流动相。

3. 含量测定

（1）色谱条件与系统适用性试验：照高效液相色谱法(通则 0512)测定。用辛烷基硅烷键合硅胶为填充剂；以甲醇-乙腈-水(体积比 25∶35∶40)为流动相；检测波长为 241nm。取本品 25mg，置于 25mL 量瓶中，加 0.1mol/L 氢氧化钠甲醇溶液 10mL 使溶解，置 60℃ 水浴中保温 4h，放冷，用 1mol/L 盐酸溶液调节至中性，用甲醇稀释至刻度，摇匀，取 10μL 注入液相色谱仪，调节流速使黄体酮峰的保留时间约为 12min，调节检测灵敏度，使主成分色谱峰的峰高达到满量程，色谱图中黄体酮峰与相对保留时间约为 1.1 的降解产物峰的分离度应大于 4.0。

（2）黄体酮注射液测定法：用内容量移液管精密量取本品适量(约相当于黄体酮 50mg)，置于 50mL 量瓶中，用乙醚分数次洗涤移液管内壁，洗液并入量瓶中，用乙醚稀释至刻度，摇匀，精密量取 5mL，置具塞离心管中，在温水浴中使乙醚挥散，用甲醇振摇提取 4 次(第 1～3 次各 5mL，第 4 次 3mL)，每次振摇 10min 后离心 15min，并将甲醇液移置体积比 25mL 量瓶中，合并提取液，用甲醇稀释至刻度，摇匀，精密量取 10μL 注入液相色谱仪，记录色谱图；另取黄体酮对照品，同法测定。按外标法以峰面积计算，即得。2015 年版《中国药典》规定：本品含黄体酮($C_{21}H_{30}O_2$)应为标示量的 93.0%～107.0%。

$$标示量(\%) = \frac{C_R \times \dfrac{A_X}{A_R} \times D \times 每支容量}{m \times S} \times 100\% \qquad (10\text{-}5)$$

式中：C_R 为对照品的浓度(mg/mL)；A_X 为供试品的峰面积；A_R 为对照品的峰面积；D 为

供试品的稀释倍数；m 为供试品的取样量（mL）；S 为每支注射液的标示量（mg）。

（3）实验数据记录及处理

	对照品	供试品 1	供试品 2	供试品 3
m（称重，g）				
第一次 A（峰面积）				
第二次 A（峰面积）				
第三次 A（峰面积）				
平均 A（峰面积）				
标示量（%）				

五、注意事项

1. 流动相应以色谱纯试剂配制，流动相用前须经超声波脱气处理。
2. 流动相在分析流速下先对色谱柱平衡 30min，待基线稳定后再开始分析。

附：高效液相色谱法测定黄体酮注射液的含量实训报告

品　名	批　号	规　格
来　源：	取样量：	取样人：
取样日期：　年　月　日	报告日期：	年　月　日
检验依据：		

检验项目	标准规定	检验结果
黄体酮注射液的含量测定	应为标示量的 93.0%～107.0%	

结论：

报告人：　　　　　　　复核人：　　　　　　　质量部经理：

（董月辉）

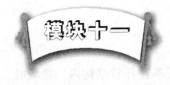

模块十一

生物碱类药物分析

 ━━━ 内容简介 ━━━

　　本模块主要介绍盐酸麻黄碱、硫酸阿托品、硫酸奎宁及盐酸吗啡的结构和性质、鉴别试验、杂质检查和含量测定方法。

　　【知识目标】
- 掌握生物碱类典型药物的结构特征、鉴别方法及非水溶液滴定法测定生物碱类药物含量的基本原理、适用范围、注意事项及相关计算；
- 熟悉生物碱类药物的杂质检查方法；
- 了解酸性染料比色法、色谱法分析生物碱类药物的特点。

　　【能力目标】
- 能够根据生物碱类药物的化学结构，选择相应的鉴别、杂质检查及含量测定方法；
- 能运用药品质量标准进行非水溶液滴定法、酸性染料比色法、高效液相色谱法的操作及结果计算；
- 能运用药品质量标准完成硫酸阿托品的鉴别及含量测定并作出结果判断。

　　生物碱类药物是存在于生物体内一类含氮的有机化合物，绝大部分存在于植物中，少数存在物动物体内（如蟾蜍碱），多呈碱性，故称为生物碱。目前，已分离到的生物碱的数目较多，结构复杂，大多具有特殊而强烈的生理活性，被广泛应用于临床。因生物碱大多具有毒性，临床应用需十分慎重，应严格控制其质量，确保用药的安全有效。本章将重点讨论中国药典中收载的六类典型生物碱类药物的结构与性质，并以盐酸麻黄碱、硫酸阿托品、硫酸奎宁、盐酸吗啡为代表，解析生物碱类药物及其制剂的质量分析方法。

专题一　结构与性质

　　生物碱类药物一般依据其基本母核分类，主要有苯烃胺类、托烷类、喹啉类、异喹啉类、吲哚类和黄嘌呤类。

一、苯烃胺类生物碱

苯烃胺类生物碱又称有机胺类生物碱，其结构特点是氮原子不在环状结构内。盐酸麻黄碱、盐酸伪麻黄碱、秋水仙碱等都是常见的苯烃胺类药物。以典型药物盐酸麻黄碱、盐酸伪麻黄碱为例，其结构特点及性质见表 11-1。

表 11-1　盐酸麻黄碱、盐酸伪麻黄碱的结构与性质

药　物	结　构　式	性　质
盐酸麻黄碱 (ephedrine hydrochloride)		1. 溶解性：盐酸麻黄碱在水中易溶，在乙醇中溶解，在三氯甲烷或乙醚中不溶；盐酸伪麻黄碱在水中极易溶解，在乙醇中易溶，在三氯甲烷中微溶。 2. 碱性：盐酸麻黄碱、盐酸伪麻黄碱的 N 原子不在环状结构内，而在侧链上，为仲胺氮，碱性较一般生物碱强，易与酸结合成盐。 3. 旋光性：盐酸麻黄碱、盐酸伪麻黄碱侧链上有两个手性碳原子，具有旋光性。盐酸麻黄碱为左旋体，盐酸伪麻黄碱为右旋体。 4. 光谱特征：两者结构中都具芳环，有紫外和红外光谱特征吸收，可供鉴别和含量测定。 5. 氨基醇性质：两者芳环侧链上均有氨基醇结构，可发生双缩脲反应，用于鉴别
盐酸伪麻黄碱 (pseudoephedrine hydrochloride)		

二、托烷类生物碱

托烷类生物碱是由莨菪烷衍生的氨基醇（莨菪醇）与莨菪酸缩合而成的酯类生物碱。常见的托烷类生物碱有硫酸阿托品、氢溴酸山莨菪碱、氢溴酸东莨菪碱、氢溴酸后马托品等。以典型药物硫酸阿托品、氢溴酸山莨菪碱为例，其结构特点及性质见表 11-2。

三、喹啉类生物碱

常见的喹啉类药物主要有硫酸奎宁、硫酸奎尼丁、喜树碱等。以典型药物硫酸奎宁、硫酸奎尼丁为例，其结构特点及性质见表 11-3。

表 11-2 硫酸阿托品、氢溴酸山莨菪碱的结构与性质

药　物	结　构　式	性　质
硫酸阿托品 （atropine sulfate）		1. 溶解性：硫酸阿托品在水中极易溶解，在乙醇中易溶；氢溴酸山莨菪碱在水中极易溶解，在乙醇中易溶，在丙酮中微溶。 2. 碱性：硫酸阿托品、氢溴酸山莨菪碱结构中叔胺 N 原子位于五元脂环上，碱性较强，易与酸成盐。 3. 旋光性：两者结构中有手性碳原子，具有旋光性。氢溴酸山莨菪碱为左旋体，阿托品虽也有手性碳原子，因外消旋化而为消旋体，无旋光性。 4. 光谱特征：本类药物分子中含有芳环及特征官能团，具有红外特征吸收，可用于鉴别。 5. 水解性：硫酸阿托品和氢溴酸山莨菪碱均为莨菪酸与莨菪烷衍生的氨基醇形成的酯，在碱性溶液中易水解。 6. 莨菪酸的反应（Vitali 反应）：两者经水解后生成莨菪酸，可发生 Vitali 反应，用于鉴别
氢溴酸山莨菪碱 （anisodamine hydrobromide）		

表 11-3　硫酸奎宁、硫酸奎尼丁的结构与性质

药　物	结　构　式	性　质
硫酸奎宁 （quinine sulfate）		1. 溶解性：硫酸奎宁的水溶液显中性反应；在三氯甲烷-无水乙醇（2：1）中易溶，在水、乙醇、三氯甲烷或乙醚中微溶。硫酸奎尼丁在沸水中易溶，在三氯甲烷或乙醇中溶解，在水中微溶，在乙醚中几乎不溶。 2. 碱性：奎宁和奎尼丁结构中包括喹啉环和喹核碱两部分，各含一个 N 原子，其中喹啉环上的氮为芳香氮，由于共轭作用碱性较弱，不能与酸成盐，而喹核氮为脂环叔胺氮，碱性较强，能与强酸成盐，因此两分子的奎宁或奎尼丁与一分子二元酸成盐。奎宁的碱性略大于奎尼丁。 3. 旋光性：奎宁和奎尼丁的分子式完全相同，但喹核碱部分的立体结构不同，前者为左旋体，后者为右旋体，立体结构的不同导致了两者的碱性、溶解性能和药理作用的不同。奎宁为抗疟疾药，奎尼丁为抗心律失常药。 4. 荧光特性：硫酸奎宁和硫酸奎尼丁在稀硫酸中均显蓝色荧光。 5. 光谱特征：分子结构中具有苯环等特征官能团，有红外特征吸收
硫酸奎尼丁 （quinidine sulfate）		

四、异喹啉类生物碱

异喹啉类生物碱是一类生物活性非常强的生物碱,其结构复杂多样,数量众多,具有广泛的药理作用。常用的药物有盐酸吗啡、磷酸可待因、盐酸小檗碱等。以典型药物盐酸吗啡、磷酸可待因为例,其结构特点及性质见表11-4。

表 11-4　盐酸吗啡、磷酸可待因的结构与性质

药　　物	结　构　式	性　　质
盐酸吗啡 (morphine hydrochloride)	· HCl · 3H₂O	1. 溶解性:盐酸吗啡在水中溶解,在乙醇中略溶,在三氯甲烷或乙醚中几乎不溶。磷酸可待因在水中易溶,在乙醇中微溶,在三氯甲烷或乙醚中极微溶解。 2. 酸碱性:吗啡分子含有酚羟基和叔胺基团,具有酸碱两性,但碱性略强;可待因分子中无酚羟基,仅有叔胺基团,碱性较吗啡强。
磷酸可待因 (codeine phosphate)	· H₃PO₄ · 3/2H₂O	3. 旋光性:盐酸吗啡的分子结构中含有不对称碳原子,具有旋光性,为左旋体。 4. 还原性:吗啡分子中的酚羟基具有弱还原性,易被氧化,可待因不具有酚羟基,不易氧化。此性质可用于区别吗啡和可待因。 5. 吗啡的特征显色反应:与甲醛硫酸试液的 Marquis 反应和与钼硫酸试液的 Frohde 反应

五、吲哚类生物碱

本类生物碱具有吲哚环结构,大多数结构复杂且具有显著的生理活性。常见的药物主要有利血平、马来酸麦角新碱、长春新碱、硝酸士的宁等。以典型药物硝酸士的宁、利血平为例,其结构特点及性质见表11-5。

表 11-5　硝酸士的宁、利血平的结构与性质

药　　物	结　构　式	性　　质
硝酸士的宁 （strychnine nitrate）		1. 溶解性：硝酸士的宁沸水中易溶，水中略溶，微溶于乙醇、三氯甲烷，乙醚中不溶；利血平在三氯甲烷中易溶，在丙酮中微溶，在水、甲醇、乙醇或乙醚中几乎不溶。 2. 碱性：两种药物结构中均具有两个碱性强弱不同的 N 原子（脂环氮 N^1、吲哚氮 N^2），其中 N^1 处于脂环碳链上，碱性较强，可与酸成盐，N^2 与芳环共轭，碱性较弱，不与酸成盐。士的宁结构中 N^1 的碱性较强，可与一分子硝酸成盐，而利血平结构上的 N^1 受邻近基团的立体位阻的影响，碱性极弱，不能与酸结合成盐，而以游离状态存在。 3. 水解性：利血平含酯键结构，与碱接触或受热条件下易水解。 4. 还原性和荧光性：利血平受光照和氧气影响易被氧化为 3,4-二去氢利血平，并伴有黄绿色荧光，可进一步被氧化为 3,4,5,6-四去氢利血平，具有蓝色荧光。 5. 显色反应：利血平吲哚环上的 β-H 较活泼，可与香草醛缩合显玫瑰红色，与对二甲氨基苯甲醛缩合显绿色。 6. 光谱特征：本类药物分子结构中具有苯环等特征官能团，有红外特征吸收
利血平 （reserpine）		

六、黄嘌呤类生物碱

本类生物碱结构中含有黄嘌呤基本结构,常用的药物有咖啡因、茶碱、氨茶碱等。以典型药物咖啡因、茶碱为例,其结构特点及性质见表 11-6。

表 11-6　咖啡因、茶碱的结构与性质

药　物	结　构　式	性　质
咖啡因 （caffeine）	H_3C ···· CH_3 $\cdot nH_2O$ $n=1$ 或 0	1. 溶解性:咖啡因在热水或三氯甲烷中易溶,在水、乙醇或丙酮中略溶,在乙醚中极微溶解;茶碱在乙醇或三氯甲烷中微溶,在水中极微溶解,在乙醚中几乎不溶;在氢氧化钾溶液或氨溶液中易溶。 2. 酸碱性:本类药物分子结构中虽含有四个氮原子,但受到羰基吸电子基团影响,几乎不呈碱性。咖啡因不易与酸结合成盐,可溶于水。而茶碱是二甲基黄嘌呤衍生物,氮原子上的氢可解离,故呈酸性,可溶于碱的水溶液中。 3. 紫脲酸胺反应:紫脲酸胺反应是黄嘌呤类生物碱的特征反应。即样品加盐酸和氯酸钾水浴蒸干后的残渣遇氨气生成四甲基紫脲酸铵,显紫色,再加氢氧化钠溶液,紫色即消失
茶碱 （theophylline）	H_3C ···· H $\cdot nH_2O$ $n=1$ 或 0	

专题二　典型药物分析

一、盐酸麻黄碱及其制剂的质量分析

盐酸麻黄碱为白色针状结晶或结晶性粉末;无臭。分子中有两个手性碳原子,有 4 个光学异构体。

（一）鉴别

1. 双缩脲反应　取本品约 10mg,加水 1mL 溶解后,加硫酸铜试液 2 滴与 20% 氢氧化钠溶液 1mL,即显蓝紫色;加乙醚 1mL,振摇后,放置,乙醚层即显紫红色,水层变成蓝色。该反应为芳环侧链具有氨基醇结构的特征反应。反应式如下:

$$2\left[\begin{array}{c} \text{OH} \quad \text{NHCH}_3 \\ \text{C} \qquad \text{C} - \text{CH}_3 \\ \text{H} \qquad \text{H} \end{array}\right] \cdot HCl + CuSO_4 + 4NaOH \longrightarrow$$

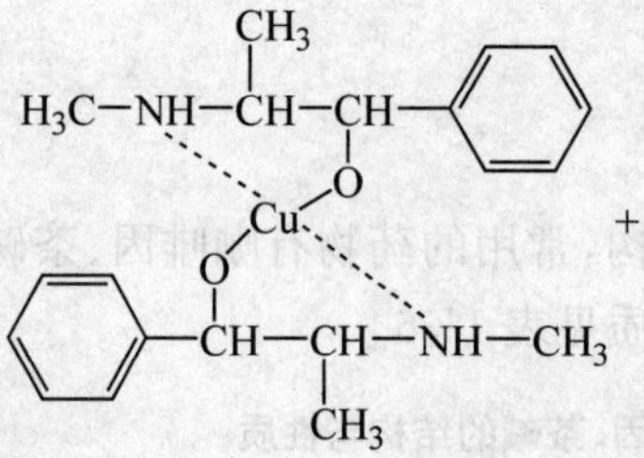

$$+ \ Na_2SO_4 \ + \ 2NaCl \ + \ 4H_2O$$

解析：双缩脲反应机制为：盐酸麻黄碱在碱性溶液中与 $CuSO_4$ 反应，Cu^{2+} 与仲胺基形成紫堇色配位化合物，加入乙醚后，无水铜配位化合物及含有 2 分子结晶水的铜配位化合物进入醚层，呈紫红色，具有 4 分子结晶水的铜配位化合物则溶于水层而呈蓝色。

2. **红外分光光度法** 本品的红外光吸收图谱应与对照的图谱(光谱集 387 图)一致。

3. **氯化物的反应** 本品的水溶液显氯化物鉴别(1)的反应。照 2015 年版《中国药典》(通则 0301)"一般鉴别试验"项下氯化物的鉴别方法(1)试验。

2015 年版《中国药典》收载的盐酸麻黄碱注射液、盐酸麻黄碱滴鼻液除可采用上述(1)和(3)法鉴别外，还可采用高效液相色谱法进行鉴别。

知识链接

盐酸麻黄碱的物理鉴别法

1. **熔点** 熔点是药物重要的物理常数，测定熔点不仅具有鉴定的意义，还可以反映药物的纯度。盐酸麻黄碱照 2015 年版《中国药典》(通则 0612)"熔点测定法"项下操作其熔点应为 217～220℃。

2. **比旋度** 具有不对称结构的物质有旋光性。盐酸麻黄碱比旋度测定：取本品，精密称定，加水溶解并定量稀释成每 1mL 中约含 50mg 的溶液，依 2015 年版《中国药典》(通则 0621)"旋光度测定法"测定。

（二）检查

盐酸麻黄碱除需检查"溶液的澄清度""酸碱度""硫酸盐""干燥失重""炽灼残渣""重金属"等一般杂质外，还需检查"有关物质"。

有关物质：取本品约 50mg，置于 50mL 量瓶中，加流动相溶解并稀释至刻度，摇匀，作为供试品溶液；精密量取 1mL，置于 100mL 量瓶中，用流动相溶解并稀释至刻度，摇匀，作为对照溶液。照高效液相色谱法(通则 0512)试验，用十八烷基硅烷键合硅胶为填充剂；以磷酸盐缓冲液(取磷酸二氢钾 6.8g，三乙胺 5mL，磷酸 4mL，加水至 1000mL，用稀磷酸或三乙胺调节 pH 值至 3.0±0.1)-乙腈(体积比 90∶10)为流动相；检测波长为 210nm。理论板数按盐酸麻黄碱计算不低于 3000。精密量取溶液与供试品溶液各 10μL，分别注入液相色谱仪，记录色谱图至主成分峰保留时间的 2 倍。供试品溶液的色谱图中如有杂质峰，各杂质峰面积的和不得大于对照溶液主峰面积的 0.5 倍(0.5%)。

解析：盐酸麻黄碱的生产无论是从麻黄科植物中提取分离还是人工合成，必然会引入多种与盐酸麻黄碱结构相似的生物碱杂质，如盐酸伪麻黄碱和其他麻黄碱类似物或降解产物,为控制其质量,需进行有关物质检查。

(三) 含量测定

盐酸麻黄碱的含量测定,2015 年版《中国药典》采用非水溶液滴定法测定,盐酸麻黄碱注射液及滴鼻剂采用高效液相色谱法测定。现仅介绍盐酸麻黄碱及盐酸麻黄碱注射液的含量测定。

1. 盐酸麻黄碱的含量测定(非水溶液滴定法)

(1) 测定方法:取本品约 0.15g,精密称定,加冰醋酸 10mL,加热溶解后,加醋酸汞试液 4mL 与结晶紫指示液 1 滴,用高氯酸滴定液(0.1mol/L)滴定至溶液显翠绿色,并将滴定结果用空白试验校正。每 1mL 高氯酸滴定液(0.1mol/L)相当于 20.17mg 的 $C_{10}H_{15}NO \cdot HCl$。

$$B^+ \cdot Cl^- + HClO_4 \longrightarrow BH^+ \cdot ClO_4^- + HCl$$

(2) 含量计算

$$含量(\%) = \frac{(V - V_0) \times F \times T \times 10^{-3}}{m} \times 100\% \qquad (11\text{-}1)$$

式中:V 为滴定时消耗高氯酸滴定液的体积(mL);V_0 为空白试验消耗高氯酸滴定液体积(mL);F 为高氯酸滴定液的浓度校正因数;T 为滴定度(mg/mL);m 为供试品的取样量(g)。

解析:生物碱类药物一般具有弱碱性,在水溶液中用标准酸直接滴定没有明显的突跃,而在酸性非水介质中(冰醋酸或醋酐等)中滴定,可使弱碱性药物的表观碱性强度增加,从而使滴定能顺利进行。

生物碱类药物,除了少数药物为游离碱外(如咖啡因等),大多为生物碱盐类。生物碱盐类的非水滴定过程,实际上是一个置换滴定,即用强酸($HClO_4$)置换出与生物碱结合的较弱的酸(HA)。用通式表示为:

$$B^+ \cdot A^- + HClO_4 \longrightarrow BH^+ \cdot ClO_4^- + HA$$

非水溶液滴定法主要适用于 $K_b < 10^{-8}$($pK_b > 8$)的有机弱碱及其有机酸盐、氢卤酸盐、硫酸盐、硝酸盐、磷酸盐等药物的含量测定。当生物碱的 K_b 为 $10^{-8} \sim 10^{-10}$ 时,宜选冰醋酸作溶剂;K_b 为 $10^{-10} \sim 10^{-12}$ 时,宜选冰醋酸-醋酐作溶剂;$K_b < 10^{-12}$ 时,选用醋酐作溶剂。由于被置换出酸(HA)的酸性强弱不同,滴定的终点情况有较大差别。常见无机酸在冰醋酸中的酸性排列如下:$HClO_4 > HBr > H_2SO_4 > HCl > HSO_4^- > HNO_3$。对不同的生物碱类药物,应根据实际情况采取相应的测定条件,以使滴定反应能顺利完成。具体测定条件见表 11-7。

表 11-7　非水溶液滴定法测定生物碱类药物含量的条件

pK_b	代表药物	溶剂	指示剂	终点颜色
8~10	盐酸麻黄碱	冰醋酸(加醋酸汞)	结晶紫	翠绿色
	氢溴酸山莨菪碱	冰醋酸(加醋酸汞)	结晶紫	纯蓝色
	盐酸吗啡	冰醋酸(加醋酸汞)	结晶紫	绿色
	硫酸阿托品	冰醋酸-醋酐	结晶紫	纯蓝色
	硝酸士的宁	冰醋酸	电位法	
10~12	硫酸奎宁	冰醋酸-醋酐	结晶紫	蓝绿色
	硫酸奎尼丁	冰醋酸-醋酐	结晶紫	蓝绿色
>12	咖啡因	醋酐-冰醋酸	结晶紫	黄色

用高氯酸滴定液滴定生物碱的氢卤酸盐时,因置换出的氢卤酸(HX)在冰醋酸中的酸性较强,对滴定终点有影响,故需在滴定前进行处理。一般的处理方法是:预先加入过量的醋酸汞冰醋酸溶液,使氢卤酸生成在醋酸中难解离的卤化汞(HgX_2),从而消除氢卤酸对滴定反应的不良影响。实验表明,当加入的醋酸汞量不足时,可影响滴定终点而使测定结果偏低,但过量的醋酸汞(计算量的1~3倍)并不影响测定结果。

2. 盐酸麻黄碱注射液的含量测定(高效液相色谱法)

(1) 色谱条件与系统适用性试验:用十八烷基硅烷键合硅胶为填充剂;以磷酸盐缓冲液(取磷酸二氢钾6.8g,三乙胺5mL,磷酸4mL,加水至1000mL,用稀磷酸或三乙胺试液调节pH值至3.0±0.1)-乙腈(体积比90∶10)为流动相;检测波长为210nm。理论板数按盐酸麻黄碱计算不低于3000,盐酸麻黄碱峰与相邻杂质峰的分离度应符合要求。

(2) 测定法:精密量取本品适量,用流动相稀释制成每1mL中约含$30\mu g$的溶液,作为供试品溶液,精密量取$10\mu L$注入液相色谱仪,记录色谱图;另取盐酸麻黄碱对照品,同法测定,按外标法以峰面积计算,即得。

(3) 含量计算:

$$标示量(\%) = \frac{C_R \times \dfrac{A_X}{A_R} \times V \times D \times 每支容量}{m \times S} \times 100\% \tag{11-2}$$

式中:C_R为对照品浓度(mg/mL);A_X和A_R分别为供试品的峰面积和对照品峰面积;V为供试品初次配制的体积(mL);D为供试品的稀释倍数;m为供试品的取样量(mL);S为注射剂的标示量(mg)。

二、硫酸阿托品及其制剂的质量分析

硫酸阿托品是由莨菪烷衍生物和莨菪酸缩合成的酯类生物碱,易水解。本品为无色结晶或白色结晶性粉末;无臭。硫酸阿托品虽有不对称碳原子,但为外消旋体,无旋光性。

(一)鉴别

1. 红外分光光度法 本品的红外光吸收图谱应与对照的图谱(光谱集487图)一致。

2. Vitali反应 取本品约10mg,加发烟硝酸5滴,置水浴上蒸干,得黄色的残渣,放冷,加乙醇2~3滴湿润,加固体氢氧化钾一小粒,即显深紫色。

解析:本反应系托烷生物碱类的特征反应。托烷类生物碱酯键发生水解后生成莨菪酸,莨菪酸经发烟硝酸加热生成黄色的三硝基(或二硝基)衍生物,加醇制氢氧化钾少许,则转变为醌型化合物,即显深紫色。反应式如下:

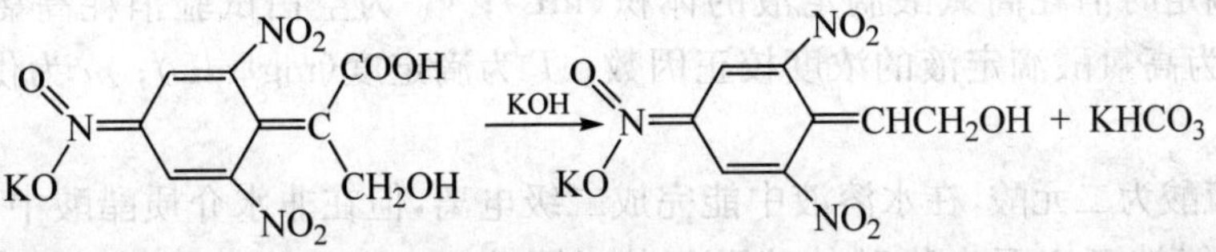

3. **硫酸根的反应**　本品的水溶液显硫酸盐的鉴别反应。照 2015 年版《中国药典》（通则 0301）"一般鉴别试验"项下硫酸盐的鉴别方法试验。

（二）检查

硫酸阿托品除需检查"酸度""干燥失重""炽灼残渣"等一般杂质外，还应做"莨菪碱"和"有关物质"的检查。硫酸阿托品片需检查含量均匀度和片剂的其他各项规定；硫酸阿托品注射液应检查其 pH 值（应为 3.5～5.5）、有关物质、细菌内毒素及注射剂项下有关的各项规定（通则 0102）。

1. **莨菪碱**　取本品，按干燥品计算，加水溶解并制成每 1mL 中含 50mg 的溶液，依法测定（通则 0621），旋光度不得过 -0.40°。

解析：硫酸阿托品为消旋体，无旋光性，在生产过程中，可能因消旋化不完全而引入莨菪碱杂质，其毒性较大。而莨菪碱为左旋体，可以利用旋光度测定法对莨菪碱杂质进行检查。已知莨菪碱的比旋度为 -32.5°，因此其限量为 24.6%。

2. **有关物质**　取本品，加水溶解并稀释制成每 1mL 中含 0.5mg 的溶液，作为供试品溶液；精密量取 1mL，置于 100mL 量瓶中，用水稀释至刻度，摇匀，作为对照溶液。照高效液相色谱法（通则 0512）试验。用十八烷基硅烷键合硅胶为填充剂，以 0.05mol/L 磷酸二氢钾溶液（含 0.0025mol/L 庚烷磺酸钠）-乙腈（体积比 84：16）（用磷酸或氢氧化钠试液调节 pH 值至5.0）为流动相，检测波长为 225nm，阿托品峰与相邻杂质峰的分离度应符合要求。精密量取对照溶液与供试品溶液各 20μL，分别注入液相色谱仪，记录色谱图至主成分峰保留时间的 2 倍。供试品溶液色谱图中如有杂质峰，扣除相对主峰保留时间 0.17 前的色谱峰，各杂质峰面积的和不得大于对照溶液主峰面积（1.0%）。

解析：在硫酸阿托品的制备过程中，可能引入莨菪碱、颠茄碱等生物碱杂质。因此 2015 年版《中国药典》规定检查"有关物质"，以控制其生产工艺引入的中间体、副产物及分解产物等有关物质的量。

（三）含量测定

硫酸阿托品的含量测定，2015 年版《中国药典》采用非水溶液滴定法测定，硫酸阿托品片剂及注射液均采用酸性染料比色法测定。现仅介绍硫酸阿托品及硫酸阿托品片剂的含量测定。

1. **硫酸阿托品的含量测定（非水溶液滴定法）**

（1）测定方法：取本品约 0.5g，精密称定，加冰醋酸与醋酐各 10mL 溶解后，加结晶紫指示液 1～2 滴，用高氯酸滴定液（0.1mol/L）滴定至溶液显纯蓝色，并将滴定的结果用空白试验校正。每 1mL 高氯酸滴定液（0.1mol/L）相当于 67.68mg 的 $(C_{17}H_{23}NO_3)_2 \cdot H_2SO_4$。

$$(BH^+)_2 \cdot SO_4^{2-} + HClO_4 \longrightarrow B^+ \cdot ClO_4^- + BH^+ \cdot HSO_4^-$$

（2）含量计算

$$含量(\%) = \frac{(V-V_0) \times F \times T \times 10^{-3}}{m} \times 100\% \tag{11-3}$$

式中：V 为滴定时消耗高氯酸滴定液的体积(mL)；V_0 为空白试验消耗高氯酸滴定液体积(mL)；F 为高氯酸滴定液的浓度校正因数；T 为滴定度(mg/mL)；m 为供试品的取样量(g)。

解析：硫酸为二元酸，在水溶液中能完成二级电离，但在非水介质醋酸中，只能离解为 HSO_4^-，即只能被滴定至生物碱的硫酸氢盐。因此，1mol 的硫酸阿托品消耗 1mol 的高氯酸。

2. 硫酸阿托品片的含量测定(酸性染料比色法)

(1) 对照品溶液的制备：取硫酸阿托品对照品约 25mg，精密称定，置于 25mL 量瓶中，加水溶解并稀释至刻度，摇匀，精密量取 5mL，置于 100mL 量瓶中，用水稀释至刻度，摇匀，作为对照品溶液。

(2) 供试品溶液的制备：取本品 20 片，精密称定，研细，精密称取适量(约相当于硫酸阿托品 2.5mg)，置于 50mL 量瓶中，加水振摇使硫酸阿托品溶解并稀释至刻度，滤过，取续滤液，作为供试品溶液。

(3) 测定方法：精密量取供试品溶液与对照品溶液各 2mL，分别置预先精密加入三氯甲烷 10mL 的分液漏斗中，各加溴甲酚绿溶液(取溴甲酚绿 50mg 与邻苯二甲酸氢钾 1.021g，加 0.2mol/L 氢氧化钠液 6.0mL 使溶解，再用水稀释至 100mL，摇匀，必要时滤过) 2.0mL，振摇提取 2min 后，静置使分层，分取澄清的三氯甲烷液，照紫外-可见分光光度法(通则 0401)，在 420nm 的波长处分别测定吸收度，计算，并将结果乘以 1.027，即得。

(4) 含量计算：

$$标示量(\%) = \frac{C_R \times \dfrac{A_X}{A_R} \times V \times 1.027 \times 平均片重}{m \times S} \times 100\% \tag{11-4}$$

式中：C_R 为对照品浓度(mg/mL)；A_X 为供试品溶液的吸光度；A_R 为对照品溶液的吸光度；V 为供试品溶液的体积(mL)；m 为供试品的取样量(g)；S 为标示量(mg)；1.027 为相对分子质量换算因数，系 1g 无水硫酸阿托品相当于硫酸阿托品 $(C_{17}H_{23}NO_3)_2 \cdot H_2SO_4 \cdot H_2O$ 的克数。

解析：硫酸阿托品片含量测定时，加入酸性染料溴甲酚绿与其反应呈色，再用紫外-可见分光光度法测含量，故称为酸性染料比色法。此法具一定的专属性和准确度，灵敏度高，用量少，适用于少量供试品，小剂量药物及其制剂或生物体内生物碱类药物的定量分析。

---- 知识链接 ----

酸性染料比色法

酸性染料比色法的基本原理是在适当的 pH 介质中，生物碱类药物(B)可与氢离子结合成阳离子(BH^+)，而一些酸性染料在此介质中可解离成阴离子(In^-)，上述的阳离子与阴离子定量地结合成有色络合物($BH^+ \cdot In^-$)离子对，可定量地被有机溶剂提取，在一定波长处测定该溶液有色离子对的吸光度，即可计算出生物碱的含量。

　　影响本法定量测定的因素较多,如介质的 pH、酸性染料的种类、有机溶剂的种类与性质以及生物碱本身的性质等。常用的酸性染料为溴甲酚绿,有机溶剂常选择三氯甲烷。

三、硫酸奎宁及其制剂的质量分析

　　硫酸奎宁是喹啉类衍生物。本品为白色细微的针状结晶,轻柔,易压缩;无臭,味极苦;遇光渐变色。

(一)鉴别

　　1. 荧光反应　取本品约 20mg,加水 20mL 溶解后,分取溶液 10mL,加稀硫酸使成酸性,即显蓝色荧光。

　　2. 绿奎宁反应　取鉴别(1)项剩余的溶液 5mL,加溴试液 3 滴与氨试液 1mL,即显翠绿色。

　　解析:此反应为硫酸奎宁的专属鉴别反应。奎宁为 6-位含氧喹啉类衍生物,经氯水(或溴水)氧化氯化后,再以氨水处理缩合,生成绿色的二醌基亚胺的铵盐。

　　3. 硫酸根的反应　取鉴别(1)项剩余的溶液 5mL,加盐酸使成酸性后,加氯化钡试液 1mL,即发生白色沉淀。

　　4. 红外分光光度法　本品的红外光吸收图谱应与对照的图谱(光谱集 488 图)一致。

(二)检查

　　硫酸奎宁除需检查"酸度""干燥失重""炽灼残渣"等一般杂质外,还需检查"三氯甲烷-乙醇中不溶物"和"其他金鸡纳碱"。

　　1. 三氯甲烷-乙醇中不溶物:取本品 2.0g,加三氯甲烷-无水乙醇(体积比 2∶1)的混合液 15mL,在 50℃加热 10min 后,用称定重量的垂熔坩埚滤过,滤渣用上述混合液分 5 次洗涤,每次 10mL,在 105℃干燥至恒重,遗留残渣不得过 2mg。

　　解析:本项检查主要是控制硫酸奎宁的制备过程中可能引入的无机盐或醇中不溶性杂质等。

　　2. 其他金鸡纳碱　取本品,用稀乙醇制成每 1mL 中约含 10mg 的溶液,作为供试品溶液;精密量取适量,用稀乙醇稀释制成每 1mL 中约含 50μg 的溶液,作为对照溶液。照薄层色谱法(通则 0502)试验,吸取上述两种溶液各 5μL,分别点于同一硅胶 G 薄层板上,以三氯甲烷-丙酮-二乙胺(体积比 5∶4∶1.25)为展开剂,展开,微热使展开剂挥散,喷以碘铂酸钾试液使显色。供试品溶液如显杂质斑点,与对照溶液的主斑点比较,不得更深。

解析：本项检查主要控制硫酸奎宁中的其他生物碱，2015 年版《中国药典》采用薄层色谱法供试品溶液自身稀释对照法进行检查。

（三）含量测定

硫酸奎宁及硫酸奎宁片剂的含量测定 2015 年版《中国药典》均采用非水溶液滴定法。

1. 硫酸奎宁的含量测定

（1）测定方法：取本品约 0.2g，精密称定，加冰醋酸 10mL 溶解后，加醋酐 5mL 与结晶紫指示液 1～2 滴，用高氯酸滴定液（0.1mol/L）滴定至溶液显蓝绿色，并将滴定结果用空白试验校正。每 1mL 高氯酸滴定溶液（0.1mol/L）相当于 24.90mg$(C_{20}H_{24}N_2O_2)_2 \cdot H_2SO_4$。

（2）含量计算

$$含量(\%) = \frac{(V-V_0) \times F \times T \times 10^{-3}}{m} \times 100\% \tag{11-5}$$

式中：V 为滴定时消耗高氯酸滴定液的体积（mL）；V_0 为空白试验消耗高氯酸滴定液体积（mL）；F 为高氯酸滴定液的浓度校正因数；T 为滴定度（mg/mL）；m 为供试品的取样量（g）。

解析：奎宁为二元碱，在水溶液中，喹核氮可与硫酸成盐，而喹啉环氮不能与硫酸成盐而成游离状态，所以需要 2mol 奎宁才能与 1mol 硫酸成盐。但在冰醋酸中，喹啉环氮用高氯酸滴定时，也能与高氯酸成盐，1mol 奎宁可与 2mol 质子结合。因此，滴定 1mol 的硫酸奎宁需消耗 4mol 质子，其中 1mol 质子是硫酸提供的，其余 3mol 质子是由滴定液高氯酸提供的。其反应式为：

$$(C_{20}H_{24}N_2O_2 \cdot H^+)_2 \cdot SO_4^{2-} + 3HClO_4 \longrightarrow$$

$$(C_{20}H_{24}N_2O_2 \cdot 2H^+) \cdot 2ClO_4^- + (C_{20}H_{24}N_2O_2 \cdot 2H^+) \cdot HSO_4^- \cdot ClO_4^-$$

由上式可知，滴定 1mol 的硫酸奎宁需消耗 3mol 的 $HClO_4$。

2. 硫酸奎宁片剂的含量测定

（1）测定方法：取本品 20 片，除去包衣后，精密称定，研细，精密称取适量（约相当于硫酸奎宁 0.3g），置分液漏斗中，加氯化钠 0.5g 与 0.1mol/L 氢氧化钠溶液 10mL，混匀，精密加三氯甲烷 50mL，振摇 10min，静置，分取三氯甲烷液，用干燥滤纸滤过，精密量取续滤液 25mL，加醋酐 5mL 与二甲基黄指示液 2 滴，用高氯酸滴定液（0.1mol/L）滴定至溶液显玫瑰红色，并将滴定的结果用空白试验校正。每 1mL 高氯酸滴定液（0.1mol/L）相当于 19.57mg 的 $(C_{20}H_{24}N_2O_2)_2 \cdot H_2SO_4 \cdot 2H_2O$。

（2）含量计算

$$标示量(\%) = \frac{(V-V_0) \times F \times T \times 10^{-3} \times 平均片重}{m \times S} \times 100\% \tag{11-6}$$

式中：V 为滴定时消耗高氯酸滴定液的体积（mL）；V_0 为空白试验消耗高氯酸滴定液体积（mL）；F 为高氯酸滴定液的浓度校正因数；T 为滴定度（mg/mL）；m 为供试品的取样量（g）；S 为标示量（mg）。

解析：硫酸奎宁片剂需经碱化等处理生成游离奎宁后再进行高氯酸的滴定：

$$(BH^+)_2 \cdot SO_4^{2-} + 2NaOH \longrightarrow 2B + Na_2SO_4 + 2H_2O$$

$$2B + 4HClO_4 \rightleftharpoons 2[(BH_2^{2+}) \cdot 2ClO_4^-]$$

由上式可知，1mol 的硫酸奎宁需消耗 4mol 的 $HClO_4$。因此硫酸奎宁片剂分析与其原料药分析时的滴定度不同。

四、盐酸吗啡及其制剂的质量分析

盐酸吗啡为白色、有丝光的针状结晶或结晶性粉末；无臭；遇光易变质。吗啡分子含有酚羟基和叔胺基团，具酸碱两性，但碱性略强，临床上常用其盐酸盐。

(一) 鉴别

1. Marquis 反应　取供试品约 1mg，加甲醛硫酸试液 1 滴，即显紫堇色。

解析：Marquis 反应（甲醛-硫酸反应）是吗啡、乙基吗啡、可待因等结构中含酚羟基异喹啉生物碱的特征反应。该类药物遇甲醛-硫酸可形成具有醌式结构的有色化合物。

2. Frohde 反应　取本品约 1mg，加钼硫酸试液 0.5mL，即显紫色，继变为蓝色，最后变为棕绿色。

3. 还原反应　取本品约 1mg，加水 1mL 溶解后，加稀铁氰化钾试液 1 滴，即显蓝绿色（与可待因的区别）。

解析：吗啡分子中的酚羟基具有弱还原性，被铁氰化钾氧化后再与三氯化铁试液反应，生成亚铁氰化铁，显蓝绿色，可待因无酚羟基，无此反应，可供鉴别。

4. 红外光谱法　本品的红外光吸收图谱应与对照的图谱（光谱集 344 图）一致。

5. 氯化物的反应　本品的水溶液显氯化物的鉴别(1)的反应（通则 0301）。

(二) 检查

盐酸吗啡除需检查"酸度""溶液的澄清度与颜色""铵盐""干燥失重""炽灼残渣"等一般杂质外，还需检查"阿扑吗啡""罂粟酸"等特殊杂质。

1. 阿扑吗啡　取本品 50mg，加水 4mL 溶解后，加碳酸氢钠 0.10g 与 0.1mol/L 碘溶液 1 滴，加乙醚 5mL，振摇提取，静置分层后，乙醚层不得显红色，水层不得显绿色。

解析：阿扑吗啡是吗啡经脱水、分子重排后产生的杂质，其水溶液在碳酸氢钠碱性条件下，经碘试液氧化，生成水溶性绿色化合物，此产物能溶于乙醚显宝石红色，水层仍显绿色。

2. 罂粟酸　取本品 0.15g，加水 5mL 溶解后，加稀盐酸 5mL 与三氯化铁试液 2 滴，不得显红色。

解析：利用罂粟酸在微酸性溶液中遇三氯化铁生成红色罂粟酸铁的性质进行检查。

(三) 含量测定

盐酸吗啡原料药的含量测定 2015 年版《中国药典》采用非水溶液滴定法，盐酸吗啡片剂及注射液的含量测定采用紫外-可见分光光度法测定，盐酸吗啡缓释片的含量测定则采用高效液相色谱法测定。

1. 盐酸吗啡的含量测定

(1) 测定方法：取本品约 0.2g，精密称定，加冰醋酸 10mL 与醋酸汞试液 4mL 溶解后，加结晶紫指示液 1 滴，用高氯酸滴定液(0.1mol/L)滴定至溶液显绿色，并将滴定结果用空白试验校正。每 1mL 高氯酸滴定液(0.1mol/L)相当于 32.18mg 的 $C_{17}H_{19}NO_3 \cdot HCl$。

(2) 含量计算：

$$含量(\%) = \frac{(V - V_0) \times F \times T \times 10^{-3}}{m} \times 100\% \tag{11-7}$$

式中：V 为滴定时消耗高氯酸滴定液的体积（mL）；V_0 为空白试验消耗高氯酸滴定液体积（mL）；F 为高氯酸滴定液的浓度校正因数；T 为滴定度（mg/mL）；m 为供试品的取样量（g）。

2. 盐酸吗啡片的含量测定

（1）测定方法：取本品 20 片（如为薄膜衣片，仔细除去薄膜衣），精密称定，研细，精密称取适量（约相当于盐酸吗啡 10mg），置于 100mL 量瓶中，加水 50mL 振摇，使盐酸吗啡溶解，用水稀释至刻度，摇匀，滤过，精密量取续滤液 15mL，置于 50mL 量瓶中，加 0.2mol/L 氢氧化钠溶液 25mL，用水稀释至刻度，摇匀，照紫外-可见分光光度法（通则 0401），在 250nm 波长处测定吸光度；另取吗啡对照品适量，精密称定，用 0.1mol/L 氢氧化钠溶液溶解并定量稀释制成每 1mL 中约含 20μg 的溶液，同法测定。计算，结果乘以 1.317，即得盐酸吗啡（$C_{17}H_{19}NO_3 \cdot HCl \cdot 3H_2O$）的含量。

（2）含量计算：

$$\text{标示量}(\%) = \frac{C_R \times \dfrac{A_X}{A_R} \times V \times 1.317 \times \text{平均片重}}{m \times S} \times 100\% \tag{11-8}$$

式中：C_R 为对照品浓度（mg/mL）；A_X 为供试品溶液的吸光度；A_R 对照品溶液的吸光度；V 为供试品溶液的体积（mL）；m 为供试品的取样量（g）；S 为标示量（mg）；1.317 为相对分子质量换算因数，系 1g 无水盐酸吗啡相当于盐酸吗啡（$C_{17}H_{19}NO_3 \cdot HCl \cdot 3H_2O$）的克数。

3. 盐酸吗啡缓释片的含量测定

色谱条件与系统适用性试验：用十八烷基硅烷键合硅胶为填充剂；以甲醇-0.05mol/L 磷酸二氢钾溶液（体积比 1∶4）为流动相；检测波长为 280nm。理论板数按吗啡峰计算不低于 1000。

测定法：取本品 10 片，精密称定，研细，精密称取适量（约相当于盐酸吗啡 35mg），置于 250mL 量瓶中，加水适量，充分振摇使盐酸吗啡溶解，用水稀释至刻度，摇匀，用 0.45μm 滤膜滤过，精密量取续滤液 20μL，注入液相色谱仪，记录色谱图；另取吗啡对照品适量，精密称定，加流动相溶解并定量稀释制成每 1mL 中约含 0.1mg 的溶液，同法测定。按外标法以峰面积计算，结果乘以 1.317，即得供试品中 $C_{17}H_{19}NO_3 \cdot HCl \cdot 3H_2O$ 的量。

学 习 小 结

生物碱类药物	苯烃胺类	盐酸麻黄碱	结构与性质		典型药物：盐酸麻黄碱及其制剂分析	
			1. 溶解性 2. 碱性 3. 旋光性 4. 光谱特征 5. 氨基醇性质		鉴别	1. 双缩脲反应 2. 红外分光光度法 3. 氯化物的反应
					特殊杂质	有关物质
					含量测定	1. 非水溶液滴定法（原料） 2. 高效液相色谱法（注射液、滴鼻剂）

续表

		结构与性质	典型药物:硫酸阿托品及其制剂分析	
托烷类	硫酸阿托品	1. 溶解性 2. 碱性 3. 旋光性 4. 光谱特征 5. 水解性 6. 莨菪酸的反应(Vitali 反应)	鉴别	1. 红外分光光度法 2. Vitali 反应 3. 硫酸根的反应
			特殊杂质	1. 莨菪碱 2. 有关物质
			含量测定	1. 非水溶液滴定法(原料) 2. 酸性染料比色法(片剂、注射液)
生物碱类药物	喹啉类 硫酸奎宁	1. 溶解性 2. 碱性 3. 旋光性 4. 荧光特性 5. 光谱特征	鉴别	1. 荧光反应 2. 绿奎宁反应 3. 硫酸根的反应 4. 红外光谱鉴别法
			特殊杂质	1. 三氯甲烷-乙醇中不溶物 2. 其他金鸡纳碱
			含量测定	非水溶液滴定法(原料、片剂)
异喹啉类	盐酸吗啡	1. 酸碱性 2. 旋光性 3. 还原性 4. 与甲醛-硫酸试液反应 5. 与钼硫酸试液反应	鉴别	1. Marquis 反应 2. Frohde 反应 3. 还原反应 4. 红外光谱法 5. 氯化物的反应
			特殊杂质	1. 阿扑吗啡 2. 罂粟酸
			含量测定	1. 非水溶液滴定法(原料) 2. 紫外分光光度法(片剂、注射液) 3. 高效液相色谱法(缓释片)

目 标 检 测

一、单项选择题

1. 用非水滴定法测定生物碱氢卤酸盐时，须加入醋酸汞，其目的是（   ）。
   A. 增加酸性　　　　　　　　　　　B. 除去杂质干扰
   C. 消除氢卤酸根影响　　　　　　　D. 消除微量水分影响
   E. 增加碱性

2. 咖啡因和茶碱的特征鉴别反应是（   ）。
   A. 双缩脲反应　　　　　　　　　　B. Vitali 反应
   C. 紫脲酸铵反应　　　　　　　　　D. 绿奎宁反应
   E. 甲醛-硫酸反应

3. 下列生物碱类药物显酸碱两性的是（   ）。
   A. 麻黄碱　　　　　　　　　　　　B. 阿托品
   C. 奎宁　　　　　　　　　　　　　D. 吗啡
   E. 利血平

4. 非水溶液滴定法测定硫酸奎宁原料药含量时，可以用高氯酸直接滴定冰醋酸介质中的供试品，1mol 高氯酸与（   ）mol 硫酸奎宁相当。
   A. 2　　　　　　　　　　　　　　B. 1/2
   C. 1/3　　　　　　　　　　　　　D. 1/4
   E. 3

5. 硫酸阿托品中检查莨菪碱是利用了两者的（   ）。
   A. 碱性差异　　　　　　　　　　　B. 对光选择吸收性质差异
   C. 溶解度差异　　　　　　　　　　D. 旋光性质差异
   E. 吸附性质差异

二、配伍选择题

药物与鉴别反应
   A. 盐酸麻黄碱　　　　　　　　　　B. 硫酸阿托品
   C. 硫酸奎宁　　　　　　　　　　　D. 盐酸吗啡
   E. 咖啡因

6. 双缩脲反应（   ）
7. Vitali 反应（   ）
8. 绿奎宁反应（   ）

　
   A. 碘量法　　　　　　　　　　　　B. HPLC
   C. GC　　　　　　　　　　　　　　D. 非水滴定法
   E. 紫外分光光度法

9. 硫酸奎宁的含量测定法（   ）

10. 盐酸吗啡缓释片的含量测定法（ ）

11. 盐酸麻黄碱注射液的含量测定法（ ）

三、多项选择题

12. 用非水溶液滴定法测定盐酸吗啡含量时，应使用的试剂是（ ）。
    - A. 5%醋酸汞冰醋酸液
    - B. 盐酸
    - C. 冰醋酸
    - D. 二甲基甲酰胺
    - E. 高氯酸

13. 硫酸奎宁需检查的特殊杂质有（ ）。
    - A. 三氯甲烷-乙醇中不溶物
    - B. 有关物质
    - C. 其他金鸡纳碱
    - D. 罂粟酸
    - E. 莨菪碱

14. 现版中国药典对盐酸吗啡及其制剂采用（ ）测定含量。
    - A. HPLC
    - B. 紫外-可见分光光度法
    - C. 非水碱量法
    - D. GC
    - E. 酸性染料比色法

15. 下列哪些不是盐酸麻黄碱所具有的性质（ ）。
    - A. 在乙醚、氯仿中溶解
    - B. 为右旋体
    - C. 分子中有两个手性碳原子
    - D. 可用双缩脲反应鉴别
    - E. 可用甲醛-硫酸反应鉴别

四、简答题

16. 试述酸性染料比色法的基本原理。

17. 硫酸奎宁鉴别方法有哪些？

五、计算题

18. 盐酸麻黄碱的含量测定：取本品约 0.15g，精密称定为 0.1512g，加冰醋酸 10mL，加热溶解后，加醋酸汞试液 4mL 与结晶紫指示液 1 滴，用高氯酸滴定液（0.1002mol/L）滴定至溶液显翠绿色，消耗高氯酸滴定液（0.1002mol/L）8.25mL，并将滴定结果用空白试验校正，空白试验消耗高氯酸滴定液（0.1002mol/L）0.80mL。每 1mL 高氯酸滴定液（0.1mol/L）相当于 20.17mg 的 $C_{10}H_{15}NO \cdot HCl$。2015 年版《中国药典》规定，本品按干燥品计算含$C_{10}H_{15}NO \cdot HCl$不得少于 99.0%，通过计算判断供试品的含量是否符合规定。

实训项目十一：硫酸阿托品原料的质量分析

一、实训目的

1. 掌握硫酸阿托品原料药的鉴别及含量测定分析方法。
2. 熟悉非水溶液滴定法测定硫酸阿托品原料药含量的原理及操作方法。
3. 了解硫酸阿托品原料药物杂质的检查方法。

二、实训资料

（一）检验药品

1. 检验药品的名称　硫酸阿托品原料药。
2. 检验药品的来源　送检样品。
3. 检验药品的规格、批号、包装及数量　根据药品包装确定，并记录有关情况。
4. 检验依据《中国药典》（2015 年版）。

（二）检验项目

硫酸阿托品原料的质量分析。

三、实训方案

（一）实训形式

本次实训任务分成 6 人一组，组内交替进行任务实施，3 人配合完成每个检查项目。

（二）实训时间

具体实训时间安排可参考表 11-8。

表 11-8　硫酸阿托品原料的质量分析的实训时间安排

实训内容	实训时间（min）	备注
仪器的准备	10	蒸发皿、旋光仪、酸式滴定管、锥形瓶、水浴装置、分析天平、试管、移液管等常规分析仪器
试剂配制	10	试剂由实训教师指导部分学生在课余时间完成；学生按组领取
硫酸阿托品的鉴别	15	水分存在将影响 Vitali 反应
硫酸阿托品的杂质检查	15	旋光度测定学生应在课余时间熟练操作
硫酸阿托品的含量测定	20	反应体系使用强酸性试剂，注意防护
报告书写	10	报告书要书写规范，不要涂抹
清场	10	所有仪器要清洗干净，放回原位
实训总时间（min）	90	

四、实训过程

（一）硫酸阿托品的鉴别

1. 供试品准备　硫酸阿托品原料药。
2. 试剂准备

（1）氯化钡试液：取氯化钡的细粉 5g，加水使溶解成 100mL，即得。

（2）稀盐酸：取盐酸 234mL，加水稀释至 1000mL，即得。本液含 HCl 应为 9.5%～10.5%。

（3）稀硝酸：取硝酸 105mL，加水稀释至 1000mL，即得。本液含 HCl 应为 9.5％～10.5％。

（4）醋酸铅试液：取醋酸铅 10g，加新沸过的冷水溶解后，滴加醋酸使溶液澄清，再加新沸过的冷水使成 100mL，即得。

（5）醋酸铵试液：取醋酸铵 10g，加水使溶解成 100mL，即得。

（6）氢氧化钠试液：取氢氧化钠 4.3g，加水使溶解成 100mL，即得。

3. 鉴别方法

（1）Vitali 反应：取本品约 10mg，加发烟硝酸 5 滴，置水浴上蒸干，得黄色的残渣，放冷，加乙醇 2～3 滴湿润，加固体氢氧化钾一小粒，即显深紫色。

（2）硫酸盐的反应

1）取供试品少许，加 2mL 水溶解，滴加氯化钡试液，即生成白色沉淀；分离，沉淀在盐酸或稀硝酸中均不溶解。

2）取供试品少许，加 2mL 水溶解，滴加醋酸铅试液，即生成白色沉淀；分离，沉淀在醋酸铵试液或氢氧化钠试液中溶解。

3）取供试品少许，加 2mL 水溶解，加盐酸，不生成白色沉淀（与硫代硫酸盐区别）。

（二）硫酸阿托品的杂质检查

1. 供试品准备　硫酸阿托品原料药。

2. 试剂准备

（1）甲基红指示液：取甲基红 0.1g，加 0.05mol/L 氢氧化钠溶液 7.4mL 使溶解，再加水稀释至 200mL，即得。

（2）氢氧化钠滴定液（0.02mol/L）：取氢氧化钠适量，加水振摇使溶解成饱和溶液，冷却后，置于聚乙烯塑料瓶中，静置数日，澄清后备用。取澄清的氢氧化钠饱和溶液 5.6mL，加新沸过的冷水使成 1000mL，摇匀，即得氢氧化钠滴定液（0.1mol/L）；取氢氧化钠滴定液（0.1mol/L）2.0mL，加新沸过的冷水使成 10mL，即得氢氧化钠滴定液（0.02mol/L），可用盐酸滴定液（0.02mol/L）标定浓度。

3. 检查

（1）酸度：取本品 0.5g，加水 10mL 溶解后，加甲基红指示液 1 滴，如显红色，加氢氧化钠滴定液（0.02mol/L）0.15mL，应变为黄色。

（2）莨菪碱：取本品，按干燥品计算，加水溶解并制成每 1mL 中含 0.5mg 的溶液，依法测定，旋光度不应超过－0.40°。

（三）硫酸阿托品含量测定

1. 供试品准备　硫酸阿托品原料药。

2. 试剂准备

（1）结晶紫指示液：取结晶紫 0.5g，加冰醋酸 100mL 使溶解，即得。

（2）高氯酸滴定液（0.1mol/L）：取无水冰醋酸（按含水量计算，每 1g 水加醋酐 5.22mL）750mL，加入高氯酸（70％～72％）8.5mL，摇匀，在室温下缓缓滴加醋酐 23mL，边加边摇，加完后再振摇均匀，放冷，加无水冰醋酸适量使成 1000mL，摇匀，放置 24h。若所测供试品易乙酰化，则须用水分测定法测定本液的含水量，再用水和醋酐调节至本液的含水量为 0.01%~0.2%。

3. 含量测定

(1) 测定方法：取本品约 0.5g，精密称定，加冰醋酸与醋酐各 10mL 溶解后，加结晶紫指示液 1~2 滴，用高氯酸滴定液(0.1mol/L)滴定至溶液显纯蓝色，并将滴定的结果用空白试验校正。每 1mL 高氯酸滴定液(0.1mol/L)相当于 67.68mg 的 $(C_{17}H_{23}NO_3)_2 \cdot H_2SO_4$。

$$含量(\%) = \frac{(V - V_0) \times F \times T \times 10^{-3}}{m} \times 100\% \tag{11-9}$$

式中：V 为滴定时消耗高氯酸滴定液的体积(mL)；V_0 为空白试验消耗高氯酸滴定液体积(mL)；F 为高氯酸滴定液的浓度校正因数；T 为滴定度(mg/mL)；m 为供试品的取样量(g)。

(2) 实验数据记录及处理

编　　号	1	2	3
m(药粉)/g			
$V(HClO_4)$初读数/mL			
$V(HClO_4)$终读数/mL			
$V(HClO_4)$/mL			

五、注意事项

1. 本实训含量测定非水溶液滴定法要求试验体系应当无水。
2. 用高氯酸冰醋酸溶液滴定药品和标定应注意温度校正。

附：硫酸阿托品原料的质量分析实训报告

品　名		批　号		规　格	
来　源：		取样量：		取样人：	
取样日期：　年　月　日			报告日期：　　　　　　年　月　日		
检验依据：					

检验项目	标准规定	检验结果
硫酸阿托品的鉴别	(1) Vitali 反应：显深紫色 (2) 硫酸盐的反应 1) 滴加氯化钡试液，即生成白色沉淀，沉淀在盐酸或稀硝酸中均不溶解。 2) 滴加醋酸铅试液，即生成白色沉淀，沉淀在醋酸铵试液或氢氧化钠试液中溶解。 3) 加盐酸，不生成白色沉淀（与硫代硫酸盐区别）。	
硫酸阿托品的检查	(1) 酸度：应变为黄色。 (2) 莨菪碱：旋光度不应超过 $-0.40°$	
硫酸阿托品的含量测定	按干燥品计算，含 $(C_{17}H_{23}NO_3)_2 \cdot H_2SO_4$ 不得少于 98.5%。	

结论：

报告人：	复核人：	质量部经理：

（汤灿辉）

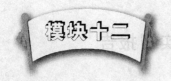

糖、苷类药物分析

$=$ 内容简介 $=$

本模块主要介绍葡萄糖、蔗糖、地高辛、去乙酰毛花苷的结构和性质、鉴别试验和含量测定方法。

【知识目标】

• 掌握葡萄糖的结构、鉴别、杂质检查和葡萄糖注射液的含量测定方法;

• 熟悉地高辛、去乙酰毛花苷的鉴别试验、杂质检查和含量测定方法;

• 了解糖类药物和苷类药物在临床上的应用。

【能力目标】

• 能够根据糖类药物的化学结构,选择相应的鉴别、杂质检查及含量测定方法;

• 能运用药品质量标准进行旋光度法、高效液相色谱法的操作;

• 能运用药品质量标准完成葡萄糖的鉴别及含量测定并作出结果判断。

　　糖类又称碳水化合物,是含有 C、H、O 三种元素的一类有机化合物,其化学本质为多羟基醛或多羟基酮及其衍生物或多聚物,广泛分布于各种生物体内,是人体能量的主要来源之一。

　　苷类为糖的衍生物(如氨基糖、糖醛酸等)与另一非糖有机化合物通过糖的端基碳原子连接而成的化合物。苷水解后生成两类成分,即糖类和苷元(或配基)。苷类种类繁多复杂在于苷元部分类型多样,而其共性在于糖的部分。

　　本模块以葡萄糖、蔗糖、地高辛、去乙酰毛花苷的质量分析方法为例,阐述糖类和苷类的化学结构、理化性质以及与分析方法间的关系,结合 2015 年版《中国药典》重点讲解药物的鉴别、杂质检查和含量测定的原理与方法。

专题一　结构与性质

一、糖类

糖类依其是否能水解及水解后产生单糖分子的多少可分为单糖类、双糖类和多糖类。常用的糖类药物包括葡萄糖(单糖类)、乳糖(双糖类)、蔗糖(双糖类)、淀粉(多糖类)。乳糖、蔗糖和淀粉常用作药物制剂的赋形剂或矫味剂。现以典型药物葡萄糖、蔗糖为例,其结构特点及性质见表 12-1。

表 12-1　葡萄糖、蔗糖的结构与性质

药　　物	结　构　式	性　　质
葡萄糖 (glucose)		1. 溶解性:葡萄糖在水中易溶,在乙醇中微溶;蔗糖在水中极易溶解,在乙醇中微溶,在无水乙醇中几乎不溶。 2. 旋光性:葡萄糖和蔗糖中有多个手性碳原子,又具备手性分子特性,故具光学活性,均为右旋体。 3. 还原性:葡萄糖具半缩醛结构,具还原性;蔗糖无还原性;利用此性质可以区分葡萄糖和蔗糖。 4. 水解性:蔗糖在一定条件下可发生水解,水解产物为一分子葡萄糖和一分子果糖
蔗糖 (sucrose)		

二、苷类

苷类根据苷键原子可分为氧苷、硫苷、氮苷和碳苷,最常见的为氧苷。2015 年版《中国药典》收载的苷类药物主要为强心苷,如地高辛、去乙酰毛花苷、甲地高辛等。现以典型药物地高辛、去乙酰毛花苷为例,其结构特点及性质见表 12-2。

表 12-2　地高辛、去乙酰毛花苷的结构与性质

药　物	结　构　式	性　质
地高辛 (digoxin)	（甾体强心苷结构式，含内酯环、多个 CH_3、OH、H 及三个去氧糖单元 $[\quad]_3$）	1. 溶解性：地高辛在吡啶中易溶，在稀醇中微溶，在三氯甲烷中极微溶解，在水或乙醚中不溶；去乙酰毛花苷在甲醇中极微溶解，在乙醇中极微溶解，在水或三氯甲烷中几乎不溶。 2. 旋光性：地高辛和去乙酰毛花苷有多个手性碳原子，具旋光活性。 3. 水解性：地高辛与去乙酰毛花苷易发生水解，水解产物含 α-去氧糖结构，均能在酸性溶液中与三氯化铁试液反应显色，可供鉴别
去乙酰毛花苷 (deslanoside)	（甾体强心苷结构式，含内酯环、多个 CH_3、OH、H、HO、三个去氧糖单元 $[\quad]_3$ 及葡萄糖单元）	

专题二　典型药物分析

一、葡萄糖及其制剂的质量分析

葡萄糖为单糖类，为无色结晶或白色结晶性或颗粒性粉末，无臭，味甜。其结构中具有手性碳原子，为右旋体，是常用的营养药。

（一）鉴别

1. 与碱性酒石酸铜试液（Fehling）反应　取本品约 0.2g，加水 5mL 溶解后，缓缓滴入微温的碱性酒石酸铜试液中，即生成氧化亚铜的红色沉淀。

解析：葡萄糖结构中的醛基具有还原性，在碱性条件下能将铜离子还原生成红色的氧化亚铜沉淀，本身被氧化为葡萄糖酸。

2. 红外光谱法　取干燥失重项下的本品适量，依法测定，本品的红外光吸收图谱应与对照的图谱（光谱集 702 图）一致。

（二）检查

葡萄糖除需要检查"溶液的澄清度与颜色""氯化物""硫酸盐""干燥失重""炽灼残渣""钡盐""钙盐""铁盐""重金属""砷盐"等一般杂质外，还应进行下列检查。

1. 酸度　取本品 2.0g，加水 20mL 溶解后，加酚酞指示液 3 滴与氢氧化钠滴定液（0.02mol/L）0.20mL，应显粉红色。

解析：本项检查主要是为了控制葡萄糖中的酸性杂质，要求样品中的酸性杂质可被 0.20mL 的氢氧化钠滴定液（0.02mol/L）所中和。

2. 乙醇溶液的澄清度　取本品 1.0g，加乙醇 20mL，置水浴上加热回流约 40min，溶液应澄清。

解析：本项检查主要是用于控制葡萄糖中的杂质糊精。检查原理是利用葡萄糖可溶于热乙醇，而糊精在热乙醇中的溶解度小，使澄清度变差。

3. 亚硫酸盐与可溶性淀粉　取本品 1.0g，加水 10mL 溶解后，加碘试液 1 滴，应即显黄色。

解析：亚硫酸盐是在采用硫酸水解淀粉制备葡萄糖的过程中，由于部分硫酸被还原所产生的。葡萄糖供试品中如果含有亚硫酸盐，由于其具有还原性，会使碘液退色。可溶性淀粉则是生产过程中产生的中间体，葡萄糖供试品中如果存在有可溶性淀粉，遇碘则会变蓝。

4. 蛋白质　取本品 1.0g，加水 10mL 溶解后，加磺基水杨酸溶液（1→5）3mL，不得发生沉淀。

解析：制备葡萄糖时大多以淀粉为原料,它主要来自植物的根、茎或种子,故在提取过程中常有蛋白质被同时提出。该项检查就是利用蛋白质类杂质遇酸能产生沉淀的性质来控制葡萄糖中的蛋白质限量。

5. 微生物限度　取本品10g,用pH 7.0无菌氯化钠-蛋白胨冲液制成1∶10的供试液。

需氧菌总数、霉菌和酵母菌总数:取供试液1mL,依法检查(通则1105平皿法),1g供试品中需氧菌总数不得过1000cfu,霉菌和酵母菌总数不得过100cfu。

大肠埃希菌:取1∶10的供试液10mL,依法检查(通则1106),1g供试品中不得检出。

6. 5-羟甲基糠醛　精密量取本品适量(约相当于葡萄糖1.0g),置于100mL量瓶中,用水稀释至刻度,摇匀,照紫外-可见分光光度法(通则0401),在284nm的波长处测定,吸光度不得大于0.32。

解析：此项检查为葡萄糖注射液中杂质检查项目。葡萄糖水溶液在弱酸性条件下较稳定,但其注射液在高温加热灭菌时,葡萄糖可脱水分解产生5-羟甲基糠醛,此物质可进一步分解为乙酰丙酸和甲酸或聚合生成有色物质等。这是导致葡萄糖注射液变黄、产生浑浊或细微絮状沉淀以及pH降低的主要原因。

课堂互动

是否可以用5-羟甲基糠醛的形成速度来检查葡萄糖的分解速度?

（三）含量测定

葡萄糖具有旋光性,2015年版《中国药典》对葡萄糖原料药仅规定其比旋度范围,葡萄糖注射液的含量测定则采用旋光度法。

测定方法:精密量取本品适量(约相当于葡萄糖10g),置于100mL量瓶中,加氨试液0.2mL(10%或10%以下规格的本品可直接取样测定),用水稀释至刻度,摇匀,静置10min,在25℃时,依法测定旋光度(通则0621),与2.0852相乘,即得供试量中含有$C_6H_{12}O_6 \cdot H_2O$的重量(g)。

解析：测定中加入氨试液的作用是加速变旋平衡,静置10min即可进行测定(或放置6h以上,或加热、加酸、加弱碱,使变旋反应达到平衡)。葡萄糖的水溶液具有右旋性,但葡萄糖有α、β两种互变异构体存在,在水溶液中形成下列平衡状态:

a-D-葡萄糖　　　　　醛式-D-葡萄糖　　　　　b-D-葡萄糖
$[a]_D^{25}=+113.4°$　　　$[a]_D^{25}=+52.75°$　　　$[a]_D^{25}=+19.7°$
（占36%）　　　　　（占0.024%）　　　　　（占64%）

由上式可见,葡萄糖的 α、β 两种互变异构体的比旋度相差甚远,在水溶液中二者可互变,逐渐达到平衡,此时的比旋度也趋于稳定,为 $+52.5°\sim+53.0°$。葡萄糖水溶液在放置后,自行改变比旋度的现象称为变旋现象。因此,测定新配置的葡萄糖溶液的旋光度时,一般至少需放置 6h,才能使上述反应达到平衡。通过加热、加酸或加入弱碱,均可加速变旋平衡的到达。2015 年版《中国药典》测定葡萄糖注射液的含量时,采用加氨试液的方法来加速变旋平衡。

知识链接

换算因数 2.0852 的由来

无水葡萄糖的比旋度取平均值为 $+52.75°$,无水葡萄糖的浓度可以按下式计算:无水葡萄糖浓度 $(c)=\dfrac{100\times\alpha}{[\alpha]_D^{25}\times l}$;

换算成含水葡萄糖的浓度 (c') 时,则:

$$c'=c\times\frac{198.17}{180.16}=\alpha\times\frac{100}{52.75\times1}\times\frac{198.17}{180.16}=\alpha\times2.0852$$

式中:c 为溶液浓度(g/mL);α 为实验测得的旋光度的值;$[\alpha]_D^{25}$ 为无水葡萄糖在 25℃时的比旋度;D 为钠光谱 D 线,波长为 589.3nm;l 为测定管长度(dm);180.16 和 198.17 分别为无水葡萄糖及含水葡萄糖相对分子质量。

二、蔗糖的质量分析

蔗糖属于双糖,可水解成一分子葡萄糖和一分子果糖,为右旋体,但无变旋现象。本品为无色结晶或白色结晶性的松散粉末,无臭,味甜,常被用作药用辅料、矫味剂和黏合剂。

(一)鉴别

1. 与碱性酒石酸铜试液(Fehling)反应　取本品,加 0.05mol/L 硫酸溶液,煮沸后,用 0.1mol/L 氢氧化钠溶液中和,再加碱性酒石酸铜试液,加热即生成氧化亚铜的红色沉淀。

解析:蔗糖分子中无还原性基团,但在酸性条件下可水解生成一分子葡萄糖和一分子果糖,二者均具有还原性,在碱性条件下可将碱性酒石酸铜试液中的铜离子还原为红色的氧化亚铜沉淀。

2. 红外光谱法　本品的红外吸收图谱应与蔗糖对照品的图谱一致(通则 0402)。

(二)检查

蔗糖除需要检查"溶液的颜色""硫酸盐""炽灼残渣""钙盐""重金属"等一般杂质外,还应检查特殊杂质"还原糖"。

还原糖:取本品 5.0g,置于 250mL 锥形瓶中,加水 25mL 溶解后,精密加碱性枸橼酸铜试液 25mL 与玻璃珠数粒,加热回流使在 3min 内沸腾,从全沸时起,连续沸腾 5min,迅速冷却至室温(此时应注意勿使瓶中氧化亚铜与空气接触),立即加 25% 碘化钾溶液 15mL,摇匀,振摇缓缓加入硫酸溶液(1→5)25mL,待二氧化碳停止放出后,立即用硫代硫酸钠滴定液(0.1mol/L)滴定,至近终点时,加淀粉指示液 2mL,继续滴定至蓝色消失,同时做一空白试验;二者消耗硫代硫酸钠滴定液(0.1mol/L)的差数不得过 2.0mL(0.10%)。

解析:在供试液中加入定量过量的碱性枸橼酸铜使还原糖与其完全反应,剩余的碱性枸橼酸铜将 KI 还原为 I_2,再用硫代硫酸钠滴定液滴定产生的 I_2,通过与空白试验消耗的硫代硫酸钠滴定液体积差来控制还原糖的限量。操作中要注意不能使瓶中产生的氧化亚铜与空气接触,以免被空气氧化而产生误差。

(三) 含量测定

2015 年版《中国药典》二部对蔗糖也仅规定了其比旋度范围(表 12-3),而不做专项的含量测定。

表 12-3　葡萄糖及蔗糖的比旋度范围

药　物	比　旋　度	条　件
葡萄糖	+52.6°~+53.2°	0.1g/mL 水溶液,100mL 中加氨试液 0.2mL
无水葡萄糖	+52.6°~+53.2°	0.2g/L 水溶液,50mL 中加氨试液 2.0mL
蔗糖	+66.3°~+67.0°	0.1g/L 水溶液

三、地高辛及其制剂的质量分析

地高辛为白色结晶或结晶性粉末;无臭;味苦;具有旋光性。

(一) 鉴别

1. **三氯化铁-冰醋酸试剂反应(Keller-Kiliani 反应)**　取本品约 1mg,置于小试管中,加含三氯化铁的冰醋酸(取冰醋酸 10mL,加三氯化铁试液 1 滴制成)1mL 溶解后,沿管壁缓缓加硫酸 1mL,使成两液层,接界处即显棕色;放置后,上层显靛蓝色。

解析:此反应是游离 α-去氧糖的特征反应。地高辛在反应条件下能水解产生 α-去氧糖而显色。

2. **高效液相色谱法**　在含量测定项下记录的色谱图中,供试品溶液主峰的保留时间应与对照品溶液主峰的保留时间一致。

3. **红外光谱法**　本品的红外吸收图谱应与对照的图谱(光谱集 139 图)一致。

(二) 检查

地高辛除需要检查"溶液的澄清度""干燥失重"等一般杂质外,还应检查特殊杂质"有关物质"。

有关物质:取本品适量,精密称定,加稀乙醇溶解并稀释制成每 1mL 中约含 1mg 的溶液,作为供试品溶液;精密量取 2mL,置于 100mL 量瓶中,加稀乙醇稀释至刻度,摇匀,作为对照溶液。另取洋地黄毒苷对照品,精密称定,加稀乙醇溶解并定量稀释制成每 1mL 中约含 0.02mg 的溶液,作为对照品溶液。照含量测定项下的色谱条件,取供试品溶液、对照溶液与对照品溶液 $20\mu L$,分别注入液相色谱仪,记录色谱图至主成分峰保留时间的 3 倍。供试品溶液的色谱图中如有与洋地黄毒苷峰保留时间一致的色谱峰,按外标法以峰面积计算,含洋地黄毒苷的量不得过 2.0%;其他单个杂质峰面积不得大于对照溶液的主峰面积

（2.0%），杂质总量不得过 4.0%。

解析：地高辛在制备的过程中，除引入洋地黄皂苷外，有时还会引入其他杂质。为控制产品的质量，各国药典均规定了有关物质的检查。《中国药典》（2015 年版）采用高效液相色谱法检查。

（三）含量测定

地高辛及其制剂的含量测定，2015 年版《中国药典》均采用高效液相色谱法（通则 0512）测定。现主要介绍地高辛的含量测定方法。

色谱条件与系统适用性试验：用十八烷基硅烷键合硅胶为填充剂；以乙腈-水（体积比10：90）为流动相 A，乙腈-水（体积比 60：40）为流动相 B；按表 12-4 进行梯度洗脱；检测波长为 230nm；流速为 1.5mL/min。理论板数按地高辛峰计算不低于 2000。

表 12-4 地高辛梯度洗脱流动相

时间(min)	梯度(流动相 A)(%)	梯度(流动相 B)(%)
0	60	40
5.0	60	40
15.0	0	100
15.1	60	40
20.0	60	40

测定法：取本品适量，精密称定，加稀乙醇溶解并定量稀释制成每 1mL 中约含 0.1mg的溶液，作为供试品溶液，精密量取 20μL，注入液相色谱仪，记录色谱图；另取地高辛对照品适量，同法测定。按外标法以峰面积计算，即得。

解析：地高辛为高相对分子质量物质，保留时间对流动相组成的变化十分敏感，采用梯度洗脱可以获得较好的重现性。

四、去乙酰毛花苷及其制剂的质量分析

去乙酰毛花苷为白色结晶性粉末；无臭；味苦；有引湿性，具有旋光性。

（一）鉴别

1. 三氯化铁-冰醋酸试剂反应（Keller-Kiliani 反应）　取本品约 2mg，置试管中，加冰醋酸 2mL 溶解后，加三氯化铁试液 1 滴，摇匀，沿试管壁缓缓加硫酸 2mL，在两液层接界处即显棕色，冰醋酸层显蓝绿色。

解析：此反应是游离 α-去氧糖的特征反应。去乙酰毛花苷在反应条件下发生水解产生α-去氧糖而显色。

2. 3,5-二硝基苯甲酸试剂反应（Kedde 反应）　取本品约 2mg，置试管中，加乙醇 2mL溶解后，加二硝基苯甲酸试液与乙醇制氢氧化钾试液各 10 滴，摇匀后，溶液即显红紫色。

解析：该反应为苷元的不饱和内酯侧链反应。去乙酰毛花苷结构中 C_{17} 位连接有 α-β的不饱和内酯，其在碱性水溶液中易与芳香硝基化合物形成有色的络合阴离子。

3. 薄层色谱法　取本品与去乙酰毛花苷对照品，加甲醇制成每 1mL 中含 0.2mg 的溶

液。照薄层色谱法(通则 0502),吸取上述两种溶液各 10μL,分别点于同一硅胶 G 薄层板上,以二氯甲烷-甲醇-水(体积比 84∶15∶1)为展开剂,展开,晾干,喷以硫酸-乙醇(体积比 1∶9),在 140℃加热 15min,置于紫外光灯(365nm)下检视。供试品溶液所显主斑点的位置和荧光应与对照品溶液的主斑点相同。

解析:去乙酰毛花苷与硫酸-乙醇加热后呈荧光是甾体结构的反应。

4. **高效液相色谱法** 在含量测定项下记录的色谱图中,供试品溶液主峰的保留时间应与对照品溶液主峰的保留时间一致。

(二) 检查

去乙酰毛花苷除需要检查"干燥失重"等一般杂质外,还应检查特殊杂质"有关物质"。

有关物质:取本品,加少量甲醇超声使溶解,用流动相稀释制成每 1mL 中约含 0.2mg 的溶液,作为供试品溶液;精密量取 1mL,置于 100mL 量瓶中,用流动相稀释至刻度,摇匀,作为对照溶液。照高效液相色谱法(通则 0512)试验。用十八烷基硅烷键合硅胶相为填充剂;以水为流动相 A;以乙腈-甲醇(体积比 22∶14)为流动相 B;检测波长为 220nm。按表 12-5 进行梯度洗脱,去乙酰毛花苷峰与相邻杂质峰的分离度应符合要求。精密量取供试品溶液和对照溶液各 20μL,分别注入液相色谱仪,供试品溶液的色谱图中如有杂质峰,单个杂质峰面积不得大于对照溶液主峰面积的 2.5 倍(2.5%),各杂质峰面积的和不得大于对照溶液主峰面积的 5 倍(5.0%)。

表 12-5　去乙酰毛花苷梯度洗脱流动相

时间(min)	梯度(流动相 A)(%)	梯(流动相 B)(%)
0	62	38
20	62	38
21	48	52
45	48	52
46	62	38
51	62	38

解析:去乙酰毛花苷常由植物中提取,在提取分离过程中常引入有关物质需进行检查以控制质量。

(三) 含量测定

去乙酰毛花苷及其注射液的含量测定 2015 年版《中国药典》均采用高效液相色谱法(通则 0512)测定。现主要介绍去乙酰毛花苷的含量测定方法。

色谱条件与系统适用性试验:用十八烷基硅烷键合硅胶为填充剂;以乙腈-甲醇-水(体积比 232∶148∶620)为流动相,检测波长为 220nm,理论板数按去乙酰毛花苷峰计算不低于 2000,去乙酰毛花苷峰与相邻杂质峰的分离度应符合要求。

测定法:取本品约 20mg,置于 100mL 量瓶中,加少量甲醇超声使溶解,用流动相稀释至刻度,摇匀,精密量取 20μL,注入液相色谱仪,记录色谱图;另取去乙酰毛花苷对照品,精密称定,同法测定,按外标法以峰面积计算,即得。

学 习 小 结

糖类、苷类药物	糖类	葡萄糖	结构与性质		典型药物：葡萄糖及其制剂分析	
			  1. 溶解性 2. 旋光性 3. 还原性		鉴别	1. 与碱性酒石酸铜试液 (Fehling)反应 2. 红外光谱法
					特殊杂质	1. 乙醇溶液的澄清度 2. 亚硫酸盐与可溶性淀粉 3. 蛋白质 4. 5-羟甲基糠醛（注射液）
					含量测定	旋光度法
		蔗糖	结构与性质		典型药物：蔗糖	
			  1. 溶解性 2. 旋光性 3. 水解性		鉴别	1. 与碱性酒石酸铜试液 反应 2. 红外光谱法
					特殊杂质	还原糖
					含量测定	旋光度法

续表

分类	药物	结构与性质		典型药物分析	
糖类、苷类药物	地高辛		1. 溶解性 2. 旋光性 3. 水解性	典型药物:地高辛及其制剂分析	
				鉴别	1. 三氯化铁-冰醋酸试剂反应 2. 高效液相色谱法 3. 红外光谱法
				特殊杂质	有关物质
				含量测定	高效液相色谱法
	去乙酰毛花苷		1. 溶解性 2. 旋光性 3. 水解性	典型药物:去乙酰毛花苷及其制剂分析	
				鉴别	1. 三氯化铁-冰醋酸试剂反应 2. 3,5-二硝基苯甲酸试剂反应 3. 薄层色谱法 4. 高效液相色谱法
				特殊杂质	有关物质
				含量测定	高效液相色谱法

目 标 检 测

一、单项选择题

1. 蔗糖加硫酸煮沸后,用氢氧化钠试液中和,再加(　　　)试液产生红色沉淀。
   A. 过氧化氢试液　　　　　　　　B. 硝酸银试液
   C. 碱性酒石酸铜试液　　　　　　D. 亚硫酸钠试液
   E. 硫代硫酸钠试液

2. 葡萄糖中存在的特殊杂质为(　　　)。
   A. 盐酸　　　　　　　　　　　　B. 氯化物
   C. 糊精　　　　　　　　　　　　D. 酒精
   E. 砷盐

3. 葡萄糖注射液的含量测定方法为(　　　)。
   A. 旋光度法　　　　　　　　　　B. 酸碱滴定法
   C. 高效液相色谱法　　　　　　　D. 银量法
   E. 紫外分光光度法

4. 葡萄糖氯化钠测定含量的过程中加入氨试液的作用是(　　　)。
   A. 分离氯化钠　　　　　　　　　B. 产生旋光性
   C. 提高灵敏度　　　　　　　　　D. 加速变旋平衡的到达
   E. 加速 α 异构体变为 β 异构体

5. 葡萄糖的 Fehling 反应所需试剂是(　　　)。
   A. 硫酸铜　　　　　　　　　　　B. 碱性酒石酸铜
   C. 硝酸银　　　　　　　　　　　D. 硫化钠
   E. 三氯化铁

二、配伍选择题

   A. Keller-Kiliani 反应　　　　　　B. Fehling 反应
   C. TLC　　　　　　　　　　　　D. Kedde 反应
   E. Vitali 反应

6. 地高辛的鉴别反应(　　　)

7. 葡萄糖的鉴别反应(　　　)

8. 鉴别蔗糖的反应(　　　)

   A. 碘量法　　　　　　　　　　　B. 高效液相色谱法
   C. 旋光度法　　　　　　　　　　D. 非水滴定法
   E. 紫外分光光度吸收系数法

9. 葡萄糖注射液的含量测定法(　　　)

10. 地高辛片的含量测定法(　　　)

11. 蔗糖的含量测定法(　　　)

三、多项选择题

12. 葡萄糖中加入碘试液可检查的杂质是（　　）。
    A. 重金属   B. 亚硫酸盐
    C. 可溶性淀粉   D. 砷盐
    E. 铁盐

13. 地高辛的鉴别方法应包括（　　）。
    A. Keller-Kiliani 反应   B. Fehling 反应
    C. 高效液相色谱法   D. 红外光谱法
    E. Vitali 反应

四、简答题

14. 去乙酰毛花苷的鉴别方法有哪些？
15. 葡萄糖中特殊杂质检查主要有哪些？

实训项目十二：硫酸阿托品注射液的含量测定

一、实训目的

1. 掌握酸性染料比色法测定硫酸阿托品注射液的基本原理及操作方法。
2. 熟悉注射剂含量结果表示及计算；正确使用紫外-可见分光光度计。
3. 了解酸性染料比色法的影响因素。

二、实训资料

（一）检验药品

1. 检验药品的名称　硫酸阿托品注射液。
2. 检验药品的来源　送检样品。
3. 检验药品的规格、批号、包装及数量　根据药品包装确定，并记录有关情况。
4. 检验依据《中国药典》（2015 年版）。

（二）检验项目

硫酸阿托品注射液的含量测定。

三、实训方案

（一）实训形式

本次实训任务分成 6 人一组，组内交替进行任务实施，3 人配合完成每个检查项目。

（二）实训时间

具体实训时间安排可参考表 12-6。

表 12-6　硫酸阿托品注射液的含量测定的实训时间安排

实训内容	实训时间(min)	备　注
仪器的准备	10	仪器紫外-可见分光光度计,分析天平,分液漏斗(60mL),容量瓶(25mL、50mL、100mL)、移液管(5mL)、滤纸、烧杯等常规分析仪器
试剂配制	10	试剂由实训教师指导部分学生在课余时间完成;学生按组领取
硫酸阿托品含量测定	50	分取氯仿层测定时,初流液应弃去,所取氯仿层必须澄清、透明、不混有水珠
报告书写	10	报告书要书写规范,不要涂抹
清场	10	所有仪器要清洗干净,放回原位
实训总时间(min)	90	

四、实训过程

硫酸阿托品注射液的含量测定:

1. 供试品准备　硫酸阿托品注射液。

2. 试剂准备　溴甲酚绿溶液:取溴甲酚绿 50mg 与邻苯二甲酸氢钾 1.021g,加 0.2mol/L 的氢氧化钠溶液 6.0mL 使溶解,再用水稀释至 100mL,摇匀,必要时滤过。

3. 含量测定

(1) 对照品溶液的制备:精密称取 120℃干燥至恒重的硫酸阿托品对照品约 25mg,置于 100mL 量瓶中,用水溶解并稀释至刻度,摇匀,精密量取 5mL,置于 100mL 量瓶中,用水稀释至刻度,摇匀,即得。

(2) 供试品溶液的制备:精密量取本品适量(约相当于硫酸阿托品 2.5mg),置于 50mL 量瓶中,用水稀释至刻度,摇匀,即得。

(3) 测定方法:精密量取对照品溶液与供试品溶液各 2.0mL,分别置于预先精密加入三氯甲烷 10mL 的分液漏斗中,各精密加入溴甲酚绿溶液 2.0mL,振摇提取 2min 后,静置使分层,分取澄清的三氯甲烷液,置于 1cm 吸收池中,以水 2mL 代替对照品和供试品,按同法操作所得的三氯甲烷液空白。照紫外-可见分光光度法,在 420nm 波长处分别测定吸收度,计算,并将结果乘以 1.027,即得。2015 年版《中国药典》规定本品含硫酸阿托品[$(C_{17}H_{23}NO_3)_2 \cdot H_2SO_4 \cdot H_2O$]应为标示量的 90.0%～110.0%。

$$标示量(\%) = \frac{C_R \times \dfrac{A_X}{A_R} \times V \times 1.027 \times 每支容量}{m \times S} \times 100\% \tag{12-1}$$

式中:C_R 为对照品浓度(mg/mL);A_X 和 A_R 分别为供试品溶液和对照品溶液的吸光度,V 为供试品溶液的取样体积(mL);m 为供试品的取样量(g);S 为标示量(mg)。

五、注意事项

1. 本实验所用分液漏斗必须干燥无水,用甘油淀粉糊均匀地涂在分液漏斗磨口处。

2. 供试品、对照品及空白溶液应平行操作,提取振摇与放置时间等均应一致。

3. 萃取时,初次振摇,要放气;分取三氯甲烷层测定时,初流液应弃去约 1mL,所取三氯甲烷层必须澄清、透明、不混有水珠(可用无水硫酸钠脱水或用滤纸滤过,但要注意滤过时需保证滤液浓度,以免影响测定结果)。

附：硫酸阿托品注射液的含量测定实训报告

品　　名		批　　号		规　　格	
来　　源：		取 样 量：		取 样 人：	
取样日期：	年　月　日	报告日期：		年　月　日	
检验依据：					

检验项目	标准规定	检验结果
硫酸阿托品注射液的含量测定	应为标示量的 90.0%～110.0%	

结论：

报告人：　　　　　　　　复核人：　　　　　　　　质量部经理：

（汤灿辉）

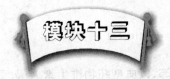

维生素类药物分析

 内容简介

本模块主要介绍维生素 A、B_1、D、E 结构和性质、鉴别试验和含量测定方法。

【知识目标】

- 掌握维生素类药物的结构特征、理化性质与分析方法之间的联系;
- 熟悉维生素 A、E、C、B_1 药物的鉴别试验、杂质检查及含量测定原理与方法;
- 了解 B 族维生素类药物的结构与性质。

【能力目标】

- 能够根据维生素类药物的化学结构,选择相应的鉴别、杂质检查及含量测定方法;
- 能运用药品质量标准进行分光光度法、气相色谱法、碘量法、非水溶液滴定法的操作及结果计算;
- 能运用药品质量标准完成维生素 C 的鉴别及含量测定并作出结果判断。

维生素是维持人类机体正常代谢功能所必需的一类活性物质,主要用于机体的能量转移和代谢调节,体内不能自行合成或合成量较少,须从食物中摄取补充。按其溶解性质可分为脂溶性维生素和水溶性维生素两大类,分析方法有生物法、微生物法、化学法和物理化学法。本章以维生素 A、E、C、B_1 的质量分析方法为例,阐述其化学结构、理化性质以及与分析方法间的关系,结合 2015 年版《中国药典》重点讲解药物的鉴别、杂质检查和含量测定的原理与方法。

专题一 结构与性质

从化学结构上看,维生素类化合物有些是醇、酯,有些是醛、胺,还有些是酚和酸类,它们各具不同的理化性质和生理作用。

一、脂溶性维生素

脂溶性维生素有维生素 A、维生素 D、维生素 E 和维生素 K 等,以典型药物维生素 A 及维生素 E 为例,其结构特点及性质见表 13-1。

表 13-1 维生素 A、E 的结构与性质

药 物	结 构 式	性 质
维生素 A (vitamin A)		1. 溶解性:维生素 A 与氯仿、乙醚、环己烷或石油醚能任意混合,在乙醇中微溶,在水中不溶;维生素 E 在无水乙醇、丙酮、乙醚、石油醚中易溶,在水中不溶。 2. 不稳定性:维生素 A 中有多个不饱和键,易被空气中氧或氧化剂氧化,易被紫外光裂解;维生素 E 在无氧条件下对热稳定,加热 200℃ 也不破坏,但对氧十分敏感,遇光、空气可被氧化,其氧化产物为 α-生育醌和 α-生育酚二聚体。 3. 紫外吸收特性:两者分子中均有共轭体系,在紫外光区均有吸收。 4. 与三氯化锑呈色:维生素 A 在氯仿中能与三氯化锑试剂作用,产生不稳定的蓝色,可以此进行鉴别或用比色法测定含量。 5. 水解性:维生素 E 苯环上有乙酰化的酚羟基,在酸性或碱性溶液中加热可水解生成游离生育酚,故常作为特殊杂质进行检查
维生素 E (vitamin E)		

二、水溶性维生素

水溶性维生素有 B 族维生素、维生素 C、烟酸、泛酸和叶酸等,以典型药物维生素 B₁ 及维生素 C 为例,其结构特点及性质见表 13-2。

表 13-2　维生素 B₁、C 的结构与性质

药　物	结　构　式	性　质
维生素 B₁（vitamin B₁）	$[H_3C$ 嘧啶环-噻唑环结构$]$ $Cl^- \cdot HCl$	1. 溶解性:维生素 B₁在水中易溶,在乙醇中微溶,在乙醚中不溶,水溶液显酸性;维生素 C 在水中易溶,在乙醇中略溶,在氯仿或乙醚中不溶,水溶液呈酸性。 2. 还原性:维生素 B₁噻唑环在碱性介质中可开环,再与嘧啶环上的氨基环合,经铁氰化钾氧化剂氧化成具有荧光的硫色素;维生素 C 分子中的二烯醇基具极强的还原性,易被氧化为二酮基而成为去氢抗坏血酸,加氢又可还原为抗坏血酸。 3. 紫外吸收特性:两者分子结构中均有共轭体系,在紫外光区均有吸收,可用于含量测定。维生素 B₁在 246nm 的波长处有最大吸收,吸收系数($E_{1cm}^{1\%}$)为 406～436。 4. 与生物碱沉淀试剂反应:维生素 B₁分子中含有两个杂环(嘧啶环和噻唑环),故可与某些生物碱沉淀试剂发生沉淀反应。 5. 酸碱性:维生素 B₁噻唑环上的季铵及嘧啶环上的氨基,为两个碱性基团,具有弱碱性;维生素 C 分子结构中的二烯醇基,受共轭效应影响,具有酸性。 6. 旋光性:维生素 C 分子中有 2 个手性碳原子,比旋度为 +20.5°～21.5°。 7. 水解性:维生素 C 在强碱中,内酯环可水解,生成酮酸盐。 8. 糖类的性质:维生素 C 的化学结构与糖类相似,具有糖类的性质和反应
维生素 C（vitamin C）	维生素C结构式	

专题二　典型药物分析

一、维生素 A 及其制剂的质量分析

维生素 A 一般是指维生素 A_1（视黄醇），为不饱和脂肪酸，在自然界中主要来自鱼肝油。2015 年版《中国药典》收载的维生素 A 是指人工合成的维生素 A 醋酸酯结晶加精制植物油制成的油溶液。

（一）鉴别

三氯化锑反应（Carr-Price 反应）：维生素 A 在饱和无水三氯化锑的无醇氯仿溶液中即显蓝色，渐变紫红。反应机制为维生素 A 与三氯化锑（Ⅲ）中存在的亲电试剂氯化高锑（Ⅴ）反应，生成不稳定的蓝色碳正离子，反应式如下：

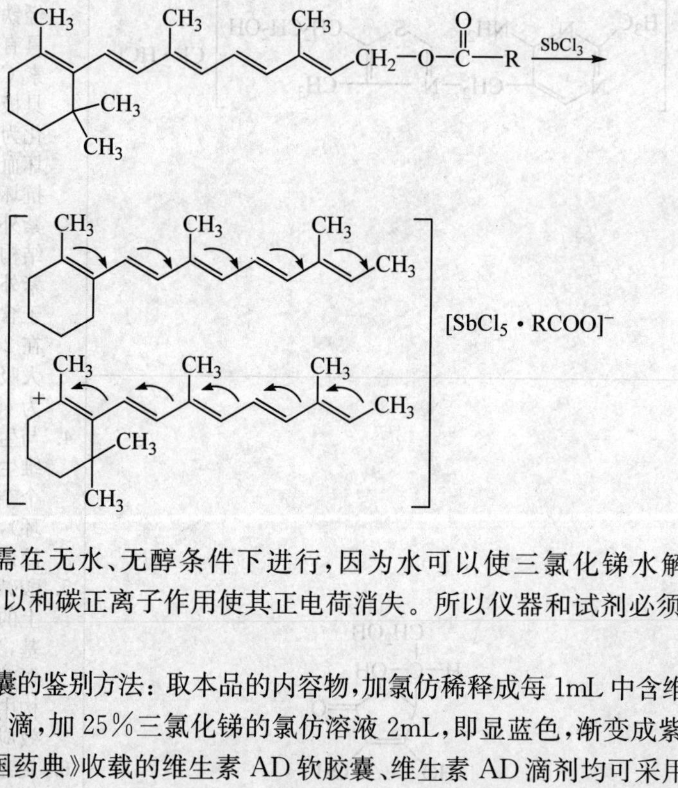

解析：本反应需在无水、无醇条件下进行，因为水可以使三氯化锑水解成氯化氧锑（SbOCl），而乙醇可以和碳正离子作用使其正电荷消失。所以仪器和试剂必须干燥无水，氯仿中必须无醇。

维生素 A 软胶囊的鉴别方法：取本品的内容物，加氯仿稀释成每 1mL 中含维生素 A 10～20U 的溶液，取出 2 滴，加 25% 三氯化锑的氯仿溶液 2mL，即显蓝色，渐变成紫红色。

2015 年版《中国药典》收载的维生素 AD 软胶囊、维生素 AD 滴剂均可采用此法鉴别。

── *知识链接* ──

维生素 A 的薄层色谱鉴别

薄层色谱法为鉴别浓缩合成品维生素 A（油剂）各种酯类的方法。采用硅胶为吸附剂，环己烷-乙醚（体积比 80：20）为流动相，以维生素 A 的氯仿溶液（约 1500U/mL）点样

0.01mL,展开 10cm,空气中挥干,以磷钼酸为显色剂显色。维生素 A 醇及其醋酸酯、棕榈酸酯均显蓝绿色,其 Rf 值分别为 0.1、0.45 和 0.7。

(二) 检查

1. **酸值** 取乙醇与乙醚各 15mL,置锥形瓶中,加酚酞指示液 5 滴,滴加氢氧化钠滴定液(0.1mol/L)至微显粉红色,再加本品 2.0g,振摇使溶解,用氢氧化钠滴定液(0.1mol/L)滴定,酸值不得过 2.0。

解析:维生素 A 制备和储藏过程中,酯化不完全或水解,均可生成醋酸。酸度大,也不利于维生素 A 的稳定,故应控制酸度。

2. **过氧化值** 取本品 1.0g,加冰醋酸-三氯甲烷(体积比 6∶4)30mL,振摇使溶解,加碘化钾的饱和溶液 1mL,振摇 1min,加水 100mL 与淀粉指示液 1mL,用硫代硫酸钠滴定液(0.01mol/L)滴定至紫蓝色消失,并将滴定的结果用空白试验校正。消耗硫代硫酸钠滴定液(0.01mol/L)不得过 1.5mL。

解析:维生素 A 分子结构中含有共轭双键,性质不稳定,易被氧化生成过氧化物杂质。该杂质在酸性溶液中可将碘化钾氧化为碘,碘遇淀粉指示液显紫蓝色。

(三) 含量测定

维生素 A 及其制剂的含量测定,2015 年版《中国药典》采用紫外-可见分光光度法或高效液相色谱法测定。

1. **紫外-可见分光光度法(三点校正法)** 由于维生素 A 制剂中含有稀释用油和维生素 A 原料药中混有其他杂质,会对维生素 A 的最大吸收波长产生干扰,采用"三点校正法"测定消除干扰,即选择在三个波长处测定吸光度,在规定条件下以校正公式校正后,再进行计算。

测定法:取供试品适量,精密称定,加环己烷溶解并定量稀释制成 1mL 中含 9~15U 的溶液,照紫外-可见光光度法(通则 0401),测定其吸收峰的波长,并在表 13-3 所列各波长处测定吸光度,计算各吸光度与波长 328nm 处吸光度的比值和波长 328nm 处的 $E_{1cm}^{1\%}$ 值。

表 13-3　各吸光度与波长 328nm 处吸光度的比值

波长(nm)	吸光度比值	波长(nm)	吸光度比值
300	0.555	340	0.811
316	0.907	360	0.299
328	1.000		

如果吸收峰波长在 326~329nm 之间,且所测得各波长吸光度比值不超过表中规定的±0.02,可用下式计算含量:

$$每 1g 供试品中含有的维生素 A 的单位 = E_{1cm}^{1\%}(328nm) \times 1900 \qquad (13-1)$$

如果吸收峰波长 326~329nm 之间,且所测得的各波长吸光度比值超过表中规定值的±0.02,应按下式求出校正后的吸光度,然后在计算含量:

$$A_{328(校正)} = 3.52(2A_{328} - A_{316} - A_{340}) \qquad (13-2)$$

是否选择校正公式,计算时还应按表 13-4 方法进行判断:

表 13-4 A_{328} 与 $A_{328(校正)}$ 吸光度值选择

计算式（100%）	数 值	结 论
$(A_{328(校正)}-A_{328})/A_{328}$	$-3.0\%\sim+3.0\%$	用 A_{328} 计算含量
	$-15\%\sim-3\%$	用 $A_{328(校正)}$ 计算含量
	$<-15\%$或$>+3\%$	改用"皂化法"测定

校正公式采用三点法，除其中一点是在吸收峰波长处测得外，其他两点分别在吸收峰两侧的波长处测定，因此仪器波长应准确，故在测定前应对仪器波长进行校正。

如果吸收峰波长不在 326～329nm 之间，则供试品须按"皂化法"测定。

知识拓展

皂化法测定维生素 A 醇

精密称取一定量供试品，加氢氧化钾乙醇溶液后煮沸回流，得到的皂化液再经乙醚提取、洗涤、滤过、浓缩和干燥等处理，最后用异丙醇溶解残渣并稀释成每 1mL 中含维生素 A 为 9～15U 的溶液，在 300nm、310nm、325nm、334nm 波长处测定吸收度，并确定最大吸收波长（应为 325nm）。

1. 求 $E_{1cm}^{1\%}$：由公式 $A=E_{1cm}^{1\%}\times C\times L$ 求得 $E_{1cm}^{1\%}=\dfrac{A}{C\times L}$。

公式中的 A 值，可能是 325nm 波长下测得的吸收度 A_{325}，也可能是用校正公式计算出的吸收度校正值 $A_{325(校正)}$。

2. 每 1g 供试品中含有的维生素 A 的单位 $=E_{1cm}^{1\%}\times1830$

3. A 值的选择

如果最大吸收波长不在 323～327nm 之间，或 $A_{300}/A_{325}>0.73$，则需经处理后过色谱柱，分离、纯化，再进行测定。

如果最大吸收波长在 323～327nm 之间，且 $(A_{300}/A_{325})\leqslant0.73$，则计算校正吸光度；$A_{325(校正)}=6.815A_{325}-2.555A_{310}-4.260A_{334}$。

若 $[(A_{325(校正)}-A_{325})/A_{325}]\times100\%$，在 ±3% 以内，选用未校正吸光度 A_{325}；

若 $[(A_{325(校正)}-A_{325})/A_{325}]\times100\%$，在 ±3% 以外，选用校正吸光度 $A_{325(校正)}$。

4. 求维生素 A 醇占标示量的百分含量：

$$标示量（\%）=\frac{A\times D\times1830\times\overline{W}}{W\times100\times L\times标示量}\times100\%$$

式中：A 为直接测得的 A_{325} 或校正后的 $A_{325(校正)}$；

D、$\overline{W}$、W、L 与第一法计算式的含义相同。

2. **高效液相色谱法** 本法适用于维生素 A 醋酸酯原料及其制剂中维生素 A 的含量测定。

色谱条件与系统适用性试验：用十八烷基硅烷键合硅胶为填充剂，以正己烷-异丙醇（体积比 997：3）为流动相，检测波长为 325nm。取系统适用性试验溶液 10μL，注入液相色谱仪,维生素 A 醋酸酯主峰与其顺式异构体峰的分离度应大于 3.0。精密量取对照品溶液 10μL,注入液相色谱仪,连续进药 5 次,主成分峰面积的相对标准偏差不得过 3.0%。

系统适用性试验溶液的制备:取维生素 A 对照品适量(约相当于维生素 A 醋酸酯 300mg),置烧杯中,加入碘试液 0.2mL,混匀,放置约 10min,定量转移至 200mL 量瓶中,用正己烷稀释至刻度,摇匀,精密量取 1mL,置于 100mL 量瓶中,用正己烷稀释至刻度,摇匀。

测定法:精密称取供试品适量(约相当于 15mg 维生素 A 醋酸酯),置于 100mL 量瓶中,用正己烷稀释至刻度,摇匀,精密量取 5mL,置于 50mL 量瓶中,用正己烷稀释至刻度,摇匀,作为供试品溶液。另精密称取维生素 A 对照品适量(约相当于 15mg 维生素 A 醋酸酯),同法制成对照品溶液。精密量取供试品溶液与对照品溶液各 10μL,分别注入液相色谱仪,记录色谱图,按外标法以峰面积计算,含量应符合规定。

 课堂互动

应用三点校正法时,除其中一点在最大吸收波长处测定外,其余两点均在最大吸收峰的两侧进行测定,为什么?

示例:维生素 AD 胶丸中维生素 A 的含量测定。

精密称取本品(规格 10 000U/丸)装量差异项下(平均装量 0.079 85g/丸)的内容物 0.1287g 至 10mL 烧杯中,加环己烷溶解并定量转移至 50mL 量瓶中,用环己烷稀释至刻度,摇匀;精密量取 2.0mL,置于另一 50mL 量瓶中,用环己烷稀释至刻度,摇匀。以环己烷为空白,测定最大吸收波长为 328nm,并在下列波长处测得吸收度为 0.374(300nm)、0.592(316nm)、0.663(328nm)、0.553(340nm)、0.228(360nm)。2015 年版《中国药典》规定每丸含维生素 A 应为标示量的 90.0%～120.0%。试判断本品是否符合 2015 年版《中国药典》规定的含量限度。

计算:

(1) A 值的选择

由测定结果得知最大吸收波长为 328nm(326～329nm),且测得各吸光度比值超过规定的 ±0.02,因此用 $A_{328(校正)}$

$$A_{328(校正)} = 3.52(2A_{328} - A_{316} - A_{340})$$
$$= 3.52(2 \times 0.663 - 0.592 - 0.553)$$
$$= 0.637$$

且: $\dfrac{A_{328(校正)} - A_{328(实测)}}{A_{328(实测)}} \times 100\% = \dfrac{0.637 - 0.663}{0.663} \times 100\% = -3.92\%$

(2) 求 $E_{1cm}^{1\%}$: 由 $A_{328(校正)} = E_{1cm}^{1\%} \times C \times L$

求得 $E_{1cm}^{1\%} = \dfrac{A_{328(校正)}}{C \times L} = \dfrac{0.637}{100} \times 0.1287 \times 1250 = 61.87$

(3) 每 1g 供试品中含有的维生素 A 的单位 $= E_{1cm}^{1\%} \times 1900 = 61.87 \times 1900 = 117\,553$(U/g)

(4) 求维生素 A 占标示量的百分含量:

$$标示量(\%) = \dfrac{V_A\,效价(U/g) \times 每丸内容物平均装量(g/丸)}{标示量(U/丸)} \times 100\%$$

$$= \dfrac{117\,553 \times 0.079\,85}{10\,000} \times 100\% = 93.9\%$$

(5) 结论：本品符合 2015 年版《中国药典》规定的含量限度。

二、维生素 E 及其制剂的质量分析

维生素 E 为 α-生育酚及其酯类,分为天然品和合成品。本品为微黄色至黄色或黄绿色澄清的黏稠液体;几乎无臭;遇光色渐变深。天然型放置会固化,25℃左右熔化。

(一) 鉴别

1. 硝酸反应　取维生素 E 约 30mg,加无水乙醇 10mL 溶解后,加硝酸 2mL,摇匀,在 75℃加热约 15min,溶液应显橙红色。

维生素E　　　　　　　　生育红(橙红色)

解析：维生素 E 在硝酸酸性条件下,水解生成生育酚,生育酚被硝酸氧化为邻醌结构的生育红而显橙红色。

2. 气相色谱法　供试品溶液主峰的保留时间应与对照品溶液主峰的保留时间一致。

解析：维生素 E 结构中含有苯环,苯环上有乙酰化的羟基,它们都可在红外光谱中产生特征吸收峰。

3. 红外光谱法　本品的红外光吸收图谱应与对照的图谱(光谱集 1206 图)一致。

(二) 检查

1. 酸度　取乙醇与乙醚各 15mL,置于锥形瓶中,加酚酞指示液 0.5mL,滴加氢氧化钠滴定液(0.1mol/L)至微显粉红色,加本品 1.0g,溶解后,用氢氧化钠滴定液(0.1mol/L)滴定,不得超过 0.5mL。

解析：本项检查系检查维生素 E 制备过程中引入的游离醋酸,每 1g 中酸性杂质的量不得超过 0.05mmol。

2. 生育酚　取本品 0.10g,加无水乙醇 5mL 溶解后,加二苯胺试液 1 滴,用硫酸铈滴定液(0.01mol/L)滴定,消耗的硫酸铈滴定液(0.01mol/L)不得过 1.0mL。

解析：本项检查系采用硫酸铈滴定法检查制备过程中未酯化的游离生育酚及在储存过程中酯键水解产生的游离生育酚。利用游离生育酚具有较强的还原性,可被硫酸铈定量氧化,通过限制硫酸铈滴定液消耗的体积,控制游离生育酚的限量。每 1mL 硫酸铈滴定液(0.01mol/L)相当于 2.154mg 的生育酚。按上述规定的检查方法,得出维生素 E 中含游离生育酚杂质限量为 2.15%。

3. 有关物质　合成型的维生素检查有关物质。取本品,用正己烷稀释制成每 1mL 中约含 2.5mg 的溶液,作为供试品溶液;精密量取适量,用正己烷定量稀释制成每 1mL 中含 25μg 的溶液,作为对照溶液。照含量测定项下的色谱条件,精密量取供试品溶液与对照溶液各 1μL,分别注入气相色谱仪,记录色谱图至主成分峰保留时间的 2 倍,供试品溶液的色

谱图中如有杂质峰，α-生育酚(杂质 I)(相对保留时间约为 0.87)的峰面积不得大于对照溶液主峰面积(1.0%)，其他单个杂质峰面积不得大于对照溶液主峰面积的 1.5 倍(1.5%)，各杂质峰面积的和不得大于对照溶液主峰面积的 2.5 倍(2.5%)。

4. 残留溶剂　天然维生素 E 残留溶剂正己烷，采用气相色谱法进行检查。取本品适量，精密称定，加二甲基甲酰胺溶解并稀释制成每 1mL 中约含 50mg 的溶液，作为供试品溶液；另取正己烷适量，加二甲基甲酰胺定量稀释制成每 1mL 中约含 10μg 的溶液，作为对照品溶液。照残留溶液测定法(通则 0861 第一法)试验，以 5%苯甲基聚硅氧烷为固定液(或极性相近的固定液)起始柱温为 50℃，维持 8min，然后以每分钟 45℃ 的速率升温至260℃，维持 15min。含正己烷应符合规定。

(三) 含量测定

维生素 E 的含量测定方法很多，主要是利用维生素 E 水解产物游离生育酚的易氧化性质，用硫酸铈滴定液直接滴定；或将铁(Ⅲ)还原为铁(Ⅱ)后，再与不同试剂反应生成配位化合物进行比色测定；也可用硝酸氧化，邻苯二胺缩合后荧光测定。近年来《中国药典》《美国药典》《英国药典》等国家药典采用气相色谱法，该法专属性强，简便快速，特别适合于维生素 E 制剂的分析。具体方法如下：

1. 色谱条件与系统适用性试验　以硅酮(OV-17)为固定相，涂布浓度为 2%，或以 HP-1 毛细管柱(100%二甲基聚硅氧烷)为分析柱；柱温为 265℃。理论板数(n)按维生素 E 峰计算应不低于 500(填充柱)或 5000(毛细管柱)，维生素 E 峰与内标物质峰的分离度(R)应符合要求。

2. 校正因子测定　取正三十二烷适量，加正己烷溶解并稀释成每 1mL 中含 1.0mg 的溶液，摇匀，作为内标溶液。另取维生素 E 对照品约 20mg，精密称定，置于棕色具塞锥形瓶中，精密加入内标溶液 10mL，密塞，振摇使溶解，取 1~3μL 注入气相色谱仪，计算校正因子。

3. 样品测定　取维生素 E 约 20mg，精密称定，置棕色具塞锥形瓶中，精密加入内标溶液 10mL，密塞，振摇使溶解；取 1~3μL 注入气相色谱仪，测定，按内标法计算。

(1) 计算校正因子(f)

$$f = \frac{A_S/C_S}{A_R/C_R} \tag{13-3}$$

式中：A_S 为对照品溶液中内标物的峰面积；A_R 为对照品溶液中维生素 E 的峰面积；C_S 为内标物的浓度(mg/mL)；C_R 为维生素 E 对照品的浓度(mg/mL)。

(2) 计算供试品中测定组分的量

$$C_X = f \times \frac{A_X}{A_S/C_S} \tag{13-4}$$

式中：C_X 为供试品溶液中测定组分的浓度(mg/mL)；A_X 为供试品溶液中维生素 E 的峰面积；A_S 为供试品溶液中内标物的峰面积；C_S 为内标物的浓度(mg/mL)。

(3) 计算百分含量

$$含量(\%) = \frac{C_X \times D \times V}{m} \times 100\% \tag{13-5}$$

式中：C_X 为供试品溶液中测定组分的浓度(mg/mL)；D 为供试品的稀释倍数；V 为供试品溶液初始体积(mL)；m 为供试品的取样量(mg)。

三、维生素 C 及其制剂的质量分析

维生素 C 又称 L-抗坏血酸,有 4 个光学异构体,其中以 1-构型右旋体的生物活性最强。本品为白色结晶或结晶性粉末;无臭,味酸;久置色渐变微黄;水溶液显酸性反应。

(一)鉴别

1. 与硝酸银的反应　取维生素 C 0.2g,加水 10mL 溶解。取该溶液 5mL,加硝酸银试液 0.5mL,即生成金属银的黑色沉淀。反应式如下:

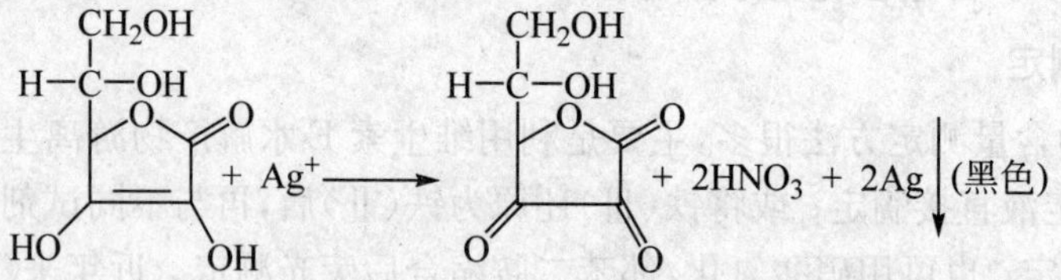

解析:维生素 C 分子中有二烯醇基,具有强还原性,可被硝酸银氧化为去氢抗坏血酸,同时产生黑色沉淀。

2. 与 2,6-二氯靛酚钠反应　取维生素 C 0.2g,加水 10mL 溶解。取该溶液 5mL,加 2,6-二氯靛酚钠试液 1～2 滴,试液的颜色即消失。反应式如下:

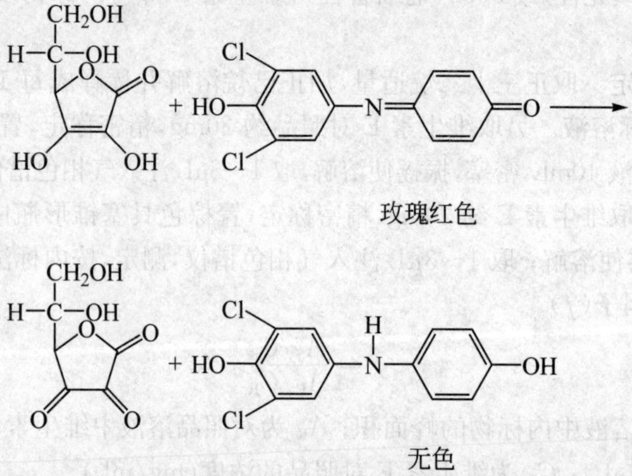

玫瑰红色

无色

解析:2,6-二氯靛酚为一染料,其氧化型在酸性介质中为玫瑰红色,碱性介质中为蓝色。与维生素 C 作用后生成还原型的无色的酚亚胺。

3. 红外光谱鉴别法　本品的红外光吸收图谱与对照图谱(光谱集 450 图)一致。

(二)检查

2015 年版《中国药典》规定检查维生素 C 及其片剂、注射液的澄清度与颜色,另外对维生素 C 原料中铜、铁离子等进行检查。

1. 溶液的澄清度与颜色检查

(1)原料:取维生素 C 供试品 3.0g,加水 15mL 振摇使溶解,经 4 号垂熔玻璃漏斗滤过,滤液照紫外-可见分光光度法,在 420nm 的波长处测定,吸收度不得过 0.03。

(2) 片剂：取本品片粉适量(约相当于维生素 C 1.0g)，加水 20mL 溶解，滤过，滤液照紫外-可见分光光度法在 440nm 波长处测定，吸收度不得过 0.07。

(3) 注射液：取本品适量，加水稀释成 1mL 中含维生素 C 50mg 的溶液后，照紫外-可见分光光度法，在 420nm 的波长处测定，吸收度不得过 0.06。

解析：维生素 C 及其制剂在储存期间易变色，且颜色随储存时间的延长而逐渐加深。这是因为维生素 C 的水溶液在高于或低于 pH 5～6 时，受空气、光线和温度的影响，分子中的内酯环可发生水解，并进一步发生脱羧反应生成糠醛聚合成色。为保证产品质量，须控制有色杂质的量。

2. 草酸　取本品 0.25g，加水 4.5mL，振摇使维生素 C 溶解，加氢氧化钠试液 0.5mL、稀醋酸 1mL 与氯化钙试液 0.5mL，摇匀，放置 1h，作为供试品溶液；另精密称取草酸 75mg，置于 500mL 量瓶中，加水溶解并稀释至刻度，摇匀，精密量取 5mL，加稀醋酸 1mL 与氯化钙试液 0.5mL，摇匀，放置 1h，作为对照溶液。供试品溶液产生的浑浊不得浓于对照溶液(0.3%)。

3. 铁　取本品 5.0g 两份，分别置于 25mL 的量瓶中，一份中加 0.1mol/L 硝酸溶液溶解并稀释至刻度，摇匀，作为供试品溶液；另一份中加标准铁溶液 1.0mL，加 0.1mol/L 硝酸溶液溶解并稀释至刻度，摇匀，作为对照溶液。照原子吸收分光光度法，在 248.3nm 的波长处分别测定，应符合规定。

4. 铜　取本品 2.0g 两份，分别置于 25mL 量瓶中，一份中加 0.1mol/L 硝酸溶液溶解并稀释至刻度，摇匀，作为供试品溶液；另一份中加标准铜溶液 1.0mL，加 0.1mol/L 硝酸溶液溶解并稀释至刻度，摇匀，作为对照溶液。照原子吸收分光光度法，在 324.8nm 的波长处分别测定，应符合规定。

解析：微量的铁和铜会加速维生素 C 的氧化、分解。

5. 细菌内毒素　取本品，加碳酸钠(170℃加热 4h 以上)适量，使混合，照"细菌内毒素检查法"(通则 1143)依法检查，每 1mg 维生素 C 中含内毒素的量应小于 0.02EU。

解析：供注射用的维生素 C 需作此项检查。

除以上检查项目外，维生素 C 还需检查"炽灼残渣"和"重金属"。

(三) 含量测定

维生素 C 含量测定中碘量法、二氯靛酚法被各国药典广泛采用，而紫外分光光度法、高效液相色谱法对制剂和体内维生素 C 测定具有专属性。2015 年版《中国药典》规定采用碘量法测定维生素 C 及其制剂的含量。

测定方法　取本品约 0.2g，精密称定，加新沸过的冷水 100mL 与稀醋酸 10mL 使溶解，加淀粉指示液 1mL，立即用碘滴定液(0.05mol/L)滴定，至溶液显蓝色并在 30s 内不退色。每 1mL 碘滴定液(0.05mol/L)相当于 8.806mg 的 $C_6H_8O_6$。

(1) 反应原理

(2) 含量计算

$$含量(\%) = \frac{V \times F \times T \times 10^{-3}}{m} \times 100\% \qquad (13\text{-}6)$$

式中：V 为消耗碘滴定液的体积(mL)；F 为碘滴定液的浓度校正因数；T 为滴定度(mg/mL)；m 为供试品的取样量(g)。

解析：操作中加入稀醋酸滴定在酸性溶液中进行,因在酸性介质中维生素 C 受空气中氧的氧化速度减慢,但供试品溶于稀酸后仍需立即滴定。使用新煮沸过的冷水溶解供试品是为了减少水中溶解的氧对测定的干扰。

四、维生素 B₁ 及其制剂的质量分析

维生素 B₁ 又称盐酸硫胺,天然存在于米糠、麦麸和酵母中,也源于人工合成。为白色结晶或结晶性粉末；有微弱的特臭,味苦；干燥品在空气中即可吸收约 4% 的水分。

(一) 鉴别

1. **硫色素反应** 取本品约 5mg,加氢氧化钠试液 2.5mL 溶解后,加铁氰化钾试液 0.5mL 与正丁醇 5mL,强力振摇 2min,放置使分层,上面的醇层显强烈的蓝色荧光；加酸使成酸性,荧光即消失；再加碱使成碱性,荧光又重现。

解析：维生素 B₁ 在碱性溶液中,可被铁氰化钾氧化生成硫色素。硫色素溶于正丁醇(或异丁醇等)中,显蓝色荧光。硫色素反应为维生素 B₁ 所特有的专属反应,2015 年版《中国药典》以此用于本品的鉴别。

2. **红外光谱法** 取本品适量,加水溶解,水浴蒸干,在 105℃ 干燥 2h 测定。本品的红外光吸收图谱应与对照的图谱(光谱集 1205 图)一致。

3. **氯化物反应** 本品的水溶液显氯化物的鉴别反应。

知识链接

维生素 B₁ 的沉淀反应

(1) 维生素 B₁ 与碘化汞钾生成淡黄色沉淀$[B] \cdot H_2HgI_4$；

(2) 维生素 B₁ 与碘生成红色沉淀$[B] \cdot HI \cdot I_2$；

(3) 维生素 B₁ 与硅钨酸生成白色沉淀$[B]_2 \cdot SiO_2(OH)_2 \cdot 12WO_3 \cdot 4H_2O$；

(4) 维生素 B₁ 与苦酮酸生成扇形白色结晶。

(二) 检查

维生素 B₁ 除需检查"酸度""溶液的澄清度与颜色""硫酸盐""总氯量""干燥失重""炽灼残渣""铁盐"和"重金属"等杂质外,还应检查以下特殊杂质：

1. **硝酸盐** 取本品 1.0g,加水溶解使成 100mL,取 1.0mL,加水 4.0mL 与 10% 氯化钠溶液 0.5mL,摇匀,精密加稀靛胭脂试液 1mL,摇匀,沿管壁缓缓加硫酸 5.0mL,立即缓缓振摇 1min,放置 10min,与标准硝酸钾溶液(每 1mL 相当于 $50\mu g\ NO_3^-$)0.50mL 用同一方法制

成的对照液比较,不得更浅。其限量为 0.25%。

解析:维生素 B_1 在合成中需使用硝酸盐,所以需对其进行检查。

2. 有关物质 取本品,精密称定,用流动相溶解并稀释制成每 1mL 中约含 1mg 的溶液,作为供试品溶液;精密量取 1mL,置于 100mL 量瓶中,用流动相稀释至刻度,摇匀,作为对照溶液。照高效液相色谱法测定,用十八烷基硅烷键合硅胶为填充剂,以甲醇-乙腈-0.02mol/L 庚烷磺酸钠溶液(含 1% 三乙胺,用磷酸调节 pH 值至 5.5)(体积比 9∶9∶82)为流动相,检测波长为 254nm,理论板数按维生素 B_1 峰计算不低于 2000,维生素 B_1 峰与前后峰的分离度均应符合要求。取对照溶液 $20\mu L$ 注入液相色谱仪,调节检测灵敏度,使主成分色谱峰的峰高约为满量程的 20%。再精密量取供试品溶液与对照溶液各 $20\mu L$,分别注入液相色谱仪,记录色谱图至主峰保留时间的 3 倍。供试品溶液色谱图中如有杂质峰,各杂质峰面积的和不得大于对照溶液主峰面积的 0.5 倍(0.5%)。

解析:此项目检查目的是控制供试品中含有的杂质量。

(三)含量测定

1. 维生素 B_1 原料药的含量测定(非水滴定法)

(1)测定方法:取本品约 0.12g,精密称定,加冰醋酸 20mL 微热使溶解,放冷,加醋酐 30mL,照电位滴定法(通则 0701),用高氯酸滴定液(0.1mol/L)滴定,并将滴定结果用空白试验校正。每 1mL 的高氯酸滴定液(0.1mol/L)相当于 16.86mg 的维生素 B_1($C_{12}H_{17}ClN_4OS \cdot HCl$)。

(2)含量计算

$$含量(\%) = \frac{(V-V_0) \times F \times T \times 10^{-3}}{m} \times 100\% \tag{13-7}$$

式中:V 为滴定时消耗高氯酸滴定液的体积(mL);V_0 为空白试验消耗高氯酸滴定液体积(mL);F 为高氯酸滴定液的浓度校正因数;T 为滴定度(mg/mL);m 为供试品的取样量(mg)。

2. 维生素 B_1 片剂的含量测定:维生素 B_1 分子结构中具有共轭双键,有紫外吸收,可在其最大吸收波长处测定吸光度,进行含量测定。2015 年版《中国药典》规定维生素 B_1 片剂和注射液的含量测定均采用紫外-可见分光光度法。

示例:取维生素 B_1 片剂 10 片,精密称定,研细,精密称取适量(相当于维生素 B_1 12.5mg),置 50mL 容量瓶中;加盐酸溶液(9→1000)约 35mL,振摇 15min,使维生素 B_1 溶解,加盐酸溶液(9→1000)稀释至刻度,摇匀。用干燥滤纸滤过,精密量取续滤液 5mL,置于另一 50mL 量瓶这种,再加盐酸(9→1000)稀释至刻度,摇匀。照紫外-可见分光光度法,在 246nm 波长处测定吸光度,按 $C_{12}H_{17}ClOS \cdot HCl$ 的吸收系数($E_{1cm}^{1\%}$)为 421 计算,即得。

解:
$$标示量(\%) = \frac{\dfrac{A}{E_{1cm}^{1\%}} \times \dfrac{1}{100} \times V \times D \times \overline{W}}{m \times S} \times 100\%$$

$$= \frac{\dfrac{0.757}{421} \times \dfrac{1}{100} \times 0.5 \times 100 \times 0.01}{0.1 \times 0.01} \times 100\%$$

$$= 89.9\%$$

学 习 小 结

		结构与性质	典型药物：维生素 A 及其制剂分析	
维生素类药物	脂溶性维生素	**维生素A** 1. 溶解性 2. 不稳定性 3. 紫外吸收特性 4. 与三氯化锑呈色	鉴别	三氯化锑反应
			特殊杂质	1. 酸值 2. 过氧化值
			含量测定	1. 紫外-可见分光光度法 2. 高效液相色谱法
		结构与性质	典型药物：维生素 E 及其制剂分析	
		维生素E 1. 溶解性 2. 不稳定性 3. 紫外吸收特性 4. 水解性	鉴别	1. 硝酸反应 2. 气相色谱法 3. 红外光谱法
			特殊杂质	1. 酸度 2. 生育酚 3. 有关物质 4. 残留溶剂
			含量测定	气相色谱法
	水溶性维生素	结构与性质	典型药物：维生素 C 及其制剂分析	
		维生素C 1. 溶解性 2. 还原性 3. 紫外吸收特性 4. 酸碱性 5. 旋光性 6. 水解性 7. 糖类的性质	鉴别	1. 与硝酸银的反应 2. 与 2,6-二氯靛酚反应 3. 红外光谱鉴别法
			特殊杂质	1. 溶液的澄清度与颜色检查 2. 草酸 3. 铁、铜离子的检查 4. 细菌内毒素
			含量测定	碘量法
		结构与性质	典型药物：维生素 B_1 及其制剂分析	
		维生素B_1 1. 溶解性 2. 还原性 3. 紫外吸收特性 4. 与生物碱沉淀试剂反应 5. 酸碱性	鉴别	1. 硫色素反应 2. 红外光谱法 3. 氯化物反应
			特殊杂质	1. 硝酸盐 2. 有关物质
			含量测定	1. 非水溶液滴定法（原料） 2. 紫外分光光度法（片剂、注射剂）

目 标 检 测

一、单项选择题

1. 维生素 A 具有易被紫外光裂解,易被空气中氧或氧化剂氧化等性质,是由于分子中含有( )。

    A. 环己烯基　　　　　　　　　　　B. 2,6,6-三甲基环己烯基

    C. 伯醇基　　　　　　　　　　　　D. 乙醇基

    E. 共轭多烯醇侧链

2. 2015 年版《中国药典》测定维生素 E 含量的方法为( )。

    A. 气相色谱法　　　　　　　　　　B. 高效液相色谱法

    C. 碘量法　　　　　　　　　　　　D. 荧光分光光度法

    E. 紫外分光光度法

3. 下列药物的碱性溶液,加入铁氢化钾后,再加正丁醇,显蓝色荧光的是( )。

    A. 维生素 A　　　　　　　　　　　B. 维生素 B_1

    C. 维生素 C　　　　　　　　　　　D. 维生素 D

    E. 维生素 E

4. 紫外法测定维生素 A 含量时,测得 λ_{max} 在 330nm,A/A_{328} 比值中有一个比值超过了规定值±0.02,应采取的测定方法是( )。

    A. 多波长测定　　　　　　　　　　B. 取 A_{328} 值直接计算

    C. 用皂化法(第二法)　　　　　　　D. 用校正值计算

    E. 比较校正值与未校正值的差值后在决定

5. 2,6-二氯靛酚法测定维生素 C 含量,终点时溶液( )。

    A. 红色→无色　　　　　　　　　　B. 蓝色→无色

    C. 无色→红色　　　　　　　　　　D. 无色→蓝色

    E. 红色→蓝色

二、配伍选择题

药物与鉴别反应

    A. 维生素 K_1　　　　　　　　　　B. 维生素 B_1

    C. 维生素 B_2　　　　　　　　　　D. 维生素 C

    E. 维生素 E

6. 硫色素反应( )

7. 与硝酸银生成黑色沉淀( )

8. 与硝酸反应显橙红色( )

    A. 碘量法　　　　　　　　　　　　B. HPLC

    C. GC　　　　　　　　　　　　　　D. 非水滴定法

    E. 紫外分光光度吸收系数法 $E_{1cm}^{1\%}$

9. 维生素 K_1 的含量测定法(　　)
10. 维生素 B_1 的含量测定法(　　)
11. 维生素 C 的含量测定法(　　)

三、多项选择题

12. 测定维生素 A 的紫外三点校正法中,三点波长的选择是(　　)。
    A. 一点为最大吸收波长　　　　　B. 其余两点在最大吸收波长的两侧
    C. 两点离最大吸收波长的距离相等　　D. 两点吸收度相等均为最大吸收的 6/7
    E. 采用几何法或代数法求得校正公式

13. 维生素 A 分子中含有共轭多烯醇侧链,因此它具有下列物理化学性质(　　)。
    A. 不稳定,易被紫外光裂解　　　　B. 易被空气中氧或氧化剂氧化
    C. 遇三氯化锑试剂呈现不稳定蓝色　D. 在紫外区呈现强烈吸收
    E. 易溶于水

14. 2015 年版《中国药典》对维生素 B_1 及其制剂采用什么方法测定含量(　　)。
    A. 高效液相法　　　　　　　　　B. 紫外分光光度法
    C. 非水碱量法　　　　　　　　　D. 硅钨酸重量法
    E. 硫色素荧光法

15. 下列不是维生素 C 所具有的性质的是(　　)。
    A. 在乙醚、氯仿中溶解　　　　　B. 具还原性
    C. 分子中有两个手性碳原子　　　D. 在酸性溶液中成盐
    E. 具有糖的性质

四、简答题

16. 维生素 C 的鉴别方法有哪些?
17. 碘量法进行维生素 C 含量测定的原理是什么?
18. 维生素 E 含量测定方法有哪些?

实训项目十三：维生素 C 片的鉴别及含量测定

一、实训目的

1. 掌握维生素 C 片剂的鉴别原理及操作方法。
2. 熟悉直接碘量法测定维生素 C 片剂含量的原理及操作方法。
3. 了解直接滴定法滴定终点的确定方法。

二、实训资料

(一) 检验药品

1. 检验药品的名称　维生素 C 片。

2. 检验药品的来源 药店购买或送检样品。

3. 检验药品的规格、批号、包装及数量 根据药品包装确定,并记录有关情况。

4. 检验依据 2015 年版《中国药典》。

(二)检验项目

维生素 C 片的鉴别及含量测定。

三、实训方案

(一)实训形式

本次实训任务分成 6 人一组,组内交替进行任务实施,3 人配合完成每个检查项目。

(二)实训时间

具体实训时间安排可参考表 13-5。

表 13-5 维生素 C 片的鉴别及含量测定的实训时间安排

实训内容	实训时间(min)	备 注
仪器的准备	10	仪器分析天平、量筒、烧杯、酸式碱式滴定管、表面皿、容量瓶(250mL)、锥形瓶(250mL)、碘量瓶(250mL)、移液管(25mL)、洗瓶等常规分析仪器
试剂配制	10	试剂由实训教师指导部分学生在课余时间完成;学生按组领取
维生素 C 鉴别	20	观察黑色沉淀应在白色背景下观察
维生素 C 含量测定	30	滴定时要逐滴进行,接近终点时要半滴进行滴定
报告书写	10	报告书要书写规范,不要涂抹
清场	10	所有仪器要清洗干净,放回原位
实训总时间(min)	90	

四、实训过程

(一)维生素 C 片的鉴别

1. 供试品准备 维生素 C 片。

2. 试剂准备

(1)硝酸银试液:取硝酸银 17.5g,加水适量使溶解成 1000mL,摇匀。

(2)二氯靛酚钠试液:取 2,6-二氯靛酚钠 0.1g,加水 100mL 溶解后,滤过,即得。

3. 鉴别方法 取本品细粉适量(约相当于维生素 C 0.2g),加水 10mL,振摇使维生素 C 溶解,滤过,滤液分成二等份,在一份中加硝酸银试液 0.5mL,观察应生成银的黑色沉淀;在另一份中,加二氯靛酚钠试液 1～2 滴,观察试液的颜色应消失。

(二)维生素 C 片含量测定

1. 供试品准备 维生素 C 片。

2. 试剂准备

(1) 稀醋酸：取冰醋酸 60mL,加水稀释至 1000mL,即得。

(2) 碘滴定液(0.05mol/L)：取碘 13.0g,加碘化钾 36g 与水 50mL 溶解后,加盐酸 3 滴与水适量使成 1000mL,摇匀,用垂熔玻璃滤器滤过。

3. 含量测定

(1) 测定方法：取本品 20 片,精密称定,研细,精密称取适量(约相当于维生素 C 0.2g),置于 100mL 量瓶中,加新沸过的冷水 100mL 与稀醋酸 10mL 的混合液适量,振摇使维生素 C 溶解并稀释至刻度,摇匀,迅速滤过,精密量取续滤液 50mL,加淀粉指示液 1mL,立即用碘滴定液(0.05mol/L)滴定,至溶液显蓝色并持续 30s 不退。每 1mL 碘滴定液(0.05mol/L) 相当于 8.806mg 的 $C_6H_8O_6$。

$$C(\%) = \frac{C_{I_2} \times M_{C_6H_8O_6} \times \dfrac{V_{I_2}}{1000}}{W_{药片}} \times 100\%$$

(2) 实验数据记录及处理

编　　号	1	2	3
W(药片)/g			
$V(I_2)$初读数/mL			
$V(I_2)$终读数/mL			
$V(I_2)$/ mL			

五、注意事项

1. 本实训所用指示剂为淀粉溶液。I_2 与淀粉形成蓝色的加合物,灵敏度很高。温度升高,灵敏度反而下降。淀粉指示剂要在接近终点时加入。

2. 本实训中加新沸过的冷水,减少水中溶解氧对测定的影响。

附：维生素 C 片的鉴别及含量测定实训报告

品　名		批　号		规　格	

来　源：　　　　　　　　　取样量：　　　　　　　取样人：

取样日期：　　年　月　日　报告日期：　　　　　　　年　月　日

检验依据：

检验项目	标准规定	检验结果
维生素 C 片的鉴别	一份生成黑色沉淀	
	一份加二氯靛酚钠试液 1～2 滴颜色消失	
维生素 C 片的含量测定	应为标示量的 93.0%～107.0%	

结论：

报告人：　　　　　　　复核人：　　　　　　　质量部经理：

（刘　洋）

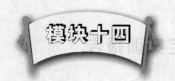

抗生素类药物的分析

内容简介

　　本模块主要介绍β-内酰胺类、氨基糖苷类、四环素类抗生素类药物的结构和性质以及典型药物的鉴别试验和含量测定方法。

【知识目标】

- 掌握β-内酰胺类、氨基糖苷类、四环素类抗生素的结构特点和性质；
- 掌握青霉素钠、头孢氨苄、硫酸链霉素和硫酸土霉素的鉴别、检查及含量测定原理、方法；
- 熟悉氨基糖苷类、四环素类抗生素的鉴别、检查及含量测定的原理和方法。

【能力目标】

- 能够根据抗生素类药物的化学结构，选择相应的鉴别、杂质检查及含量测定方法；
- 能运用药品质量标准进行分光光度法、液相色谱法等的操作及结果计算；
- 能运用药品质量标准完成注射用硫酸链霉素的鉴别及杂质检查并作出结果判断。

　　抗生素（antibiotics）是指在低微浓度下即可对某些生物（包括微生物、植物、动物）的生命活动有特异抑制作用的一类化学物质的总称。抗生素类药物是临床常用的一类重要药物，制备主要经过微生物发酵、化学纯化、精制和化学结构修饰等过程，最后制成适当的制剂。与化学合成药物相比，其结构、组成更复杂，具有化学纯度较低、活性组分易发生变异、稳定性差等特点。

　　临床应用的抗生素类药物种类繁多，结构各异，2015 年版《中国药典》收载抗生素类原料药及各种制剂近 300 个品种。与一般化学药品一样，抗生素类药物的质量控制主要方法有鉴别、检查、含量（效价）测定三个方面，从而控制其质量的优劣。根据抗生素类药物的特点，其分析方法可分为理化方法和生物学方法两大类。本节主要介绍β-内酰胺类抗生素、氨基糖苷类抗生素、四环素类抗生素代表药物的质量分析方法。

专题一 结构与性质

一、β-内酰胺类抗生素

本类抗生素包括青霉素类(氢化噻唑环)和头孢菌素类(氢化噻嗪环),由于它们的分子中均具有 β-内酰胺环,故将其统称为 β-内酰胺类抗生素。青霉素的分子结构是由侧链 RCO-及母核 6-氨基青霉烷酸(6-aminopenicillanic acid,6-APA)两部分结合而成,母核为一个 β-内酰胺环和一个氢化噻唑环。因其结构中侧链上的取代基(R)不同,构成了不同种类的青霉素类抗生素药物。

头孢菌素的分子结构是由侧链 RCO-及母核 7-氨基头孢烷酸(7-aminocephalosporanic acid,7-ACA)两部分结合而成,母核为一个 β-内酰胺环和一个氢化噻嗪环。由于其侧链上的取代基(R、R₁)不同,构成了不同种类的头孢菌素类抗生素药物。

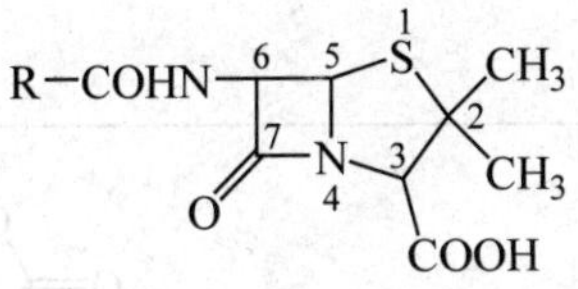

青霉素类

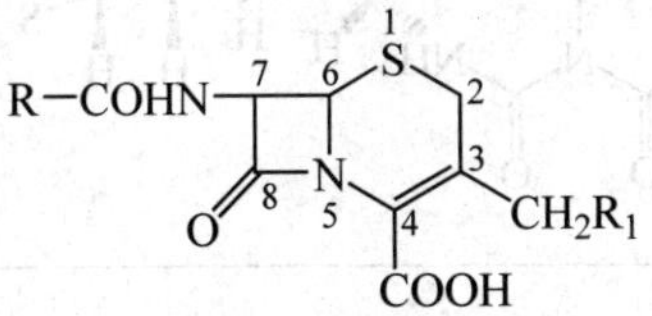

头孢菌素类

β-内酰胺类抗生素多为白色或类白色结晶性粉末;多无臭或微臭、味微苦;其水溶性各异。典型 β-内酰胺类抗生素的结构与性质见表 14-1。

二、氨基糖苷类抗生素

氨基糖苷类抗生素药物是由氨基环醇与氨基糖缩合而成,其分子结构中都含有多羟基,因此该类抗生素又称多羟基类抗生素。主要有硫酸链霉素、硫酸庆大霉素、硫酸卡那霉素、硫酸阿米卡星、硫酸新霉素、硫酸妥布霉素等。

氨基糖苷类抗生素多为白色或类白色粉末,无臭或微臭,味微苦,有引湿性。同时本类抗生素分子结构存在部分相同或相似之处,因此,它们具有相似的化学性质。典型氨基糖苷类抗生素的结构与性质见表 14-2。

表 14-1　典型 β-内酰胺类抗生素的结构与性质

药　　物	结　构　式	性　　质
阿莫西林 （amoxicillin）		1. 酸性与溶解度：羧基具有较强的酸性，大多数青霉素类药物的 pK_a 在 $2.5\sim2.8$ 之间，能与无机碱或某些有机碱形成盐。其中碱金属盐易溶于水，而有机碱盐则难溶于水，易溶于甲醇等有机溶剂。
青霉素钠 （benzylpenicillin sodium）		2. 旋光性：青霉素类分子中含有 3 个手性碳原子，头孢菌素类分子中含有 2 个手性碳原子，故青霉素类与头孢菌素类抗生素都具有旋光性，可用于定性、定量分析。
哌拉西林钠 （piperacillin sodium）		3. 紫外吸收特性：青霉素类分子中的母核部分无共轭系统，但其侧链酰氨基上 R 取代基若有苯环等共轭系统，则有紫外吸收特征。头孢菌素类分子中的母核部分具有共轭体系，也具有紫外吸收。
头孢氨苄 （cefalexin）		4. β-内酰胺环的不稳定性：β-内酰胺环是该类抗生素的结构活性中心，其性质活泼，是整个分子结构中最不稳定部分，其稳定性与含水量和纯度有很大关系。干燥条件下纯净的青霉素和头孢菌素类药物均较稳定，遇热时也稳定，一般在室温条件下可保存 3 年以上；60℃ 时可保存 6 周；150℃ 时 1.5h 后降解。但它们的水溶液很不稳定，随 pH 和温度改变会发生很大变化
头孢噻肟 （cefotaxime）		

表 14-2　典型氨基糖苷类抗生素的结构与性质

药　物	结　构　式	性　质
硫酸链霉素 （streptomycin sulfate）	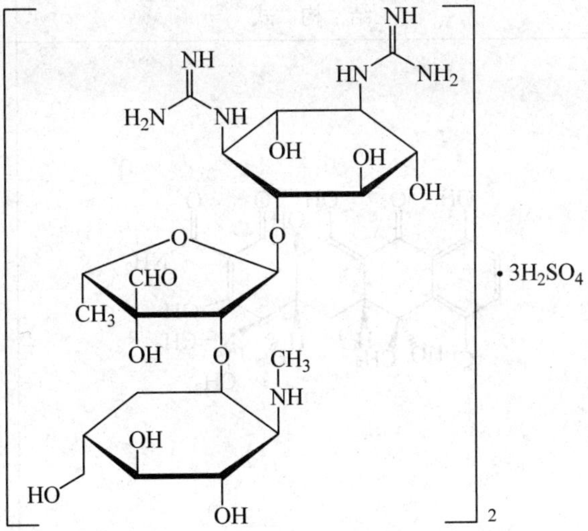 ・$3H_2SO_4$	1. 溶解度与碱性：该类抗生素的分子中含有多个羟基和碱性基团，同属碱性、水溶性抗生素，能与矿酸或有机酸成盐，临床应用较多的是硫酸盐。 2. 旋光性：该类抗生素的分子结构结构中具有多个手性中心，具有旋光性。 3. 苷的水解与稳定性：该类抗生素的分子结构含有糖苷键，易于水解。配制注射液时需注意其 pH 值。可根据水解生成的氨基葡萄糖及碱性多元醇的化学性质，进行鉴别
硫酸卡那霉素 （kanamycin sulfate）	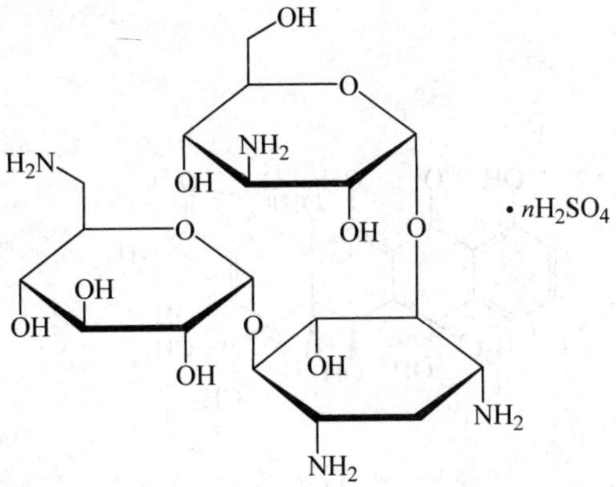 ・nH_2SO_4	

三、四环素类抗生素

本类抗生素分子的化学结构中均含有氢化并四苯环，故统称为四环素类抗生素。其基本结构如下：

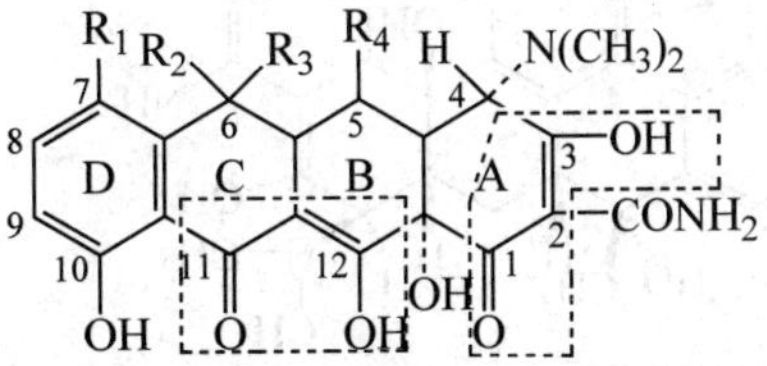

上述结构中取代基 R_1、R_2、R_3、R_4 的不同构成各种不同四环素类抗生素。其结构特点是母核结构上具有下列官能团：二甲胺基[—$N(CH_3)_2$]、酰氨基（—$CONH_2$）、酚羟基和两个含有酮基和烯醇基的共轭双键结构（基本结构中虚线内所含部分）。本类抗生素多为黄色结晶性粉末；无臭、味苦，有引湿性，且化学性质也较为相似。典型氨基糖苷类抗生素的结构与性质见表14-3。

表 14-3　典型氨基糖苷类抗生素的结构与性质

药　物	结　构　式	性　质
金霉素 (chlortetracycline)		1. 酸碱性：四环素类抗生素是两性化合物。其分子中既含有显弱酸性的基团(酚羟基和烯醇型羟基)也含有显弱碱性的基团(二甲氨基)，所以四环素类抗生素在遇到酸或碱的情况下，都能形成相应的盐，且在强酸或强碱中溶解度都增大。临床上常用其盐酸盐。 2. 溶解性及引湿性：本类抗生素在水中的溶解度一般很小，因四环素类抗生素为两性化合物，故能溶于酸或碱性溶液中。所以，其溶解度大小与溶液的 pH 值有关的，在 pH 4.5～7.2 之间时很难溶于水，当 pH 低于 4 或高于 8 时，溶解度增大，可以得到高浓度的四环素类水溶液。其盐类在水中会水解，当溶液浓度较大时，析出游离碱。 3. 旋光性：本类抗生素分子中含有不对称碳原子，因此具旋光性，可用于定性、定量分析。 4. 紫外吸收和荧光性质：本类抗生素分子内含有共轭双键系统，在紫外光区有吸收。本类抗生素在紫外光照射下产生荧光，它们的降解产物也具有荧光，可供鉴别。 5. 不稳定性：四环素类抗生素对各种氧化剂、酸、碱都是不稳定的。干燥的四环素类抗生素游离碱和它们的盐类在避光条件下保存均较稳定，但其水溶液随 pH 的不同会发生差向异构化、降解等反应，尤其是碱性水溶液特别容易氧化，颜色很快变深，形成色素
土霉素 (oxytetracycline)		
四环素 (tetracycline)		

专题二　典型药物分析

一、青霉素钠及其制剂的质量分析

青霉素钠属于 β-内酰胺类抗生素的青霉素类,具体分析如下:

(一)鉴别

1. **色谱法**　利用比较供试品与对照品斑点颜色、位置(R_f)或主峰保留时间(t_R)是否一致进行鉴别。

2. **红外光谱法**　红外吸收光谱反映了分子的结构特征,β-内酰胺类抗生素的 β-内酰胺环、侧链仲酰胺的氨基具有红外特征吸收,各国药典对收载的本类抗生素几乎均采用红外光谱法鉴别。

3. **呈色反应**

(1) 异羟肟酸铁反应:青霉素钠在碱性中与羟胺作用,β-内酰胺环破裂生成羟肟酸;在稀酸中与硫酸铁铵试液(高价铁离子)呈色。

(2) 类似肽键反应:本类药物具有—CONH—结构,一些取代基有 α-氨基酸结构,可显双缩脲和茚三酮反应。

(3) 其他呈色反应:侧链含有—C_6H_5OH 基团时,能与重氮苯磺酸试液产生偶合反应而呈色。此外,本类药物还可以与变色酸-硫酸、硫酸-甲醛等试剂反应而呈色。

4. **钠离子的焰色反应**　青霉素钠是一种钠盐,因此可利用钠盐的焰色反应进行此类药物的鉴别,青霉素钠盐呈黄色。

(二)检查

1. **青霉素聚合物**　青霉素聚合物按照《中国药典》(2015 年版)规定照分子排阻色谱法测定。按外标法以青霉素峰面积计算,青霉素聚合物的量不得过 0.08%。

2. **有关物质和异构体**　β-内酰胺类抗生素多采用半合成方法制备,生产过程中易引入原料及其中间副反应产物、异构体等。《中国药典》(2015 年版)规定需进行有关物质的检查,部分还检查异构体杂质。应用高效液相色谱法,多采用对照品法或主成分高低浓度对比法,以杂质峰面积与主峰面积的比值进行限量。

3. **吸光度检查**　取本品,精密称定,加水溶解并定量稀释制成每 1mL 中含 1.88mg 的溶液,照紫外-可见分光光度法[《中国药典》(2015 年版)通则 0401]测定,在 280nm 与 325nm 的波长处,吸光度均不得大于 0.10;在 264nm 的波长处有最大吸收,吸光度应为 0.80～0.88。

(三)含量测定

各国药典收载的青霉素类和头孢菌素的含量测定除少数几个样品采用微生物检定法测定外,大多采用高效液相色谱法测定含量。

按照高效液相色谱法《中国药典》(2015 年版)测定。

色谱条件与系统适用性试验：用十八烷基硅烷键合硅胶为填充剂；以有关物质项下流动相 A-流动相 B(体积比 70∶30)为流动相，检测波长为 225nm；取青霉素系统适用性对照品适量，加水溶解并稀释制成每 1mL 中约含 1mg 的溶液，取 20μL 注入液相色谱仪，记录的色谱图应与标准图谱一致。

测定法：取青霉素钠适量，精密称定，加水溶解并定量稀释制成每 1mL 中约含 1mg 的溶液，作为供试品溶液，精密量取 20μL 注入液相色谱仪，记录色谱图；另取青霉素对照品适量，同法测定。按外标法以峰面积计算，其结果乘以 1.0658，即为供试品中 $C_{16}H_{17}NaN_2O_4S$ 的含量。

含量测定公式：

$$C_X = 1.0658 \times \frac{A_X}{A_R} \times \frac{W_R}{W_X} \times 100\% \qquad (14\text{-}1)$$

式中：C_X 为供试品的含量(%)；A_X 为供试品的峰面积；A_R 为对照品的峰面积；W_R 为对照品浓度(mg/mL)；W_X 为供试品浓度(mg/mL)。

二、头孢氨苄及其制剂的质量分析

头孢氨苄属于 β-内酰胺类抗生素的头孢菌素类，是临床常用药物之一，具体分析如下。

(一) 鉴别

1. 色谱法　在含量测定项下记录的色谱图中，供试品溶液主峰保留时间应与对照品溶液主峰保留时间一致。

2. 红外光谱法　红外吸收光谱反映了分子的结构特征。β-内酰胺类抗生素的 β-内酰胺环、侧链仲酰胺的氨基具有红外特征吸收，本品的红外光吸收图谱应与对照的图谱一致。

(二) 检查

1. 酸度　取本品 50mg，加水 10mL 溶解后，依法测定，pH 值应为 3.5～5.5。

2. 有关物质和异构体　β-内酰胺类抗生素多采用半合成方法制备，生产过程中易引入原料及其中间副反应产物、异构体等。《中国药典》(2015 年版)规定需进行有关物质的检查，部分还检查异构体杂质。应用高效液相色谱法，多采用对照法或主成分高低浓度对比法，以杂质峰面积与主峰面积的比值进行限量。

3. 2-萘酚　按照高效液相色谱法[《中国药典》(2015 年版)通则 0512]测定。

色谱条件与系统适用性试验：用十八烷基硅烷键合硅胶为填充剂，以甲醇-水(体积比 55∶45)为流动相，流速为每分钟 1mL，检测波长为 225nm。量取对照品溶液 20μL 注入液相色谱仪，调节流动相中甲醇比例使 2-萘酚峰的保留时间约为 7min，2-萘酚峰与相邻峰间的分离度应不小于 1.5。

测定法：取本品适量，精密称定，加流动相溶解并定量稀释制成每 1mL 中约含 10mg 的溶液，充分振摇，取混悬液适量，以 15 000r/min 速率离心 5min，取上清液作为供试品溶液；另取 2-萘酚对照品适量，精密称定，加流动相溶解并定量稀释制成每 1mL 中约含 0.5μg 的溶液，作为对照品溶液，精密量取上述两种溶液 20μL，分别注入液相色谱仪，记录色谱图。

按外标法以峰面积计算,含 2-萘酚的量不得过 0.05%。

(三) 含量测定

《中国药典》(2015 年版)采用高效液相色谱法对头孢氨苄进行含量测定。

色谱条件与系统适用性试验:用十八烷基硅烷键合硅胶为填充剂;以水-甲醇-3.86% 醋酸钠溶液-4%醋酸溶液(体积比 742:240:15:3)为流动相;检测波长为 254nm;取供试品溶液适量,在 80℃水浴中加热 60min,冷却取 20μL 注入液相色谱仪,记录色谱图,头孢氨苄峰与相邻杂质峰间的分离度应符合要求。

分离度(R)计算公式:

$$R = \frac{2(t_{R2} - t_{R1})}{W_1 + W_2} \tag{14-2}$$

式中:t_{R2} 为头孢氨苄及头孢氨苄杂质中后一峰的保留时间(min);t_{R1} 为头孢氨苄及头孢氨苄杂质中前一峰的保留时间(min);W_1、W_2 为头孢氨苄及头孢氨苄杂质的峰宽。

理论塔板数计算公式:

$$n = \frac{16(t_R)^2}{W} \tag{14-3}$$

式中:t_R 为孢氨苄峰保留时间(min);W 为头孢氨苄峰宽。

测定法:取本品约 50mg,精密称定,置于 50mL 量瓶中,加流动相溶解并稀释至刻度,摇匀,精密量取 10mL 置于 50mL 量瓶中,用流动相稀释至刻度,摇匀,作为供试品溶液,精密量取 10μL 注入液相色谱仪,记录色谱图;另取头孢氨苄对照品适量,同法测定。按外标法以峰面积计算,即得。

含量测定公式:

$$C_X = \frac{A_X}{A_R} \times \frac{W_R}{W_X} \times 100\% \tag{14-4}$$

式中:C_X 为供试品的含量(%);A_X 为供试品的峰面积;A_R 为对照品的峰面积;W_R 为对照品浓度(mg/mL);W_X 为供试品浓度(mg/mL)。

课堂互动

在 β-内酰胺类抗生素含量测定的两个示例中,都应用高效液相色谱法进行含量测定,进行了系统适应性试验,为什么? 如果不进行系统适应性试验,会造成影响吗?

三、硫酸链霉素及其制剂的质量分析

硫酸链霉素是氨基糖苷类抗生素的代表药物之一,在临床上应用较为广泛,其具体分析如下。

(一) 鉴别

1. 麦芽酚(maltol)反应 取硫酸链霉素约 20mg,加水 5mL 溶解后,加氢氧化钠试液 0.3mL,置于水浴上加热 5min,加配制好的硫酸铁铵溶液 0.5mL,观察其颜色应显紫红色。

解析：反应原理如下图,此为链霉素的特征反应。链霉素在碱性溶液中水解生成链霉糖,链霉糖经分子重排使环扩大成六元环,然后消除 N-甲基葡萄糖胺,再消除链霉胍生成麦芽酚(α-甲基-β-羟基-γ-吡喃酮),麦芽酚与高铁离子在微酸性溶液中形成紫红色配位化合物。

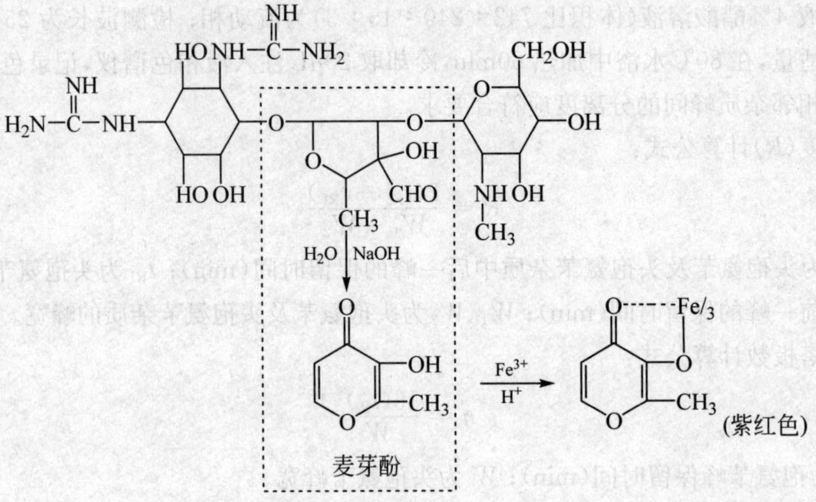

(化学反应结构图：链霉素经 H_2O、$NaOH$ 水解，生成麦芽酚，麦芽酚与 Fe^{3+}、H^+ 作用生成紫红色配位化合物)

麦芽酚

(紫红色)

2. 坂口(sakaguchi)反应　取硫酸链霉素约 0.5mg,加水 4mL 溶解后,加氢氧化钠试液 2.5mL 与 0.1% 8-羟基喹啉的乙醇溶液 1mL,放冷至约 15℃,加次溴酸钠试液 3 滴,即显橙红色。

解析：此为链霉素水解产物链霉胍的特有反应。本品水溶液加氢氧化钠试液,水解生成链霉胍。链霉胍和 8-羟基喹啉(或 α-萘酚)分别同次溴酸钠反应,其各自产物再相互作用,最终生成橙红色化合物。

3. 红外光谱法　本品的红外光吸收图谱应与对照的图谱一致。

4. 硫酸盐反应　硫酸链霉素为硫酸盐类抗生素,因此,各国药典都将硫酸盐的鉴别反应作为氨基糖苷类抗生素的鉴别方法之一。

(二)检查

1. 酸度　取本品,加水制成每 1mL 中含 20 万 U 的溶液,依法测定,pH 值应为 4.5～7.0。

2. 溶液的澄清度与颜色　取本品 5 份,各 1.5g,分别加水 5mL,溶解后,溶液应澄清无色;如显浑浊,与 2 号浊度标准液比较,均不得更浓;如显色,与各色 5 号标准比色液比较,均不得更深。

3. 硫酸盐　取本品 0.25g,精密称定,置于碘量瓶中,加水 100mL 使溶解,用氨试液调节 pH 值至 11,精密加入氯化钡滴定液(0.1mol/L)10mL 与酞紫指示液 5 滴,用乙二胺四醋酸二钠滴定液(0.1mol/L)滴定,注意保持滴定过程中的 pH 值为 11,滴定至紫色开始消退,加乙醇 50mL,继续滴定至紫蓝色消失,并将滴定结果用空白试验校正。每 1mL 氯化钡滴定液(0.1mol/L)相当于 9.606mg 的硫酸盐(SO_4)。按干燥品计算,含硫酸盐应为 18.0%～21.5%。

4. 有关物质　取硫酸链霉素适量,加水溶解并稀释制成每 1mL 中约含有链霉素 3.5mg 的溶液,作为供试品溶液;精密量取适量,用水定量稀释制成每 1mL 中约含链霉素

$35\mu g$、$70\mu g$ 和 $14\mu g$ 的溶液,作为对照品溶液(1)(2)和(3)。按照高效液相色谱法测定,用十八烷基键合硅烷键合硅胶作为填充剂,以 $0.15mol/L$ 的三氟醋酸溶液为流动相,流速为每分钟 $0.15mL$,用蒸发光散射检测器检测(参考条件:漂移管温度为 $110℃$,载气流速为每分钟 $2.8L$)。取链霉素对照品适量,加水溶解并稀释制成每 $1mL$ 中约含链霉素 $3.5mg$ 的溶液。置日光灯($3000lx$)下照射 $24h$,作为分离度试验用溶液,另取妥布霉素对照品适量,用分离度溶液溶解并稀释制成每 $1mL$ 中约含妥布霉素 $0.06mg$ 的混合溶液。量取 $10\mu L$ 注入液相色谱仪,记录色谱图。链霉素峰保留时间为 $10\sim12min$,链霉素峰与相对保留时间约为 0.9 的杂质峰的分离度和妥布霉素峰分离度应分别大于 1.2 和 1.5。需连续进样 5 次,链霉素峰面积的相对标准偏差应不大于 2.0。量取对照溶液(1)$10\mu L$ 注入液相色谱仪,需调节检测灵敏度。使得主要成分色谱峰的峰高约为满量程的 20%,精密量取对照溶液(1)(2)和(3)各 $10\mu L$,分别注入液相色谱仪,记录色谱图。以对照溶液浓度的对数与相应峰面积的对数值计算线性回归方程,相关系数(r)应不小于 0.99,另取供试品溶液,同法进行测定,记录色谱图至主成分峰保留时间的 2 倍,供试品溶液色谱图中如有杂质峰(其中硫酸峰除外),用线性回归方程计算,单个杂质不得过 2.0%,杂质总量不得超过 5.0%。

5. 干燥失重　取本品,以五氧化二磷为干燥剂,在 $60℃$ 减压干燥 $4h$,减失重量不得过 6.0%。

6. 可见异物　取本品 5 份,每份为制剂最大规格量,加微粒检查用水溶解,依法检查,应符合规定。

7. 不溶性微粒　取本品 3 份,加微粒检查用水溶解,依法检查,每 $1g$ 样品中,含 $10\mu m$ 以上的微粒不得过 6000 粒,含 $25\mu m$ 以上的微粒不得过 600 粒。

8. 异常毒性　取本品,加氯化钠注射液制成每 $1mL$ 中含 $2600U$ 的溶液,依法检查,按静脉注射法给药,观察 $24h$,应符合规定。

9. 细菌内毒素　取本品,依法检查,每 $1mg$ 链霉素中含内毒素的量应小于 $0.25EU$。

10. 无菌　取本品,用适宜溶剂溶解,转移至不少于 $500mL$ 的 0.9% 无菌氯化钠溶液中,用薄膜过滤法处理后,依法检查,应符合规定。另取装量 $10mL$ 的 0.5% 葡萄糖肉汤培养基 6 管,分别加入每 $1mL$ 含 $20\,000U$ 的溶液 $0.25\sim0.5mL$,3 管在 $30\sim35℃$ 培养,另 3 管在 $20\sim25℃$ 培养,应符合规定。

(三) 含量测定

精密称取硫酸链霉素适量,加灭菌水定量制成每 $1mL$ 中约含 $1000U$ 的溶液,照抗生素微生物检定法测定。$1000U$ 链霉素相当于 $1mg$ 的 $C_{21}H_{39}N_7O_{12}$。

四、盐酸土霉素及其制剂的质量分析

盐酸土霉素是四环类抗生素中比较经典的药物,其质量分析如下:

(一) 鉴别

1.显色反应　取本品约 $0.5mg$,加硫酸 $2mL$,即显深朱红色;再加水 $1mL$,溶液变为黄色。

~~~~~~

知识拓展

显色法鉴别四环素类抗生素

四环素类抗生素遇硫酸立即产生颜色,可根据不同四环素类抗生素产生不同颜色加以鉴别。本类抗生素分子结构中含有酚羟基,遇三氯化铁试液即呈色。四环素类呈色反应的结果见表 14-4。

表 14-4　四环素类抗生素的呈色反应

药 物 名 称	浓硫酸呈色	三氯化铁呈色
盐酸四环素	紫红色→黄色	红棕色
盐酸金霉素	蓝色,橄榄绿色→金黄色或棕黄色	深褐色
盐酸土霉素	深朱红色→黄色	橙褐色
盐酸多西环素	黄色	褐色
盐酸美他环素	橙红色	

~~~~~~

2. **薄层色谱法**　取本品与土霉素对照品,分别加甲醇溶解并稀释制成每 1mL 中约含 1mg 的溶液,作为供试品溶液与对照品溶液;另取土霉素与盐酸四环素对照品,加甲醇溶解并稀释制成每 1mL 中各约含 1mg 的混合溶液,照薄层色谱法试验,吸取上述三种溶液各 $1\mu L$,分别点于同一硅胶 $G(H)F_{254}$ 薄层板上,以水-甲醇-二氯甲烷(体积比 6∶35∶59)溶液作为展开剂,展开,晾干,置紫外光灯(365nm)下检视,混合溶液应显两个完全分离的斑点,供试品溶液所显主斑点的位置和荧光应与对照品溶液主斑点的位置和荧光相同。

3. **高效液相色谱法**　在含量测定项下记录的色谱图中,供试品溶液主峰的保留时间应与对照品溶液主峰的保留时间一致。

4. 2015 年版《中国药典》新增土霉素的水溶液氯化物鉴别(1)的反应(通则 0301)。

2015 年版《中国药典》规定,以上(2)和(3)两项中可选作一项。

(二) 检查

1. **酸度**　取本品,加水制成每 1mL 中含 10mg 的溶液,依法测定,pH 值应为 2.3~2.9。

2. **有关物质**　取本品适量,加 0.01mol/L 盐酸溶液溶解并制成每 1mL 中约含 0.5mg 的溶液,作为供试品溶液;精密量取 2mL,置于 100mL 量瓶中,用 0.01mol/L 盐酸溶液稀释至刻度,摇匀,作为对照溶液。取对照溶液 2mL,置于 100mL 量瓶中,用 0.01mol/L 盐酸溶液稀释至刻度,摇匀,作为灵敏度溶液。照含量测定项下的色谱条件试验,量取灵敏度溶液 $10\mu L$,注入液相色谱仪,记录色谱图,主成分峰峰高的信噪比应大于 10。精密量取供试品溶液与对照溶液各 $10\mu L$,分别注入液相色谱仪,记录色谱图至主成分峰保留时间 4 倍,供试品溶液色谱图如有杂质峰,2-乙酰-2-去酰胺土霉素的峰面积不得大于对照溶液主峰面积的 1.75 倍(3.5%),其他各杂质峰面积的和不得大于对照溶液主峰面积(2.0%)。供试品溶液色谱图中小于灵敏度溶液主峰面积的峰可忽略不计。

解析:四环素类抗生素中有关物质主要是指在生产和储存过程中易形成的异构体杂质、降解杂质(差向四环素、脱水四环素、差向脱水四环素)等,各国药典均采用高效液相色谱法控制四环素类抗生素中的有关物质。

3. **杂质吸光度** 取本品,加 0.1mol/L 盐酸甲醇溶液(1→100)溶解并定量稀释制成每 1mL 中含 2.0mg 的溶液,按照紫外-可见分光光度法,于 1h 内,在 430nm 的波长处测定,吸光度不得过 0.50。另取本品,加上述盐酸甲醇溶液溶解并定量稀释制成每 1mL 中含 10mg 的溶液,在 490nm 的波长处测定,吸光度不得过 0.20。

4. **水分** 取本品,照水分测定法(通则 0832 第一法 1)测定,含水分不得超过 2.0%。

解析：本类抗生素多为黄色结晶性粉末,而异构体、降解产物颜色较深,如差向四环素为淡黄色,因其不稳定又易变成黑色;脱水四环素为橙红色;差向脱水四环素为砖红色。本类抗生素杂质的存在均可使四环素类抗生素的外观色泽变深。因此,《中国药典》(2015 年版)规定了一定溶剂、一定浓度、一定波长下杂质吸光度的限量。

(三) 含量测定

照高效液相色谱法(通则 0512)测定。

色谱条件与系统适用性试验：用十八烷基硅烷键合硅胶为填充剂,以醋酸铵溶液 [0.25mol/L 醋酸铵溶液-0.05mol/L 乙二胺四醋酸二钠溶液-三乙胺(体积比 100∶10∶1),用醋酸调节 pH 值至 7.5]-乙腈(体积比 88∶12)为流动相,检测波长为 280nm。取 4-差向四环素对照品适量,加少量 0.01mol/L 盐酸溶液溶解并稀释制成每 1mL 中约含 0.5mg 的溶液;取土霉素对照品(约含 3% 的 2-乙酰-2-去酰胺土霉素)适量,加少量 0.1mol/L 盐酸溶液溶解,用水稀释制成每 1mL 中约含土霉素 0.5mg 的溶液,取上述两种溶液(体积比 1∶24)混合制成每 1mL 中约含 4-差向四环素 20μg 和土霉素 480μg(约含 2-乙酰-2-去酰胺土霉素 14.5μg)的混合溶液作为分离度溶液。取该溶液 10μL 注入液相色谱仪,记录色谱图,出峰顺序为差向四环素峰(与土霉素峰相对保留时间约为 0.9)、土霉素峰、2-乙酰-2-去酰胺土霉素峰(与土霉素峰相对保留时间约为 1.1)。土霉素峰的保留时间约为 12min。

分离度计算公式：

$$R = \frac{2(t_{R2} - t_{R1})}{W_1 + W_2} \tag{14-5}$$

式中：t_{R2} 为两种物质中后一峰的保留时间(min);t_{R1} 为两种物质中前一峰的保留时间(min);W_1、W_2 为两种物质的峰宽。

4-差向四环素峰与土霉素峰间的分离度应大于 2.0,土霉素峰与 2-乙酰-2-去酰胺土霉素峰间的分离度应大于 2.5。

测定法：取本品约 25mg,精密称定,置 50mL 量瓶中加 0.01mol/L 盐酸溶液溶解并稀释至刻度,摇匀后,精密量取 5mL,置于 25mL 量瓶中,用 0.01mol/L 盐酸溶液稀释至刻度,摇匀后,作为供试品溶液,精密量取 10μL 注入液相色谱仪,记录色谱图,另取土霉素对照品适量,相同法测定。按外标法以峰面积计算出供试品中 $C_{22}H_{24}N_2O_9$ 的含量。

含量测定公式：

$$C_X = \frac{A_X}{A_R} \times \frac{W_R}{W_X} \times 100\% \tag{14-6}$$

式中：C_X 为供试品的含量(%);A_X 为供试品的峰面积;A_R 为对照品的峰面积;W_R 为对照品浓度(mg/mL);W_X 为供试品浓度(mg/mL)。

学 习 小 结

		结构与性质	典型药物：青霉素钠及其制剂分析	
β-内酰胺类	青霉素类药物	1. 酸性与溶解度　2. 旋光性　3. 紫外吸收特性　4. β-内酰胺环的不稳定性	鉴别	1. 色谱法 2. 红外光谱法 3. 呈色反应
			特殊杂质	1. 青霉素聚合物 2. 有关物质和异构体 3. 吸光度的检查
			含量测定	高效液相色谱法
	头孢菌素类药物	结构与性质	典型药物：头孢氨苄及其制剂分析	
		1. 酸性与溶解度　2. 旋光性　3. 紫外吸收特性　4. β-内酰胺环的不稳定性	鉴别	1. 色谱法 2. 红外光谱法 3. 呈色反应
			特殊杂质	1. 酸度 2. 有关物质 3. 2-萘酚
			含量测定	高效液相色谱法
抗生素类药物	氨基糖苷类抗生素　硫酸链霉素	结构与性质	典型药物：硫酸链霉素及其制剂分析	
		1. 溶解度与碱性　2. 旋光性　3. 苷的水解与稳定性	鉴别	1. 麦芽酚反应 2. 坂口反应 3. 红外光谱法 4. 硫酸盐的鉴别反应
			特殊杂质	1. 酸度 2. 溶液的澄清度与颜色 3. 有关物质 4. 干燥失重 5. 细菌内毒素 6. 可见异物 7. 无菌 8. 不溶微粒 9. 异常毒素
			含量测定	微生物检定法
四环素类抗生素	土霉素	结构与性质	典型药物：盐酸土霉素及其制剂分析	
		1. 酸碱性　2. 溶解性及引湿性　3. 旋光性　4. 紫外吸收和荧光性质　5. 不稳定性	鉴别	1. 显色反应 2. 薄层色谱法 3. 高效液相色谱法
			特殊杂质	1. 酸度 2. 有关物质 3. 杂质吸收
			含量测定	高效液相色谱法

目 标 检 测

一、单项选择题

1. 鉴别青霉素和头孢菌素可利用其多数遇（   ）有显著变化。

   A. 硫酸在冷时   B. 硫酸加热后
   C. 甲醛加热后   D. 甲醛-硫酸加热后
   E. 甲醛在冷时

2. 硫酸阿米卡星属于下列哪种类型的抗生素（   ）。

   A. β-内酰胺类抗生素   B. 氨基糖苷类抗生素
   C. 四环素类抗生素   D. 氯霉素类抗生素
   E. 大环内酯类抗生素

3. 能与金属离子发生螯合反应的抗生素是（   ）。

   A. β-内酰胺类抗生素   B. 氨基糖苷类抗生素
   C. 四环素类抗生素   D. 氯霉素类抗生素
   E. 大环内酯类抗生素

4. 下列可发生羟肟酸铁反应的药物是（   ）。

   A. 青霉素   B. 庆大霉素
   C. 红霉素   D. 链霉素
   E. 维生素 C

5. 下列反应属于链霉素特有鉴别反应的是（   ）。

   A. 茚三酮反应   B. 麦芽酚反应
   C. 坂口反应   D. 硫酸-硝酸呈色反应
   E. 沉淀反应

二、配伍选择题

可产生的反应是

   A. 茚三酮反应   B. 麦芽酚反应
   C. 坂口反应   D. FeCl$_3$反应
   E. 羟肟酸铁反应

6. 头孢唑林钠（   ）。

7. 金霉素（   ）。

8. 链霉素（   ）。

9. 庆大霉素（   ）。

10. 青霉素（   ）。

可以鉴别的药物是

   A. 链霉素   B. 庆大霉素
   C. 两者均可   D. 两者均不可

11. 用 Kober 反应（　　）。

12. 用坂口反应（　　）。

13. 用麦芽酚反应（　　）。

14. 用三氯化铁反应（　　）。

15. 用茚三酮反应（　　）。

三、多项选择题

16. 下列药物属于 β-内酰胺类抗生素类的药物有（　　）。

    A. 青霉素   B. 红霉素

    C. 头孢菌素   D. 庆大霉素

    E. 四环素

17. 氨基糖苷类抗生素的特殊鉴别反应是（　　）。

    A. 柯柏反应   B. 浓硫酸显色反应

    C. 发烟硝酸反应   D. 麦芽酚反应

    E. 坂口反应

18. 四环素类抗生素的鉴别反应有（　　）。

    A. 浓硫酸反应   B. 荧光反应

    C. 三氯化铁反应   D. 坂口反应

    E. 溴水反应

四、简答题

19. 青霉素钠可采用何方法进行鉴别和含量测定？其鉴别方法利用了该物质的哪些性质？含量测定的原理是什么？

20. 氨基糖苷类抗生素具有怎样的结构和理化性质？

实训项目十四：注射用硫酸链霉素鉴别及杂质检查

一、实训目的

1. 掌握注射用硫酸链霉素的鉴别及杂质检查原理及操作方法。

2. 熟悉注射剂与片剂的鉴别及杂质检查项目的区别。

3. 了解高效液色谱法方法在抗生素类药物分析中的应用。

二、实训资料

（一）检验药品

1. 检验药品的名称　注射用硫酸链霉素。

2. 检验药品的来源　药店购买或送检样品。

3. 检验药品的规格、批号、包装及数量　根据药品包装确定,并记录有关情况。

4. 检验依据《中国药典》(2015 年版)。

(二)检验项目

注射用硫酸链霉素的鉴别及杂质检查。

三、实训方案

(一)实训形式

本次实训任务分成 6 人一组,组内交替进行任务实施,3 人配合完成每个检查项目。

(二)实训时间

具体实训时间安排可参考表 14-4。

表 14-4 注射用硫酸链霉素鉴别及杂质检查的实训时间安排

实 训 内 容	实训时间(min)	备　注
仪器的准备	10	仪器分析天平、量筒、烧杯、pH 试纸、表面皿、容量瓶(250mL)、锥形瓶(250mL)、碘量瓶(250mL)、移液管(1mL)、洗瓶等常规分析仪器;高效液相色谱仪等
试剂配制	20	试剂由实训教师指导部分学生在课余时间完成;学生按组领取
注射用硫酸链霉素的鉴别及杂质检查	40	观察紫红色沉淀、对比液体浑浊程度应在白色背景下观察或对比
报告书写	10	报告书要书写规范,不要涂抹
清场	10	所有仪器要清洗干净,放回原位
实训总时间(min)	90	

四、实训过程

(一)注射用硫酸链霉素的鉴别

1. 供试品准备　注射用硫酸链霉素。

2. 试剂准备

(1)硫酸铁铵溶:取硫酸铁铵 0.1g,加 0.5mol/L 硫酸溶液 5mL 使其溶解。

(2)氢氧化钠试液

3. 鉴别方法　取注射用硫酸链霉素无菌粉末约 20mg,加水 5mL 溶解后,加氢氧化钠试液 0.3mL,置于水浴上加热 5min,加配置好的硫酸铁铵溶液 0.5mL,观察其颜色应显紫红色。

(二)注射用硫酸链霉素的杂质检查

1. 供试品准备　注射用硫酸链霉素。

2. 试剂准备

(1)硫酸链霉素对照品:取链霉素对照品适量,加水溶解并稀释制成每 1mL 中约含链霉素 3.5mg 的溶液。置日光灯(3000lx)下照射 24h。

(2)碘滴定液(0.05mol/L):取碘 13.0g,加碘化钾 36g 与水 50mL 溶解后,加盐酸 3 滴与水适量使成 1000mL,摇匀,用垂熔玻璃滤器滤过。

3. 检查

(1) 酸度:取本品,加水制成每 1mL 中含 200kU 的溶液,依法测定(通则 0631),pH 值应为 4.5～7.0。

(2) 硫酸盐:取本品 0.25g,精密称定,置碘量瓶中,加水 100mL 使溶解,用氨试液调节 pH 值至 11,精密加入氯化钡滴定液(0.1mol/L)10mL 与酞紫指示液 5 滴,用乙二胺四醋酸二钠滴定液(0.1mol/L)滴定,注意保持滴定过程中的 pH 值为 11,滴定至紫色开始消退,加乙醇 50mL,继续滴定至紫蓝色消失,并将滴定结果用空白试验校正。每 1mL 氯化钡滴定液(0.1mol/L)相当于 9.606mg 的硫酸根(SO_4)。按干燥品计算,含硫酸盐应为 18.0%～21.5%。

(3) 干燥失重:取本品,以五氧化二磷为干燥剂,在 60℃减压干燥 4h,减失重量不得超过 7.0%。

附：注射用硫酸链霉素鉴别及杂质检查报告

品　名		批　号		规　格	
来　源：		取样量：		取样人：	
取样日期：　年　月　日		报告日期：			年　月　日
检验依据：					

检验项目	标准规定	检验结果
注射用硫酸链霉素的鉴别	溶液显紫红色	
注射用硫酸链霉素检查		
1. 酸度	pH 值应为 4.5～7.0	
2. 硫酸盐	含硫酸盐应为 18.0%～21.5%	
3. 干燥失重	减失重量不得超过 7.0%	

结论：

报告人：	复核人：	质量部经理：

（邵靖宇）

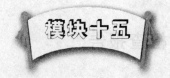

药品的生物安全检定

━━━ 内容简介 ━━━

　　本模块主要介绍药品的无菌检查、微生物限度检查、热原检查、细菌内毒素检查、抗生素效价的微生物检定等生物安全检定技术。

【知识目标】
- 掌握无菌检查法、微生物限度检查的常规技术要求、操作方法、结果判断和注意事项；
- 熟悉热原检查法、细菌内毒素检查的方法和注意事项；
- 了解抗生素效价的微生物检定的原理和基本方法。

【能力目标】
- 熟练应用相应的方法进行药品的生物安全检定；
- 学会对药品的生物安全检定结果作出合理的判断。

　　药品的生物安全检定是利用微生物、细胞、离体组织或动物等生物体对药物的特定药理、毒理作用，来测定生物药品的效价、检查药品中的有害物质，以及对药物制剂进行无菌检查或微生物限度检查的一种技术方法。本模块将重点介绍药品的无菌检查、微生物限度检查、热原检查、细菌内毒素检查、抗生素效价的微生物检定等生物安全检定技术。

专题一　药品的无菌检查

　　在医药历史长河中人们认识到：人体感染某些致病菌会产生剧烈的不适反应，引起并发症甚至危及生命；被细菌或微生物污染的药品继续让患者使用也会导致药害事件发生。对某些剂型药品进行无菌检查的重要性早在 20 世纪 20 年代就已得到体现，更在新中国成立后我国第一版药典中被认可，无菌制剂必须通过无菌检查后才可用于临床。无菌检查法在以后的每一版药典中不断被修订和完善，无菌检查的结果也越来越能反映无菌产品的质量。

无菌检查法系用于检查药典要求无菌的药品、生物制品、医疗器具、原料、辅料及其他品种是否无菌的一种方法。若供试品符合无菌检查法的规定,仅表明了供试品在该检验条件下未发现微生物污染。由于无菌检查样本数的局限性,理论上,污染的检出率比实际产品的污染率要低得多,因此,无菌检查并不能保证整批产品的无菌性,但可以用于确定整批产品是否符合无菌要求。

一、常规技术要求

1. 无菌检查应在无菌条件下进行,试验环境必须达到无菌检查的要求。

2. 检验全过程应严格遵守无菌操作,防止微生物污染,防止污染的措施不得影响供试品中微生物的检出。

3. 单向流空气区、工作台面及环境应定期按《医药工业洁净室(区)悬浮粒子、浮游菌和沉降菌的测试方法》的现行国家标准进行洁净度确认。

4. 隔离系统应定期按相关的要求进行验证,其内部环境的洁净度须符合无菌检查的要求。

5. 日常检验还需对试验环境进行监控。

6. 无菌检查人员必须具备微生物专业知识,并经过无菌技术的培训。

二、培养基

(一)培养基的制备

无菌检查的项目包括需氧菌、厌氧菌及真菌检查,培养基应适合需氧菌、厌氧菌或真菌的生长,其配方和制备方法应严格按照 2015 年版《中国药典》(通则 1101)规定的处方执行,也可使用按该处方生产的符合规定的脱水培养基或成品培养基。2015 年版《中国药典》无菌检查法规定的培养基有 7 种,分别是硫乙醇酸盐流体培养基(厌氧菌、需氧菌培养基)、胰酪大豆胨液体培养基(真菌、需氧菌培养基)、中和或灭活用培养基、0.5%葡萄糖肉汤培养基(用于硫酸链霉素等抗生素的无菌检查)、胰酪大豆胨琼脂培养基、沙氏葡萄糖液体培养基和沙氏葡萄糖琼脂培养基。配制后应采用验证合格的灭菌程序灭菌。灭菌后的培养基需经无菌检查合格。制备好的培养基应保存在 2~25℃、避光的环境,若保存于非密闭容器中,一般在 3 周内使用;若保存于密闭容器中,一般可在一年内使用。

(二)培养基的适用性检查

无菌检查用的硫乙醇酸盐流体培养基和胰酪大豆胨液体培养基等应符合培养基的无菌性检查及灵敏度检查的要求。本检查可在供试品的无菌检查前或与供试品的无菌检查同时进行。检查合格后方可进行无菌检查方法验证试验和供试品的无菌检查。

1. 无菌性检查 每批培养基随机取不少于 5 支(瓶),置各培养基规定的温度培养 14d,应无菌生长。

2. 灵敏度检查 用已知的标准菌种来检定培养基的敏感度,以证明在进行无菌检查时,所加的菌种能够在培养基中生长良好。培养基灵敏度检查的菌种是由国家药品检定机构分发的标准菌种。

(1) 菌种:培养基灵敏度检查所用的菌株传代次数不得超过 5 代(从菌种保存中心获得的冷冻干燥菌种为第 0 代),并采用适宜的菌种保藏技术进行保存,以保证试验菌株的生物学特性。

金黄色葡萄球菌(*Staphylococcus aureus*)[CMCC(B)26 003]

铜绿假单胞菌(*Pseudomonas aeruginosa*)[CMCC(B)10 104]

枯草芽孢杆菌(*Bacillus subtilis*)[CMCC(B)63 501]

生孢梭菌(*Clostridium sporogenes*)[CMCC(B)64 941]

白色念珠菌(*Candida albicans*)[CMCC(F)98 001]

黑曲霉(*Aspergillus niger*)[CMCC(F)98 003]

(2) 菌液制备:接种金黄色葡萄球菌、铜绿假单胞菌、枯草芽孢杆菌的新鲜培养物至胰酪大豆胨液体培养基中或胰酪大豆胨琼脂培养基上,接种生孢梭菌的新鲜培养物至硫乙醇酸盐流体培养基中,30~35℃培养 18~24h;接种白色念珠菌的新鲜培养物至沙氏葡萄糖液体培养基中或沙氏葡萄糖琼脂培养基上,20~25℃培养 24~48h,上述培养物用 pH 7.0 无菌氯化钠-蛋白胨缓冲液或 0.9%无菌氯化钠溶液制成每 1mL 含菌数小于 100cfu 的菌悬液。接种黑曲霉的新鲜培养物至沙氏葡萄糖琼脂斜面培养基上,20~25℃培养 5~7d,加入 3~5mL 含 0.05%(mL/mL)聚山梨酯 80 的 pH 7.0 无菌氯化钠-蛋白胨缓冲液或 0.9%无菌氯化钠溶液,将孢子洗脱。然后,采用适宜的方法吸出孢子悬液至无菌试管内,用含 0.05%(mL/mL)聚山梨酯 80 的 pH 7.0 无菌氯化钠-蛋白胨缓冲液或 0.9%无菌氯化钠溶液制成每 1mL 含孢子数小于 100cfu 的孢子悬液。

菌悬液若在室温下放置,应在 2h 内使用;若保存在 2~8℃可在 24h 内使用。黑曲霉孢子悬液可保存在 2~8℃,在验证过的储存期内使用。

(3) 培养基接种:取每管装量为 12mL 的硫乙醇酸盐流体培养基 7 支,分别接种小于 100cfu 的金黄色葡萄球菌、铜绿假单胞菌、生孢梭菌各 2 支,另 1 支不接种作为空白对照,培养 3d;取每管装量为 9mL 的胰酪大豆胨液体培养基 7 支,分别接种小于 100cfu 的枯草芽孢杆菌、白色念珠菌、黑曲霉各 2 支,另 1 支不接种作为空白对照,培养 5d。逐日观察结果。

(4) 结果判断:空白对照管应无菌生长,若加菌的培养基管均生长良好,判该培养基的灵敏度检查符合规定。

知识链接

菌种和菌种代号的意义

菌种是从事微生物学和生命科学研究的基本材料。在医学领域中,药品微生物检验、药物的抑菌试验、微生物致病性研究、菌苗的生产及诊断制品的制备等都有一套完整的菌种。微生物具生命活力,在传代过程中易发生变异甚至死亡。因此,菌种保藏是一项重要的基础工作,也是药品微生物检验工作中一项常用的技术。比如药品微生物限度检查中的控制菌检查使用的阳性对照菌须防止因多次传代而使阳性对照菌的典型生物学特征发生变化及菌株的死亡,以保证达到菌种长期正确的形态;又如在药品微生物学检验中检出的可疑致病菌要妥善保藏,以达到进一步鉴定的目的,保证用药安全。

我国药品微生物检验所用的菌种代号是 CMCC(B)或 CMCC(F),CMCC 代表中国医学细菌保藏管理中心,B 代表细菌,F 代表真菌。如:大肠埃希菌[CMCC(B)44 102],白色念珠菌[CMCC(F)98 001]。

三、无菌检查法

(一)稀释液、冲洗液及其制备方法

无菌检查法用到的稀释液、冲洗液配制后应采用验证合格的灭菌程序灭菌。

1. 0.1%无菌蛋白胨水溶液　取蛋白胨 1.0g,加水 1000mL,微温溶解,滤清,调节 pH 值至 7.1±0.2,分装,灭菌。

2. pH 7.0 无菌氯化钠-蛋白胨缓冲液　取磷酸二氢钾 3.56g、无水磷酸氢二钠 5.77g、氯化钠 4.30g、蛋白胨 1.00g,加水 1000mL,微温溶解,滤清,分装,灭菌。

根据供试品的特性,可选用其他经验证过的适宜的溶液作为稀释液、冲洗液(如 0.9%无菌氯化钠溶液)。如需要,可在上述稀释液或冲洗液灭菌前或灭菌后加入表面活性剂或中和剂等。

(二)方法适用性试验

进行产品无菌检查时,应进行方法适用性试验,以确认所采用的方法适合于该产品的无菌检查。若检验程序或产品发生变化可能影响检验结果时,应重新进行方法适用性试验。方法适用性试验按"供试品的无菌检查"的规定及下列要求进行操作。对每一试验菌应逐一进行方法确认。

1. 菌种及菌液制备　除大肠埃希菌(*Escherichia coli*)[CMCC(B)44 102]外,金黄色葡萄球菌、枯草芽孢杆菌、生孢梭菌、白色念珠菌、黑曲霉的菌株及菌液制备同培养基灵敏度检查。大肠埃希菌的菌液制备同金黄色葡萄球菌。

2. 薄膜过滤法　取每种培养基规定接种的供试品总量按薄膜过滤法过滤,冲洗,在最后一次的冲洗液中加入小于 100cfu 的试验菌,过滤。加硫乙醇酸盐流体培养基或胰酪大豆胨液体培养基至滤筒内。另取一装有同体积培养基的容器,加入等量试验菌,作为对照。置规定温度培养,培养时间不得超过 5d,各试验菌同法操作。

3. 直接接种法　取符合直接接种法培养基用量要求的硫乙醇酸盐流体培养基 6 管,分别接入小于 100cfu 的金黄色葡萄球菌、大肠埃希菌、生孢梭菌各 2 管,取符合直接接种法培养基用量要求的胰酪大豆胨液体培养基 6 管,分别接入小于 100cfu 的枯草芽孢杆菌、白色念珠菌、黑曲霉各 2 管。其中 1 管接入每支培养基规定的供试品接种量,另 1 管作为对照,置规定的温度下培养,培养时间不得超过 5d。

4. 结果判断　与对照管比较,如含供试品各容器中的试验菌均生长良好,则说明供试品的该检验量在该检验条件下无抑菌作用或其抑菌作用可以忽略不计,照此检查方法和检查条件进行供试品的无菌检查。如含供试品的任一容器中的试验菌生长微弱、缓慢或不生长,则说明供试品的该检验量在该检验条件下有抑菌作用,应采用增加冲洗量、增加培养基

的用量、使用中和剂或灭活剂、更换滤膜品种等方法,消除供试品的抑菌作用,并重新进行方法适用性试验。

方法适用性试验也可与供试品的无菌检查同时进行。

(三) 供试品的无菌检查

无菌检查法包括薄膜过滤法和直接接种法。只要供试品性质允许,应采用薄膜过滤法。供试品无菌检查所采用的检查方法和检验条件应与方法适用性试验确认的方法相同。无菌试验过程中,若需使用表面活性剂、灭活剂、中和剂等试剂,应证明其有效性,且对微生物无毒性。

1. 供试品的检验数量和检验量

供试品的检验数量是指一次试验所用供试品最小包装容器的数量,成品每亚批均应进行无菌检查。除另有规定外,出厂产品按表 15-1 规定;上市产品监督检验按表 15-2 规定。表 15-1、表 15-2 中最少检验数量不包括阳性对照试验的供试品用量。

检验量是指供试品每个最小包装接种至每份培养基的最小量(g 或 mL)。除另有规定外,供试品检验量按表 15-3 规定。若每支(瓶)供试品的装量按规定足够接种两份培养基,则应分别接种硫乙醇酸盐流体培养基和胰酪大豆胨液体培养基。采用薄膜过滤法时,只要供试品特性允许,应将所有容器内的全部内容物过滤。

表 15-1 批出厂产品及生物制品的原液和半成品最少检验数量

供 试 品	批产量 N(个)	接种每种培养基的最少检验数量
注射剂		
	≤100	10% 或 4 个(取较多者)
	100<N≤500	10 个
	>500	2% 或 20 个(取较少者)
		20 个(生物制品)
大体积注射液(>100mL)		
		2% 或 10 个(取较少者)
		20 个(生物制品)
冻干血液制品		
>5mL	每柜冻干≤200	5 个
	每柜冻干>200	10 个
≤5mL	≤100	5 个
	100<N≤500	10 个
	>500	20 个
眼用及其他非注射产品		
	≤200	5% 或 2 个(取较多者)
	>200	10 个
桶装无菌固体原料		
	≤4	每个容器
	4<N≤50	20% 或 4 个容器(取较多者)
	>50	2% 或 10 个容器(取较多者)
抗生素固体原料药(≥5g)		6 个容器
生物制品原液或半成品		每个容器(每个容器制品的取样量为总量的 0.1% 或不少于 10mL,每开瓶一次,应如上法抽验)

续表

供 试 品	批产量 N(个)	接种每种培养基的最少检验数量
体外用诊断制品半成品		每批(抽验量应不少于 3mL)
医疗器具		
	≤100	10%或 4 件(取较多者)
	100<N≤500	10 件
	>500	2%或 20 件(取较少者)

注：若供试品每个容器内的装量不够接种两种培养基，那么表中的最少检验数量应增加相应倍数

表 15-2　上市抽验样品的最少检验数量

供 试 品		供试品最少检验数量(瓶或支)
液体制剂		10
固体制剂		10
血液制品	V<50mL	6
	V≥50mL	2
医疗器具		10

注：①若供试品每个容器内的装量不够接种两种培养基，那么表中的最少检验数量应增加相应倍数；②抗生素粉针剂(≥5g)及抗生素原料药(≥5g)的最少检验数量为 6 瓶(或支)，桶装固体原料的最少检验数量为 4 个包装。

表 15-3　供试品的最少检验量

供 试 品	供试品装量	每支供试品接入每种培养基的最少量
液体制剂	≤1mL	全量
	1mL<V≤40mL	半量，但不得少于 1mL
	40mL<V≤100mL	20mL
	V>100mL	10%但不少于 20mL
固体制剂	M<50mg	全量
	50mg≤M<300mg	半量
	300mg≤M<5g	150mg
	M≥5g	500mg
		半量(生物制品)
生物制品的原液及半成品		半量
医疗器具	外科用敷料棉花及纱布	取 100mg 或 1cm×3cm
	缝合线、一次性医用材料	整个材料①
	带导管的一次性医疗器具(如输液袋)	二分之一内表面
	其他医疗器具	整个器具①(切碎或拆散开)

注：①如果医用器械体积过大，培养基用量可在 2000mL 以上，将其完全浸没

2. 阳性对照和阴性对照

阳性对照：应根据供试品特性选择阳性对照菌：无抑菌作用及抗革兰阳性菌为主的供试品，以金黄色葡萄球菌为对照菌；抗革兰阴性菌为主的供试品以大肠埃希菌为对照菌；抗厌氧菌的供试品，以生孢梭菌为对照菌；抗真菌的供试品，以白色念珠菌为对照菌。阳性对照试验的菌液制备同方法适用性试验，加菌量小于 100cfu，供试品用量同供试品无菌检查

时每份培养基接种的样品量。阳性对照管培养 72h 内应生长良好。

阴性对照：供试品无菌检查时，应取相应溶剂和稀释液、冲洗液同法操作，作为阴性对照。阴性对照不得有菌生长。

3. 供试品处理及接种培养基

操作时，用适宜的消毒液对供试品容器表面进行彻底消毒，如果供试品容器内有一定的真空度，可用适宜的无菌器材(如带有除菌过滤器的针头)向容器内导入无菌空气，再按无菌操作启开容器取出内容物。

除另有规定外，按下列方法进行供试品处理及接种培养基。

(1) 薄膜过滤法：薄膜过滤法一般应采用封闭式薄膜过滤器。无菌检查用的滤膜孔径应不大于 $0.45\mu m$，直径约为 50mm。根据供试品及其溶剂的特性选择滤膜材质。使用时，应保证滤膜在过滤前后的完整性。

水溶性供试液过滤前应先将少量的冲洗液过滤，以润湿滤膜。油类供试品，其滤膜和过滤器在使用前应充分干燥。为发挥滤膜的最大过滤效率，应注意保持供试品溶液及冲洗液覆盖整个滤膜表面。供试液经薄膜过滤后，若需要用冲洗液冲洗滤膜，每张滤膜每次冲洗量一般为 100mL，且总冲洗量不得超过 1000mL，以避免滤膜上的微生物受损伤。

1) 水溶液供试品：取规定量，直接过滤，或混合至含不少于 100mL 适宜稀释液的无菌容器中，混匀，立即过滤。如供试品具有抑菌作用，须用冲洗液冲洗滤膜，冲洗次数一般不少于三次，所用的冲洗量、冲洗方法同方法验证试验。除生物制品外，一般样品冲洗后，1 份滤器中加入 100mL 硫乙醇酸盐流体培养基，1 份滤器中加入 100mL 胰酪大豆胨液体培养基。生物制品样品冲洗后，2 份滤器中加入 100mL 硫乙醇酸盐流体培养基，1 份滤器中加入 100mL 胰酪大豆胨液体培养基。

2) 水溶性固体供试品：取规定量，加适宜的稀释液溶解或按标签说明复溶，然后照水溶液供试品项下的方法操作。

3) 非水溶性供试品：取规定量，直接过滤；或混合溶于含聚山梨酯 80 或其他适宜乳化剂的稀释液中，充分混合，立即过滤。用含 0.1%～1% 聚山梨酯 80 的冲洗液冲洗滤膜至少 3 次。加入含或不含聚山梨酯 80 的培养基。接种培养基照水溶液供试品项下的方法操作。

4) 可溶于十四烷酸异丙酯的膏剂和黏性油剂供试品：取规定量，混合至适量的无菌十四烷酸异丙酯(无菌十四烷酸异丙酯的制备：采用薄膜过滤法过滤除菌，选用孔径为 $0.22\mu m$ 的适宜滤膜)中，剧烈振摇，使供试品充分溶解，如果需要可适当加热，但温度不得超过 44℃，趁热迅速过滤。对仍然无法过滤的供试品，于含有适量的无菌十四烷酸异丙酯的供试液中加入不少于 100mL 的稀释液，充分振摇萃取，静置，取下层水相作为供试液过滤。过滤后滤膜冲洗及接种培养基照非水溶性制剂供试品项下的方法操作。

5) 无菌气(喷)雾剂供试品：取规定量，将各容器置－20℃或其他适宜温度冷冻约 1h，取出，以无菌操作迅速在容器上端钻一小孔，释放抛射剂后再无菌开启容器，并将供试品转移至无菌容器中混合，供试品亦可采用其他适宜的方法取出。然后照水溶液或非水溶性制剂供试品项下的方法操作。

6) 装有药物的注射器供试品：取规定量，将注射器中的内容物(若需要可吸入稀释液或标签所示的溶剂溶解)直接过滤，或混合至含适宜稀释液的无菌容器中，然后照水溶液或非水溶性供试品项下方法操作。同时应采用适宜的方法进行包装中所配的无菌针头的无菌检查。

7）具有导管的医疗器具（输血、输液袋等）供试品：取规定量，每个最小包装用 50～100mL 冲洗液分别冲洗内壁，收集冲洗液于无菌容器中，然后照水溶液供试品项下的方法操作。同时应采用直接接种法进行包装中所配的针头的无菌检查。

（2）直接接种法：直接接种法适用于无法用薄膜过滤法进行无菌检查的供试品，即取规定量供试品分别等量接种至硫乙醇酸盐流体培养基和胰酪大豆胨液体培养基中。除生物制品外，一般样品无菌检查时两种培养基接种的瓶或支数相等；生物制品无菌检查时硫乙醇酸盐流体培养基和胰酪大豆胨液体培养基接种的瓶或支数为 2：1。除另有规定外，每个容器中培养基的用量应符合接种的供试品体积不得大于培养基体积的 10%，同时，硫乙醇酸盐流体培养基每管装量不少于 15mL，胰酪大豆胨液体培养基每管装量不少于 10mL。供试品检查时，培养基的用量和高度同方法适用性试验。

供试品的接种根据供试品品种的不同按下列方法分别进行。

1）混悬液等非澄清水溶液供试品：取规定量，等量接种至各管培养基中。

2）固体供试品：取规定量，直接等量接种至各管培养基中。或加入适宜的溶剂溶解，或按标签说明复溶后，取规定量等量接种至各管培养基中。

3）非水溶性供试品：取规定量，混合，加入适量的聚山梨酯 80 或其他适宜的乳化剂及稀释剂使其乳化，等量接种至各管培养基中，或直接等量接种至含聚山梨酯 80 或其他适宜乳化剂的各管培养基中。

4）敷料供试品：取规定数量，以无菌操作拆开每个包装，于不同部位剪取约 100mg 或 1cm×3cm 的供试品，等量接种于各管足以浸没供试品的适量培养基中。

5）肠线、缝合线等供试品：肠线、缝合线及其他一次性使用的医用材料按规定量取最小包装，无菌拆开包装，等量接种于各管足以浸没供试品的适量培养基中。

6）灭菌医用器具供试品：取规定量，必要时应将其拆散或切成小碎段，等量接种于各管足以浸没供试品的适量培养基中。

7）放射性药品：取供试品 1 瓶（支），等量接种于装量为 7.5mL 的硫乙醇酸盐流体培养基和胰酪大豆胨液体培养基中。每管接种量为 0.2mL。

（3）培养及观察：将上述接种供试品后的培养基容器分别按各培养基规定的温度培养 14d；接种生物制品供试品的硫乙醇酸盐流体培养基的容器应分成两等分，一份置于 30～35℃培养，一份置于 20～25℃培养。培养期间应逐日观察并记录是否有菌生长。如在加入供试品后或在培养过程中，培养基出现浑浊，培养 14d 后，不能从外观上判断有无微生物生长，可取该培养液适量转种至同种新鲜培养基中，培养 3d，观察接种的同种新鲜培养基是否再出现浑浊；或取培养液涂片，染色，镜检，判断是否有菌。

四、结果判断

阳性对照管应生长良好，阴性对照管不得有菌生长。否则，试验无效。

若供试品管均澄清，或虽显浑浊但经确证无菌生长，判定供试品符合规定；若供试品管中任何一管显浑浊并确证有菌生长，判定供试品不符合规定，除非能充分证明试验结果无效，即生长的微生物非供试品所含。当符合下列至少一个条件时方可判定试验结果无效：

1. 无菌检查试验所用的设备及环境的微生物监控结果不符合无菌检查法的要求。

2. 回顾无菌试验过程，发现有可能引起微生物污染的因素。

3. 供试品管中生长的微生物经鉴定后，确证是因无菌试验中所使用的物品和（或）无菌操作技术不当引起的。

试验若经确认无效，应重试。重试时，重新取同量供试品，依法检查，若无菌生长，判定供试品符合规定；若有菌生长，判定供试品不符合规定。

五、注意事项

1. 无菌检查法适用于各种注射剂、眼用及外伤用制剂、植入剂、可吸收的止血剂、外科用敷料及器材，这些制剂和器材必须进行严格的无菌检查，应不得检出细菌、霉菌、放线菌及酵母菌等活菌。

2. 无菌检查的所有阳性菌操作均不得在无菌区域进行，以防止交叉污染。

3. 无菌检查用培养基每批均应进行适用性检查，包括无菌性检查和灵敏度检查两项，检查合格后方可使用。

4. 无菌检查所用的菌株应符合相关规定，并应采用适宜的菌种保藏技术进行保存，以保证试验菌株的生物学特性。

5. 无菌检查法应进行方法适用性试验，以证明所采用的方法适合于该产品的无菌检查。若该产品的组分或原检验条件发生改变时，检查方法应重新验证。

6. 供试品的检验数量和检验量应符合规定。

7. 应正确判断检查结果（符合规定、不符合规定或试验结果无效需重试）。

8. 无菌检查法的检验报告单应当完整、简洁、结论明确。除无操作步骤外，其他内容应同原始记录。

六、应用实例

无菌检查是注射剂（包括注射液、注射用无菌粉末和注射用浓溶液），用于烧伤或严重创伤的软膏剂、乳膏剂、涂剂、涂膜剂和凝胶剂，眼用制剂，植入剂，用于烧伤、创伤或溃疡的气雾剂和喷雾剂，用于烧伤或创伤的局部用散剂，用于手术、耳部伤口或耳膜穿孔的滴耳剂与洗耳剂，用于手术或创伤的鼻用制剂，冲洗剂等制剂的常规检查项目之一，也是某些要求无菌的生物制品、医疗器具、原辅料的必备检查项目。检品依据 2015 年版《中国药典》（通则 1101）无菌检查法的要求和操作进行检查，应符合规定。2015 年版《中国药典》规定需要进行无菌检查的药品举例如下：

1. 丁溴东莨菪碱注射液　取本品，经薄膜过滤法处理，用 0.1％无菌蛋白胨水分次冲洗（每膜不少于 100mL），以金黄色葡萄球菌为阳性对照菌，依法检查（通则 1101），应符合规定。

2. 青霉素钠　取本品，用适宜溶剂溶解，加青霉素酶灭活后或用适宜溶剂稀释后，经薄膜过滤法处理，依法检查（通则 1101），应符合规定。（供无菌分装用）

3. 注射用阿莫西林钠　取本品，用适宜溶剂溶解并稀释后，经薄膜过滤法处理，依法检查(通则 1101),应符合规定。

4. 复方门冬维甘滴眼液　按照眼用制剂(通则 0105)项下的【无菌】进行检查,应符合规定。

5. 磺胺嘧啶银乳膏　按照乳膏剂(通则 0109)项下的【无菌】进行检查,应符合规定。

案例分析

刺五加注射液事件

2008 年 10 月 6 日,国家食品药品监督管理局接到云南省食品药品监督管理局报告,云南省红河州 6 名患者使用了标示为黑龙江省完达山制药厂生产的两批刺五加注射液(规格:100mL/瓶)出现严重不良反应,其中有 3 例死亡。

10 月 14 日,原卫生部、国家食品药品监督管理局联合通报,中国药品生物制品检定所检验初步结果显示,黑龙江省完达山制药厂生产的刺五加注射液部分批号的部分样品有被细菌污染的问题。

11 月 6 日,国家食品药品监督管理局通报了刺五加不良事件调查处理的结果,认定完达山药业公司生产的刺五加注射液部分药品在流通环节被雨水浸泡,受到细菌污染,后又被更换包装标签并销售,致使 3 名使用该药品的患者死亡。

专题二　微生物限度检查法

药品是防病、治病、关系患者生命健康的特殊商品。对非规定灭菌的制剂,微生物限度检查是保证药品质量不可或缺的一个部分,也是药品生产企业质量管理和安全性评价的重要依据和手段之一。

微生物限度检查法系检查非无菌制剂及其原料、辅料受微生物污染程度的方法,检查项目包括需氧菌总数、霉菌和酵母菌总数及控制菌检查。2015 年版《中国药典》通则中规定需做微生物限度检查的制剂类型包括常用口服制剂、一般外用制剂和腔道给药制剂等,对这些制剂一般不要求绝对无菌,但必须控制微生物的数量在一定的限度范围内,并保证不含有特定的控制菌。

一、常规技术要求

1. 微生物限度检查试验环境应符合微生物限度检查的要求。检验全过程必须严格遵守无菌操作,防止再污染,防止污染的措施不得影响供试品中微生物的检出。

2. 单向流空气区域、工作台面及环境应定期进行监测。

3. 如供试品有抗菌活性,应尽可能去除或中和。供试品检查时,若使用了中和剂或灭活剂,应确认其有效性及对微生物无毒性。

4. 供试液制备时如果使用了表面活性剂,应确认其对微生物无毒性以及与所使用中和剂或灭活剂的相容性。

5. 当本法用于检查非无菌制剂及其原料、辅料等是否符合相应的微生物限度标准时，应按下述规定进行检验，包括样品的取样量和结果的判断等。

二、微生物限度标准及检验量

（一）非无菌药品微生物限度标准

2015 年版《中国药典》（通则 1107）规定：非无菌药品的微生物限度标准是基于药品的给药途径和对患者健康潜在的危害以及药品的特殊性而制订的。药品生产、储存、销售过程中的检验，药用原料、辅料及中药提取物的检验，新药标准制订，进口药品标准复核，考察药品质量及仲裁等，除另有规定外，其微生物限度均以本标准为依据。

1. 制剂通则、品种项下要求无菌的及标示无菌的制剂和原辅料：应符合无菌检查法规定。

2. 用于手术、严重烧伤、严重创伤的局部给药制剂：应符合无菌检查法规定。

3. 非无菌化学药品制剂、生物制品制剂、不含药材原粉的中药制剂的微生物限度标准见表 15-4。

表 15-4　非无菌化学药品制剂、生物制品制剂、不含药材原粉的中药制剂的微生物限度标准

给 药 途 径	需氧菌总数 （cfu/g、cfu/mL 或 cfu/10cm²）	霉菌和酵母菌总数 （cfu/g、cfu/mL 或 cfu/10cm²）	控 制 菌
口服给药① 　固体制剂 　液体制剂	 10^3 10^2	 10^2 10^1	不得检出大肠埃希菌（1g 或 1mL）；含器官提取物的制剂还不得检出沙门菌（10g 或 10mL）
口腔黏膜给药制剂 齿龈给药制剂 鼻用制剂	10^2	10^1	不得检出大肠埃希菌、金黄色葡萄球菌、铜绿假单胞菌（1g、1mL 或 10cm²）
耳用制剂 皮肤给药制剂	10^2	10^1	不得检出金黄色葡萄球菌、铜绿假单胞菌（1g、1mL 或 10cm²）
呼吸道吸入给药制剂	10^2	10^1	不得检出大肠埃希菌、金黄色葡萄球菌、铜绿假单胞菌、耐胆盐革兰阴性菌（1g 或 1mL）
阴道、尿道给药制剂	10^2	10^1	不得检出金黄色葡萄球菌、铜绿假单胞菌、白色念珠菌（1g、1mL 或 10cm²）；中药制剂还不得检出梭菌（1g、1mL 或 10cm²）
直肠给药 　固体制剂 　液体制剂	 10^3 10^2	 10^2 10^2	不得检出金黄色葡萄球菌、铜绿假单胞菌（1g 或 1mL）
其他局部给药制剂	10^2	10^2	不得检出金黄色葡萄球菌、铜绿假单胞菌（1g、1mL 或 10cm²）

注：①化学药品制剂和生物制品制剂若含有未经提取的动植物来源的成分及矿物质，还不得检出沙门菌（10g 或 10mL）

4. 非无菌含药材原粉的中药制剂的微生物限度标准见表 15-5。

表 15-5 非无菌含药材原粉的中药制剂的微生物限度标准

给 药 途 径	需氧菌总数 (cfu/g、cfu/mL 或 cfu/10cm²)	霉菌和酵母菌总数 (cfu/g、cfu/mL 或 cfu/10cm²)	控 制 菌
固体口服给药制剂 　不含豆豉、神曲等发酵原粉 　含豆豉、神曲等发酵原粉	10^4(丸剂 3×10^4) 10^5	10^2 5×10^2	不得检出大肠埃希菌(1g);不得检出沙门菌(10g);耐胆盐革兰阴性菌应小于 10^2 cfu(1g)
液体口服给药制剂 　不含豆豉、神曲等发酵原粉 　含豆豉、神曲等发酵原粉	5×10^2 10^3	10^2 10^2	不得检出大肠埃希菌(1mL);不得检出沙门菌(10mL);耐胆盐革兰阴性菌应小于 10^1 cfu(1mL)
固体局部给药制剂 　用于表皮或黏膜不完整 　用于表皮或黏膜完整	10^3 10^4	10^2 10^2	不得检出金黄色葡萄球菌、铜绿假单胞菌(1g 或 10cm²);阴道、尿道给药制剂还不得检出白色念珠菌、梭菌(1g 或 10cm²)
液体局部给药制剂 　用于表皮或黏膜不完整 　用于表皮或黏膜完整	10^2 10^2	10^2 10^2	不得检出金黄色葡萄球菌、铜绿假单胞菌(1mL);阴道、尿道给药制剂还不得检出白色念珠菌、梭菌(1mL)

5. 非无菌药用原料及辅料的微生物限度标准见表 15-6。

表 15-6 非无菌药用原料及辅料的微生物限度标准

	需氧菌总数(cfu/g 或 cfu/mL)	霉菌和酵母菌总数(cfu/g 或 cfu/mL)	控制菌
药用原料及辅料	10^3	10^2	*

注:＊表示未做统一规定

6. 中药提取物及中药饮片的微生物限度标准见表 15-7。

表 15-7 中药提取物及中药饮片的微生物限度标准

	需氧菌总数 (cfu/g 或 cfu/mL)	霉菌和酵母菌总数 (cfu/g 或 cfu/mL)	控 制 菌
中药提取物	10^3	10^2	*
研粉口服用贵细饮片、直接口服及泡服饮片	*	*	不得检出沙门菌(10g);耐胆盐革兰阴性菌应小于 10^4 cfu(1g)

注:＊表示未做统一规定

7. 有兼用途径的制剂

应符合各给药途径的标准。

非无菌药品的需氧菌总数、霉菌和酵母菌总数照"非无菌产品微生物限度检查:微生物计数法(通则 1105)"检查;非无菌药品的控制菌照"非无菌产品微生物限度检查:控制菌检查法(通则 1106)"检查。各品种项下规定的需氧菌总数、霉菌和酵母菌总数标准解释如下:

10^1 cfu:可接受的最大菌数为 20;

10^2 cfu:可接受的最大菌数为 200;

10^3 cfu；可接受的最大菌数为 2000；以此类推。

本限度标准所列的控制菌对于控制某些药品的微生物质量可能并不全面，因此，对于原料、辅料及某些特定的制剂，根据原辅料及其制剂的特性和用途、制剂的生产工艺等因素，可能还需检查其他具有潜在危害的微生物。

除了本限度标准所列的控制菌外，药品中若检出其他可能具有潜在危害性的微生物，应从以下方面进行评估。

（1）药品的给药途径：给药途径不同，其危害不同。

（2）药品的特性：药品是否促进微生物生长，或者药品是否有足够的抑制微生物生长能力。

（3）药品的使用方法。

（4）用药人群；用药人群不同，如新生儿、婴幼儿及体弱者，风险可能不同。

（5）患者使用免疫抑制剂和甾体类固醇激素等药品的情况。

（6）存在疾病、伤残和器官损伤等。

当进行上述相关因素的风险评估时，评估人员应经过微生物学和微生物数据分析等方面的专业知识培训。评估原辅料微生物质量时，应考虑相应制剂的生产工艺、现有的检测技术及原辅料符合该标准的必要性。

（二）检验量

检验量即一次试验所用的供试品量（g、mL 或 cm²）。一般应随机抽取不少于 2 个最小包装的供试品，混合，取规定量供试品进行检验。除另有规定外，一般供试品的检验量为 10g 或 10mL；膜剂为 $100 cm^2$；贵重药品、微量包装药品的检验量可以酌减。检验时，应从 2 个以上最小包装单位中抽取供试品，大蜜丸不得少于 4 丸，膜剂不得少于 4 片。

三、供试液的制备

根据供试品的理化特性与生物学特性，采取适宜的方法制备供试液。供试液制备若需加温时，应均匀加热，且温度不应超过 45℃。供试液从制备至加入检验用培养基，不得超过 1h。

常用的供试液制备方法如下。如果下列供试液制备方法经确认均不适用，应建立其他适宜的方法。

（一）水溶性供试品

取供试品，用 pH 7.0 无菌氯化钠-蛋白胨缓冲液，或 pH 7.2 磷酸盐缓冲液，或胰酪大豆胨液体培养基溶解或稀释制成 1：10 供试液。若需要，调节供试液 pH 值至 6～8。必要时，用同一稀释液将供试液进一步 10 倍系列稀释。水溶性液体制剂也可用混合的供试品原液作为供试液。

（二）水不溶性非油脂类供试品

取供试品，用 pH7.0 无菌氯化钠-蛋白胨缓冲液，或 pH 7.2 磷酸盐缓冲液，或胰酪大豆胨液体培养基制备成 1：10 供试液。分散力较差的供试品，可在稀释液中加入表面活性剂如 0.1％的聚山梨酯 80，使供试品分散均匀。若需要，调节供试液 pH 值至 6～8。必要时，用同一稀释液将供试液进一步 10 倍系列稀释。

（三）油脂类供试品

取供试品，加入无菌十四烷酸异丙酯使溶解，或与最少量并能使供试品乳化的无菌聚山梨酯80或其他无抑菌性的无菌表面活性剂充分混匀。表面活性剂的温度仪表一般不超过40℃（特殊情况下，最多不超过45℃），小心混合，若需要可在水浴中进行，然后加入预热的稀释液使成1：10供试液，保温，混合，并在最短时间内形成乳状液。必要时，用稀释液或含上述表面活性剂的稀释液进一步10倍系列稀释。

（四）需用特殊方法制备供试液的供试品

1. 膜剂供试品：取供试品，剪碎，加pH 7.0无菌氯化钠-蛋白胨缓冲液，或pH 7.2磷酸盐缓冲液，或胰酪大豆胨液体培养基，浸泡，振摇，制成1：10的供试液。若需要，调节供试液pH值至6～8。必要时，用同一稀释液将供试液进一步10倍系列稀释。

2. 肠溶及结肠溶制剂供试品：取供试品，加入pH 6.8无菌磷酸盐缓冲液（用于肠溶制剂）或pH 7.6无菌磷酸盐缓冲液（用于结肠溶制剂），置45℃水浴中，振摇，使溶解，制成1：10的供试液。必要时，用同一稀释液将供试液进一步10倍系列稀释。

3. 气雾剂、喷雾剂供试品：取供试品，置-20℃或其他适宜温度冷冻约1h，取出，迅速消毒供试品开启部位，用无菌钢锥在该部位钻一小孔，放至室温，并轻轻转动容器，使抛射剂缓缓全部释出。供试品亦可采用其他适宜的方法出。用无菌注射器从每一容器中吸出药液于无菌容器中混合，然后取样检查。

4. 贴膏剂供试品：取供试品，去掉防粘层，将粘贴面朝上放置在无菌玻璃或塑料器皿上，在粘贴面上覆盖一层适宜的无菌多孔材料（如无菌纱布），避免贴膏剂粘贴在一起。将处理后的贴膏剂放入盛有适宜体积并含有表面活性剂（如聚山梨酯80或卵磷脂）稀释液的容器中，振荡至少30min。必要时，用同一稀释液将供试液进一步10倍系列稀释。

—— 知识链接 ——

微生物限度检查法所用稀释液的配制

稀释液配制后，应采用验证合格的灭菌程序灭菌。

1. pH 7.0无菌氯化钠-蛋白胨缓冲液：照"无菌检查法"（通则1101）制备。

2. pH 6.8无菌磷酸盐缓冲液：取0.2mol/L磷酸二氢钾溶液250mL，加0.2mol/L氢氧化钠溶液118mL，用水稀释至1000mL，摇匀，过滤，分装，灭菌。

pH 7.2无菌磷酸盐缓冲液：取0.2mol/L磷酸二氢钾溶液50mL与0.2mol/L氢氧化钠溶液35mL，加新沸过的冷水稀释至200mL，摇匀，过滤，分装，灭菌。

pH 7.6无菌磷酸盐缓冲液：取磷酸二氢钾27.22g，加水使溶解成1000mL，取50mL，加0.2mol/L氢氧化钠溶液42.4mL，再加水稀释至200mL，摇匀，过滤，分装，灭菌。

如需要，可在上述稀释液灭菌前或灭菌后加入表面活性剂或中和剂等。

3. 0.9%无菌氯化钠溶液：取氯化钠9.0g，加水溶解使成1000mL，过滤，分装，灭菌。

四、微生物限度检查法

非无菌产品微生物限度检查包括微生物计数法和控制菌检查法。

（一）非无菌产品微生物限度检查：微生物计数法

微生物计数法系用于能在有氧条件下生长的嗜温细菌和真菌的计数。除另有规定外，本法不适用于活菌制剂的检查。计数方法包括平皿法、薄膜过滤法和最可能数法（most-probable-number method，MPN 法）。MPN 法用于微生物计数时精确度较差，但对于某些微生物污染量很小的供试品，MPN 法可能是更适合的方法。

供试品检查时，应根据供试品理化特性和微生物限度标准等因素选择计数方法，检测的样品量应能保证所获得的试验结果能够判断供试品是否符合规定。所选方法的适用性须经确认。

1. 计数培养基适用性检查和供试品计数方法适用性试验　供试品微生物计数中所使用的培养基应进行适用性检查。供试品的微生物计数方法应进行方法适用性试验，以确认所采用的方法适合于该产品的微生物计数。若检验程序或产品发生变化可能影响检验结果时，计数方法应重新进行适用性试验。

（1）菌种及菌液制备

1）菌种：试验用菌株的传代次数不得超过 5 代（从菌种保藏中心获得的干燥菌种为第 0 代），并采用适宜的菌种保藏技术进行保存，以保证试验菌株的生物学特性。计数培养基适用性检查和计数方法适用性试验用菌株见 2015 年版《中国药典》（通则 1105 表 1）。

2）菌液制备：按 2015 年版《中国药典》（通则 1105 表 1）规定程序培养各试验菌株。取金黄色葡萄球菌、铜绿假单胞菌、枯草芽孢杆菌、白色念珠菌的新鲜培养物，用 pH 7.0 无菌氯化钠-蛋白胨缓冲液或 0.9％无菌氯化钠溶液制成适宜浓度的菌悬液；取黑曲霉的新鲜培养物加入 3～5mL 含 0.05％（mL/mL）聚山梨酯 80 的 pH 7.0 无菌氯化钠-蛋白胨缓冲液或 0.9％无菌氯化钠溶液，将孢子洗脱。然后，采用适宜的方法吸出孢子悬液至无菌试管内，用含 0.05％（mL/mL）聚山梨酯 80 的 pH 7.0 无菌氯化钠-蛋白胨缓冲液或 0.9％无菌氯化钠溶液制成适宜浓度的黑曲霉孢子悬液。菌液制备后若在室温下放置，应在 2h 内使用；若保存在 2～8℃，可在 24h 内使用。黑曲霉孢子悬液可保存在 2～8℃，在验证过的储存期内使用。

（2）阴性对照：为确认试验条件是否符合要求，应进行阴性对照试验，阴性对照试验应无菌生长。如阴性对照有菌生长，应进行偏差调查。

（3）培养基适用性检查：微生物计数用的成品培养基、由脱水培养基或按处方配制的培养基均应进行培养基适用性检查。按 2015 年版《中国药典》（通则 1105 表 1）规定，接种不大于 100cfu 的菌液至胰酪大豆胨液体培养基管或胰酪大豆胨琼脂培养基平板或沙氏葡萄糖琼脂培养基平板，置 2015 年版《中国药典》（通则 1105 表 1）规定条件下培养。每一试验菌株平行制备 2 管或 2 个平皿。同时，用相应的对照培养基替代被检培养基进行上述试验。

被检固体培养基上的菌落平均数与对照培养基上的菌落平均数的比值应在 0.5～2 范围内，且菌落形态大小应与对照培养基上的菌落一致；被检液体培养基管与对照培养基管比较，试验菌应生长良好。

（4）计数方法适用性试验

1）接种和稀释：按下列要求进行供试液的接种和稀释，制备微生物回收试验用供试液。所加菌液的体积应不超过供试液体积的 1％。为确认供试品中的微生物能被充分检出，首先应选择最低稀释级的供试液进行计数方法适用性试验。

① 试验组：取上述制备好的供试液，加入试验菌液，混匀，使每 1mL 供试液或每张滤膜

所滤过的供试液中含菌量不大于 100cfu。②供试品对照组：取制备好的供试液，以稀释液代替菌液同试验组操作。③菌液对照组：取不含中和剂及灭活剂的相应稀释液替代供试液，按试验组操作加入试验菌液并进行微生物回收试验。

若因供试品抗菌活性或溶解性较差的原因导致无法选择最低稀释级的供试液进行方法适用性试验时，应采用适宜的方法对供试液进行进一步的处理。如果供试品对微生物生长的抑制作用无法以其他方法消除，供试液可经过中和、稀释或薄膜过滤处理后再加入试验菌悬液进行方法适用性试验。

2) 抗菌活性的去除或灭活：供试液接种后，按下列"微生物回收"规定的方法进行微生物计数。若试验组菌落数减去供试品对照组菌落数的值小于菌液对照组菌落数值的 50%，可采用下述方法消除供试品的抑菌活性。

① 增加稀释液或培养基体积。

② 加入适宜的中和剂或灭活剂。中和剂或灭活剂可用于消除干扰物的抑菌活性，最好在稀释液或培养基灭菌前加入。若使用中和剂或灭活剂，试验中应设中和剂或灭活剂对照组，即取相应量稀释液替代供试品同试验组操作，以确认其有效性和对微生物无毒性。中和剂或灭活剂对照组的菌落数与菌液对照组的菌落数的比值应在 0.5～2 范围内。

③ 采用薄膜过滤法。

④ 上述几种方法的联合使用。

若没有适宜消除供试品抑菌活性的方法，对特定试验菌回收的失败，表明供试品对该试验菌具有较强抗菌活性，同时也表明供试品不易被该类微生物污染。但是，供试品也可能仅对特定试验菌株具有抑制作用，而对其他菌株没有抑制作用。因此，根据供试品须符合的微生物限度标准和菌数报告规则，在不影响检验结果判断的前提下，应采用能使微生物生长的更高稀释级的供试液进行计数方法适用性试验。若方法适用性试验符合要求，应以该稀释级供试液作为最低稀释级的供试液进行供试品检查。

知识链接

常见干扰物的中和剂或灭活方法

干 扰 物	可选用的中和剂或灭活方法
戊二醛、汞制剂	亚硫酸氢钠
酚类、乙醇、醛类、吸附物	稀释法
醛类	甘氨酸
季铵化合物、对羟基苯甲酸、双胍类化合物	卵磷脂
季铵化合物、碘、对羟基苯甲酸	聚山梨酯
水银	巯基醋酸盐
水银、汞化物、醛类	硫代硫酸盐
乙二胺四乙酸、喹诺酮类抗生素	镁或钙离子
磺胺类	对氨基苯甲酸
β-内酰胺类抗生素	β-内酰胺酶

3) 供试品中微生物的回收

2015 年版《中国药典》(通则 1105 表 1)所列的计数方法适用性试验用的各试验菌应逐一进行微生物回收试验。微生物的回收可采用平皿法、薄膜过滤法或 MPN 法。

① 平皿法：平皿法包括倾注法和涂布法。2015 年版《中国药典》(通则 1105 表 1)中每株试验菌每种培养基至少制备 2 个平皿，以算术均值作为计数结果。

倾注法：取照上述"供试液的制备""接种和稀释"和"抗菌活性的去除或灭活"制备的供试液 1mL，置于直径 90mm 的无菌平皿中，注入 15～20mL 温度不超过 45℃熔化的胰酪大豆胨琼脂培养基或沙氏葡萄糖琼脂培养基，混匀，凝固，倒置培养。若使用直径较大的平皿，培养基的用量应相应增加。按 2015 年版《中国药典》(通则 1105 表 1)规定条件培养、计数。同法测定供试品对照组及菌液对照组菌数。计算各试验组的平均菌落数。

涂布法：取 15～20mL 温度不超过 45℃的胰酪大豆胨琼脂培养基或沙氏葡萄糖琼脂培养基，注入直径 90mm 的无菌平皿，凝固，制成平板，采用适宜的方法使培养基表面干燥。若使用直径较大的平皿，培养基用量也应相应增加。每一平板表面接种上述照"供试液的制备""接种和稀释"和"抗菌活性的去除或灭活"制备的供试液不少于 0.1mL。按 2015 年版《中国药典》(通则 1105 表 1)规定条件培养、计数。同法测定供试品对照组及菌液对照组菌数。计算各试验组的平均菌落数。

② 薄膜过滤法：薄膜过滤法所采用的滤膜孔径应不大于 0.45μm，直径一般为 50mm，若采用其他直径的滤膜，冲洗量应进行相应的调整。供试品及其溶剂应不影响滤膜材质对微生物的截留。滤器及滤膜使用前应采用适宜的方法灭菌。使用时，应保证滤膜在过滤前后的完整性。水溶性供试液过滤前先将少量的冲洗液过滤以润湿滤膜。油类供试品，其滤膜和滤器在使用前应充分干燥。为发挥滤膜的最大过滤效率，应注意保持供试品溶液及冲洗液覆盖整个滤膜表面。供试液经薄膜过滤后，若需要用冲洗液冲洗滤膜，每张滤膜每次冲洗量一般为 100mL。总冲洗量不得超过 1000mL，以避免滤膜上的微生物受损伤。

取照上述"供试液的制备""接种和稀释"和"抗菌活性的去除或灭活"制备的供试液适量（一般取相当于 1g、1mL 或 10cm² 的供试品，若供试品中所含的菌数较多时，供试液可酌情减量），加至适量的稀释液中，混匀，过滤。用适量的冲洗液冲洗滤膜。

若测定需氧菌总数，转移滤膜菌面朝上贴于胰酪大豆胨琼脂培养基平板上；若测定霉菌和酵母总数，转移滤膜菌面朝上贴于沙氏葡萄糖琼脂培养基平板上。按 2015 年版《中国药典》(通则 1105 表 1)规定条件培养、计数。每株试验菌每种培养基至少制备一张滤膜。同法测定供试品对照组及菌液对照组菌数。

③ MPN 法：MPN 法的精密度和准确度不及薄膜过滤法和平皿计数法，仅在供试品需氧菌总数没有适宜计数方法的情况下使用，本法不适用于霉菌计数。若使用 MPN 法，按下列步骤进行。

取照上述"供试液的制备""接种和稀释"和"抗菌活性的去除或灭活"制备的供试液至少 3 个连续稀释级，每一稀释级取 3 份 1mL 分别接种至 3 管装有 9～10mL 胰酪大豆胨液体培养基中，同法测定菌液对照组菌数。必要时可在培养基中加入表面活性剂、中和剂或灭活剂。

接种管置 30～35℃培养 3d，逐日观察各管微生物生长情况。如果由于供试品的原因使得结果难以判断，可将该管培养物转种至胰酪大豆胨液体培养基或胰酪大豆胨琼脂培养基，在相同条件下培养 1～2d,观察是否有微生物生长。根据微生物生长的管数从 2015 年版《中国药典》(通则 1105 表 3)查被测供试品每 1g 或每 1mL 中需氧菌总数的最可能数。

4) 结果判断

计数方法适用性试验中,采用平皿法或薄膜过滤法时,试验组菌落数减去供试品对照组菌落数的值与菌液对照组菌落数的比值应在 0.5～2 范围内;采用 MPN 法时,试验组菌数应在菌液对照组菌数的 95% 置信区间内。若各试验菌的回收试验均符合要求,照所用的供试液制备方法及计数方法进行该供试品的需氧菌总数、霉菌和酵母菌总数计数。

方法适用性确认时,若采用上述方法还存在一株或多株试验菌的回收达不到要求,那么选择回收最接近要求的方法和试验条件进行供试品的检查。

2. 供试品检查　按计数方法适用性试验确认的计数方法进行供试品中需氧菌总数、霉菌和酵母菌总数的测定。胰酪大豆胨琼脂培养基或胰酪大豆胨液体培养基用于测定需氧菌总数;沙氏葡萄糖琼脂培养基用于测定霉菌和酵母菌总数。

阴性对照试验:以稀释液代替供试液进行阴性对照试验,阴性对照试验应无菌生长。如果阴性对照有菌生长,应进行偏差调查。

(1) 平皿法:平皿法包括倾注法和涂布法。除另有规定外,取规定量供试品,按方法适用性试验确认的方法进行供试液制备和菌数测定,每稀释级每种培养基至少制备 2 个平板。

1) 培养和计数:除另有规定外,胰酪大豆胨琼脂培养基平板在 30～35℃培养 3～5d,沙氏葡萄糖琼脂培养基平板在 20～25℃培养 5～7d,观察菌落生长情况,点计平板上生长的所有菌落数,计数并报告。菌落蔓延生长成片的平板不宜计数。点计菌落数后,计算各稀释级供试液的平均菌落数,按菌数报告规则报告菌数。若同稀释级两个平板的菌落数平均值不小于 15,则两个平板的菌落数不能相差 1 倍或以上。

2) 菌数报告规则:需氧菌总数测定宜选取平均菌落数小于 300cfu 的稀释级、霉菌和酵母菌总数测定宜选取平均菌落数小于 100cfu 的稀释级,作为菌数报告的依据。取最高的平均菌落数,计算 1g、1mL 或 10cm² 供试品中所含的微生物数,取两位有效数字报告。

如各稀释级的平板均无菌落生长,或仅最低稀释级的平板有菌落生长,但平均菌落数小于 1 时,以小于 1 乘以最低稀释倍数的值报告菌数。

(2) 薄膜过滤法

除另有规定外,按计数方法适用性试验确认的方法进行供试液制备。取相当于 1g、1mL 或 10cm² 供试品的供试液,若供试品所含的菌数较多时,可取适宜稀释级的供试液,照方法适用性试验确认的方法加至适量稀释液中,立即过滤,冲洗,冲洗后取出滤膜,菌面朝上贴于胰酪大豆胨琼脂培养基或沙氏葡萄糖琼脂培养基上培养。

1) 培养和计数:培养条件和计数方法同平皿法,每张滤膜上的菌落数应不超过 100cfu。

2) 菌数报告规则:以相当于 1g、1mL 或 10cm² 供试品的菌落数报告菌数;若滤膜上无菌落生长,以小于 1 报告菌数(每张滤膜过滤 1g、1mL 或 10cm² 供试品),或小于 1 乘以最低稀释倍数的值报告菌数。

(3) MPN 法:取规定量供试品,按方法适用性试验确认的方法进行供试液制备和供试品接种,所有试验管在 30～35℃培养 3～5d,如果需要确认是否有微生物生长,按方法适用性试验确定的方法进行。记录每一稀释级微生物生长的管数,从 2015 年版《中国药典》(通则 1105 表 3)查每 1g 或 1mL 供试品中需氧菌总数的最可能数。

3. **结果判断** 需氧菌总数是指胰酪大豆胨琼脂培养基上生长的总菌落数(包括真菌菌落数);霉菌和酵母菌总数是指沙氏葡萄糖琼脂培养基上生长的总菌落数(包括细菌菌落数)。若因沙氏葡萄糖琼脂培养基上生长的细菌使霉菌和酵母菌的计数结果不符合微生物限度要求,可使用含抗生素(如氯霉素、庆大霉素)的沙氏葡萄糖琼脂培养基或其他选择性培养基(如玫瑰红钠琼脂培养基)进行霉菌和酵母菌总数测定。使用选择性培养基时,应进行培养基适用性检查。若采用 MPN 法,测定结果为需氧菌总数。

各品种项下规定的微生物限度标准解释如下:

10^1cfu:可接受的最大菌数为 20;

10^2cfu:可接受的最大菌数为 200;

10^3cfu:可接受的最大菌数为 2000;以此类推。

若供试品的需氧菌总数、霉菌和酵母菌总数的检查结果均符合该品种项下的规定,判定供试品符合规定;若其中任何一项不符合该品种项下的规定,判定供试品不符合规定。

(二)非无菌产品微生物限度检查:控制菌检查法

控制菌检查法系用于在规定的试验条件下,检查供试品中是否存在特定的微生物。2015 年版《中国药典》(通则 1106)规定的控制菌检查项目包括耐胆盐革兰阴性菌、大肠埃希菌、沙门菌、铜绿假单胞菌、金黄色葡萄球菌、梭菌及白色念珠菌。供试品检出控制菌或其他致病菌时,按一次检出结果为准,不再复试。

1. **培养基适用性检查和控制菌检查方法适用性试验** 供试品控制菌检查中所使用的培养基应进行适用性检查。供试品的控制菌检查方法应进行方法适用性试验,以确认所采用的方法适合于该产品的控制菌检查。若检验程序或产品发生变化可能影响检验结果时,控制菌检查方法应重新进行适用性试验。

(1)菌种及菌液制备

1)菌种:对试验菌种的要求同计数培养基的适用性检查。

金黄色葡萄球菌(*Staphylococcus aureus*)[CMCC(B)26 003]

铜绿假单胞菌(*Pseudomonas aeruginosa*)[CMCC(B)10 104]

大肠埃希菌(*Escherichia coli*)[CMCC(B)44 102]

乙型副伤寒沙门菌(*Salmonella paratyphi B*)[CMCC(B)50 094]

白色念珠菌(*Candina albicans*)[CMCC(F)98 001]

生孢梭菌(*Clostridium sporogenes*)[CMCC(B)64 941]

2)菌液制备:将金黄色葡萄球菌、铜绿假单胞菌、大肠埃希菌、沙门菌分别接种于胰酪大豆胨液体培养基中或在胰酪大豆胨琼脂培养基上,30~35℃培养 18~24h;将白色念珠菌接种于沙氏葡萄糖琼脂培养基上或沙氏葡萄糖液体培养基中,20~25℃培养 2~3d;将生孢梭菌接种于梭菌增菌培养基中置厌氧条件下 30~35℃培养 24~48h 或接种于硫乙醇酸盐流体培养基中 30~35℃培养 18~24h。上述培养物用 pH 7.0 无菌氯化钠-蛋白胨缓冲液或 0.9%无菌氯化钠溶液制成适宜浓度的菌悬液。菌液制备后若在室温下放置,应在 2h 内使用;若保存在 2~8℃,可在 24h 内使用。生孢梭菌孢子悬液可替代新鲜的菌悬液,孢子悬液可保存在 2~8℃,在验证过的储存期内使用。

(2)阴性对照:为确认试验条件是否符合要求,应进行阴性对照试验,阴性对照试验应无菌生长。如阴性对照有菌生长,应进行偏差调查。

(3)培养基适用性检查:控制菌检查用的成品培养基、由脱水培养基或按处方配制的培养基均应进行培养基适用性检查。控制菌检查用培养基的适用性检查项目包括促生长能力、抑制能力及指示特性的检查。各培养基的检查项目及所用的菌株见表 15-8。

表 15-8 控制菌检查用培养基的促生长能力、抑制能力和指示特性

控制菌检查	培 养 基	特 性	试 验 菌 株
耐胆盐革兰阴性菌	肠道菌增菌液体培养基 紫红胆盐葡萄糖琼脂培养基	促生长能力 抑制能力 促生长能力+指示特性	大肠埃希菌、铜绿假单胞菌 金黄色葡萄球菌 大肠埃希菌、铜绿假单胞菌
大肠埃希菌	麦康凯液体培养基 麦康凯琼脂培养基	促生长能力 抑制能力 促生长能力+指示特性	大肠埃希菌 金黄色葡萄球菌 大肠埃希菌
沙门菌	RV 沙门菌增菌液体培养基 木糖赖氨酸脱氧胆酸盐琼脂培养基 三糖铁琼脂培养基	促生长能力 抑制能力 促生长能力+指示特性 指示能力	乙型副伤寒沙门菌 金黄色葡萄球菌 乙型副伤寒沙门菌 乙型副伤寒沙门菌
铜绿假单胞菌	溴化十六烷基三甲铵琼脂培养基	促生长能力 抑制能力	铜绿假单胞菌 大肠埃希菌
金黄色葡萄球菌	甘露醇氯化钠琼脂培养基	促生长能力+指示特性 抑制能力	金黄色葡萄球菌 大肠埃希菌
梭菌	梭菌增菌培养基 哥伦比亚琼脂培养基	促生长能力 促生长能力	生孢梭菌 生孢梭菌
白色念珠菌	沙氏葡萄糖液体培养基 沙氏葡萄糖琼脂培养基 念珠菌显色培养基	促生长能力 促生长能力+指示特性 促生长能力+指示能力 抑制能力	白色念珠菌 白色念珠菌 白色念珠菌 大肠埃希菌

1)液体培养基促生长能力检查:分别接种于不大于 100cfu 的试验菌(表 15-8)于被检培养基和对照培养基中,在相应控制菌检查规定的培养温度及不大于规定的最短培养时间下培养,与对照培养基管比较,被检培养基管试验菌应生长良好。

2)固体培养基促生长能力检查:用涂布法分别接种不大于 100cfu 的试验菌(表 15-8)于被检培养基和对照培养基平板上,在相应控制菌检查规定的培养温度及不大于规定的最短培养时间下培养,被检培养基和对照培养基上生长的菌落大小、形态特征应一致。

3)培养基抑制能力检查:接种不少于 100cfu 的试验菌(表 15-8)于被检培养基和对照培养基中,在相应控制菌检查规定的培养温度及不小于规定的最长培养时间下培养,试验菌应不得生长。

4)培养基指示特性检查:用涂布法分别接种不大于 100cfu 的试验菌(表 15-8)于被检培养基和对照培养基平板上,在相应控制菌检查规定的培养温度及不大于规定的最短培养时间下培养,被检培养基上试验菌生长的菌落大小、形态特征、指示剂反应情况等应与对照培养基一致。

（4）控制菌检查方法适用性试验

1）供试液制备：按下列"供试品检查"中的规定制备供试液。

2）试验菌：根据各品种项下微生物限度标准中规定检查的控制菌选择相应试验菌株，确认耐胆盐革兰阴性菌检查方法时，采用大肠埃希菌和铜绿假单胞菌为试验菌。

3）适用性试验：按控制菌检查法取规定量供试液及不大于100cfu的试验菌接入规定的培养基中；采用薄膜过滤法时，取规定量供试液，过滤，冲洗，在最后一次冲洗液中加入试验菌，过滤后，注入规定的培养基或取出滤膜接入规定的培养基中。依相应的控制菌检查方法，在规定的温度和最短时间下培养，应能检出所加试验菌相应的反应特征。

4）结果判断：上述试验若检出试验菌，按此供试液制备法和控制菌检查方法进行供试品检查；若未检出试验菌，应消除供试品的抑菌活性[见非无菌产品微生物检查：微生物计数法（通则1105）中的"抗菌活性的去除或灭活"]，并重新进行方法适用性试验。

如果经过试验确证供试品对试验菌的抗菌作用无法消除，可认为受抑制的微生物不易存在于该供试品中，选择抑菌成分消除相对彻底的方法进行供试品的检查。

知识链接

方法适用性试验的重要性

"微生物限度检查"和"无菌检查"是药品安全性检查的重要项目，进行这些项目的检查需要先进行方法适用性试验，目的是为了确认试验中供试品应选择药典中所收载的何种供试液制备方法、何种测定方法及确定的检测系统是否适用于该供试品的检验。只有通过方法验证，才能确定供试品的检验条件和方法，保证"微生物限度检查"或"无菌检查"方法的科学性和检验结果的准确性。

同时，不同企业生产相同品种的药品，尤其是中成药，因原料来源、工艺、辅料的不同，药品可能表现出不同的抑菌特性；同一企业生产相同的品种，因原料来源不同、工艺改变或不同实验室等原因，也可能导致检测结果的差异。因此，不同企业生产的相同品种进行"微生物限度检查"和"无菌检查"时，其具体试验方法如冲洗量等不能简单照搬，需要通过适用性试验核实该试验方法和检测系统是否适宜。

---

2. 供试品检查　控制菌检查方法适用性试验确认后，进行供试品控制菌检查时，还需进行试验菌的阳性对照试验和稀释剂的阴性对照试验。

阳性对照试验：阳性对照试验方法同供试品的控制菌检查，对照菌的加量应不大于100cfu。阳性对照试验应检出相应的控制菌。

阴性对照试验：以稀释剂代替供试液照相应控制菌检查法检查，阴性对照试验应无菌生长。如果阴性对照有菌生长，应进行偏差调查。

供试品的控制菌检查应按经方法适用性试验确认的方法进行。

（1）耐胆盐革兰阴性菌（bile-tolerant gram-negative bacteria）

1）供试液制备和预培养：取供试品，用胰酪大豆胨液体培养基作为稀释剂照上述"供试液的制备"制成1∶10供试液，混匀，在20～25℃培养，培养时间应使供试品中的细菌充分恢复但不增殖（约2h）。

2) 定性试验：除另有规定外,取相当于 1g 或 1mL 供试品的上述预培养物接种至适宜体积(经方法适用性试验确定)肠道菌增菌液体培养基中,30～35℃培养 24～48h 后,划线接种于紫红胆盐葡萄糖琼脂培养基平板上,30～35℃培养 18～24h。如果平板上无菌落生长,判供试品未检出耐胆盐革兰阴性菌。

3) 定量试验

① 选择和分离培养：取相当于 0.1g、0.01g 和 0.001g(或 0.1mL、0.01mL 和 0.001mL)供试品的预培养物或其稀释液分别接种至适宜体积(经方法适用性试验确定)肠道菌增菌液体培养基中,30～35℃培养 24～48h 后,上述每一培养物分别划线接种于紫红胆盐葡萄糖琼脂培养基平板上,30～35℃培养 18～24h。

② 结果判断：若紫红胆盐葡萄糖琼脂培养基平板上有菌落生长,则对应培养管为阳性,否则为阴性。根据各培养管检查结果,从表 15-9 查 1g 或 1mL 供试品中含有耐胆盐革兰阴性菌的可能菌数。

表 15-9　耐胆盐革兰阴性菌的可能菌数(N)

各供试品量的检查结果			每 1g(或 1mL)供试品中可能的菌数 cfu
0.1g 或 0.1mL	0.01g 或 0.01mL	0.001g 或 0.001mL	
+	+	+	$N>10^3$
+	+	−	$10^2<N<10^3$
+	−	−	$10<N<10^2$
−	−	−	$N<10$

注：+代表紫红胆盐葡萄糖琼脂平板上有菌落生长；−代表紫红胆盐葡萄糖琼脂平板上无菌落生长。若供试品量减少 10 倍(如 0.01g 或 0.01mL,0.001g 或 0.001mL,0.0001g 或 0.0001mL),则每 1g(或 1mL)供试品中可能的菌数(N)应相应增加 10 倍

(2) 大肠埃希菌(*Escherichia coli*)：即大肠杆菌,属肠杆菌科埃希菌属,是人和温血动物肠道内的寄生菌,可随粪便排出体外,直接或间接污染药品及其生产的各环节,引起腹泻、化脓或败血症等,是药品被粪便污染的指示菌。因此,2015 年版《中国药典》(通则 1107)规定：口服给药制剂,口腔黏膜给药制剂,齿龈给药制剂,鼻及呼吸道吸入给药制剂不得检出大肠埃希菌。

1) 供试液制备和增菌培养：取供试品,照上述"供试液的制备"制成 1∶10 供试液。取相当于 1g 或 1mL 供试品的供试液,接种至适宜体积(经方法适用性试验确定)的胰酪大豆胨液体培养基中,混匀,30～35℃培养 18～24h。

2) 选择和分离培养：取上述培养物 1mL 接种至 100mL 麦康凯液体培养基中,42～44℃培养 24～48h。取麦康凯液体培养物划线接种于麦康凯琼脂培养基平板上,30～35℃培养 18～72h。

3) 结果判断：若麦康凯琼脂培养基平板上有菌落生长,应进行分离、纯化及适宜的鉴定试验,确证是否为大肠埃希菌；若麦康凯琼脂培养基平板上没有菌落生长,或虽有菌落生长但鉴定结果为阴性,判定供试品未检出大肠埃希菌。

(3) 沙门菌(*Salmonella*)：沙门菌属肠杆菌科沙门菌属,自然界分布广泛,是人畜共患的肠道病原菌,通过人、畜、禽类的粪便或带菌者直接或间接污染药品及其生产的各环节,引

起伤寒、肠炎、肠热病和食物中毒等病症。2015 年版《中国药典》(通则 1107)微生物限度标准规定:含动物组织(包括提取物)的口服给药制剂,每 10g 或 10mL 不得检出沙门菌。

1) 供试液制备和增菌培养:取 10g 或 10mL 供试品直接或处理后接种至适宜体积(经方法适用性试验确定)的胰酪大豆胨液体培养基中,混匀,30～35℃培养 18～24h。

2) 选择和分离培养:取上述培养物 0.1mL 接种至 10mL rappaport vassiliadis(RV)沙门菌增菌液体培养基中,30～35℃培养 18～24h。取少量 RV 沙门菌增菌液体培养物划线接种于木糖赖氨酸脱氧胆酸盐琼脂培养基平板上,30～35℃培养 18～48h。

沙门菌在木糖赖氨酸脱氧胆酸盐琼脂培养基平板上生长良好,菌落为淡红色或无色、透明或半透明、中心有或无黑色。用接种针挑选疑似菌落于三糖铁琼脂培养基高层斜面上进行斜面和高层穿刺接种,培养 18～24h,或采用其他适宜方法进一步鉴定。

3) 结果判断:若木糖赖氨酸脱氧胆酸盐琼脂培养基平板上有疑似菌落生长,且三糖铁琼脂培养基的斜面为红色、底层为黄色,或斜面黄色、底层黄色或黑色,应进一步进行适宜的鉴定试验,确证是否为沙门菌。如果平板上没有菌落生长,或虽有菌落生长但鉴定结果为阴性,或三糖铁琼脂培养基的斜面未见红色、底层未见黄色;或斜面黄色、底层未见黄色或黑色,判定供试品未检出沙门菌。

(4) 铜绿假单胞菌(*Pseudomonas aeruginosa*):又叫绿脓杆菌,为假单胞菌属细菌,是常见的化脓性感染菌,对人有致病力,在烧伤、烫伤、眼科及其他外科疾患中常引起继发感染,造成眼角膜溃疡、失明,引起败血症等严重疾患,并对多种抗菌药有天然的耐药性。2015年版《中国药典》(通则 1107)规定:口腔黏膜、齿龈给药制剂,耳、鼻及呼吸道吸入给药制剂,阴道、尿道给药制剂,直肠给药制剂及其他局部给药制剂,均不得检出铜绿假单胞菌。

1) 供试液制备和增菌培养:取供试品,照上述"供试液的制备"制成 1:10 供试液。取相当于 1g 或 1mL 供试品的供试液,接种至适宜体积(经方法适用性试验确定)的胰酪大豆胨液体培养基中,混匀,30～35℃培养 18～24h。

2) 选择和分离培养:取上述培养物划线接种于溴化十六烷基三甲铵琼脂培养基平板上,30～35℃培养 18～72h。取上述平板上生长的菌落进行氧化酶试验,或采用其他适宜方法进一步鉴定。

氧化酶试验:将洁净滤纸片置于平皿内,用无菌玻棒取上述平板上生长的菌落涂于滤纸片上,滴加新配制的 1‰二盐酸 N,N-二甲基对苯二胺试液,在 30s 内若培养物呈粉红色并逐渐变为紫红色为氧化酶试验阳性,否则为阴性。

3) 结果判断:若溴化十六烷基三甲铵琼脂培养基平板上有菌落生长,且氧化酶试验阳性,应进一步进行适宜的鉴定试验,确证是否为铜绿假单胞菌。如果平板上没有菌落生长,或虽有菌落生长但鉴定结果为阴性,或氧化酶试验阴性,判定供试品未检出铜绿假单胞菌。

(5) 金黄色葡萄球菌(*Staphylococcus aureus*):金黄色葡萄球菌为葡萄球菌属细菌,是葡萄球菌中致病力最强的一种,化脓性感染重要的病原菌。分布很广泛,人的鼻咽腔、鼻涕、痰液、毛囊等常可发现,在生产各环节中极易污染药品。金黄色葡萄球菌可产生多种毒素及酶,经皮肤、黏膜侵入人体引起局部及全身化脓性炎症,严重时可导致败血症和脓毒血症。2015 年版《中国药典》(通则 1107)规定:口腔黏膜、齿龈给药制剂,耳、鼻及呼吸道吸入给药制剂,阴道、尿道给药制剂,直肠给药制剂及其他局部给药制剂,均不得检出金黄色葡萄球菌。

1) 供试液制备和增菌培养：取供试品，照上述"供试液的制备"制成 1∶10 供试液。取相当于 1g 或 1mL 供试品的供试液，接种至适宜体积（经方法适用性试验确定）的胰酪大豆胨液体培养基中，混匀，30～35℃培养 18～24h。

2) 选择和分离培养：取上述培养物划线接种于甘露醇氯化钠琼脂培养基平板上，30～35℃培养 18～72h。

3) 结果判断：若甘露醇氯化钠琼脂培养基平板上有黄色菌落或外周有黄色环的白色菌落生长，应进行分离、纯化及适宜的鉴定试验，确证是否为金黄色葡萄球菌；若平板上没有与上述形态特征相符或疑似的菌落生长，或虽有相符或疑似的菌落生长但鉴定结果为阴性，判定供试品未检出金黄色葡萄球菌。

(6) 梭菌（*Clostridia*）：为梭状芽孢杆菌属细菌，广泛分布于人、畜的粪便和土壤中。梭菌在土壤和尘埃中可存活十几年，其芽孢对热有强抵抗力，湿热 100℃ 1h 或干热 150℃ 1h 仍能存活。药品若被梭菌污染，可经伤口感染，其产生的强烈外毒素和侵袭性酶类可使人引起破伤风，致死率高。因此，某些用于创伤、溃疡、阴道、尿道的药品，必须对梭菌进行检查。

1) 供试液制备和热处理：取供试品，照上述"供试液的制备"制成 1∶10 供试液。取相当于 1g 或 1mL 供试品的供试液 2 份，其中 1 份置 80℃下保温 10min 后迅速冷却。

2) 增菌、选择和分离培养：将上述 2 份供试液分别接种至适宜体积（经方法适用性试验确定）的梭菌增菌培养基中，置厌氧条件下 30～35℃培养 48h。取上述每一培养物少量，分别涂抹接种于哥伦比亚琼脂培养基平板上，置厌氧条件下 30～35℃培养 48～72h。

3) 过氧化氢酶试验：取上述平板上生长的菌落，置洁净玻片上，滴加 3% 过氧化氢试液，若菌落表面有气泡产生，为过氧化氢酶试验阳性，否则为阴性。

4) 结果判断：若哥伦比亚琼脂培养基平板上有厌氧杆菌生长（有或无芽孢），且过氧化氢酶反应阴性的，应进一步进行适宜的鉴定试验，确证是否为梭菌；如果哥伦比亚琼脂培养基平板上没有厌氧杆菌生长，或虽有相符或疑似的菌落生长但鉴定结果为阴性，或过氧化氢酶反应阳性，判供试品未检出梭菌。

(7) 白色念珠菌（*Candida albicans*）：单细胞真菌，通常存在于健康人口腔、上呼吸道、肠道及阴道内。正常机体中数量较少，且不引起疾病，当机体免疫功能或防御力下降、正常菌群相互制约作用失调时，本菌则大量繁殖并改变生长形式（芽生菌丝相），侵入机体细胞，引起皮肤念珠菌病、黏膜念珠菌病、内脏及中枢神经念珠菌病。2015 年版《中国药典》（通则 1107）规定：阴道、尿道给药制剂，需进行白色念珠菌检查。

1) 供试液制备和增菌培养：取供试品，照上述"供试液的制备"制成 1∶10 供试液。取相当于 1g 或 1mL 供试品的供试液，接种至适宜体积（经方法适用性试验确定）的沙氏葡萄糖液体培养基中，混匀，30～35℃培养 3～5d。

2) 选择和分离：取上述预培养物划线接种于沙氏葡萄糖琼脂培养基平板上，30～35℃培养 24～48h。白色念珠菌在沙氏葡萄糖琼脂培养基上生长的菌落呈乳白色，偶见淡黄色，表面光滑有浓酵母气味，培养时间稍久则菌落增大、颜色变深、质地变硬或有皱褶。挑取疑似菌落接种至念珠菌显色培养基平板上，培养 24～48h（必要时延长至 72h），或采用其他适宜方法进一步鉴定。

3) 结果判断：若沙氏葡萄糖琼脂培养基平板上有疑似菌落生长，且疑似菌在念珠菌显色培养基平板上生长的菌落呈阳性反应，应进一步进行适宜的鉴定试验，确证是否为白色念珠菌；若沙氏葡萄糖琼脂培养基平板上没有菌落生长，或虽有菌落生长但鉴定结果为阴性，或疑似菌在念珠菌显色培养基平板上生长的菌落呈阴性反应，判定供试品未检出白色念珠菌。

 课堂互动

如何进行抗菌药物的微生物限度检查？

五、结果判定

供试品检出控制菌或其他致病菌时，按一次检出结果为准，不再复试。

供试品的需氧菌总数、霉菌和酵母菌总数其中任何一项不符合该品种项下的规定，判定供试品不符合规定。

若供试品的需氧菌总数、霉菌和酵母菌总数及控制菌三项检验结果均符合该品种项下的规定，判定供试品符合规定；若其中任何一项不符合该品种项下的规定，判定供试品不符合规定。

六、注意事项

1. 微生物限度检查前，药品的包装不得开启，药物需放置在阴凉干燥处，以防止环境微生物的污染而影响检验结果；凡药品包装已开启者，应另行取样检查。

2. 供试品检验全过程须符合无菌操作技术要求，使用的灭菌用具不能接触任何可能污染的器物，移液用灭菌吸管不能用口操作。

3. 试验用培养基需经过适用性检查，其灵敏度及特征性反应需符合要求；培养基需在规定条件保存，并在规定时间内使用。

4. 控制菌检查的实验操作要规范，并做好防护措施，勿损伤皮肤，以防止感染。

5. 供试品检出控制菌或其他致病菌时，按一次检出结果为准，不再复检。检出的控制菌培养物保留 1 个月，备查。

七、应用实例

微生物限度检查是非规定灭菌的口腔贴片、阴道片、阴道泡腾片和外用可溶片等局部用片剂，除另有规定外的酊剂、气雾剂、喷雾剂、膜剂、散剂、耳用制剂、鼻用制剂、凝胶剂、贴剂、栓剂、软膏剂、乳膏剂、糊剂、糖浆剂、粉雾剂、口服溶液剂、口服混悬剂、口服乳剂、洗剂、灌肠剂、搽剂、涂剂、涂膜剂等制剂及其原辅料的常规检查项目之一，主要检查其受微生物污染与否。检品依据 2015 年版《中国药典》（通则 1105、1106 和 1107）微生物限度检查法的要求和操作进行检查，应符合规定。2015 年版《中国药典》规定需要进行微生物限度检查的药品举例如下：

1. 甲硝唑阴道泡腾片　按照片剂（通则 0101）项下的【微生物限度】进行检查，应符合规定。

2. 克霉唑栓　按照栓剂(通则 0107)项下的【微生物限度】进行检查,应符合规定。

3. 双氯芬酸钠搽剂　按照搽剂(通则 0117)项下的【微生物限度】进行检查,应符合规定。

4. 磷酸可待因糖浆　按照糖浆剂(通则 0116)项下的【微生物限度】进行检查,应符合规定。

5. 雌二醇缓释贴片　按照贴剂(通则 0121)项下的【微生物限度】进行检查,应符合规定。

专题三　热原检查法

药品是人类防病、治病的特殊物质,临床上所用药品的剂型种类繁多,注射剂就是其中常见的一种。在使用注射剂的过程中,常常令患者发生冷感、寒战、发热、头痛、恶心、呕吐、关节痛、肤色灰白,甚至昏迷、休克、死亡等不良反应,称之为"热原反应"。经研究发现,引起上述输液反应症候群发生的主要原因是发热性物质,即热原对注射剂的污染,因此,注射剂的热原检查,是保证输注药品安全的重要检验项目之一。1942 年,美国率先将家兔热原检查法收入第 12 版药典,随后世界各国相继将这一方法载入药典,作为注射剂中热原检查的法定方法,我国也在新中国成立后的第一版《中国药典》(1953 年版)中收载了热原检查法,并在以后的每版药典中一直沿用。本专题将详细介绍家兔的热原检查法。

一、概述

热原,又叫发热物质,系指由细菌等微生物产生的微量即能引起恒温动物体温异常升高的致热物质的总称。广义的热原包括细菌性热原、内源性高分子热原、内源性低分子热原及化学热原、异性蛋白等。狭义的热原主要是指细菌性热原,是微生物产生的代谢产物、细菌尸体及内毒素。大多数细菌、许多霉菌和酵母菌,甚至病毒都能产生热原,致热能力最强的是革兰阴性杆菌所产生的热原,其次是革兰阳性杆菌类,革兰阳性球菌则较弱。

热原普遍存在于自然界,可以说无处不在、无处不有,比如说生活中常见的自来水、天然水及其他不洁净的水中。在注射剂生产或使用过程中,如果溶剂不洁、原辅料不净、容器或用具受到污染、制备或使用操作不慎等,都会导致注射剂被热原污染,被热原污染的注射剂含热原量达 $1\mu g/kg$ 时,静脉注入人体在 $0.5\sim2h$ 内便可引起人体发生"热原反应"。

关于热原,至今国内外还没有一个统一的认识,目前普遍认为热原是由革兰阴性菌所产生的内毒素(脂多糖)。内毒素是产生热原的最主要致热物质,不同菌种或不同菌株所产生的内毒素结构及生物活性有所不同,但总的来说,内毒素是由磷脂、脂多糖和蛋白质所组成的复合物。脂多糖是内毒素的主要成分,具有特别强的致热活性,一般脂多糖的分子量越大,其致热作用越强。

(一)热原的基本性质

1. 水溶性　易溶于水,不溶于有机溶剂,其浓缩的水溶液往往带有乳光。

2. 耐热性　有很强的耐热性，一般含脂多糖结构的热原耐热性比含蛋白质成分的要强。热原在 60℃加热 1h 不受影响，110℃时也不分解，120℃加热 4h 能被破坏 98%，因此，在通常注射剂的热压灭菌条件下热原不易被破坏。

3. 滤过性　热原体积较小，为 1～5nm，一般的除菌滤器均可通过，即使微孔滤膜也不能截留，但不能通过石棉滤板，也不能通过半透膜，可被活性炭吸附。

4. 不挥发性　本身不具有挥发性，但能随水蒸气中的雾滴带入蒸馏水中，所以一般蒸馏器需配置隔沫装置。

5. 抗原性　热原的脂多糖部分可产生抗原性。生物体反复接触热原，很快便会产生耐受性。所以家兔试验中特别强调了受试动物的使用次数、间隔时间。

6. 其他　能被强酸、强碱、强氧化剂，如高锰酸钾、过氧化氢及超声波破坏。

（二）除去热原的方法

1. 除去药液或溶剂中热原的方法

（1）吸附法：热原在水溶液中可被常见的吸附剂如活性炭、石棉、白陶土等吸附而除去。其中，活性炭性质稳定，对热原的吸附作用最强，其用量一般为溶液体积的 0.1%～0.5%。若将溶液加热至 70℃左右保温一定时间效果会更好。活性炭除吸附热原外，还有脱色、除臭、助滤的作用，广泛应用于注射剂的生产中。

（2）超滤法：热原体积较小，但采用孔径为 3.0～15nm（<50nm）的超滤膜可将其除去，效果较好。热原不能通过石棉滤板，也可用石棉滤板滤过除去热原。

（3）凝胶滤过法：又叫分子筛滤过法，当制备的注射剂的分子量明显大于热原分子时，可用此法除去热原。

（4）其他：如蒸馏法、离子交换法、反渗透法等。

2. 除去容器上热原的方法

（1）高温法：160～180℃加热 3～4h，250℃加热 1h 以上或 650℃加热 1min 方可使热原彻底破坏。耐热的玻璃制品、金属制品、生产过程中所用的容器和其他用具以及注射时使用的注射器等物品，可采用此法除去热原。

（2）酸碱法：热原能被强酸、强碱、强氧化剂破坏。配液所用的玻璃器皿、输液瓶等玻璃容器及用具可用重铬酸钾硫酸清洁液或稀氢氧化钠处理，以除去热原。

二、检查方法

热原检查法是将一定剂量的供试品，静脉注入家兔体内，在规定时间内，观察家兔体温升高的情况，以判定供试品中所含热原的限度是否符合规定。内毒素只是热原中的一种物质，并且一些药品因为干扰因素的存在并不适合进行内毒素检查，因此，热原检查能直接地反映注射剂中的致热物质在机体内的变化过程，兼具直观和代表性，较细菌内毒素检查更有实际意义。

由于家兔具有与人类对热原所引起的发热反应的最小内毒素量几乎相当，能反应热原引起哺乳动物复杂的升温过程，对内毒素及内毒素以外的热原都能检测出来，家兔容易繁殖、使用，注射方便等特点，所以，家兔试验法仍是目前各国药典规定的热原检查的法定方法。

（一）供试用家兔

供试用的家兔应健康合格,体重 1.7kg 以上(用于生物制品检查用的家兔体重为 1.7～3.0kg),雌兔应无孕。预测体温前 7d 即应用同一饲料饲养,在此期间内,体重应不减轻,精神、食欲、排泄等不得有异常现象。未曾用于热原检查的家兔;或供试品判定为符合规定,但组内升温达 0.6℃的家兔;或 3 周内未曾使用的家兔,均应在检查供试品前 7d 内预测体温,进行挑选。挑选试验的条件与检查供试品时相同,仅不注射药液,每隔 30min 测量体温 1 次,共测 8 次,8 次体温均在 38.0～39.6℃的范围内,且最高与最低体温相差不超过 0.4℃的家兔,方可供热原检查用。用于热原检查后的家兔,如供试品判定为符合规定,至少应休息 48h 方可再供热原检查用,其中升温达 0.6℃的家兔应休息 2 周以上。对用于血液制品、抗毒素和其他同一抗原性供试品检测的家兔可在 5d 内重复使用 1 次。如供试品判定为不符合规定,则组内全部家兔不再使用。

（二）试验前的准备

在做热原检查前 1～2d,供试用家兔应尽可能处于同一温度的环境中,实验室和饲养室的温度相差不得大于 3℃,且应控制在 17～25℃,在试验全部过程中,实验室温度变化不得大于 3℃,应防止动物骚动并避免噪声干扰。家兔在试验前至少 1h 开始停止给食并置于宽松适宜的装置中,直至试验完毕。测量家兔体温应使用精密度为±0.1℃的测温装置。测温探头或肛温计插入肛门的深度和时间各兔应相同,深度一般约 6cm,时间不得少于 1.5min,每隔 30min 测量体温 1 次,一般测量 2 次,两次体温之差不得超过 0.2℃,以此两次体温的平均值作为该兔的正常体温。当日使用的家兔,正常体温应在 38.0～39.6℃的范围内,且同组各兔间正常体温之差不得超过 1.0℃。

与供试品接触的试验用器皿应无菌、无热原。去除热原通常采用干热灭菌法(250℃、30min 以上),也可用其他适宜的方法。

（三）检查法

取适用的家兔 3 只,测定其正常体温后 15min 以内,自耳静脉缓缓注入规定剂量并温热至约 38℃的供试品溶液,然后每隔 30min 按前法测量其体温 1 次,共测 6 次,以 6 次体温中最高的一次减去正常体温,即为该兔体温的升高温度(℃)。如 3 只家兔中有 1 只体温升高 0.6℃或高于 0.6℃,或 3 只家兔体温升高的总和达 1.3℃或高于 1.3℃,应另取 5 只家兔复试,检查方法同上。

（四）结果判断

在初试的 3 只家兔中,体温升高均低于 0.6℃,并且 3 只家兔体温升高总和低于 1.3℃;或在复试的 5 只家兔中,体温升高 0.6℃或高于 0.6℃的家兔不超过 1 只,并且初试、复试合并 8 只家兔的体温升高总和为 3.5℃或低于 3.5℃,均判定供试品的热原检查符合规定。

在初试的 3 只家兔中,体温升高 0.6℃或高于 0.6℃的家兔超过 1 只;或在复试的 5 只家兔中,体温升高 0.6℃或高于 0.6℃的家兔超过 1 只;或在初试、复试合并 8 只家兔的体温升高总和超过 3.5℃,均判定供试品的热原检查不符合规定。

当家兔升温为负值时,均以 0℃计。

三、注意事项

1. 正常情况下,供试品的热原达到一定量会使家兔体温升高,但也会遇到大幅降温的情况(超过 0.6℃),应注意排查。

2. 实验室环境宜安静,否则会使动物受惊扰,引起动物骚动,影响实验结果。

3. 注射液在使用时需预热至 38℃,并注意注入速度不宜过快。

4. 肛温计在使用前要进行校正,测温时间每只兔不得少于 1.5min。

5. 家兔多次使用时,难免会因为多次少量接触热原而对热原产生耐受性,检查时注意家兔的选择和使用。

专题四　细菌内毒素检查

细菌内毒素这个概念早在 1890 年就已被提出,到了 1950 年后,随着生物学、物理化学、免疫学和遗传学等的进步发展,细菌内毒素的研究工作才有了大的突破,细菌内毒素检查法则是近 30 年来发展起来的一种新技术。

所谓细菌内毒素检查法,系利用鲎试剂来检测或量化由革兰阴性菌产生的细菌内毒素,以判断供试品中细菌内毒素的限量是否符合规定的一种方法。细菌内毒素检查包括两种方法,即凝胶法和光度测定法。前者是利用鲎试剂与细菌内毒素产生凝集反应的原理来检测或半定量内毒素;后者包括浊度法和显色基质法,系分别利用鲎试剂与内毒素反应过程中的浊度变化及产生的凝固酶使特定底物释放出呈色团的多少来测定内毒素。供试品检测时,可使用其中任何一种方法进行试验。当测定结果有争议时,除另有规定外,以凝胶限度试验结果为准。

本专题将详细介绍细菌内毒素的检查方法。

一、概述

为提高药品质量和用药安全,人们对热原进行了广泛的研究,直到 1923 年 Seibert 提出了用家兔检测热原的方法。1942 年《美国药典》首先将家兔热原检查法收入药典成为法定方法,《中国药典》(1953 年版)开始收载该方法,随后的世界各国药典都以家兔热原检查法作为药品质量监测的方法之一。但随着制药工业的发展和临床用药的要求,该方法的局限性越来越明显,它只局限于某种药物进入体内(血液循环)是否能引起体温变化或热原反应作为判断药品是否污染热原的方法,已不能满足医药工业发展的需要。其缺点表现在:①标准化程度低,无法判断检查样品中存在的热原到底是什么或是哪一种物质;②由于试验动物家兔是处在被细菌污染的环境中,通过吸入或皮肤感染细菌内毒素而被免疫,导致动物的个体差异较大;③试验动物受到药品的药理活性干扰(如放射性药品、抗生素、生物制品等)而影响体温变化,实验结果难以判断;④设备及实验费用昂贵(如建设动物房、水电、动物饲养等耗费)。相比之下,鲎试验法可避免家兔热原检查法的上述不足,是药品质量检测领域的一场技术革新。

（一）鲎试验法发展历程

1956 年，美国动物学家 Bang 首先发现美洲鲎体内注入革兰阴性细菌后会引起全身性血液凝固；1968 年，美国血液工作者 Liven 和 Bang 共同研究鲎血的凝集机制，发现这种凝固反应极其灵敏，只要内毒素浓度大于 0.001U/mL 即可得到阳性结果，由此创立了鲎试验法；1973 年，科学家从鲎的蓝色血液中提取变形细胞溶解物，经低温冷冻干燥制成鲎试剂，专用于细菌内毒素检测，创造了微量内毒素检测的新技术。此后各国药典陆续将鲎试验法定为内毒素检查的法定方法，我国于 1983 年开始制定鲎试剂标准，1988 年 10 月全国试行，1991 年转为正式标准，1995 年版《中国药典》开始收载细菌内毒素检查法。

鲎试验法比家兔试验法灵敏 10 倍，并且简单、快速、灵敏、准确，试验费用低，是国际上至今为止检测内毒素最好的方法，适用于注射剂中热原的检查和家兔试验法不能检测的某些细胞毒性药物制剂。但由于其对革兰阴性菌以外的内毒素不灵敏，目前还不能完全代替家兔试验法。

（二）凝胶法反应原理

系利用鲎血液中的变形细胞，经裂解液和机械方式促使细胞破裂而提取到的细胞溶解物凝固酶原和凝固蛋白原参与的一个酶联反应。凝固酶原在内毒素的激活下转化为具有活性的凝固酶，凝固酶再将溶解状态的凝固蛋白原酶解为凝固蛋白，凝固蛋白通过交联酶作用相互聚合形成牢固的凝胶，反应的速度和凝胶的坚固程度与内毒素的浓度相关。

（三）基本概念

1. 细菌内毒素用量　用内毒素单位（EU）表示，1EU 与 1 个内毒素国际单位（U）相当。

2. 细菌内毒素国家标准品（reference standard endotoxin，RSE）　系自大肠埃希菌提取精制而成，用于标定、复核、仲裁鲎试剂灵敏度、标定细菌内毒素工作标准品的效价、干扰试验及检查法中编号 B 和 C 溶液的制备、凝胶法中鲎试剂灵敏度复核试验、光度测定法中标准曲线可靠性试验。

3. 细菌内毒素工作标准品（control standard endotoxin，CSE）　系以细菌内毒素国家标准品为基准标定其效价，用于干扰试验及检查法中编号 B 和 C 溶液的制备、凝胶法中鲎试剂灵敏度复核试验、光度测定法中标准曲线可靠性试验。

4. 细菌内毒素检查（bacterial endotoxin test，BET）用水　系指内毒素含量小于 0.015EU/mL（用于凝胶法）或 0.005EU/mL（用于光度测定法）且对内毒素试验无干扰作用的灭菌注射用水。

知识拓展

鲎 试 剂

鲎是一种栖生于海洋的节肢动物，它的血液中含有铜离子，呈蓝色，主要成分是血蓝蛋白。鲎试剂就是由这种海洋生物鲎的蓝色血液提取物制成的。鲎试剂能准确、快速地检测人体是否因细菌感染而致病；在制药行业，鲎试剂用于检测细菌内毒素。目前使用的鲎试剂分为美洲鲎试剂和东方鲎试剂两大类。

二、检查方法

本试验操作过程应防止微生物和内毒素的污染。

试验所用的器皿需经处理,以去除可能存在的外源性内毒素。耐热器皿常用干热灭菌法(250℃、30min 以上)去除,也可采用其他确证不干扰细菌内毒素检查的适宜方法。若使用塑料器具,如微孔板和与微量加样器配套的吸头等,应选用标明无内毒素并且对试验无干扰的器具。

供试品溶液的制备:某些供试品需进行复溶、稀释或在水性溶液中浸提制成供试品溶液。必要时,可调节被测溶液(或其稀释液)的 pH 值,一般供试品溶液和鲎试剂混合后溶液的 pH 值在 6.0~8.0 的范围内为宜,可使用适宜的酸、碱溶液或缓冲液调节 pH 值。酸或碱溶液须用细菌内毒素检查用水在已去除内毒素的容器中配制。缓冲液必须经过验证不含内毒素和干扰因子。

内毒素限值的确定:药品、生物制品的细菌内毒素限值(L)一般按式(15-1)确定:

$$L = K/M \tag{15-1}$$

式中:L 为供试品的细菌内毒素限值,一般以 EU/mL、EU/mg 或 EU/U(活性单位)表示;K 为人每千克体重每小时最大可接受的内毒素剂量,以 EU/(kg·h)表示,注射剂 $K=$ 5EU/(kg·h),放射性药品注射剂 $K=2.5$EU/(kg·h),鞘内用注射剂 $K=0.2$EU/(kg·h);M 为人用每千克体重每小时的最大供试品剂量,以 mL/(kg·h)、mg/(kg·h)或 U/(kg·h)表示,人均体重按 60kg 计算,人体表面积按 1.62m² 计算。注射时间若不足 1h,按 1h 计算。供试品每平方米体表面积剂量乘以 0.027 即可转换为每千克体重剂量(M)。

按人用剂量计算限值时,如遇特殊情况,可根据生产和临床用药实际情况做必要调整,但需说明理由。

确定最大有效稀释倍数(maximum valid dilution,MVD):最大有效稀释倍数是指在试验中供试品溶液被允许达到稀释的最大倍数(1→MVD),在不超过此稀释倍数的浓度下进行内毒素限值的检测。用式(15-2)来确定 MVD:

$$MVD = cL/\lambda \tag{15-2}$$

式中:L 为供试品的细菌内毒素限值;c 为供试品溶液的浓度,当 L 以 EU/mL 表示时,则 c 等于 1.0mL/mL,当 L 以 EU/mg 或 EU/U 表示时,c 的单位需为 mg/mL 或 U/mL。如需计算在 MVD 时的供试品浓度,即最小有效稀释浓度,可使用公式 $c=\lambda/L$;λ 为在凝胶法中鲎试剂的标示灵敏度(EU/mL),或是在光度测定法中所使用的标准曲线上最低的内毒素浓度。

示例 1 最大有效稀释倍数(MVD)的计算

替硝唑注射液的内毒素限值 L 为 0.5EU/mL,使用灵敏度为 0.125EU/mL 的鲎试剂进行检验,计算其最大有效稀释倍数(MVD)。

解:由于替硝唑注射液为溶液状态,则 MVD=1.0mL/mL×0.5EU/mL÷0.125EU/mL=4 倍。

示例 2 最大有效稀释倍数(MVD)的计算

称取 100mg 注射用阿莫西林钠,在已去除外源性内毒素的容器中用 5mL 内毒素检查用水溶解,制成供试品溶液。注射用阿莫西林钠的内毒素限值 L 为 0.15EU/mg,使用灵敏度为 0.25EU/mL 的鲎试剂进行检验,计算其最大有效稀释倍数(MVD)。

解:由于规定注射用阿莫西林钠的内毒素限值 L 以 EU/mg 表示,则 MVD $=100\text{mg}\div 5\text{mL}\times 0.15\text{EU/mg}\div 0.25\text{EU/mL}=12$ 倍。

示例 3:最小有效稀释浓度(minimum valid concentration,MVC)的计算

设鲎试剂的灵敏度为 0.125EU/mL,即 $\lambda=0.125\text{EU/mL}$,注射用阿莫西林钠的内毒素限值 L 为 0.15EU/mg,计算其最小有效稀释浓度(MVC)。

解:由于注射用阿莫西林钠为固体,则 MVD 取 1,可以通过 $c=\lambda/L$,确定最小有效稀释浓度,即 MVC $=0.125\text{EU/mL}\div 0.15\text{EU/mg}=0.833\text{mg/mL}$。

(一)凝胶法

凝胶法系通过鲎试剂与内毒素产生凝集反应的原理进行限度检测或半定量检测内毒素的方法。

1. 鲎试剂灵敏度复核试验　在本检查法规定的条件下,使鲎试剂产生凝集的内毒素的最低浓度即为鲎试剂的标示灵敏度,用 EU/mL 表示。当使用新批号的鲎试剂或试验条件发生了任何可能影响检验结果的改变时,应进行鲎试剂灵敏度复核试验。

根据鲎试剂灵敏度的标示值(λ),将细菌内毒素国家标准品或细菌内毒素工作标准品用细菌内毒素检查用水溶解,在旋涡混合器上混匀 15min,然后制成 2λ、λ、0.5λ 和 0.25λ 4 个浓度的内毒素标准溶液,每稀释一步均应在旋涡混合器上混匀 30s。取分装有 0.1mL 鲎试剂溶液的 10mm×75mm 试管或复溶后的 0.1mL/支规格的鲎试剂原安瓿 18 支,其中 16 管分别加入 0.1mL 不同浓度的内毒素标准溶液,每一个内毒素浓度平行做 4 管;另外 2 管加入 0.1mL 细菌内毒素检查用水作为阴性对照。将试管中溶液轻轻混匀后,封闭管口,垂直放入(37±1)℃的恒温器中,保温(60±2)min。

将试管从恒温器中轻轻取出,缓缓倒转 180°,若管内形成凝胶,并且凝胶不变形、不从管壁滑脱者为阳性;未形成凝胶或形成的凝胶不坚实、变形并从管壁滑脱者为阴性。保温和拿取试管过程应避免受到振动,造成假阴性结果。

当最大浓度 2λ 管均为阳性,最低浓度 0.25λ 管均为阴性,阴性对照管为阴性,试验方为有效。按式(15-3)计算反应终点浓度的几何平均值,即为鲎试剂灵敏度的测定值(λ_c)。

$$\lambda_c = \text{antilg}\left(\sum X/n\right) \tag{15-3}$$

式中:X 为反应终点浓度的对数值(lg),反应终点浓度是指系列递减的内毒素浓度中最后一个呈阳性结果的浓度;n 为每个浓度的平行管数。

当 λ_c 在 $0.5\lambda\sim 2\lambda$(包括 0.5λ 和 2λ)时,方可用于细菌内毒素检查,并以标示灵敏度 λ 为该批鲎试剂的灵敏度。

示例:设待复核鲎试剂的灵敏度标示值 λ 为 0.125EU/mL。实验结果如下:

内毒素浓度(EU/mL)		2λ	λ	0.5λ	0.25λ	阴性对照	反应终点浓度
	1	+	+	−	−		0.125
平行管数	2	+	−	−	−		0.25
	3	+	+	+	−		0.0625
	4	+	+	+	−		0.0625

注:＋表示管内形成凝胶,并且凝胶不变形,不从管壁滑脱者;－表示管内未形成凝胶或凝胶不能保持完整并从管壁滑脱者

$$\lambda_c = \text{antilg}\left(\sum X/n\right)$$
$$= \text{antilg}\left[(\lg 0.125 + \lg 0.25 + \lg 0.0625 + \lg 0.0625)/4\right]$$
$$= 0.105(\text{EU/mL})$$

λ_c 在 $0.5\lambda \sim 2\lambda$ 范围内，符合规定；并且使用该批鲎试剂时，其灵敏度为标示灵敏度 $0.125(\text{EU/mL})$。

2. 干扰试验 干扰试验的目的一是判断检品在某种浓度状态下是否适合做细菌内毒素检查；二是判断当鲎试剂的来源、批号、制备工艺改变或检品成分、配方、生产工艺、关键成分来源改变时，是否对细菌内毒素检查产生影响。

按表 15-10 制备溶液 A、B、C 和 D，使用的供试品溶液应为未检验出内毒素且不超过最大有效稀释倍数（MVD）的溶液，按鲎试剂灵敏度复核试验项下操作。

表 15-10 凝胶法干扰试验溶液的制备

编号	内毒素浓度/被加入内毒素的溶液	稀释用液	稀释倍数	所含内毒素的浓度	平行管数
A	无/供试品溶液	—	—	—	2
B	2λ/供试品溶液	供试品溶液	1	2λ	4
			2	1λ	4
			4	0.5λ	4
			8	0.25λ	4
C	2λ/检查用水	检查用水	1	2λ	2
			2	1λ	2
			4	0.5λ	2
			8	0.25λ	2
D	无/检查用水	—	—	—	2

注：A 为供试品溶液；B 为干扰试剂系列；C 为鲎试剂标示灵敏度的对照系列；D 为阴性对照

只有当溶液 A 和阴性对照溶液 D 的所有平行管都为阴性，并且系列溶液 C 的结果在符合鲎试剂灵敏度复核试验要求时，试验方为有效。当系列溶液 B 的结果符合鲎试剂灵敏度复核试验要求时，认为供试品在该浓度下无干扰作用。其他情况则认为供试品在该浓度下存在干扰作用。若供试品溶液在小于 MVD 的稀释倍数下对试验有干扰，应将供试品溶液进行不超过 MVD 的进一步稀释，再重复干扰试验。

可通过对供试品进行更大倍数的稀释或通过其他适宜的方法（如过滤、中和、透析或加热处理等）排除干扰。为确保所选择的处理方法能有效地排除干扰且不会使内毒素失去活性，要使用预先添加了标准内毒素再经过处理的供试品溶液进行干扰试验。

当进行新药的内毒素检查试验前，或无内毒素检查项的品种建立内毒素检查法时，须进行干扰试验；当鲎试剂、供试品的处方、生产工艺改变或试验环境中发生了任何有可能影响试验结果的变化时，须重新进行干扰试验。

3. 检查法

（1）凝胶限度试验：按表 15-11 制备溶液 A、B、C 和 D。使用稀释倍数不超过 MVD 并且已经排除干扰的供试品溶液来制备溶液 A 和 B。按鲎试剂灵敏度复核试验项下操作。

表 15-11　凝胶限度试验溶液的制备

编　号	内毒素浓度/配制内毒素的溶液	平行管数
A	无/供试品溶液	2
B	2λ/供试品溶液	2
C	2λ/检查用水	2
D	无/检查用水	2

注：A 为供试品溶液，B 为供试品阳性对照，C 为阳性对照，D 为阴性对照

结果判断：保温（60±2）min 后观察结果。若阴性对照溶液 D 的平行管均为阴性，供试品阳性对照溶液 B 的平行管均为阳性，阳性对照溶液 C 的平行管均为阳性，试验有效。

若溶液 A 的两个平行管均为阴性，判定供试品符合规定。若溶液 A 的两个平行管均为阳性，判定供试品不符合规定。若溶液 A 的两个平行管中的一管为阳性，另一管为阴性，需进行复试。复试时溶液 A 需做 4 支平行管，若所有平行管均为阴性，判定供试品符合规定，否则判定供试品不符合规定。

若供试品的稀释倍数小于 MVD 而溶液 A 出现不符合规定时，需将供试品稀释至 MVD 重新实验，再对结果进行判断。

（2）凝胶半定量试验：本方法系通过确定反应终点浓度来量化供试品中内毒素的含量。按表 15-12 制备溶液 A、B、C 和 D。按鲎试剂灵敏度复核试验项下操作。

表 15-12　凝胶半定量试验溶液的制备

编号	内毒素浓度/被加入内毒素的溶液	稀释用液	稀释倍数	所含内毒素的浓度	平行管数
A	无/供试品溶液	检查用水	1	—	2
			2	—	2
			4	—	2
			8	—	2
B	2λ/供试品溶液		1	2λ	2
C	2λ/检查用水	检查用水	1	2λ	2
			2	1λ	2
			4	0.5λ	2
			8	0.25λ	2
D	无/检查用水	—	—	—	2

注：A 为不超过 MVD 并且通过干扰试验的供试品溶液；从通过干扰试验的稀释倍数开始用检查用水稀释至 1 倍、2 倍、4 倍和 8 倍，最后的稀释倍数不得超过 MVD；B 为 2λ 浓度标准内毒素的溶液 A（供试品阳性对照）；C 为鲎试剂标示灵敏度的对照系列；D 为阴性对照

结果判断：若阴性对照溶液 D 的平行管均为阴性，供试品阳性对照溶液 B 的平行管均为阳性，系列溶液 C 的反应终点浓度的几何平均值在 0.5λ～2λ 之间，试验有效。

系列溶液 A 中每一系列的终点稀释倍数乘以 λ，为每个系列的反应终点浓度。如果检验的是经稀释的供试品，则将终点浓度乘以供试品进行半定量试验的初始稀释倍数，即得到每一系列内毒素浓度 c。

若每一系列内毒素浓度均小于规定的限值，判定供试品符合规定。每一系列内毒素浓

度的几何平均值即为供试品溶液的内毒素浓度 $\left[按公式\ c_E = \text{antilg}\left(\sum c/2\right)\right]$。如试验中供试品溶液的所有平行管均为阴性，应记为内毒素浓度小于 λ（如果检验的是稀释过的供试品，则记为小于 λ 乘以供试品进行半定量试验的初始稀释倍数）。

若任何系列内毒素浓度不小于规定的限值时，则判定供试品不符合规定。当供试品溶液的所有平行管均为阳性，可记为内毒素的浓度大于或等于最大的稀释倍数乘以 λ。

知识链接

凝胶半定量试验供试品细菌内毒素结果计算

内毒素浓度（EU/mL）	2.0λ	λ	0.5λ	0.25λ	终点
标准内毒素系列溶液 C	+	+	+	−	0.5λ
	+	+	−	−	λ
稀释倍数	1	2	4	8	
供试品系列溶液 A	+	+	+	+	$4\times\lambda$
	+	+	−	−	$2\times\lambda$
供试品阳性对照溶液 B	++	阴性对照溶液 D			−−

供试品细菌内毒素浓度 $c_E = \text{antilg}\left(\sum c/2\right) = \text{antilg}[(\lg 4\lambda + \lg 2\lambda)/2] = 2.83\lambda$

示例 1 凝胶限度试验进行葡萄糖注射液细菌内毒素检查

供试品为葡萄糖注射液，其内毒素限值为 0.5EU/mL，设所用鲎试剂的灵敏度为 0.125EU/mL，MVD$=cL/\lambda=1.0\times0.5/0.125=4$ 倍，将样品进行 4 倍稀释，并做 4 倍稀释下的供试品阳性对照。

编 号	内毒素浓度/被加入内毒素的溶液	平行管数	结 果
供试品溶液 A	无/供试品溶液	2	−−
供试品阳性对照 B	2λ/供试品溶液	2	++
阳性对照 C	2λ/检查用水	2	++
阴性对照 D	无/检查用水	2	−−

保温（60±2）min 后结果如上所示，请根据表中结果判断：葡萄糖注射液细菌内毒素检查是否符合规定？

答：阴性对照溶液 D 的平行管均为阴性，供试品阳性对照溶液 B 的平行管均为阳性，阳性对照溶液 C 的平行管均为阳性，本试验有效。供试品溶液 A 的两个平行管均为阴性，判定该批葡萄糖注射液的内毒素含量小于 0.5EU/mL，葡萄糖注射液细菌内毒素检查符合规定。

示例 2 凝胶半定量试验进行注射液细菌内毒素含量测定

右旋糖酐 20 葡萄糖注射液，内毒素限值为 0.5EU/mL；通过使用 3 个鲎试剂厂家的鲎试剂对 3 个不同厂家的 6 个样品进行干扰试验证实：右旋糖酐 20 葡萄糖注射液稀释 2 倍后即不干扰内毒素检查；现使用灵敏度为 0.03EU/mL 的鲎试剂对一批右旋糖酐 20 葡萄糖注射液进行凝胶半定量试验。结果如下所示,请计算细菌内毒素的含量。

$\mathrm{MVD} = cL/\lambda = 1.0 \times 0.5/0.03 = 16.67$ 倍(从已确定不干扰的稀释倍数 2 倍起,再进行 1、2、4、8 倍稀释,相当于将供试品原液进行了 2、4、8、16 倍稀释,最终的稀释倍数没有超过 MVD)

结果 1:

内毒素浓度(EU/mL)	0.06	0.03	0.015	0.0075	终点
标准内毒素系列溶液 C	+	+	+		0.015
	+	+	−		0.03
稀释倍数	1	2	4	8	
供试品系列溶液 A	+	+	+		4×0.03
	+	+	−		2×0.03
供试品阳性对照溶液 B	++	阴性对照溶液 D			−−

结果计算:$c_E = \mathrm{antilg}\left(\sum c/2\right) = \mathrm{antilg}[(\lg 4\lambda + \lg 2\lambda)/2] = 2.83\lambda = 0.0849\mathrm{EU/mL}$

由于检验时采用的右旋糖酐 20 葡萄糖注射液的最小不干扰稀释倍数是 2 倍,所以,原右旋糖酐 20 葡萄糖注射液中内毒素含量为 $0.0849\mathrm{EU/mL} \times 2 = 0.170\mathrm{EU/mL}$

结果 2:

内毒素浓度(EU/mL)	0.06	0.03	0.015	0.0075	终点
标准内毒素系列溶液 C	+	+	+		0.015
	+	+	−		0.03
稀释倍数	1	2	4	8	
供试品系列溶液 A	−	−	−		<1×0.03
	−	−	−		<1×0.03
供试品阳性对照溶液 B	++	阴性对照溶液 D			−−

结果计算:试验中供试品系列溶液的结果均为阴性,应记内毒素浓度小于 λ;再有,检验的是稀释 2 倍的供试品,故原右旋糖酐 20 葡萄糖注射液内毒素含量为:小于 $0.03 \times 2 = 0.06\mathrm{EU/mL}$

结果 3:

内毒素浓度(EU/mL)	0.06	0.03	0.015	0.0075	终点
标准内毒素系列溶液 C	+	+	+	−	0.015
	+	+	−		0.03
稀释倍数	1	2	4	8	
供试品系列溶液 A	+	+	+	+	>8×0.03
	+	+	+	+	>8×0.03
供试品阳性对照溶液 B	++	阴性对照溶液 D			−−

结果计算:试验中供试品系列溶液的结果均为阳性,应记内毒素浓度大于或等于最大稀释倍数乘以 λ,故原右旋糖酐 20 葡萄糖注射液内毒素含量为:大于 $8 \times 0.03 \times 2 = 0.48\mathrm{EU/mL}$

(二) 光度测定法

光度测定法分为浊度法和显色基质法。

浊度法系利用检测鲎试剂与内毒素反应过程中的浊度变化而测定内毒素含量的方法。根据检测原理,可分为终点浊度法和动态浊度法。终点浊度法是依据反应混合物中的内毒素浓度和其在孵育终止时的浊度(吸光度或透光率)之间存在的量化关系来测定内毒素含量的方法。动态浊度法是检测反应混合物的浊度到达某一预先设定的吸光度或透光率所需要的反应时间,或是检测浊度增加速度的方法。

显色基质法系利用检测鲎试剂与内毒素反应过程中产生的凝固酶使特定底物释放出呈色团的多少而测定内毒素含量的方法。根据检测原理,分为终点显色法和动态显色法。终点显色法是依据反应混合物中内毒素浓度和其在孵育终止时释放出的呈色团的量之间存在的量化关系来测定内毒素含量的方法。动态显色法是检测反应混合物的吸光度或透光率达到某一预先设定的检测值所需要的反应时间,或检测值增加速度的方法。

光度测定试验需在特定的仪器中进行,温度一般为(37 ± 1)℃。

供试品和鲎试剂的加样量、供试品和鲎试剂的比例以及保温时间等,参照所用仪器和试剂的有关说明进行。

为保证浊度和显色试验的有效性,应预先进行标准曲线的可靠性试验以及供试品的干扰试验。

1. 标准曲线的可靠性试验　当使用新批号的鲎试剂或试验条件有任何可能会影响检验结果的改变时,需进行标准曲线的可靠性试验。

用标准内毒素制成溶液,制成至少 3 个浓度的稀释液(相邻浓度间稀释倍数不得大于10),最低浓度不得低于所用鲎试剂的标示检测限。每一稀释步骤的混匀时间同凝胶法,每一浓度至少做 3 支平行管。同时要求做 2 支阴性对照,当阴性对照的吸光度或透光率小于标准曲线最低点的检测值或反应时间大于标准曲线最低点的反应时间,将全部数据进行线性回归分析。

根据线性回归分析,标准曲线的相关系数(r)的绝对值应大于或等于 0.980,试验方为有效。否则须重新试验。

2. 干扰试验　选择标准曲线中点或一个靠近中点的内毒素浓度(设为 λ_m),作为供试品干扰试验中添加的内毒素浓度。按表 15-13 制备溶液 A、B、C 和 D。

表 15-13　光度测定法干扰试验溶液的制备

编　号	内毒素浓度	被加入内毒素的溶液	平 行 管 数
A	无	供试品溶液	至少 2
B	标准曲线的中点(或附近点)的浓度(设为 λ_m)	供试品溶液	至少 2
C	至少 3 个浓度(最低一点设定为 λ)	检查用水	每一浓度至少 2
D	无	检查用水	至少 2

注:A 为稀释倍数不超过 MVD 的供试品溶液,B 为加入了标准曲线中点或靠近中点的一个已知浓度内毒素的,且与溶液 A 有相同稀释倍数的供试品溶液,C 为如"标准曲线的可靠性试验"项下描述的,用于制备标准曲线的标准内毒素溶液,D 为阴性对照

按所得线性回归方程分别计算出供试品溶液和含标准内毒素的供试品溶液的内毒素含量 c_t 和 c_s，再按式（15-4）计算该试验条件下的回收率（R）。

$$R = (c_s - c_t)/\lambda_m \times 100\%\qquad\qquad(15\text{-}4)$$

当内毒素的回收率在 $50\% \sim 200\%$ 之间，则认为在此试验条件下供试品溶液不存在干扰作用。

当内毒素的回收率不在指定的范围内，须按"凝胶法干扰试验"中的方法去除干扰因素，并重复干扰试验来验证处理的有效性。

当鲎试剂、供试品的来源、处方、生产工艺改变或试验环境中发生了任何有可能影响试验结果的变化时，须重新进行干扰试验。

3. 检查法　按"光度测定法的干扰试验"中的操作步骤进行检测。

使用系列溶液 C 生成的标准曲线来计算溶液 A 的每一个平行管的内毒素浓度。

试验必须符合以下三个条件方为有效：

（1）系列溶液 C 的结果要符合"标准曲线的可靠性试验"中的要求；

（2）用溶液 B 中的内毒素浓度减去溶液 A 中的内毒素浓度后，计算出的内毒素的回收率要在 $50\% \sim 200\%$ 的范围内；

（3）阴性对照的检测值小于标准曲线最低点的检测值或反应时间大于标准曲线最低点的反应时间。

4. 结果判断　若供试品溶液所有平行管的平均内毒素浓度乘以稀释倍数后，小于规定的内毒素限值，判定供试品符合规定。若大于或等于规定的内毒素限值，判定供试品不符合规定。

注：本检查法中，"管"的意思包括其他任何反应容器，如微孔板中的孔。

三、注意事项

1. 本试验操作过程应防止内毒素的污染。试验前须用肥皂洗手，用 75% 乙醇棉球消毒；试验时须戴口罩、帽子，并不要高声讲话和频繁走动，防止飞沫及尘埃落入。

2. 试验场所温度为（25±2）℃较好，并要求洁净，无尘埃空气流通，若是空调房，应备有超净工作台。

3. 试验用水应采用厂家配备的细菌内毒素检查用水，不能用注射用水替代；恒温水浴锅温度为（37±1）℃为宜。

4. 试验前应先复核鲎试剂产品的灵敏度和自身凝集时间，若鲎试剂的灵敏度改变或质量不符合要求，会影响试验结果。

5. 进行鲎试剂灵敏度复核试验、干扰试验和供试品细菌内毒素检查时，各个试验中要求的对照应同时进行，并在试验有效的情况下才能进行计算和判断。

6. 凝集反应不可逆，在反应过程中及观察结果时应注意不要使试管受到振动，以免使凝胶破碎产生假阴性结果。

7. 对含有多糖类的药品，应选用特异性鲎试剂或普通鲎试剂加 G 因子抑制剂使用；对 pH 较低的药品应调节 pH 值至 $6.0 \sim 8.0$。

专题五　抗生素效价的微生物检定

抗生素是一类由生物(包括微生物、植物和动物在内)在其生命活动过程中产生的(或用化学、生物或生化方法衍生的),在低微浓度下能选择性地抑制或影响它种生物功能的化学物质的总称,主要指细菌、放线菌和真菌等微生物的代谢产物。自从 1929 年 Flemming 发现第一种抗生素青霉素至今,已有上百种抗生素在临床上使用,抗生素类药物在治疗感染性疾病和保障健康方面做出了令人瞩目的贡献,已是一类不可缺少的重要化学药物。为保证抗生素药品的安全有效性,对抗生素药品的检测和质量控制显得至关重要,尤其是效价测定。

抗生素的含量常用效价和单位表示,该词有时不加区别统称为效价单位。目前,抗生素类药物的效价测定方法主要有理化方法和微生物检定法两种。理化方法主要是根据抗生素的分子结构,利用其特有的理化性质及反应进行含量测定的方法。微生物检定法是利用抗生素在低微浓度下有选择地抑制或杀死微生物的特点,以抗生素的抗菌活性为指标来衡量抗生素中的有效成分效力的方法。抗菌活性是指抗菌药物抑制或杀死病原微生物的能力。抗生素的抗菌活性通常用效价单位来表示,即抗生素药物的作用强度。效价以抗菌效能(活性部分)作为衡量标准,以"单位"(U)来表示,效价的测定就是抗生素活性物质的测定。在临床应用中,抗生素的抗菌活性可以准确地反映抗生素的医疗价值。

抗生素的微生物检定法是目前国际上通用的、经典的抗生素效价测定方法,对同一类型抗生素不需分离,可一次性测定其总效价。自 20 世纪 40 年代建立至今,在各国药典中被普遍采用。虽然伴随着高效液相色谱法等化学分析技术的发展,一些抗生素品种的效价测定已被理化方法所取代,但由于以下原因:

1. 微生物检定法可直观、特异性反映出抗生素药品的抗菌活性,显示临床的特点。

2. 多组分抗生素由于不同活性组分生物活性的差异,化学测定结果难以准确表征组分组成、含量和生物活性间的关系。

3. 许多抗生素品种由于各种原因目前没有适当的化学分析方法表征其活性。

4. 微生物检定法所需仪器设备简单,成本低。

所以,抗生素微生物检定法目前在各国药典中仍占有重要地位,且短期内化学分析法不可能取代微生物检定法。

根据试验设计原理的不同,抗生素的微生物检定法可以分为稀释法、浊度法和琼脂扩散法,其中,琼脂扩散法又包括管碟法和打孔法两种。2015 年版《中国药典》(通则 1201)收载的抗生素微生物检定法包括两种方法,即管碟法和浊度法。测定结果经计算所得的效价,如低于估计效价的 90% 或高于估计效价的 110% 时,应调整其估计效价,重新试验。除另有规定外,本法的可信限率不得大于 5%。

一、检定原理

抗生素微生物检定法系在适宜条件下,根据量反应平行线原理设计,通过检测抗生素对微生物的抑制作用,计算抗生素活性(效价)的方法。量反应平行线原理是指:在属量反应的指标中,当对数剂量和反应呈直线关系,且供试品和标准品的作用性质相同时,供试品和标准品的两条对数剂量和反应关系直线相互平行。在抗生素微生物检定法中,因试验条件相同,标准品和供试品又为同种抗生素,标准品溶液和供试品溶液对试验菌所得的量反应曲线,在一定剂量范围内相互平行,符合量反应平行线原理的基本要求。利用此原理,抗生素效价的微生物检定方法可设计为二剂量法(管碟法和浊度法)、三剂量法(管碟法和浊度法)和标准曲线法(浊度法)等。

二、试验菌

抗生素效价测定用的试验菌以 2015 年版《中国药典》规定的试验菌为首选,根据需要可选择其他的试验菌,但最好与同品种国际通用药典所用试验菌一致,以便效价单位的统一。所用试验菌应具备以下几个特点:①以抗生素的作用机制和抗菌谱为基础,显示临床特点,对抗生素主要成分有较强的敏感性,而对所含杂质、降解物不敏感;②试验菌为非致病菌或致病菌的无毒变株,特征稳定不易变异,易于培养、保存,安全无致病性;③试验菌菌落形态要典型,无杂菌,要保持菌种的新鲜和菌悬液中菌群的一致性;④管碟法试验菌产生的抑菌圈应清晰、稳定,测定误差小,不产生次级圈,浊度法以球菌和短杆菌为宜。

2015 年版《中国药典》(通则 1201)规定:管碟法的试验菌有枯草芽孢杆菌(*Bacillus subtilis*)、短小芽孢杆菌(*Bacillus pumilus*)、金黄色葡萄球菌(*Staphylococcus aureus*)、藤黄微球菌(*Micrococcus luteus*)、大肠埃希菌(*Escherichia coli*)、啤酒酵母菌(*Saccharomyces cerevisiae*)、肺炎克雷伯菌(*Klebosiella pneumoniae*)、支气管炎博德特菌(*Bordetella bronchiseptica*)。浊度法的试验菌有金黄色葡萄球菌(*Staphylococcus aureus*)、大肠埃希菌(*Escherichia coli*)、白色念珠菌(*Candida albicans*)。标准菌种由中国食品药品检定研究院提供,均为冷冻干燥菌种,试验前需制备成菌悬液备用。不同类别的抗生素需按照 2015 年版《中国药典》(通则 1201)中"表 1 抗生素微生物检定试验设计表"(以下简称"抗生素微生物检定试验设计表")选择相应的试验菌。

三、管碟法

管碟法系利用抗生素在琼脂培养基内的扩散作用,比较标准品与供试品两者对接种的试验菌产生抑菌圈的大小,以测定供试品效价的一种方法。

(一)菌悬液的制备

1. 试验用菌悬液、灭菌缓冲液、培养基的配制　按 2015 年版《中国药典》(通则 1201)规定进行制备。

2. 标准品溶液的制备　标准品的使用和保存,应照标准品说明书的规定。临用时照"抗生素微生物检定试验设计表"的规定进行稀释。标准品的品种、分子式及理论计算值见2015 年版《中国药典》(通则 1201)中"表 2 抗生素标准品品种与理论值"。

3. 供试品溶液的制备　精密称(或量)取供试品适量,用各品种项下规定的溶剂溶解后,再按估计效价或标示量照"抗生素微生物检定试验设计表"的规定稀释至与标准品相当的浓度。

4. 双碟的制备　管碟法的"碟"即双碟,包括底层及菌层的制备,应在半无菌室或洁净室内进行,避免微生物污染。取直径约 90mm,高 16～17mm 的平底双碟,分别注入加热融化的培养基(见"抗生素微生物检定试验设计表")20mL,使在碟底内均匀摊布,放置水平台面上使凝固,作为底层。另取培养基适量加热融化后,放冷至 48～50℃(芽孢可至 60℃),加入规定的试验菌悬液适量(能得清晰的抑菌圈为度。二剂量法标准品溶液的高浓度所致的抑菌圈直径在 18～22mm,三剂量法标准品溶液的中心浓度所致的抑菌圈直径在 15～18mm),摇匀,在每 1 双碟中分别加入 5mL,使在底层上均匀摊布,作为菌层。放置在水平台上冷却后,在每一双碟中以等距离均匀安置不锈钢小管[内径(6.0±0.1)mm,高为(10.0±0.1)mm,外径(7.8±0.1)mm]4 个(二剂量法)或 6 个(三剂量法),用陶瓦圆盖覆盖备用。

(二) 检定法

1. 二剂量法　取照上述方法制备的双碟不得少于 4 个,在每 1 双碟中对角的 2 个不锈钢小管中分别滴装高浓度及低浓度的标准品溶液,其余 2 个小管中分别滴装相应的高低两种浓度的供试品溶液;高、低浓度的剂距为 2:1 或 4:1。在规定条件下培养后,测量各个抑菌圈直径(或面积),照生物检定统计法(通则 1431)中的(2.2)法进行可靠性测验及效价计算。

2. 三剂量法　取照上述方法制备的双碟不得少于 6 个,在每 1 双碟中间隔的 3 个不锈钢小管中分别滴装高浓度(S_3)、中浓度(S_2)及低浓度(S_1)的标准品溶液,其余 3 个小管中分别滴装相应的高、中、低三种浓度的供试品溶液;高、低浓度的剂距为 1:0.8。在规定条件下培养后,测量各个抑菌圈直径(或面积),照生物检定统计法(通则 1431)中的(3.3)法进行可靠性测验及效价计算。

四、浊度法

浊度法系利用抗生素在液体培养基中对试验菌生长的抑制作用,通过测定培养后细菌浊度值的大小,比较标准品与供试品对试验菌生长抑制的程度,以测定供试品效价的一种方法。管碟法易受不锈钢小管放置位置、溶液滴装速度、液面高低、菌层厚度等因素影响,造成结果差异或试验失败,而浊度法在液体中进行,影响因素少,结果比较准确。

(一) 菌悬液的制备

1. 试验用菌悬液、灭菌缓冲液、培养基的配制　按 2015 年版《中国药典》(通则 1201)规定进行制备。

2. 标准品溶液的制备　标准品的使用和保存,应照标准品说明书的规定。临用时照 2015 年版《中国药典》(通则 1201)中"表 3 抗生素微生物检定浊度法试验设计表"的规定进行稀释。标准品的品种、分子式及理论计算值见 2015 年版《中国药典》(通则 1201)中"表 2 抗生素标准品品种与理论值"。

3. 供试品溶液的制备　精密称(或量)取供试品适量,照各品种项下规定进行供试品溶液的配制。

4. 含试验菌液体培养基的制备　临用前,取规定的试验菌悬液适量(35～37℃培养3～4h后测定的吸光度在0.3～0.7之间,且剂距为2的相邻剂量间的吸光度差值不小于0.1),加入到各规定的液体培养基中,混合,使在试验条件下能得到满意的剂量-反应关系和适宜的测定浊度。已接种试验菌的液体培养基应立即使用。

(二)检定法

1. 标准曲线法　除另有规定外,取适宜的大小厚度均匀的已灭菌试管,在各品种项下规定的剂量-反应线性范围内,以线性浓度范围的中间值作为中间浓度,标准品溶液选择5个剂量,剂量间的比例应适宜(通常为1:1.25或更小),供试品根据估计效价或标示量溶液选择中间剂量,每一剂量不少于3个试管。在各试验管内精密加入含试验菌的液体培养基9.0mL,再分别精密加入各浓度的标准品或供试品溶液各1.0mL,立即混匀,按随机区组分配将各管在规定条件下培养至适宜测量的浊度值(通常约为4h),在线测定或取出立即加入甲醛溶液(1→3)0.5mL以终止微生物生长,在530nm或580nm波长处测定各管的吸光度。同时另取2支试管各加入药品稀释剂1.0mL,再分别加入含试验菌的液体培养基9.0mL,其中一支试管与上述各管同法操作作为细菌生长情况的阳性对照,另一支试管立即加入甲醛溶液0.5mL,混匀,作为吸光度测定的空白液。照标准曲线法进行可靠性检验和效价计算[参见2015年版《中国药典》(通则1201)"第二法浊度法"的"抗生素微生物检定法标准曲线法的计算及统计学检验"部分]。

2. 二剂量法或三剂量法　除另有规定外,取大小一致的已灭菌的试管,在各品种项下规定的剂量-反应线性范围内,选择适宜的高、(中)低浓度,分别精密加入各浓度的标准品和供试品溶液各1.0mL,二剂量的剂距为2:1或4:1,三剂量的剂距为1:0.8。同标准曲线法操作,每一浓度组不少于4个试管,按随机区组分配将各试管在规定条件下培养。照生物检定统计法(通则1431)中的(2.2)和(3.3)法进行可靠性测验及效价计算。

───── 知识链接 ─────

生物检定统计法

生物检定法是利用生物体包括整体动物、离体组织、器官、细胞和微生物等评估药物生物活性的一种方法。它以药物的药理作用为基础,以生物统计为工具,运用特定的实验设计在一定条件下比较供试品和相当的标准品或对照品所产生的特定反应,通过等反应剂量间比例的运算或限值剂量引起的生物反应程度,从而测定供试品的效价、生物活性或杂质引起的毒性。

生物检定统计法主要叙述应用生物检定时必须注意的基本原则、一般要求、实验设计及统计方法,规定了直接测定法和量反应平行线法的实验设计、数据分析以及实验结果的合并计算方法等统计学规定,收载于现行版《中国药典》(通则1431)。

学 习 小 结

		常规技术要求	
模块七 药品的生物安全检定	专题一: 药品的无菌检查	培养基	1. 培养基的制备
			2. 培养基的适用性检查
		无菌检查法	1. 稀释液、冲洗液及其制备方法
			2. 方法验证试验
			3. 供试品的无菌检查
		结果判断	
		注意事项	
		应用实例	
	专题二: 微生物限度检查法	常规技术要求	
		微生物限度标准及 检验量	1. 微生物限度标准
			2. 检验量
		供试液的制备	1. 液体供试品
			2. 固体、半固体或黏稠性供试品
			3. 需用特殊方法制备供试液的供试品
		微生物限度检查法	1. 细菌、霉菌及酵母菌计数
			2. 控制菌检查
		结果判断	
		注意事项	
		应用实例	
	专题三: 热原检查法	概述	1. 热原的基本性质
			2. 除去热原的方法
		检查方法	1. 供试用家兔
			2. 试验前的准备
			3. 检查法
			4. 结果判断
		注意事项	
	专题四: 细菌内毒素检查	概述	1. 鲎试验法发展历程
			2. 凝胶法反应原理
			3. 基本概念
		检查方法	1. 凝胶法
			2. 光度测定法
		注意事项	
	专题五: 抗生素效价的 微生物检定	检定原理	
		试验菌	
		管碟法	1. 菌悬液的制备
			2. 检定法
		浊度法	1. 菌悬液的制备
			2. 检定法

目 标 检 测

一、单项选择题

1. 无菌检查法中,抗厌氧菌的供试品选择(　　　)作为阳性对照菌。

    A. 大肠埃希菌
    B. 金黄色葡萄球菌

    C. 短小芽孢杆菌
    D. 生孢梭菌

    E. 白色念珠菌

2. 凝胶法细菌内毒素检查用水,系指内毒素含量小于(　　　)EU/mL 且对内毒素试验无干扰作用的灭菌注射用水。

    A. 0.0015
    B. 0.015

    C. 0.003
    D. 0.03

    E. 0.05

3. 无菌检查法中,菌种的传代次数不超过(　　　)。

    A. 2 代
    B. 3 代

    C. 4 代
    D. 5 代

    E. 6 代

4. 2015 年版《中国药典》规定,用于热原检查的供试用家兔应健康合格、体重(　　　),雌兔应无孕。

    A. 1.6～2.5kg
    B. 1.6～2.7kg

    C. 1.6～2.8kg
    D. 1.6～2.9kg

    E. 1.7kg 以上

5. 无菌检查法中用于培养基灵敏度检查用的菌种错误的是(　　　)。

    A. 大肠杆菌
    B. 金黄色葡萄球菌

    C. 铜绿假单胞菌
    D. 枯草芽孢杆菌

    E. 黑曲霉

6. 用于热原检查后的家兔,如供试品判定为符合规定,至少应休息(　　　)方可再供热原检查用,其中升温达 0.6℃的家兔应休息 2 周以上。

    A. 12h
    B. 24h

    C. 36h
    D. 48h

    E. 72h

7. 微生物限度检查时,每 10g 或 10mL 不得检出沙门菌的是(　　　)。

    A. 含生药原粉的口服制剂

    B. 含生药原粉的外用制剂

    C. 含动物组织的外用制剂

    D. 含动物组织(包括提取物)的外用制剂

    E. 含动物组织(包括提取物)的口服给药制剂

8. 细菌内毒素检查法是利用鲎试剂来检测或量化由(　　　)产生的细菌内毒素,以判断供试品中细菌内毒素的限量是否符合规定的一种方法。

    A. 革兰阳性菌   B. 革兰阴性菌

    C. 细菌   D. 真菌

    E. 酵母菌

9. 无菌检查用的滤膜孔径应不大于(　　　),直径约为 50mm。

    A. $0.1\mu m$ B. $0.22\mu m$

    C. $0.35\mu m$ D. $0.45\mu m$

    E. $0.5\mu m$

10. 无菌检查时适用于厌氧菌、需氧菌检查的培养基是(　　　)。

    A. 改良马丁培养基   B. 营养肉汤培养基

    C. 营养琼脂培养基   D. 改良马丁琼脂培养基

    E. 硫乙醇酸盐流体培养基

11. 以下关于除去热原的方法正确的是(　　　)。

    A. 吸附法   B. 超滤法

    C. 高温法   D. 酸碱法

    E. 以上都正确

12. (　　　)是药品被粪便污染的指示菌。

    A. 白色念珠菌   B. 铜绿假单胞菌

    C. 大肠埃希菌   D. 生孢梭菌

    E. 金黄色葡萄球菌

13. 微生物限度检查的项目不包括(　　　)。

    A. 微生物总数检查   B. 需氧菌总数检查

    C. 霉菌数检查   D. 酵母菌数检查

    E. 控制菌检查

14. 下列哪种剂型的药物不需要进行无菌检查(　　　)。

    A. 注射剂   B. 烧伤用膏剂

    C. 口服制剂   D. 滴眼剂

    E. 植入剂

15. 无菌检查法中培养基的无菌性检查时,每批培养基随机抽取不少于(　　　)支(瓶),培养 14d,应无菌生长。

    A. 1   B. 3

    C. 5   D. 10

    E. 15

二、配伍选择题

    A. 100 级   B. 10 000 级

    C. 10 000 级以下   D. 100 000 级

    E. 300 000 级

以下检查对环境洁净度的要求分别是

16. 无菌检查应在环境洁净度(　　　)的局部洁净度(　　　)的单向流空气区域内或隔离

系统中进行。

17. 微生物限度检查应在环境洁净度（　　　　）下的局部洁净度（　　　　）的单向流空气区域内进行。

三、多项选择题

18. 下列药品中均不得检出金黄色葡萄球菌的是（　　　　）。
    A. 丙酸氯倍他索乳膏　　　　　　　　B. 康妇消炎栓
    C. 阿司匹林片　　　　　　　　　　　D. 葡萄糖注射液
    E. 雄胆眼药水

19. 关于微生物限度检查的结果判断，以下说法正确的是（　　　　）。
    A. 供试品的需氧菌总数、霉菌和酵母菌总数其中任何一项不符合该品种项下的规定，判定供试品不符合规定
    B. 供试品检出控制菌或者其他致病菌时，应复试两次，以三次结果的平均值报告菌数
    C. 若供试品的需氧菌总数、霉菌和酵母菌总数及控制菌三项检查结果均符合该品种项下规定，判定供试品符合规定
    D. 供试品检出控制菌或其他致病菌时，按一次结果为准，不再复试
    E. 若供试品的需氧菌总数、霉菌和酵母菌总数及控制菌三项检查结果中任何一项不符合该品种项下规定，判定供试品不符合规定

20. 无菌检查法的方法验证试验中需要进行验证的菌种有（　　　　）。
    A. 金黄色葡萄球菌　　　　　　　　　B. 枯草芽孢杆菌
    C. 白色念珠菌　　　　　　　　　　　D. 生孢梭菌
    E. 黑曲霉

21. 现行版《中国药典》规定，家兔法检查热原时，家兔及环境应符合下列要求（　　　　）。
    A. 实验室和饲养室的温度相差不得大于 $5℃$
    B. 试验全过程实验室温度变化不得大于 $3℃$
    C. 家兔正常体温应在 $38.0～39.6℃$ 的范围内
    D. 家兔在试验前至少 1h 开始停止给食，并置于宽松适宜的装置中，直至试验完毕
    E. 当日使用的家兔同组各兔间正常体温之差不得超过 $1.0℃$

22. 凝胶法进行细菌内毒素检查中，决定供试品最大有效稀释倍数（MVD）的因素有（　　　　）。
    A. 鲎试剂规格　　　　　　　　　　　B. 鲎试剂的灵敏度
    C. 内毒素规格　　　　　　　　　　　D. 供试品含量
    E. 供试品的细菌内毒素限值

23. 关于微生物限度检查法检验量的描述正确的是（　　　　）。
    A. 一般供试品的检验量为 10g 或 10mL；化学膜剂为 $100cm^2$
    B. 贵重药品、微量包装药品的检验量可以酌减
    C. 要求检查沙门菌的供试品，其检验量应增加 10g 或 10mL
    D. 检验时，应从 2 个以上最小包装单位中抽取供试品
    E. 大蜜丸还不得少于 4 丸，膜剂还不得少于 4 片

24. 微生物限度检查法中,对于有抑菌作用的供试品,通常采用(　　)方法消除抑菌活性后,再依法检查。

    A. 培养基稀释法　　　　　　　　　B. 离心沉淀法

    C. 沉淀法　　　　　　　　　　　　D. 中和法

    E. 薄膜过滤法

25. 药品微生物限度检查中需氧菌总数、霉菌及酵母菌总数微生物计数方法包括(　　)。

    A. 离心沉淀法　　　　　　　　　　B. 平皿法

    C. 直接过滤法　　　　　　　　　　D. 回收试验法

    E. 薄膜过滤法

26. 家兔热原试验法中,(　　)往往是引起家兔体温下降的主要因素。

    A. 家兔体质较差　　　　　　　　　B. 室温较低

    C. 操作不当　　　　　　　　　　　D. 病毒感染

    E. 室温波动幅度较大

27. 2015年版《中国药典》抗生素效价的微生物检定法浊度法的检定方法有(　　)。

    A. 二剂量法　　　　　　　　　　　B. 三剂量法

    C. 标准曲线法　　　　　　　　　　D. 生物方法

    E. 化学方法

四、简答题

28. 细菌内毒素检查中的干扰试验目的是什么?

29. 抗生素效价的微生物检定法一般分为哪两种?简述其原理。

30. 无菌检查法中,阳性对照试验和阴性对照试验的目的分别是什么?

31. 简述无菌检查法中的直接接种法和薄膜过滤法各适用于什么样的供试品检测。

实训项目十五:葡萄糖注射液的细菌内毒素检查

一、实训目的

1. 掌握凝胶法进行细菌内毒素检查的基本操作和结果判断。
2. 熟悉细菌内毒素检查的方法和基本原理。

二、实训资料

(一) 检验药品

1. 检验药品名称　葡萄糖注射液。
2. 检验药品来源　医药公司购买或送检样品。
3. 检验药品规格、批号、包装及数量　根据药品包装确定,并记录有关情况。
4. 检验依据:2015年版《中国药典》。

（二）检验项目

检品内毒素限值 L 的确定；确定检品的最大有效稀释倍数（MVD）；葡萄糖注射液细菌内毒素检查。

三、实训方案

（一）实训形式

本次实训任务分成 6 人一组，组内交替进行任务实施，2 人配合完成每个检查项目。

（二）实训时间

具体实训时间安排可参考表 15-14。

表 15-14　葡萄糖注射液的细菌内毒素检查实训时间安排

实 训 内 容	实训时间（min）	备　　注
仪器准备	10	恒温器[(37±1)℃]、旋涡混合器、稀释容器、移液枪、移液用灭菌吸管、试管架、酒精灯、消毒酒精棉球、砂轮、封口胶布等
试剂配制	10	试剂由实训教师指导部分学生在课余时间完成，上课时学生按组领取，包括葡萄糖注射液、细菌内毒素检查用水、细菌内毒素工作标准品、鲎试剂等
检品内毒素限值 L 的确定	10	$L = K/M$
确定检品的最大有效稀释倍数（MVD）	10	$\mathrm{MVD} = cL/\lambda$
鲎试剂灵敏度复核试验		由实训老师在课余时间完成，用以确定鲎试剂灵敏度的测定值和标示灵敏度是否一致
干扰试验		由实训老师在课余时间完成，用以判断检品在什么浓度状态下适合做内毒素检查，也判断某些因素改变时是否对内毒素检查产生影响
葡萄糖注射液细菌内毒素检查	110	反应过程中及观察结果时应注意不要使试管受到振动
实训报告书写	20	实训报告书写要规范，不得随意涂抹
清场	10	所有仪器均要清洗干净，放回原位
实训总时间（min）	180	

四、实训过程

（一）检品内毒素限值 L 的确定

1. 供试品准备：葡萄糖注射液
2. 内毒素限值 L 的确定

$$L = K/M$$

式中：L 为供试品的细菌内毒素限值，一般以 EU/mL、EU/mg 或 EU/U（活性单位）表示；K 为人每千克体重每小时最大可接受的内毒素剂量，以 EU/(kg·h) 表示，注射剂 $K =$

5EU/(kg·h)，放射性药品注射剂 $K=2.5$EU/(kg·h)，鞘内用注射剂 $K=0.2$EU/(kg·h)；M 为人用每千克体重每小时的最大供试品剂量，以 mL/(kg·h)、mg/(kg·h) 或 U/(kg·h) 表示，人均体重按 60kg 计算，人体表面积按 $1.62m^2$ 计算。注射时间若不足 1h，按 1h 计算。供试品每平方米体表面积剂量乘以 0.027 即可转换为每千克体重剂量(M)。

（二）确定检品的最大有效稀释倍数（MVD）

$$MVD = cL/\lambda$$

式中：L 为供试品的细菌内毒素限值；c 为供试品溶液的浓度，当 L 以 EU/mL 表示时，则 c 等于 1.0mL/mL，当 L 以 EU/mg 或 EU/U 表示时，c 的单位需为 mg/mL 或 U/mL。如需计算在 MVD 时的供试品浓度，即最小有效稀释浓度，可使用公式 $c=\lambda/L$；λ 为在凝胶法中鲎试剂的标示灵敏度(EU/mL)，或是在光度测定法中所使用的标准曲线上最低的内毒素浓度。

鲎试剂灵敏度复核试验、干扰试验由实验老师在课余时间完成。

（三）葡萄糖注射液细菌内毒素检查

1. 试验用品准备　内毒素工作标准品、细菌内毒素检查用水（BET 水）、葡萄糖注射液、鲎试剂、旋涡混合器、恒温器[(37±1)℃]、封口胶布等。

2. 凝胶限度试验

(1) 取内毒素工作标准品 1 支，75%乙醇消毒安瓿瓶上段，用砂轮片割断上段，准确加入细菌内毒素检查用水 1mL 复溶，再用封口胶布封闭，旋涡混合器上混合 15min。将混合好的内毒素溶液加 BET 水稀释成浓度为 2λ 的内毒素溶液 $E_{2\lambda}$。

(2) 取混匀的葡萄糖注射液 1mL，按最大有效稀释倍数稀释为供试品溶液 A_{MVD}。

(3) 取鲎试剂 8 支，放入试管架中，按下表分别标记并加相应溶液，每组平行做两管。

供试品溶液 A	供试品阳性对照 B	阳性对照 C	阴性对照 D
0.1mLBET 水+0.1mLA_{MVD}	0.1mLA_{MVD}+0.1mL$E_{2\lambda}$	0.1mLBET 水+0.1mL$E_{2\lambda}$	0.2mLBET 水

(4) 用封口胶布封闭管口，旋涡混合器上混匀 30s，放入(37±1)℃恒温水浴保温(60±2)min，轻轻取出，观察并记录结果。

将试管从恒温器中轻轻取出，缓缓倒转 180°，若管内形成凝胶，并且凝胶不变形、不从管壁滑脱者为阳性，记录为"＋"；若未形成凝胶或形成的凝胶不坚实、变形并从管壁滑脱者为阴性，记录为"－"。

3. 结果判断

(1) 若阴性对照溶液 D 的平行管均为阴性，供试品阳性对照溶液 B 的平行管均为阳性，阳性对照溶液 C 的平行管均为阳性，试验有效。若供试品溶液 A 的两个平行管均为阴性，判定供试品符合规定；若供试品溶液 A 的两个平行管均为阳性，判定供试品不符合规定。若供试品溶液 A 的两个平行管中的一管为阳性，另一管为阴性，需进行复试。复试时溶液 A 需做 4 支平行管，若所有平行管均为阴性，判定供试品符合规定，否则判定供试品不符合规定。

（2）实验现象记录

编号	供试品溶液 A 0.1mLBET 水 +0.1mLA$_{MVD}$	供试品阳性对照 B 0.1mLA$_{MVD}$+0.1mLE$_{2\lambda}$	阳性对照 C 0.1mLBET 水+0.1mLE$_{2\lambda}$	阴性对照 D 0.2mLBET 水
1				
2				

注：用"＋"或"－"表示结果

五、注意事项

1. 安瓿瓶开启前要用 75％乙醇消毒，开启时不要将玻璃碎片掉入瓶内。
2. 漩涡混悬器的混匀时间要足够。
3. 加液所用灭菌吸管不可反复或交叉使用。

附：葡萄糖注射液的细菌内毒素检查实训报告

品　　名	批　　号	规　　格
来　源：	取 样 量：	取 样 人：
取样日期：　　年　月　　日	报告日期：	年　月　　日
检验依据：		

检验项目	标准规定	检验结果
细菌内毒素检查	取本品，依法检查（附录 XI E），每 1mL 中含内毒素的量应小于 0.50EU。	

结论：

报告人：　　　　　　　复核人：　　　　　　　　质量部经理：

（王梦禅）

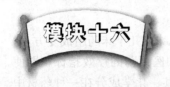

中药及其制剂分析

—— 内容简介 ——

本模块主要介绍了中药及其制剂分析的基本概念、分析步骤及常用方法。

【知识目标】
- 了解中药及制剂的分类及质量分析特点；
- 熟悉中药及其制剂分析中样品的前处理方法；
- 掌握中药及其制剂分析的一般程序。

【能力目标】
- 能够根据不同的中药制剂进行质量分析；
- 能够针对不同的中药制剂采用合适的样品前处理方法。

专题一　中药及其制剂分析概述

一、中药及其制剂分析的特点

中药及其制剂是根据中医药理论和用药原则，由单味或多味中药材（或中药浸出物、提取物）按规定的处方和方法加工而成的单方或复方制剂，中药制剂一般又称为中成药。中药制剂是祖国医药伟大宝库的重要组成部分，具有几千年的历史，疗效显著，品种繁多，是宝贵的医药遗产。近年来，我国医药工作者应用现代科学技术手段，在中药的有效成分、药理、制剂和质量控制等方面进行了大量的研究工作，取得了丰硕的成果。中药制剂在品种、产量、生产规模、新产品的研制方面也有较大发展。

为了保证中药制剂用药安全、合理、有效，必须对中药制剂进行质量分析。中药制剂分析就是以中医药理论为指导，运用现代分析理论和方法对中药制剂的质量进行分析。中药制剂因其组成的复杂性，与一般化学药物制剂分析相比，具有下列特点：

（一）有效成分的难确定性

根据中医理论重视整体观念的原则,中医临床用药一般由几味或几十味药组成复方,由多种化学成分协调作用产生疗效,难以用某一种化学成分作为中医用药的疗效指标。即使能够确定有效成分,其有效成分与无效成分的概念也是相对的,某一化学成分在一种药材中为有效成分,在另一种药材中就有可能是无效成分。如单宁,在地榆中为有效成分,有止血之功效,而在麻黄中则为无效成分。因此,对于中药制剂的质量也应当进行综合分析。

（二）化学成分的复杂性

中药及其制剂中化学成分十分复杂,既有产生治疗作用的有效成分,也有目前认为无生物活性的无效成分;有有机成分,也有无机成分。单味药材本身就是一个复杂的混合物,复方制剂所含的化学成分就更复杂。所以,中药及其制剂分析的对象是复杂的混合物。另外,有些中药的有效成分目前尚不十分清楚,也给中药制剂分析带来了一定的困难。因此,中药制剂分析应随不同的处方来确定待测药物、确定合适的测定指标。

（三）中药组方的规律性

中药及其制剂是严格按照中医理论和用药原则而组方的。各味药材在处方中所处的地位不同,有君、臣、佐、使之别。在进行中药制剂分析时,首先应进行组方分析,分清各味药在处方中所处的地位,选择君药、臣药、贵重药及毒剧药着重进行分析。当君药无明显特征或有效成分不明确而难以分析时,方可考虑分析臣药及其他药。其次对毒剧药成分进行检测,确保临床用药安全可靠。

（四）各成分含量的差异性

在中药及其制剂中,各种成分的含量高低不一。许多成分的含量很低,有的成分含量极低,甚至为十万分之几、百万分之几,这给分离、检测带来许多困难,因而要求分析方法有较高的灵敏度。

（五）剂型的多样性

中药制剂的剂型较多,各种剂型制备方法不一,存在状态不同。所以,在分析方法上除考虑方法的专属性、灵敏度外,尚须注意药材在制剂中的存在形式、辅料对测定的影响及各成分间的相互干扰。剂型的多样性,决定了分析方法的多样性。若制剂中含有药材粉末,保留有植物组织特征,可用显微法鉴别;进行化学成分分析时,则须将被测成分从植物细胞中提取出来;若制剂是由药材提取物、浸出物制成,则理化分析法是其主要的分析方法。此外,中药制剂分析时,大多需要进行提取、分离、净化等烦琐的预处理,以排除干扰。

（六）分析方法的先进性

由于中药制剂的组成十分复杂,所以要求其分析方法专属性强、灵敏度高。目前,主要运用先进的科学技术手段进行分析,以色谱法应用居多。

二、中药及其制剂的分类及其质量分析要点

（一）中药材及其炮制品

中药材简称"药材",是指经过产地加工而未经过炮制和制剂的生货原药,是中药饮片和

中成药的原材料药物。一般传统中药材讲究道地性,即道地药材。所谓道地药材,是指在特定自然条件、生态环境的地域内所产的药材,因生产较为集中,栽培技术、采收加工也都有一定的讲究,以致较同种药材在其他地区所产者品质佳、疗效好。中药必须经过炮制之后才能入药,是中医用药的特点之一。中药炮制是根据中医药理论,依照辨证施治用药的需要和药物自身的性质,以及调剂、制剂的不同要求,所采取的制药技术。由于中药材大都是生药,多附有泥土和其他异物,或有异味,或有毒性,或潮湿不宜于保存等,经过一定的炮制处理,可以达到使药材纯净、矫味、降低毒性和干燥而不变质的目的。另外,炮制还有增强药物疗效、改变药物性能,便于调剂制剂等作用。

中药材及其炮制品的质量控制是中药现代化发展进程的关键,然而目前中药材及炮制的质量标准尚未完全统一,分析方法也不尽相同,本教材暂以惯例进行分类,质量上的规格大致分为家种和野生、国产和进口、柴质和粉质等。如野生丹参和家种丹参,进口西洋参和国产西洋参,粉干姜和柴干姜等。执行标准主要参照 2015 年版《中华人民共和国药典》和《国家药品标准》。药典是国家对药品质量标准及检验方法所做的技术规定,是药品生产、供应、使用、检验、管理部门共同遵循的法定依据。

(二) 液体制剂

中药液体制剂种类较多,常见的液体制剂主要包括合剂、口服液、酒剂、酊剂和注射剂等。

合剂系指由两种或两种以上可溶性或不溶性药物制成的液体制剂,一般以水作溶剂,供内服用。

口服液系指合剂以单剂量包装者,是在汤剂、注射剂基础上发展起来的新剂型。口服液吸收了中药注射剂的工艺特点,是将汤剂进一步精制、浓缩、灌封、灭菌而得到的。需要注意的是,合剂、口服液不得有酸败、异臭、产生气体或其他变质现象,在储存时间内允许有微量轻摇易散的沉淀。

酒剂又名药酒,系用白酒浸提药材而制得的澄明液体制剂(白酒含乙醇量为 50% ～ 60%)。为了矫味,常酌加适量的冰糖或蜂蜜。酒本身有行血活络的功效,易于吸收和发散,因此酒剂通常主用于风寒湿证,具有祛风活血、止痛散瘀的功能。但小儿、孕妇、心脏病及高血压患者不宜服用。

酊剂系指药物用规定浓度的乙醇浸出或溶解而制成的澄清液体制剂,亦可用流浸膏稀释制成,供内服或外用,如颠茄酊、橙皮酊、碘酊等。酊剂久置后有可能产生沉淀,在乙醇和有效成分含量符合该药品项下规定的情况下,可滤过除去沉淀。

中药注射剂是指从药材中提取的有效物质制成的可供注入人体内,包括肌肉、穴位、静脉注射和静脉滴注使用的灭菌溶液或乳状液、混悬液,以及供临用前配成溶液的无菌粉末或浓溶液等注入人体的制剂。中药注射剂是传统医药理论与现代生产工艺相结合的产物,突破了中药传统的给药方式,是中药现代化的重要产物。与其他中药剂型相比,中药注射剂具有生物利用度高、疗效确切、作用迅速的特点。中药注射剂在抢救神志昏迷、不能口服的重症患者和急救等方面,一直发挥着独特作用。

中药液体制剂质量分析中,首先应对处方进行分析,处方中所含药味较少而且有效成分明确的,选择主要有效成分作为控制指标;药味较多的处方,可选择一个或几个有代表性的成分作为质控指标。中药液体制剂定量分析需根据被测成分的理化性质、杂质的性质,选择合理的分离、净化方法，消除其他成分或杂质的干扰，提高测定的可靠程度。

（三）半固体制剂

半固体制剂分类无明确标准，这里重点介绍糖浆剂和煎膏剂。

糖浆剂系指含有药物、药材提取物或芳香物质的口服浓蔗糖水溶液。糖浆剂根据所含成分和用途的不同，可分为单糖浆、药用糖浆、芳香糖浆。糖浆剂含糖量应不低于 45%（g/mL）。蔗糖及芳香剂等能掩盖药物的不良气味，改善口味，尤其受儿童欢迎。糖浆剂易被微生物污染，低浓度的糖浆剂中应添加防腐剂。糖浆剂的质量要求除另有规定外，溶液应澄清；储存期间不得有发霉、酸败、产气或其他变质现象；允许有少量摇之易散的沉淀。糖浆剂应规定 pH 值与相对密度标准。装量及微生物限度检查应符合《中国药典》（2015 年版四部）通则 0116 的有关规定。

煎膏剂系指药材用水煎煮、去渣浓缩后，加炼蜜或糖制成的半流体制剂，又称膏滋。煎膏剂系中医长期习惯用于治疗慢性病的一种浸出药剂，除少数具有普遍适应性的煎膏剂外，一般按医生处方如法制备，如益母草膏、枇杷膏等。煎膏剂在生产和质量控制方面应有几点注意：①除另有规定外，药材需加工成片或段，按具体品种规定的方法煎煮、滤过，滤液浓缩至规定的相对密度，即得清膏；②如需加入药粉，除另有规定外，一般应加入药物细粉；③清膏按规定量加入炼蜜或糖（或转化糖）收膏；若需加药物细粉，待冷却后加入，搅拌混匀，除另有规定外，加炼蜜或糖（或转化糖）的量，一般不超过清膏量的 3 倍；④煎膏剂应无焦臭、异味，无糖的结晶析出；⑤煎膏剂应密封，置阴凉处储藏。

（四）固体制剂

固体制剂是中药制剂中种类最大的一类，在中药制剂中约占 70%。常用的中药固体剂型有颗粒剂、片剂、胶囊剂、滴丸剂等。固体制剂的共同特点是：与液体制剂相比，物理、化学稳定性好，生产制造成本较低，服用与携带方便；制备过程的前处理经历相同的单元操作，以保证药物的均匀混合与准确剂量，而且剂型之间有着密切的联系。

颗粒剂系指药物与适宜的辅料制成具有一定粒度的干燥颗粒状制剂，颗粒剂可分为可溶颗粒（通俗为颗粒）、混悬颗粒剂、泡腾颗粒、肠溶颗粒、缓释颗粒和控释颗粒等。其主要特点是可以直接吞服，也可以冲入水中饮入，应用和携带比较方便，溶出和吸收速度较快。

片剂是药物与辅料均匀混合后压制而成的片状或异形片状的固体制剂。中药片剂以口服普通片为主，也有含片、舌下片、口腔贴片、咀嚼片等。

胶囊剂通常有硬胶囊和软胶囊之分。硬胶囊又称空心胶囊，由帽、体两部分组成；软胶囊是将液体药物经处理密封于软质囊材中而制成的一种胶囊剂。用胶囊装的药物，一般都是对食管和胃黏膜有刺激性的粉末或颗粒，或口感不好、易于挥发、在口腔中易被唾液分解，以及易吸入气管的药。这些药装入胶囊，既保护了药物药性不被破坏，也保护了消化器官和呼吸道。

滴丸剂指固体或液体药物与适当物质（一般称为基质）加热熔化混匀后，滴入不相混溶的冷凝液中，收缩冷凝而制成的小丸状制剂，主要供口服使用。

固体制剂的质量分析特点各不相同，需根据不类型参照相应的质量标准进行，这里不再一一罗列。

三、中药及其制剂分析中样品的前处理

（一）提取方法

中药制剂样品粉碎或分散后，其比表面积增大，颗粒与溶剂之间的接触面增大，此时加入适宜的溶剂进行提取可得到粗提液。

1. 浸渍法　是用定量的溶剂，在一定温度下，将药材浸泡一定的时间，以提取制剂成分的一种方法。如大黄流浸膏中土大黄苷杂质检查：取本品适量，加甲醇 2mL，温浸 10min，放冷，取上清液 10μL，点于滤纸上，以 45%乙醇展开，取出，晾干，放置 10min，置紫外灯（365nm）下观察，不得显持久的亮紫色荧光。

2. 回流法　是用乙醇等易挥发的有机溶剂提取药材成分，将浸出液加热蒸馏，其中挥发性溶剂馏出后又被冷凝，重复流回浸出器中浸提药材，这样周而复始，直至有效成分回流提取完全的方法。回流法又可分为回流热浸法和回流冷浸法。

3. 水蒸气蒸馏法　根据道尔顿定律，相互不溶也不起化学作用的液体混合物的蒸气总压，等于该温度下各组分饱和蒸气压（即分压）之和。因此尽管各组分本身的沸点高于混合液的沸点，但当分压总和等于大气压时，液体混合物即开始沸腾并被蒸馏出来。本法适用于具有挥发性，能随水蒸气蒸馏而不被破坏，与水不发生反应，难溶或不溶于水的化学成分的提取、分离。

4. 微量升华法　利用中药制剂中所含的某些化学成分在加热到一定温度时升华，从制剂中分离出来，用适宜的方法收集升华物后，利用其所具有的某些理化性质进行分析。若制剂中两味以上药都含有升华物质，且升华的温度不同，可控制升温分段收集，分别进行鉴别。

5. 超声波提取法　将样品置适宜容器内，加入提取溶剂后，置超声波振荡器中进行提取。本法提取效率高，经实验证明，一般样品 30min 即可完成提取。

（二）纯化方法

中药制剂样品提取液一般来说，体积较大、含量低、杂质多、干扰大。为提高分析效率，减小干扰，使分析结果更具有可靠性，常需对提取液进一步纯化。主要方法有液-液萃取法、蒸馏法和色谱法等。

专题二　中药及其制剂分析的一般程序

一、取样与样品保存

（一）中药材取样法

中药材取样前，应注意品名、产地、规格等级及包件式样是否一致，检查包装的完整性、清洁程度以及有无水迹、霉变或其他物质污染等情况，详细记录。凡有异常情况的包件，应单独检验。对破碎的、粉末状的或大小在 1cm 以下的药材，可用采样器（探子）抽取供试品，每一包件至少在 2～3 个不同部位各取样品 1 份；包件大的应从 10cm 以下的深处在不同部

位分别抽取。对包件较大或个体较大的药材,可根据实际情况抽取代表性的样品。最终抽取的供检验用样品量,一般不得少于实验所需用量的 3 倍,即一份供实验室分析用,另一份供复核用,其余一份则为留样保存。

(二)中药制剂取样法

中药制剂的取样原则与普通药物制剂取样原则基本相同,为确保检验结果的科学性、真实性和代表性,取样必须坚持随机、客观、均匀、合理的原则。药品生产企业抽取的样品包括进厂的原辅料、中间体及产品。取样时必须填写取样记录,内容主要包括品名、日期、规格、批号、数量、来源、编号、必要的取样说明、取样人签字等,取样由专人负责。其中取样量应根据被取样品的特性按批进行。若批总件数(原料:袋;中间体:桶、锅;产品:箱、袋、盒、桶等)为 x,则当 $x \leqslant 3$ 时,每件取样;当 $3 < x \leqslant 300$ 时,按 $\sqrt{x} + 1$ 随机取样;当 $x > 300$ 时,按 $\frac{\sqrt{x}}{2} + 1$ 随机取样。一次取样量最少可供三次检验用量,同时还应保证留样观察的用量。

二、鉴别

中药及其制剂的鉴别是通过确认其中所含中药的真伪或存在与否来达到鉴别目的。中药组成复杂,少则几味,多则十几味药,一般不要求对所含有的每种中药都进行鉴别。选择鉴别哪种中药,应遵循组方的原则,首选君药与臣药进行;贵重药及毒剧药物也应加强质量监督。

(一)性状鉴别

中药材及中药制剂的性状是中药鉴别的第一步,是判断药物真伪的最直观的鉴别方法。中药及中药制剂的性状必须与规定相符,包括形状、颜色、气味等不得有不同。

(二)显微鉴别

显微鉴别是利用显微镜来观察中药制剂中原药材的组织、细胞或内含物等特征,从而鉴别制剂的处方组成。鉴别特征如薄壁细胞、木栓组织、分泌细胞和分泌腔、纤维以及淀粉粒、花粉粒、草酸钙结晶等。凡以药材粉碎后直接制成制剂或添加有粉末药材的制剂,由于其在制备过程中原药材的显微特征仍保留在制剂中,因此均可用显微鉴别法进行鉴别;制剂处方中的主要药材及化学成分不清楚或尚无化学鉴别方法的中药,应做显微鉴别。显微鉴别应选择专属性的特征进行,处方中多味中药共同具有的显微特征不能作为鉴别的特征。

(三)理化鉴别

理化鉴别法是通过药材中的特定成分与一定试剂发生化学反应来进行鉴别的方法,一般有荧光法、显色法、沉淀法、升华法、结晶法等。所鉴别的成分应是已知的有效成分或其他特征成分,还应是处方中某一味药所单独含有的成分。鉴别反应的专属性强、灵敏、简便。有的反应,如泡沫反应、三氯化铁反应等,在植物中所含类似成分较多,专属性不强,不宜采用。其他成分是否有干扰,应做阴性对照试验。阴性对照试验是取不含鉴别药物的制剂(阴性对照),在相同的条件下反应,若不显正反应,则说明其他药物和辅料不干扰鉴别。

(四)色谱鉴别

色谱法分离效能高、灵敏,特别适合中药及其制剂的鉴别。其中薄层色谱法不需要特殊的仪器设备,操作简便,有多种专属性的检出方法,是目前中药及其制剂分析中应用最多的鉴别方法。该法是将中药及其制剂样品和对照品在同一条件下进行分离分析,观察样品在对照品相同斑点位置上是否有同一颜色(或荧光)的斑点,来确定样品中有无要检出的成分。

三、检查

中药及其制剂的杂质检查主要包括两种类型的检查项目:①一般杂质检查项目,如水分、灰分、重金属和砷盐,目前又增加了卫生学检查和残留农药检查;②特殊杂质检查,如某些药材的伪品检查和有毒成分的检查。

(一)水分检查

固体中药制剂多数要检查水分,因为水分含量过高,可引起制剂结块、霉变或有效成分的分解。因此,水分是丸剂、散剂、颗粒剂、胶囊剂等固体制剂的常规检查项目,在现行版《中国药典》通则中规定有水分的限量,水分测定法有烘干法、甲苯法和减压干燥法共三种方法。

(二)总灰分和酸不溶性灰分

总灰分是指药材或制剂经加热炽灼灰化遗留的无机物。总灰分除包含药物本身所含无机盐(称生理灰分)外,还包括泥土、砂石等药材外表黏附的无机杂质。因此,测定灰分的目的主要是控制药材中泥土、砂土的量,同时还可以反映药材生理灰分的量。2015 年版《中国药典》收载有植物药的总灰分检查。测定方法:取供试品适量,粉碎使能通过二号筛,混合均匀后,取供试品 2~3g,置已炽灼至恒重的坩埚中,缓缓炽热使完全炭化,再在 500~600℃炽灼至完全灰化并至恒重,根据残渣的重量计算总灰分的含量。

有的中药生理灰分的差异较大,特别是组织中含草酸钙较多的药材,如大黄的总灰分由于生长条件不同可达 8%～20%,甚至更高。此类药材的总灰分就不能说明外来杂质的量,因此需要测定酸不溶性灰分。酸不溶性灰分的测定方法:于上述总灰分中,加入稀盐酸 10mL,并置水浴上加热 10min,用无灰滤纸滤过,用水洗净滤纸后,将滤渣连同滤纸移至同一坩埚中,炭化,并炽灼至恒重,即得酸不溶性灰分。因此,酸不溶性灰分能更准确地反映外来杂质的量。

中药制剂以合格的药材为原料,原则上可以不再进行杂质检查。但由于某些以根、茎等药材粉末为原料的制剂,为控制外来杂质的量,仍需检查。

(三)重金属

药材由于环境污染和使用农药等原因,容易引入重金属杂质,所以中药制剂中重金属的量同样需要控制,特别是新研制的中药制剂和出口的中药制剂。由于中药制剂组成复杂,部分制剂含药材粉末,因此均需进行有机破坏后方能检查。有机破坏的方法有干法破坏和湿法破坏。

(四)砷盐

中药制剂的原料药材由于受除草剂、杀虫剂和化学肥料的影响,容易引入砷盐,因此控制砷盐的量是控制制剂纯度的一个很重要的方面。2015 年版《中国药典》收载的砷盐检查法有古蔡法和二乙基二硫代氨基甲酸银法。由于中药制剂在检查前必须对样品进行有机破坏,2015 年版《中国药典》规定多采用碱熔融法破坏。砷盐的检查也可采用原子吸收分光光度法,采用砷空心阴极灯,在193.7nm波长处检测,方法专属、灵敏。

(五)残留农药

药用植物在栽培过程中,为减少虫害,常需喷洒农药,土壤中残存的农药也可能引入药材中。多数农药的残留期短,但有机氯类如艾氏剂、氯丹、滴滴涕(dichloro-diphenyltrichloroethane,DDT)等以及少数有机磷农药能长期残留,所以需要加以控制。接触农药不明的样品,一般可测定总有机氯量和总有机磷量。对于使用过已知农药的样品多采用气相色谱法检查有关的农药。

四、含量测定

有效成分的含量测定是评价中药材及制剂内在质量的重要方法,但由于中药及其制剂成分十分复杂,大部分中药及其制剂的有效成分尚不十分清楚。然而药物的疗效必定有其物质基础,根据中医药理论,结合现代科学研究,选择其生理活性的主要化学成分,作为有效或指标性成分之一,确立含量测定项目,评价药物的内在质量。所以,对中药制剂的含量测定要在选定测定项目的前提下进行。中药制剂含量测定的方法,主要有化学分析法、分光光度法、薄层扫描法和高效液相色谱法等。

知识链接

含量测定项目选定的原则:

1. 首先选择君药及贵重药建立含量测定方法。如含有毒性药,也应建立含量测定项目,若含量太低无法测定,则应在检查项下规定限度检查项目。

2. 若上述药物基础研究薄弱或无法进行含量测定的,也可依次选臣药及其他药测定含量。

3. 有效成分或指标成分清楚的,可以测定有效成分或指标成分的含量。

4. 成分类别清楚的,可测定某一类总成分的含量,如总黄酮、总生物碱、总皂苷等。

5. 所测成分应归属于某一单味药。如处方中有黄连和黄柏,最好不选小檗碱作为定量的成分。

6. 待测组分应尽量与中医用药的功能主治相近。如山楂在制剂中若以消食健胃功能为主,应测定其有机酸含量;若以治疗心血管病为主,则应测定其黄酮类成分。

7. 若确实无法进行含量测定的,可选适当溶剂,测定浸出物含量。如挥发油和脂溶性成分可测定醚浸出物含量;如含皂苷类成分可用正丁醇为溶剂测定浸出物含量。溶剂的选择应有针对性,一般不采用水或乙醇,因其溶出物量太大。

---

1. **化学分析法** 化学分析法包括滴定分析法和重量法。主要用于测定中药制剂中含量较高的一些成分及含矿物药制剂中的无机元素。如总生物碱、总酸类、总皂苷及矿物药等的定量分析。化学分析法的精确度高,但不如光谱法等仪器分析方法灵敏、专属,当测定组分含量较高时方可应用,且多用于组成较简单的制剂,测定前一般都需要进行提取、纯化等处理过程,以排除干扰。

2. **分光光度法** 由于中药制剂成分复杂,不同组分的紫外吸收光谱往往彼此重叠、干扰,因此在测定前必须经过提取、纯化等步骤,以排除干扰。同时应进行回收率试验,以检验测定方法的可靠性。

(1)对照品法:用被测组分的对照品制成对照液,与样品溶液在相同条件下测定,根据测定结果计算样品含量。

(2)吸收系数法:按各品种项下的方法配制供试品溶液,在规定的波长处测定其吸光度,再以该品种在规定条件下的吸收系数计算含量。用本法测定时,百分吸收系数通常应大于100,并注意仪器的校正和检定。

(3)液-液萃取比色法:某些被测成分可与一些试剂反应,生成有色物而被有机溶剂提取,分取有机层后用比色法测定其含量。

3. 薄层扫描法　系用一定波长的光照射在薄层板上,对薄层板上能吸收紫外光和可见光的斑点,或经激发后能发射出荧光的斑点进行扫描,将扫描得到的图谱及积分数据用于药品的鉴别、检查和含量测定的方法。凡在一定的薄层条件下,能得到很好分离的,具有紫外-可见吸收或经显色后有可见吸收和具有荧光的化合物,均可用本法进行含量测定。薄层扫描法具有分离效能高、快速、简便等特点。

4. 高效液相色谱法　高效液相色谱法是在经典的液相色谱基础上发展起来的一种分离效能高、分析速度快、灵敏度高、应用范围广的分析方法,是近年来中药制剂含量测定的首选方法。

(1)色谱条件的选择

固定相:中药制剂分析中,多使用反相高效液相色谱法(reverse-phase high pressure liquid chromatography,RP-HPLC),即使用非极性的固定相,其中以十八烷基硅烷键合硅胶(octadecy silane,ODS)最常用。

流动相:不同比例甲醇-水或乙腈-水的混合溶剂。使用反相色谱,制剂中极性的附加剂及其他干扰组分先流出,不会停留在柱上污染色谱柱。若分离酸性组分,如丹参素、黄芩苷、甘草酸等,可在流动相中加入适量酸,如醋酸、磷酸,以抑制其离解;对酸性较强的组分,也可使用离子对色谱法,常用的反离子试剂有氢氧化四丁基铵等。若为碱性组分,如小檗碱、麻黄碱等,多采用反相离子对色谱法,在酸性流动相中加入烷基磺酸盐、有机酸盐,也可使用无机阴离子,如磷酸盐作为反离子。

检测器:一般使用紫外检测器。因此,在紫外、可见光区具有吸收的组分常用高效液相色谱法测定。

(2)含量测定方法

外标法:若标准曲线过原点,测定组分含量变化不大,可使用外标一点法。由于中药制剂中待测组分含量的波动范围较大,所以最好采用标准曲线法定量。

内标法:中药制剂组成复杂,若使用内标法,会增加分离的难度,其他组分很容易干扰内标峰,所以中药制剂含量测定中,当组成相对简单、杂质不干扰内标峰时,才能使用内标法。

(3)供试品溶液的制备:由于高效液相色谱法本身具有分离的功能,因此所用供试液一般经提取制得,不再需要纯化处理。但组成复杂的制剂,仍需采用萃取、柱色谱等预处理方法对供试品进行纯化处理。

学 习 小 结

模块十六 中药及其制剂分析	中药及其制剂分析概述	中药及其制剂分析的特点	中药及其制剂是根据中医药理论和用药原则,由单味或多味中药材(或中药浸出物、提取物)按规定的处方和方法加工而成的单方或复方制剂,是祖国医药伟大宝库的重要组成部分
		中药及其制剂的分类以及质量分析要点	1. 中药材及其炮制品 2. 液体制剂 3. 半固体制剂 4. 固体制剂
		中药及其制剂分析中样品的前处理	1. 有效成分的提取 2. 有效成分的纯化
	中药及其制剂分析的一般程序	体内药物分析的方法	1. 样品的分类 2. 样品的采集 3. 样品的制备 4. 样品的分析
		取样与样品保存	1. 中药材取样法 2. 中药制剂取样法
		鉴别	1. 性状鉴别 2. 显微鉴别 3. 理化鉴别 4. 色谱鉴别
		检查	1. 水分检查 2. 总灰分和酸不溶性灰分 3. 重金属 4. 砷盐 5. 残留农药
		含量测定	1. 化学分析法 2. 分光光度法 3. 薄层扫描法 4. 高效液相色谱法

目 标 检 测

一、单项选择题

1. 中药制剂中产生治疗作用的有效成分有( )。

　　A. 有机成分　　　　　　　　　　　B. 无机成分

　　C. 目前认为无生物活性的无效成分　　D. 以上均是

2. 对中药制剂进行残留农药检查时,当接触农药不明时,一般可测定(　　　)。
　　A. 总有机磷量　　　　　　　　　　　B. 总有机氯量
　　C. 总有机溴量　　　　　　　　　　　D. 总有机氯量和总有机磷量

3. 化学分析法主要用于测定中药制剂中的(　　　)。
　　A. 含量较高的一些成分
　　B. 含矿物药制剂中的无机成分
　　C. 含量较高的一些成分和含矿物药制剂中的无机成分
　　D. 含量较高的一些成分和含贵重药制剂中的有机成分

4. 测定酸不溶性灰分,下列说法正确的是(　　　)。
　　A. 测定酸不溶灰分能更准确地反映外来杂质的含量
　　B. 在总灰分中加入稀硫酸后依法测定
　　C. 对于各种中药制剂都必须测定酸不溶灰分
　　D. 组织中含草酸钙较多的药材,酸不溶灰分较高

5. 对中药制剂进行含量测定,首先应当选择的含量测定项目是(　　　)。
　　A. 一类总成分的含量　　　　　　　　B. 浸出物的含量
　　C. 君药及贵重药　　　　　　　　　　D. 臣药及其他药

二、多项选择题

6. 中药制剂分析的基本程序有(　　　)。
　　A. 取样和供试品溶液的制备　　　　　B. 鉴别
　　C. 检查　　　　　　　　　　　　　　D. 含量测定
　　E. 供试品溶液的制备

7. 影响中药制剂质量的因素有(　　　)。
　　A. 原料药材的影响　　　　　　　　　B. 炮制方法的影响
　　C. 生产工艺的影响　　　　　　　　　D. 中药制剂的包装、储藏、保管的影响
　　E. 其他

三、问答题

8. 中药制剂分析的特点有哪些?

9. 中药制剂含量测定的方法有哪些?

10. 中药制剂分析的基本程序?

实训项目十六：薄层色谱法对中药黄柏中
小檗碱的定性分析

一、实训目的

1. 掌握薄层色谱法的基本原理及操作方法;
2. 熟悉黄柏中小檗碱的定性分析方法;

3. 了解薄层色谱在药物分析中的应用。

二、实训资料

（一）检验药品

1. 检验药品的名称　黄柏。
2. 检验药品的来源　药店购买或送检样品。
3. 检验药品的规格、批号、包装及数量　根据药品包装确定,并记录有关情况。
4. 检验依据《中国药典》(2015 年版)。

（二）检验项目

中药黄柏中小檗碱的定性分析。

三、实训方案

（一）实训形式

本次实训任务分成 6 人一组,组内交替进行任务实施,3 人配合完成每个检查项目。

（二）实训时间

具体实训时间安排可参考表 16-1。

表 16-1　中药黄柏中小檗碱的定性分析实训时间安排

实训内容	实训时间(min)	备注
仪器和试剂的准备	10	(1) 仪器的准备:电子天平,恒温水浴锅,循环水多用真空泵,鼓风干燥箱,数控超声仪,电热恒温孤峰干燥箱旋转蒸发器,粉碎机,三用紫外分析仪,硅胶 G 薄层自制板(10cm×10cm),双槽层析缸
		(2) 试剂的准备:甲醇、丙酮、苯、正丁醇、乙醇、冰乙酸、盐酸、浓硫酸,以上试药均为分析纯;香兰素;G 薄层层析硅胶为化学纯;羧甲基纤维素钠
试剂配制	10	试剂由实训教师指导部分学生在课余时间完成;学生按组领取
薄层板的制作	50	学生在老师指导下进行薄层板的制作(课余时间完成)
黄柏中小檗碱的定性分析	30	黄柏样品的前处理以及对照品溶液制备,薄层色谱鉴别
报告书写	10	报告书要书写规范,不要涂抹
清场	10	所有仪器要清洗干净,放回原位
实训总时间(min)	120	

四、实训过程

（一）薄层板制备

以 0.5% 羧甲基纤维素钠为黏合剂的硅胶 G 板(按 1∶3 比例)制成,105℃活化 30min,

置干燥器备用,规格 10cm×10cm。

(二) 显色剂的制备

(1) 10%硫酸乙醇溶液:5mL 浓硫酸加乙醇到 50mL。

(2) 8%香草醛无水乙醇溶液与硫酸溶液(7-10):0.4g 香兰素加无水乙醇到 5mL, 35mL 浓硫酸加水到 50mL,再将两者混合。

(三) 供试品及对照品溶液制备

取本品药材粉末 0.1g,研细,加甲醇 5mL,超声处理 10min,滤过,滤液加甲醇至 5mL, 即得供试品溶液;另取盐酸小檗碱对照品适量,加甲醇制成 1mL 含 0.5mg 的对照品溶液。

(四) 点样、展开、显色

照薄层色谱法(《中国药典》2015 年版通则 0502)试验,各吸取对照品和供试品溶液 1～ 2μL,分别点于同一硅胶 G 薄层板上,以正丁醇-冰醋酸-水(体积比 7∶1∶2)作为展开剂,展 开 8cm,取出,晾干,置于紫外光灯 365nm 下检测,显相同颜色的荧光斑点。

(五) 实验结果

供试品色谱中,在与盐酸小檗碱对照品色谱相应的位置上,显示一个相同的主斑点。

五、注意事项

1. 铺板用的匀浆不宜过稠或过稀:过稠,板容易出现拖动或停顿造成的层纹;过稀,水 蒸发后板表面较粗糙。

2. 点样:尽量用小的点样管。如果有足够的耐性,最好只用 1μL 的点样管。这样点的 斑点较小,展开的色谱图分离度好、颜色分明。

附：薄层的色谱法对中药黄柏中小檗碱的定性分析实训报告

品　名	批　号	规　格

来　源：　　　　　　取 样 量：　　　　　　　取 样 人：

取样日期：　年　月　日　　　报告日期：　　　　年　月　日

检验依据：

检验项目	标准规定	检验结果
黄柏中小檗碱的定性分析	供试品色谱中,在与盐酸小檗碱对照品色谱相应的位置上,显示一个相同的主斑点	

结论：

报告人：　　　　　　复核人：　　　　　　质量部经理：

（曾　雪）

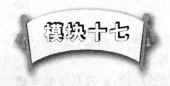

生化药物分析

 ———— 内容简介 ————

本模块主要介绍生化药物的定义、种类、鉴别、检查、含量(效价)测定,以及常用的定量分析方法。

【知识目标】
- 熟悉生化药物的定义、特点、分类。
- 掌握生化药物检验内容和方法(鉴别、检查、含量测定)。
- 了解生化药物常用的定量分析方法。

【能力目标】
- 熟练应用药物鉴别的常用方法对生化药物进行鉴别。
- 学会根据药典对生化药物进行分析检验。

专题一　生化药物分析概述

一、生化药物的定义

生化药物是从动物、植物及微生物中分离纯化所得的,亦可用化学合成、微生物合成或现代生物技术制得的生化基本物质及其衍生物。生化药物有两个基本特点:其一,它来自生物体,来源复杂,有些化学结构不明确,相对分子质量不是定值,多属于高分子物质;其二,它是生物体中的基本生化成分。

二、生化药物的种类

生化药物按结构及功能可分为如下几类:

（一）氨基酸类药物

1. 单氨基酸　如：亮氨酸、组氨酸、苯丙氨酸、半胱氨酸、异亮氨酸、丝氨酸、色氨酸、丙氨酸、赖氨酸、甘氨酸、蛋氨酸、天冬氨酸、精氨酸、苏氨酸、脯氨酸等。

2. 氨基酸衍生物　如：N-乙酰-L-半胱氨酸、L-半胱氨酸乙酯盐酸盐、S-氨基甲酰半胱氨酸、S-甲基半胱氨酸、谷氨酰胺、S-羟色氨酸、二羟基苯丙氨酸。

3. 复合氨基酸注射液　有 3S、6S、9S、11S、13S、14S、15S、17S、18S 复合氨基酸注射液。S 代表氨基酸的种类。

（二）多肽类药物

1. 垂体多肽　如：促肾上腺皮质激素（39 肽）、胰高血糖素（29 肽）、促胃液素（5 肽）、加压素（9 肽）、催产素（9 肽）、α-促黑素（13 肽）、人促黑素（22 肽）、降钙素（9 肽）等。

2. 消化道多肽　如：促胰液素（胰泌素，27 肽）、胃泌素（14 肽，17 肽和 34 肽三种）、胆囊收缩素（33 肽和 39 肽，另外还有 4 肽和 8 肽）、抑胃肽（43 肽）、血管活性肠肽（28 肽）、胰多肽（36 肽）、神经降压肽（13 肽）、蛙皮肽（10 肽和 14 肽）等。

3. 下丘脑多肽　如：促甲状腺素释放激素（3 肽）、促性腺激素释放激素（10 肽）、生长激素抑制激素（14 肽和 28 肽）、生长激素释放激素（10 肽）、促黑细胞激素抑制激素（3 肽和 5 肽）等。

4. 脑多肽　如：由人及动物脑和脑脊液中分离出来的多肽、蛋氨酸脑啡肽和亮氨酸脑啡肽（均为 5 肽），由猪或牛垂体、下丘脑、十二指肠得到系列与脑啡肽相关的多肽，有新啡肽（25 肽）、脑活素（由 2 个肽以上组成的复合物）等。

5. 激肽类　如：血管紧张肽Ⅰ（10 肽）、Ⅱ（8 肽）、Ⅲ（7 肽）等活性肽。

6. 其他肽类　如：谷胱甘肽（3 肽）、降钙素（32 肽）、睡眠肽（9 肽）、松果肽（3 肽）、素高捷疗（相对分子质量为 3000 的肽为主成分，亦称血活素），胸腺素（肽）有：α_1 胸腺素（28 肽）、胸腺生长肽 2（49 肽）、循环胸腺因子（9 肽）、胸腺体液因子（31 肽）。

（三）蛋白类药物

猪或牛的纤维蛋白原、纤维蛋白、胃膜素（糖蛋白）、明胶、明胶海绵、精蛋白、抑素（糖蛋白）、唾液素（糖蛋白）、腮腺素、水蛭素、干细胞生长因子。属蛋白质类的激素有生长素、甲状旁腺素、催乳素、促甲状腺素、促卵泡激素（follicle-stimulating hormone，FSH）、人绒毛膜促性腺激素、促黄体激素（lutropin，LH）。此外，植物来源的蛋白类药物有植物凝集素、天花粉蛋白、蓖麻和相思豆毒蛋白等。

（四）酶类药物

1. 助消化酶类　如：胃蛋白酶、胰酶、胰蛋白酶、胰淀粉酶、胰脂肪酶、纤维素脂、脂肪酶（微生物发酵）、麦芽淀粉酶。

2. 蛋白水解酶类　如：糜蛋白酶、溶菌酶、胰 DNA 酶、菠萝蛋白酶、无花果蛋白酶、木瓜蛋白酶、枯草杆菌蛋白酶、黑曲霉蛋白酶、胶原蛋白酶、弹性蛋白酶和胰腺、颌下腺及尿激肽释放酶。

3. 凝血酶及抗栓酶　如：凝血酶（猪、牛血）、凝血酶致活酶、立止血、纤溶酶、尿激酶、链激酶、蛇毒凝血酶（ancord，国内称溶栓酶、抗栓酶）、蚓激酶、曲纤溶酶。

4. 抗肿瘤酶类　如：L-天冬酰胺、甲硫氨酸酶、组氨酸酶、酶氨酸氧化酶、谷氨酸胺酶。

5. **其他酶类**　如：细胞色素 C、超氧化物歧化酶（superoxide dismutase，SOD）、RNA 酶、DNA 酶、青霉素酶、玻璃酸酶、抑肽酶（膜蛋白酶抑制剂）。

（五）核酸类药物

核酸类药物包括 RNA（包括 iRNA-免疫核糖核酸）、DNA（脱氧核糖核酸）、聚肌苷酸、巯基聚胞苷酸、cAMP、CTP、CDP-胆碱、GMP、IMP、AMP、肌苷、UTP、NAD、NADP、2-甲巯基呋喃肌苷酸、双甲酰 c-AMP 等。

此外，有核酪制剂、6-巯基嘌呤、6-巯基嘌呤核苷、6-硫代嘌呤、5-氟尿嘧啶、呋喃氟尿嘧啶、5-氟尿嘧啶、2-脱氧核苷、阿糖胞苷、阿糖腺苷、2-氟-5 碘阿糖胞苷、环胞苷、5-氟环胞苷、5-碘苷和无环鸟苷等。

（六）多糖类药物

多糖类药物包括肝素、硫酸软骨素 A 和 C、硫酸皮肤素（硫酸软骨素 B）、硫酸角质素、硫酸类肝素、冠心舒和透明质酸等。类肝素（酸性黏多糖）、鹿茸多糖、刺参多糖、玉足海参多糖、白肛海地瓜多糖、壳聚多糖、右旋糖酐、蘑菇多糖、香菇多糖、银耳多糖、茯苓多糖、云芝多糖、灵芝多糖、猪苓多糖、针裂蹄多糖、黄茂多糖、人参多糖、黄芪多糖、海藻多糖、刺五加多糖、红花多糖等。

（七）脂类药物

脂类药物包括多价不饱和脂肪酸（polyunstaturated fatty acid，PUFA）、磷脂类、固醇类、胆酸类和卟啉类。如：卵磷脂、脑磷脂、胆固醇、麦角固醇、B 谷固醇、胆汁酸（胆酸与甘氨酸或牛黄酸的结合物）、鹅脱氧胆酸、猪脱氧胆酸、胆红素、原叶啉、血叶啉、亚油酸、亚麻酸、花生四烯酸、五-六烯酸、前列腺素（prostaglandin，PG）系列（PGE_1、PGE_2、$PGE_{2\alpha}$ 和 PG_{12}）。

（八）生物胺类

生物胺类是一类具有生物活性含氮的低分子量有机化合物的总称。可看作是氨分子中 $1\sim3$ 个氢原子被烷基或芳基取代后而生成的物质，是脂肪族，酯环族或杂环族的低分子量有机碱，常存在于动植物体内及食品中。微量生物胺是生物体（包括人体）内的正常活性成分，在生物细胞中具有重要的生理功能。但当人体摄入过量的生物胺（尤其是同时摄入多种生物胺）时，会引起诸如头痛、恶心、心悸、血压变化、呼吸紊乱等过敏反应，严重的还会危及生命。

知识链接

生物制品

《中国药典》分化学药品、生化药品、抗生素、放射性药品、生物制品。

生物制品系指以微生物、寄生虫、动物毒素、生物组织作为起始材料，采用生物学工艺或分离纯化技术制备，并以生物学技术和分析技术控制中间产物和成品质量制成的生物活性制剂。包括疫（菌）苗、毒素、类毒素、免疫血清、血液制品、免疫球蛋白、抗原、变态反应原、细胞因子、激素、酶、发酵产品、单克隆抗体、DNA 重组产品、体外免疫诊断试剂等，供某些疾病的预防、治疗和诊断用。

三、生化药物的特点

（一）相对分子质量不是定值

生化药物除氨基酸、核苷酸、辅酶及甾体激素等属化学结构明确的小分子化合物外，大部分为大分子的物质（如蛋白质、多肽、核酸、多糖类等），其相对分子质量一般几千至几十万。对大分子的生化药物而言，即使组分相同，往往由于相对分子质量不同而产生不同的生理活性。例如，肝素是由D-硫酸氨基葡萄糖和葡萄糖醛酸组成的酸性黏多糖，能明显延长血凝时间，有抗凝血作用；而低分子量肝素，其抗凝活性低于肝素。所以，生化药物常需进行分子量的测定。

（二）需检查生物活性

在制备多肽或蛋白质类药物时，有时因工艺条件的变化，导致蛋白质失活。因此，对这些生化药物，除了用通常采用的理化法检验外，尚需用生物检定法进行检定，以证实其生物活性。

（三）需做安全性检查

由于生化药物的性质特殊，生产工艺复杂，易引入特殊杂质，故生化药物常需做安全性检查，如热原检查、过敏试验、异常毒性试验等。

（四）需做效价测定

生化药物多数可通过含量测定，以表明其主药的含量。但对酶类药物需进行效价测定或酶活力测定，以表明其有效成分含量的高低。

（五）结构确证难

在大分子生化药物中，由于有效结构或相对分子质量不确定，其结构的确证很难沿用元素分析、红外、紫外、核磁、质谱等方法加以证实，往往还要用生化法如氨基酸序列等法加以证实。

课堂互动

生化药物与化学药物相比较，有何特点？

专题二　生化药物分析的基本程序与方法

一、鉴别实验

生化药物所涉及的鉴别方法比化学药物多，除理化方法外，还常用生化鉴别法、生物鉴别法、肽图鉴别法等。

(一) 理化鉴别法

理化鉴别法包括化学反应法、光谱鉴别法和色谱鉴别法。

1. **化学反应法** 通常利用药物与某试剂在一定条件下反应,生成气体或有颜色的产物或沉淀进行鉴别。例如,溶菌酶的鉴别采用呈色法,溶菌酶分子中的 4 个肽键上的氮原子能与铜离子络合,生成有颜色的络合物,肽键越多,产生的颜色越深;胃蛋白酶的鉴别采用沉淀法,胃蛋白酶是具有高效、专一催化活性的特殊蛋白质,易受酸、碱、重金属或有机溶剂等的作用,破坏蛋白质肽链的空间结构,引起蛋白质变性,生成不溶性的沉淀;门冬酰胺在碱性条件下水解后产生氨气,能使湿润的红色石蕊试纸变蓝。

2. **光谱鉴别法** 利用药物的紫外线(ultraviolet,UV)或红外线(infrared,IR)特征吸收进行鉴别。如《中国药典》(2015 年版)硫唑嘌呤的鉴别:

(1) 取本品约 5mg,加盐酸(1→2)1mL 溶解后,加碘试液数滴,即产生棕色沉淀。

(2) 取本品约 10mg,加 2mol/L 盐酸溶液使溶解并稀释至 100mL,摇匀,取 5mL,用水稀释至 50mL,摇匀,照紫外-可见分光光度法(通则 0401)测定,在 280nm 的波长处有最大吸收。

(3) 本品的红外光吸收图谱应与对照的图谱(光谱集 478 图)一致。

3. **色谱鉴别法** 多采用薄层色谱法或高效液相色谱法,利用对照品溶液和供试品溶液色谱图的保留时间的一致性进行鉴别。如《中国药典》(2015 年版)胰岛素的鉴别采用高效液相色谱法,而盐酸组氨酸的鉴别采用薄层色谱法。

方法:取本品与盐酸组氨酸对照品各适量,分别加水溶解并稀释制成每 1mL 中约含 0.4mg 的溶液,作为供试品溶液与对照品溶液。按照薄层色谱法(通则 0502)吸取上述两种溶液各 2μL,分别点于同一硅胶 G 薄层板上,以正丁醇-冰醋酸-水(体积比 0.95∶1∶1)为展开剂,展开,晾干,喷以茚三酮的丙酮溶液(1→50),在 80℃加热至斑点出现,立即检视。供试品溶液所显主斑点的位置和颜色应与对照品溶液的主斑点相同。

(二) 生化鉴别法

1. **酶法** 《中国药典》(2015 年版)采用酶法鉴别尿激酶。尿激酶是专属性较强的蛋白水解酶,根据尿激酶能激活牛纤维蛋白溶酶原,使其转化成具有较强蛋白水解酶能力的纤维蛋白溶酶,纤维蛋白溶酶可将在凝血酶作用下生成的纤维蛋白凝块水解为可溶性的小分子多肽。通过观察溶解纤维蛋白作用的气泡上升法作为判断指标。

方法:取本品适量,用巴比妥-氯化钠缓冲液(pH 7.8)溶解并稀释成每 1mL 含 20U 的溶液,取 1mL,加牛纤维蛋白原溶液 0.3mL,再依次加入牛纤维蛋白溶解酶原溶液 0.2mL 与牛凝血酶溶液 0.2mL,迅速摇匀,立即置(37±0.5)℃恒温水浴中保温,立即计时。应在 30~45s 内凝结,且凝块在 15min 内重新溶解。以 0.9% 氯化钠溶液作空白,同法操作,凝块在 2h 内不溶。

2. **电泳法** 《中国药典》(2015 年版)采用琼脂糖凝胶电泳法鉴别肝素钠乳膏,肝素是由 D-硫酸氨基葡萄糖和葡萄糖醛酸分子间组成的酸性黏多糖,其水溶液带强负电荷,于琼脂凝胶板上,在电场作用下,向正极方向移动,与肝素国家标准品进行对照,其移动位置应相应一致。

方法:取本品适量(约相当于肝素钠 700U),加 60% 乙醇溶液 10mL,水浴加热使溶解,于4℃的冰箱中放置约5h,取出,滤过,取滤液作为供试品溶液。另取肝素钠标准品,加水溶解并制成每1mL中含200U的标准品溶液。取标准品溶液与供试品溶液各2μL,照电泳法(通则0541第三法)试验,供试品溶液与对照品溶液所显电泳条带的迁移距离的比值应为0.9~1.1。

《中国药典》(2015年版)采用等电聚焦电泳法鉴别重组人生长激素。重组人生长激素为重组技术生产的由191个氨基酸残基组成的蛋白质。由于蛋白质为两性电解质,在电泳场中形成一个pH梯度,其所带的电荷与介质的pH有关,带电的蛋白质在电泳中向极性相反的方向迁移,当到达其等电点时,电流达到最小,不再移动,与重组人生长激素对照品进行对照,供试品溶液主带位置应与对照品溶液主带位置一致。

方法:取本品,加水溶解并制成每1mL中含1mg的溶液,取此溶液90μL,加两性电解质10μL和甲基红试液2μL,混匀,作为供试品溶液;另取重组人生长激素对照品,同法制备,作为对照品溶液。取对照品溶液和供试品溶液各10μL,加至上样孔,照等电聚焦电泳法(通则0541第六法)试验,供试品溶液主带位置应与对照品溶液主带位置一致。

(三) 生物鉴别法

生物鉴别法是利用生物体进行试验来鉴别的方法。鉴别通常需用标准品或对照品在同一条件下进行对照试验加以确证。

《中国药典》(2015年版)采用生物鉴别法鉴别玻璃酸酶。玻璃酸酶为蛋白分解酶,可促使皮下输液或局部积储的渗出液和血液的扩散,以利于吸收。因此,玻璃酸酶的鉴别是根据扩散作用,利用结缔组织中的玻璃酸具有较大的黏滞性,对体液扩散有阻滞作用,在动物皮内注射玻璃酸酶,通过对黏多糖玻璃酸的解聚作用,能加速染色剂亚甲蓝的扩散和吸收,使皮内注射的亚甲蓝和玻璃酸酶的蓝色圈大于单独注射亚甲蓝的蓝色圈。

方法:取健康豚鼠1只,分别于背部两处,皮内注射0.25%亚甲蓝的氯化钠注射液0.1mL,作为对照,另两处皮内注射用上述溶液制成的每1mL中含本品10U的溶液0.1mL,4处注射位置须交叉排列,相互间的距离应大于3cm,注射后5min,处死动物,将皮剥下,自反面观察亚甲蓝的扩散现象,供试品溶液所致的蓝色圈应大于对照所致的蓝色圈。

(四) 肽图鉴别法

肽图鉴别法是通过蛋白酶或化学物质裂解蛋白质后,采用适宜的分析方法鉴定蛋白质一级结构的完整性和准确性。根据蛋白质和相对分子质量的大小以及氨基酸组成特点,使用专一性较强的蛋白水解酶,一般为肽链内切酶,作用于特殊的肽链位点,将蛋白质裂解为较小的片段,经分离检测形成的指纹图谱。肽图谱对每一种蛋白质来说都是特征和专一的,可根据同种产品不同批次肽图的一致性,考察工艺的稳定性。常用的消化试剂有胰蛋白酶、凝乳蛋白酶、溴化氰等,常用的检测技术有高效液相色谱法、毛细管电泳法和质谱法。

《中国药典》(2015年版)肽图检查法(通则3405)共收载二法,第一法为胰蛋白酶裂解-反相高效液相色谱法,第二法为溴化氰裂解-十二烷基硫酸钠-聚丙烯酰胺凝胶电泳法。

胰蛋白酶裂解反相高效液相色谱法:取供试品溶液(1mg/mL)和对照品溶液(1mg/mL),分别用1%碳酸氢铵溶液充分透析,按1:50(mg/mg)加入胰蛋白酶溶液,在37℃保温16~24h后,按1:10加入50%醋酸溶液,离心(10 000r/min)5min,精密量取上清液(或用0.45μm

滤膜滤过)100μL,分别注入液相色谱仪,梯度洗脱,记录色谱图。将供试品溶液和对照品溶液的图谱进行比较,即得。

溴化氰裂解法:取供试品和对照品适量(约相当于蛋白质50μg),用水透析16h,冷冻干燥,加溴化氰裂解液(0.3g/mL)20μL溶解,室温放置24h,裂解物加水180μL,再冷冻干燥。冻干的裂解物用水复溶至适当浓度。按照十二烷基硫酸钠-聚丙酰胺凝胶电泳法进行电泳,用银染法染色。将供试品图谱和对照品图谱进行比较,即得。

应该指出,由于生化药物分子较大,仍有一部分生化药物目前还未找到有效的鉴别方法。

二、杂质检查

由于生化药物的组分复杂,有效成分在生物材料中浓度都很低,杂质特别是生物大分子杂质的含量相对比较高;同时,此类药物的性质特殊,所用的原料比较复杂,如制备器官生化药物是从动物的组织、器官、腺体、体液、分泌物以及胎盘、毛、皮、角和蹄甲等提取的药物;胰岛素来自于胰腺;尿激酶来自于尿;组氨酸、赖氨酸、精氨酸和水解蛋白来自于血;人工牛黄来自于胆汁等。此外,生产工艺复杂,纯化工艺较难,易引入特殊杂质和污染物。因此,生化药物的杂质检查就显得非常重要。

(一)一般杂质检查

生化药物的一般杂质检查项目主要有氯化物、硫酸盐、磷酸盐、铵盐、铁盐、重金属、酸度、溶液的澄清度或溶液的颜色、水分及干燥失重、炽灼残渣等检查。其检查的原理及方法与化学药物中的一般杂质检查相同,不再赘述。

(二)特殊杂质检查

特殊杂质检查主要检查从原料中带入或生产工艺中引入的杂质、污染物或其他成分。下面对生化药物中特殊杂质检查方法作一介绍。

1. 氨基酸类药物中其他氨基酸的检查　氨基酸类药物可以通过化学合成法、发酵法和酶生物合成法制备,制备中有可能引入其他氨基酸,常采用薄层色谱法进行检查。

《中国药典》(2015年版)甲硫氨酸中其他氨基酸的检查:取本品适量,加水溶解并制成每1mL中约含10mg的溶液,作为供试品溶液;精密量取1mL,置于200mL量瓶中,用水稀释至刻度,摇匀,作为对照品溶液;另取甲硫氨酸对照品与丝氨酸对照品各适量,置同一量瓶中,加水溶解并稀释制成每1mL中分别约含甲硫氨酸10mg和丝氨酸0.1mg的溶液,作为系统适用性试验溶液。按照薄层色谱法(通则0502)试验,吸取上述三种溶液各5μL分别点于同一硅胶G薄层板上,以正丁醇-冰醋酸-水(体积比4∶1∶5)为展开剂,展开,晾干,在90℃干燥10min,喷以茚三酮的丙酮溶液(0.5→100),在90℃加热至斑点出现,立即检视。对照溶液应显1个清晰的斑点,系统适用性试验溶液应显2个完全分离的斑点。供试品溶液如显杂质斑点,不得超过1个,其颜色与对照品溶液的主斑点比较,不得更深(0.5%)。

2. 多肽类药物中特殊杂质的检查　多肽类药物由多个氨基酸组成,在制备过程中可能引入氨基酸和其他肽类,合成多肽中可能有残余醋酸,需加以控制。如鲑降钙素为化学合成的由32个氨基酸组成的多肽,《中国药典》(2015年版)规定进行氨基酸比值、醋酸、有关物

质的检查:

(1) 氨基酸比值:取本品,加盐酸溶液(1→2),于 110℃水解 16h 后,按照适宜的氨基酸分析方法测定。以门冬氨酸、谷氨酸、脯氨酸、甘氨酸、缬氨酸、亮氨酸、组氨酸、精氨酸、赖氨酸的物质的量(mol)总和除以 20 作为 1,计算各氨基酸的相对比值,应符合以下规定:门冬氨酸 1.8～2.2,谷氨酸 2.7～3.3,脯氨酸 1.7～2.3,甘氨酸 2.7～3.3,缬氨酸 0.9～1.1,亮氨酸 4.5～5.3,组氨酸 0.9～1.1,精氨酸 0.9～1.1,赖氨酸 1.8～2.2,丝氨酸 3.2～4.2,苏氨酸 4.2～5.2,酪氨酸 0.7～1.1,半胱氨酸 1.4～2.1。

(2) 醋酸:取本品适量,精密称定,加稀释液[流动相 A(通则 0872)-甲醇(体积比 95:5)]溶解并定量制成每 1mL 含 1.0mg 的溶液,作为供试品溶液。照合成多肽中醋酸测定法(通则 0872)测定,含醋酸应为 4.0%～15.0%。

(3) 有关物质:取本品适量,加流动相 A 溶解并稀释制成每 1mL 中约含 1.0mg 的溶液,作为供试品溶液;按照高效液相色谱法(通则 0512),用十八烷基硅烷键合硅胶为填充剂(250mm×4.6mm,5μm),以 0.02mol/L 四甲基氢氧化铵溶液(用磷酸调节 pH 值至 2.5)-乙腈(体积比 9:1)作为流动相 A,以 0.02mol/L 四甲基氢氧化铵溶液(用磷酸调节 pH 值至 2.5)-乙腈(体积比 2:3)作为流动相 B;柱温为 40℃;检测波长为 220nm,按表 17-1 进行梯度洗脱。按峰面积归一化法计算,单个杂质的峰面积不得大于 3.0%。各杂质总面积的和不得大于 5.0%(供试品溶液色谱图中小于 0.1% 的峰面积可忽略不计)。

表 17-1　鲑降钙素有关物质检查中的流动相线性梯度洗脱

时间(min)	梯度(流动相 A)(%)	梯度(流动相 B)(%)
0	72	28
30	48	52
32	72	28
55	72	28

3. 蛋白类药物中有关蛋白的检查　蛋白类药物在制备过程中易引入有关蛋白和大分子蛋白,需加以控制,除了检查相关蛋白质、高分子蛋白质外,有些蛋白类药物还应控制菌体蛋白残留量、外源性 DNA 残留量。如重组人生长激素为重组技术生产的由 191 个氨基酸残基组成的蛋白质,《中国药典》(2015 年版)规定进行总蛋白、相关蛋白质、高分子蛋白质、菌体蛋白残留量、外源性 DNA 残留量的检查:

(1) 总蛋白:取本品适量,精密称定,加磷酸二氢钾缓冲液(pH 7.0)溶解并定量稀释成在最大吸收波长处(约 280nm)吸光度在 0.5～1.0 的溶液,作为供试品溶液,照紫外-可见分光光度法(通则 0401)测定,记录最大吸收波长处(约 280nm)和 320nm 波长处的吸光度,按下式计算供试品溶液中总蛋白的含量,以毫克计。

$$总蛋白含量 = \frac{V(A_{max} - A_{320})}{0.82}$$

式中:V 为供试品溶液的体积(mL)。

(2) 相关蛋白质:取本品适量,加 0.05mol/L 三羟甲基氨基甲烷缓冲液(用 1mol/L 盐酸溶液调节 pH 至 7.5)溶解并制成每 1mL 中含重组人生长激素 2mg 的溶液,作为供试品溶液。照高效液相色谱法(通则 0512)测定,用丁基硅烷键合硅胶为填充剂(5～10μm);以

0.05mol/L 三羟甲基氨基甲烷缓冲液(用 1mol/L 盐酸溶液调节 pH 至 7.5)-正丙醇(体积比 71:29)为流动相,调节流动相中正丙醇比例使重组人生长激素主峰保留时间为 30～36min;流速为 0.5mL/min;柱温 45℃;检测波长为 220nm。取系统适用性试验溶液[取重组人生长激素对照品,加 0.05mol/L 三羟甲基氨基甲烷缓冲液(用 1mol/L 盐酸溶液调节 pH 至 7.5)溶解并制成每 1mL 中含 2mg 的溶液,过滤除菌,室温放置 24h]20μL,注入液相色谱仪,重组人生长激素主峰与脱氨的重组人生长激素峰之间的分离度不小于 1.0,重组人生长激素的拖尾因子应为 0.90～1.80。取供试品溶液 20μL,注入液相色谱仪,记录色谱图,按峰面积归一化法计算,总相关蛋白质含量不得大于 6.0%。

(3) 高分子蛋白质:照分子排阻色谱法(通则 0514)测定。

色谱条件:以适合分离相对分子质量为 5000～60 000 球状蛋白的亲水改性硅胶为填充剂,以异丙醇-0.063mol/L 磷酸盐缓冲液(pH 7.0)(体积比 3:97)为流动相,流速为 0.6mL/min,检测波长为 214nm。

测定法:取本品,精密称定,用 0.025mol/L 磷酸盐缓冲液(pH 7.0)溶解并定量稀释制成每 1mL 约含 1.0mg 的溶液,精密量取 20μL 注入高效液相色谱仪,记录色谱图,除去保留时间大于主峰的其他峰面积,按峰面积归一化法计算,保留时间小于主峰的所有峰面积之和不得大于 4.0%。

(4) 菌体蛋白残留量:取本品适量,依法检查(通则 3413),每 1mg 重组人生长激素中菌体蛋白残留量不得超过 10ng。

(5) 外源性 DNA 残留量:取本品适量,依法检查(通则 3408),每一剂量重组人生长激素中宿主 DNA 不得超过 10ng。

4. 酶类药物中其他酶的检查 胰蛋白酶系自猪、羊或牛胰中提取的蛋白分解酶,糜蛋白酶系自牛或猪胰中提取的一种蛋白分解酶。胰蛋白酶也存在于胰脏中,在提取糜蛋白酶时易带入;同理,制备胰蛋白酶时也易引入糜蛋白酶。所以,糜蛋白酶中要检查胰蛋白酶,胰蛋白酶中要检查糜蛋白酶。另外,胰激肽原酶系自猪胰中提取的蛋白酶,要进行相关蛋白酶的检查。如糜蛋白酶中胰蛋白酶的检查采用生化法,原理为胰蛋白酶专一地作用于赖氨酸、精氨酸等碱性氨基酸的羧基组成的肽键、酰胺键和酯键,选用对甲苯磺酰-L-精氨酸甲酯为底物,酯键被水解,生成的酸可使甲基红、亚甲蓝试液变成紫红色。呈色速度与胰蛋白酶的量及试剂纯度有关,故与胰蛋白酶对照品作比较,控制其限量。《中国药典》(2015 年版)规定检查方法为:

取本品,加水溶解并制成每 1mL 中含 16 000U 的溶液,作为供试品溶液;取胰蛋白酶适量,加水溶解并制成每 1mL 中含 2500U 的溶液,作为对照溶液。取供试品溶液 50μL 与对照溶液 5μL,分别置于白色点滴板上,各加对甲苯磺酰-L-精氨酸甲酯盐酸盐试液 0.2mL,放置后,供试品溶液应不呈现紫红色或呈色时间迟于胰蛋白酶对照溶液。

5. 多糖类药物中特殊杂质的检查 如肝素钠系自猪或牛的肠黏膜中提取的硫酸氨基葡聚糖的钠盐,属黏多糖类物质。其检查项下进行酸碱度、溶液的澄清度与颜色、干燥失重、炽灼残渣、重金属等一般杂质检查外,还需进行总氮量、核酸、蛋白质、有关物质、残留溶剂、钠、细菌内毒素的检查。总氮量测定采用氮测定法(通则 0704 第二法);残留溶剂测定采用残留溶剂测定法(通则 0861 第二法)控制甲醇、乙醇与丙酮的量;钠的测定采用原子吸收分光光度法(通则 0406 第一法);有关物质的检查采用高效液相色谱法(通则 0512)。

三、安全性检查

由于生化药物的来源特殊、性质特殊、生产工艺复杂,易引入特殊杂质,因此,生化药物需做安全性检查,如热源检查、细菌内毒素检查、异常毒性检查、过敏反应检查、降压物质检查和无菌检查等。

(一)热原检查

热原检查采用家兔法(通则 1142),系将一定剂量的供试品,静脉注入家兔体内,在规定时间内,观察家兔体温升高的情况,以判定供试品中所含热原的限度是否符合规定,是一种限度试验法。

1. 检查法　取适用的家兔 3 只,测定其正常体温后 15min 以内,自耳静脉缓缓注入规定剂量并温热至约 38℃ 的供试品溶液,然后每隔 30min 按前法测量其体温 1 次,共测 6 次,从 6 次体温中最高的一次减去正常体温,即为该兔体温的升高度数。如 3 只家兔中有 1 只体温升高 0.6℃ 或以上,或 3 只家兔体温升高的总和达 1.3℃ 或 1.3℃ 以上,应另取 5 只家兔复试,检查方法同上。

2. 结果判断　在初试 3 只家兔中,体温升高均低于 0.6℃,并且 3 只家兔体温升高总和低于 1.3℃;或在复试的 5 只家兔中,体温升高 0.6℃ 或 0.6℃ 以上的家兔数不超过 1 只,并且初试、复试合并 8 只家兔的体温升高总和为 3.5℃ 或 3.5℃ 以下,均判定供试品的热原检查符合规定。

(二)细菌内毒素检查

细菌内毒素主要来自革兰阴性细菌,主要成分为脂多糖,对人有致热反应,甚至导致死亡。细菌内毒素检查采用鲎试剂法(通则 1143),利用鲎试剂来检测或量化由革兰阴性菌产生的细菌内毒素,判断供试品中细菌内毒素的限量是否符合规定。如《中国药典》(2015 年版)丙氨酸的细菌内毒素检查规定每 1g 丙氨酸中含内毒素的量应小于 20EU(供注射用)。

(三)异常毒性检查

异常毒性有别于药物本身所具有的毒性特征,是指由生产过程中引入或其他原因所致的毒性。异常毒性检查法(通则 1141)是给予动物一定剂量的供试品溶液,在规定的时间内观察动物出现的异常反应或死亡情况,以判定供试品是否污染外源性毒性物质以及是否存在意外的不安全因素。《中国药典》(2015 年版)规定的异常毒性试验,实际上是一个限度试验。

如《中国药典》(2015 年版)玻璃酸酶的异常毒性检查:取体重 17~22g 的健康小鼠 5 只,分别由皮下注射每 1mL 中含玻璃酸酶 10 000U 的氯化钠注射液 0.25mL,48h 内不得发生皮下组织坏死或死亡现象,如有 1 只小鼠发生组织坏死或死亡,应按上述方法复试,全部小鼠在 48h 内不得有组织坏死或死亡现象。

(四)过敏反应检查

过敏反应是由药物中夹杂的异性蛋白所引起,过敏反应严重者可出现窒息、发绀、血管神经性水肿、血压下降、甚至休克和死亡。因此,有可能存在异性蛋白的药物应做过敏试验。过敏反应检查法(通则 1147)系将一定量的供试品溶液注入豚鼠体内,间隔一定时间后静脉注射供试品进行激发,观察动物出现过敏反应的情况,以判定供试品是否引起动物全身过敏反应。细胞色素 C 为蛋白制剂,在制备中可能掺入少量杂蛋白,为保证使用安全,《中国药典》(2015 年版)规定细胞色素 C 溶液及细胞色素 C 注射液均应进行过敏反应检查。

(五)降压物质检查

降压物质是指某些药物中含有的能导致血压降低的杂质,包括组胺、类组胺或其他导致血压降低的物质。在生化药物的制备过程中,以动物器官或组织为原料的,常引入组胺、酪胺等胺类物质。临床上注射染有此类降压物质的注射液后,将引起面部潮红、脉搏加速和血压下降等不良反应。因此,除了从生产工艺上采取有效措施以减少可能的污染外,对有关药品中的降压物质进行检查并控制其限度是十分必要的。《中国药典》(2015 年版)规定降压物质检查法(通则 1145)系比较组胺对照品与供试品引起麻醉猫血压下降的程度,以判定供试品中所含降压物质的限度是否符合规定。

如抑肽酶的降压物质检查:取本品,加氯化钠注射液溶解并稀释,依法检查,剂量按猫体重每 1kg 注射 1.5U,应符合规定。

(六)无菌检查

无菌检查法(通则 1101)系指用微生物培养法检查药品、敷料、缝合线、医疗器具等是否有微生物污染的一种方法。由于许多生化药物是在无菌条件下制备的,且不能高温灭菌。因此,无菌检查就更有必要。无菌检查应在无菌条件进行,其全过程应严格遵守无菌操作,防止微生物污染。防止污染的措施不得影响供试品中微生物的检出。由于取样和试验方法的局限性,对于保证药品的无菌要求,首先应严格执行优质生产规范(good manufacturing practice,GMP)管理制度,使药品真正达到无菌,而无菌检查只是控制这些制品染菌状况的一种检测手段。

课堂互动

生化药物的检查与化学药物的检查,二者有何异同点?

四、含量(效价)测定

生化药物的含量(效价)测定方法主要有理化法、生化法和生物检定法。理化法适用于结构明确的小分子生化药物或经水解变为小分子药物的测定,常用百分含量表示测定结果;生化法和生物检定法多用于分子量较大的酶类和蛋白质类药物的含量测定,多用生物效价或酶活力表示测定结果。具体内容将在专题三中介绍。

专题三 生化药物常用的定量分析方法

生化药物常用的含量(效价)测定方法包括理化分析法、生化测定法(酶法和电泳法)和生物检定法等。为此,定量表示此类药物的方法通常有两种,即一种用百分含量表示,适用于化学结构明确的小分子药物或经水解后变成小分子药物的测定；另一种用生物效价或酶活力单位表示，适用于大多数酶类和蛋白质类等药物的测定，多用生物效价或酶活力单位表示测定结果。

一、理化分析法

理化分析法主要包括容量分析法、分光光度法和色谱法。

1. 容量分析法　利用氨基酸类药物分子结构中氨基的碱性，大多数氨基酸类药物采用非水碱量法测定含量；谷氨酸利用羧基的酸性采用直接酸碱滴定法测定含量；盐酸组氨酸采用缩合后酸碱滴定法测定含量；盐酸半胱氨酸利用分子结构中-SH 的还原性，采用剩余碘量法测定含量；胱氨酸利用分子结构中的-S-S-基，采用溴量法测定含量。

如《中国药典》（2015 年版）盐酸组氨酸的含量测定：取本品约 0.2g，精密称定，加水 5mL 溶解后，加甲醛溶液 1mL 与乙醇 20mL 的中性混合溶液（对酚酞指示液显中性），再加酚酞指示液数滴，用氢氧化钠滴定液（0.1mol/L）滴定，每 1mL 氢氧化钠滴定液（0.1mol/L）相当于 10.48mg 的 $C_6H_9N_3O_2 \cdot HCl \cdot H_2O$。组氨酸分子结构中的—COOH 和-$NH_2$，能形成偶极离子，不能用氢氧化钠滴定液直接滴定，故加入甲醛使与组氨酸作用，生成 Schiff 碱后，用氢氧化钠滴定液滴定。

2. 分光光度法　很多生化药物具有共轭体系，在紫外-可见光区有最大的吸收波长，可采用紫外-可见分光光度法测定含量。《中国药典》（2015 年版）收载的五肽胃泌素、注射用亚锡聚合白蛋白、三磷酸腺苷二钠中总核苷、巯嘌呤、碘苷、细胞色素 C 等生化药物即采用此法进行含量测定。

如五肽胃泌素分子结构中具有较多羧酰基和酰胺基，在 280nm 波长处有最大吸收，采用紫外-可见分光光度法测定含量，吸收系数法定量，方法为：取本品适量，精密称定，加 0.01mol/L 氨溶液溶解并定量稀释制成每 1mL 中约含 $50\mu g$ 的溶液，照紫外-可见分光光度法（通则 0401），在 280nm 波长处测吸光度，按 $C_{37}H_{49}N_7O_9S$ 的吸收系数（$E_{1cm}^{1\%}$）为 70 计算，即得。

3. 高效液相色谱法　高效液相色谱法适用于高沸点、相对分子质量大、热稳定性差的生物活性物质的分析，常以具有一定 pH 值的缓冲液作为流动相，常温操作，分析环境与生理环境相似，因而具有温和的分析条件与良好的生物兼容性，有利于保持生物大分子的构象和生理活性等特点，广泛地用于生化药物的含量测定。

（1）反相高效液相色谱法：可以对氨基酸、肽、蛋白质、多糖进行分析。固定相尽量选择球形全多孔硅胶键合相，相对分子质量较小的药物选用十八烷基硅烷键合硅胶，相对分子质量较大的药物选用辛烷基硅烷键合硅胶。流动相选用乙腈-水（或缓冲液）、甲醇-水（或缓冲液）。

如肌苷的含量测定：

色谱条件与系统适用性试验：用十八烷基硅烷键合硅胶为填充剂，以甲醇-水（体积比 10∶90）为流动相，检测波长为 248nm。取肌苷对照品约 10mg，加 1mol/盐酸溶液 1mL，80℃水浴加热 10min，放冷，加 1mol/L 氢氧化钠溶液 1mL，加水至 50mL，取 $20\mu L$ 注入液相色谱仪，肌苷峰与相邻杂质峰的分离度应符合要求，理论板数按肌苷峰计算不低于 2000。

测定法：取本品适量，精密称定，加水溶解并定量稀释制成每 1mL 中约含 20μg 的溶液，摇匀，精密量取 20μL 注入液相色谱仪，记录色谱图；另精密称取肌苷对照品适量，同法测定，按外标法以峰面积计算，即得。

（2）离子抑制色谱法：一些生化药物在水溶液体系中可解离为带电荷离子，如氨基酸、多肽和蛋白质等，可采用反相色谱法中的离子抑制色谱法测定含量。离子抑制色谱法常在流动相中加入少量弱酸、弱碱或缓冲溶液以调节流动相的 pH 值，在非极性固定相中分离药物时可抑制带电荷离子的离解，增加疏水缔合作用，增加药物的分配系数，改善药物的分离效能。

如多肽类药物醋酸丙氨瑞林的含量测定：

色谱条件与系统适用性试验：十八烷基硅烷键合硅胶为填充剂，以 0.1mol/L 磷酸溶液（用三乙胺调节 pH 至 3.0）-乙腈（体积比 80：20），检测波长为 220nm。理论板数按醋酸丙氨瑞林峰计算不低于 2000。

测定法：取本品适量，精密称定，加流动相溶解并定量稀释制成每 1mL 中约含 0.5mg 的溶液，作为供试品溶液，精密量取 10μL 注入液相色谱仪，记录色谱图；另取醋酸丙氨瑞林对照品，同法测定。按外标法以峰面积计算，即得。

（3）离子对色谱法：一些生化药物在水溶液体系中可解离为带电荷离子，如氨基酸、多肽和蛋白质、核酸类等，若向其中加入相反电荷的离子，使其形成中性离子对，会增大其在非极性固定相中的溶解度，从而改善分离效能。如《中国药典》(2015 年版)核酸类药物中环磷腺苷的含量测定使用离子对色谱法。

（4）离子交换色谱法：该法适用于离子化合物和能够解离的化合物，如氨基酸、多肽、蛋白质、多糖类药物的分析。常用的固定相为苯乙烯-二乙烯苯共聚物或亲水性高聚物凝胶为基质的离子交换树脂，流动相多为水溶液，有时可加入少量的有机溶剂，如乙醇、四氢呋喃、乙腈等，以增加某些组分的溶解度，改变分离的选择性。如硫酸软骨素钠为硫酸化链状黏多糖钠盐，《中国药典》(2015 年版)规定其含量测定使用离子交换色谱法。

（5）分子排阻色谱法：该法是根据待测组分的分子大小进行分离的一种液相色谱技术。其分离原理为凝胶色谱柱的分子筛机制。色谱柱多为亲水硅胶、凝胶或经修饰凝胶如葡聚糖凝胶和聚丙烯酰胺凝胶等为填充剂，这些填充剂表面分布着不同尺寸的孔径，药物分子进入色谱柱后，它们中的不同组分按其分子大小进入相应的孔径内，大于所有孔径的分子不能进入填充剂颗粒内部，在色谱过程中不被保留，最早被流动相洗脱至柱外，表现为保留时间较短；小于所有孔径的分子能自由进入填充剂表面的所有孔径，在色谱柱中滞留时间较长，表现为保留时间较长；其余分子按分子大小依次被洗脱。

分子排阻色谱法是快速分离不同分子量混合物的色谱方法，广泛应用于多肽、蛋白质、多糖、生物酶、寡聚或多聚核苷酸等药物的分离分析及其相对分子质量测定。流动相应对组分具有良好的溶解度以及较低的黏度。在蛋白质和多肽的分析中，通常选用交联丙烯酸甲酯凝胶或二醇键合硅胶，根据样品的相对分子质量范围，选择色谱柱的级分范围，流动相的选择应与蛋白质样品匹配，一般用 0.1～0.2mol/L 的缓冲液，pH 为 6～8。由于不同排阻范围的葡聚糖凝胶有一特定的蛋白质相对分子质量范围，在此范围内，相对分子质量的对数和洗脱体积之间呈线性关系。因此,用几种已知相对分子质量的蛋白质为标准,进行凝胶层析,以每种蛋白质的洗脱体积对它们的相对分子质量的对数作图,绘制出标准洗脱曲线。未知蛋白质在同样条件下进行凝胶层析,根据其所用的洗脱体积,从标准洗脱曲线上可求出此未知蛋白质对应的相对分子质量。

二、酶法

1. 原理　在生化药物的分析中,酶法主要包括酶活力测定法和酶分析法两种类型。酶活力测定法是一种以酶为分析对象,目的在于测定样品中某种酶的含量或活性;酶分析法则是以酶为分析工具或试剂的分析,用于测定样品中酶以外的其他物质的含量。两者检测的对象虽有所不同,但原理和方法都是以酶能专一而高效地催化某化学反应为基础,通过对酶反应速率的测定或对底物、生成物等浓度变化速率的测定而检测相应物质的含量。《中国药典》(2015 年版)酶类药物的测定大多采用酶活力测定法。

所谓酶活力,是指酶催化一定化学反应的能力。酶活力测定实际上是测定一个被酶所催化的化学反应的速率。酶反应的速率可以用单位时间反应底物的减少或产物的增加来表示,酶反应的速率越快则表示酶的活力越高。

酶的单位(单位 U)是指在 25℃下,以最适的底物浓度、最适的缓冲液离子强度以及最适的 pH 等条件下,每分钟能转化 1μmol 底物的酶量定义为一个活性单位。与酶活性有关的另一概念是比活性,比活性定义为每毫克蛋白质所含的酶单位数(U/mg)。酶的比活性是酶的生产和研究过程中经常应用的基本数据,用来比较每单位重量酶蛋白的催化能力,比活性越高,表示酶纯度越高。

要求得比活性,必须先求得酶制品的效价单位和酶的蛋白质含量,再按下式计算比活性:

$$比活性 = \frac{效价单位数}{蛋白的毫克数}$$

2. 应用实例

实例:尿激酶的酶活力测定:

(1) 试剂

1) 牛纤维蛋白原溶液:取牛纤维蛋白原,加巴比妥-氯化钠缓冲液(pH 7.8)溶解并稀释制成每 1mL 中含 6.67mg 可凝结蛋白的溶液。

2) 牛凝血酶溶液:取牛凝血酶,加巴比妥-氯化钠缓冲液(pH 7.8)溶解并稀释制成每 1mL 中含 6.0U 的溶液。

3) 牛纤维蛋白溶酶原溶液:取牛纤维蛋白溶酶原,加三羟甲基氨基甲烷缓冲液(pH 9.0)溶解并稀释制成每 1mL 中含 1~1.4 酪蛋白单位的溶液(如溶液浑浊,离心取上清液备用)。

4) 混合溶液:临用前取等体积的牛凝血酶溶液和牛纤维蛋白溶酶原溶液,混匀。

(2) 标准品溶液的制备:取本品适量,加巴比妥-氯化钠缓冲液(pH 7.8)溶解并定量稀释成每 1mL 中含 60U 的溶液。

(3) 供试品溶液的制备:取本品适量,精密称定,加巴比妥-氯化钠缓冲液(pH 7.8)溶解,并定量稀释成与标准品溶液相同的浓度。

(4) 测定法:取试管 4 支,各加牛纤维蛋白原溶液 0.3mL,置(37±0.5)℃水浴中,分别加入巴比妥-氯化钠缓冲液(pH 7.8)0.9mL、0.8mL、0.7mL、0.6mL,依次加标准品溶液 0.1mL、0.2mL、0.3mL、0.4mL,再分别加混合溶液 0.4mL,立即摇匀,分别计时。反应系统应在 30~40s 内凝结,当凝块内小气泡上升到反应系统体积一半时作为反应终点,立即计时。每个浓度测 3 次,求平均值(3 次测定中最大值与最小值的差不得超过平均值的 10%)。以尿激酶浓度的对数为横坐标,以反应终点时间的对数为纵坐标,进行线性回归。供试品按上法测定,用线性回归方程求得供试品溶液浓度,计算每 1mg 中供试品的效价(U)。

三、电泳法

1. 原理　电泳是指溶解或悬浮于电解液中的带电荷的蛋白质、胶体、大分子或其他粒子,在电流作用下向其自身所带电荷相反的电极方向迁移。电泳法(通则 0541)是指利用溶液中带有不同量电荷的阳离子或阴离子,在外加电场中使供试品组分以不同的迁移速度向对应的电极移动,实现分离并用适宜的检测方法记录或计算其含量,达到测定目的的分析方法。电泳法一般可分为两大类:一类为自由溶液电泳或移动界面电泳,另一类为区带电泳。

移动界面电泳是指不含支持物的电泳,溶质在自由溶液中泳动,故也称自由溶液电泳,适用于高分子的检测。区带电泳是指含有支持介质的电泳,带电荷的供试品(如蛋白质、核苷酸等大分子或其他粒子)在惰性支持介质(如纸、醋酸纤维素、琼脂糖凝胶、聚丙烯酰胺凝胶等)中,在电场的作用下,向其极性相反的电极方向按各自的速度进行泳动,使组分分离成狭窄的区带。区带电泳法可选用不同的支持介质,并用适宜的检测方法记录供试品组分电泳区带图谱,以计算其含量。

由于电泳法具有灵敏度高、重现性好、检测范围广、操作简便并兼备分离、鉴定、分析等优点,故已成为生物技术及生化药物分析的重要手段之一。

2. 常用电泳法的类型及其应用

(1) 纸电泳法:纸电泳法是用色谱滤纸作为支持介质。介质孔径大,没有分子筛效应,主要凭借被分离物中各组分所带电荷量的差异进行分离,适用于检测核苷酸等性质相似的物质。

(2) 醋酸纤维素薄膜电泳法:本法是用醋酸纤维素薄膜为支持物的一种电泳方法。醋酸纤维素薄膜是纤维素的羟基乙酰化形成的纤维素醋酸酯,将其溶于有机溶剂后,涂抹而成的均匀薄膜。醋酸纤维素薄膜电泳适用于血清蛋白、脂蛋白、糖蛋白、类固醇激素及同工酶等的分离和定量测定。

(3) 琼脂糖凝胶电泳法:本法是以琼脂糖作为支持介质。琼脂糖是由琼脂分离制备的链状多糖。其结构单元是 D-半乳糖和 3,6-脱水-L-半乳糖。许多琼脂糖链互相盘绕形成绳状琼脂糖束,构成大网孔型的凝胶。这种网络结构具有分子筛作用,使带电颗粒的分离不仅依赖净电荷的性质和数量,还可凭借分子大小进一步分离,从而提高了分辨能力。本法适用于免疫复合物、核酸与核蛋白等的分离、鉴定与纯化。

(4) 聚丙烯酰胺凝胶电泳法:本法是以人工合成的聚丙烯酰胺凝胶作为惰性支持介质

的电泳方法。其分离效果不仅取决于分子所带电荷密度,还取决于分子大小和形状,可以用来研究生物大分子的特性,如电荷、相对分子质量、等电点等。本法依电泳槽和凝胶层中的缓冲液体系 pH 和凝胶孔径大小是否一致而加以区别,相同的为连续电泳,不相同的为不连续电泳。

本法与其他电泳法比较具有如下优点:①电泳区带狭窄不易扩散,供试品用量极微,电泳分离时间短,设备简单,分辨率高,重复性佳,已广泛用于酶、蛋白、聚核苷酸、多肽的分析鉴定和少量制备。②凝胶是由丙烯酰胺单体和少量的交联剂甲叉双丙烯酰胺,在催化剂作用下聚合交联而成的且有"分子筛效应的三维网状结构"。其机械性能优良,对热稳定,无色透明,无杂质,不溶于缓冲液,在 280nm 波长处无紫外吸收。电泳时无电渗和吸附作用,适于供试品的定量和精制。

(5)十二烷基硫酸钠-聚丙烯酰胺凝胶电泳法:本法是一种变性的聚丙烯酰氨凝胶电泳方法。其原理是根据大多数蛋白都能与阴离子表面活性剂十二烷基硫酸钠按重量比结合成复合物,使蛋白分子所带的负电荷远远超过天然蛋白分子的净电荷,消除了不同蛋白质分子的电荷效应,使蛋白分子相对迁移率完全取决于相对分子质量的高低,可从已知相对分子质量的标准蛋白的对数和相对迁移率所做的标准曲线中求出供试品的相对分子质量。

本法优点是设备简单、操作方便、试剂易得、误差较小、重复性好。该法可用常规染色法,亦可用紫外吸收扫描法进行相对分子质量测定、电泳纯度检查和电泳成分百分含量测定。

四、生物检定法

1. 原理　生物检定法是利用生物体包括整体动物、离体组织、器官、细胞和微生物评价药物生物活性的一种方法。它以药物的药理作用为基础,以生物统计为工具,运用特定的实验设计在一定条件下比较供试品和相应的标准品或对照品所产生的特定反应,通过等反应剂量间比例的运算或限值剂量引起的生物反应程度,从而测定供试品的效价、生物活性或杂质引起的毒性。

2. 应用实例　《中国药典》(2015 年版)通则 1200 收载了升压素生物测定法、肝素生物测定法、绒促性素生物测定法、缩宫素生物测定法、胰岛素生物测定法、硫酸鱼精蛋白生物测定法、洋地黄生物测定法、卵泡刺激素生物测定法、黄体生成素生物测定法、降钙素生物测定法和生长激素生物测定法等。如硫酸鱼精蛋白的效价测定:按照硫酸鱼精蛋白生物测定法(通则 1213)测定,应符合规定,测得的结果应为标示量的 90%~110%。硫酸鱼精蛋白生物测定法系测定硫酸鱼精蛋白供试品(T)中和肝素标准品(S)所致延长新鲜兔血或猪、兔血浆凝结时间的程度,以测定供试品效价的方法。

由于生物差异的存在,生物检定结果误差较大,重现性较差,需要控制的条件较多,加上测定费时,计算烦琐,所以,生物检定主要用于无适当理化方法进行检定的药物,补充了理化检验的不足。

学 习 小 结

模块九 生化药物分析	专题一：生化药物分析概述	生化药物的定义	1. 定义
		生化药物的种类	1. 氨基酸类 2. 多肽类 3. 蛋白质类 4. 酶类 5. 核酸类 6. 多糖类 7. 脂类 8. 生物胺类
		生化药物的特点	1. 相对分子质量不是定值 2. 需检查生物活性 3. 需做安全性检查 4. 需做效价测定 5. 结构确证难
	专题二：生化药物分析的基本程序与方法	鉴别试验	1. 理化鉴别法 2. 生化鉴别法 3. 生物鉴别法 4. 肽图鉴别法
		杂质检查	1. 一般杂质检查 2. 特殊杂质检查
		安全性检查	1. 热原检查 2. 细菌内毒素检查 3. 异常毒性检查 4. 过敏反应检查 5. 降压物质检查 6. 无菌检查
		含量（效价）测定	1. 含量测定
	专题三：生化药物常用的定量分析方法	理化分析法	1. 容量分析法 2. 分光光度法 3. 高效液相色谱法
		酶分析法	1. 原理 2. 应用实例
		电泳法	1. 原理 2. 类型
		生物检定法	1. 原理 2. 应用实例

目 标 检 测

一、单项选择题

1. 下列哪一项不属于生化药物安全性检查（　　）。
    A. 热原检查　　　　B. 异常毒性检查　　C. 氯化物检查　　D. 过敏反应检查
2. 不属于生化药物的是（　　）。
    A. 细胞色素　　　　B. 胸腺素　　　　C. 肝素　　　　D. 抗生素

二、多项选择题

3. 生物检定法主要用于（　　）。
    A. 化学药物的含量测定　　　　B. 化学药物的效价测定
    C. 抗生素的效价测定　　　　D. 抗生素的含量测定
    E. 生化药物的效价测定
4. 生化药物的种类包括（　　）。
    A. 氨基酸、多肽和活性蛋白　　　　B. 药用酶和辅酶
    C. 核酸及其衍生物　　　　D. 药用多糖和脂类
    E. 生物胺类

三、配伍题

    A. 化学反应法　　　　B. 紫外分光光度法
    C. 酶法　　　　D. 电泳法
    E. 生物法
5. 肝素的鉴别采用（　　）
6. 胃蛋白酶的鉴别采用（　　）
7. 胰岛素的鉴别采用（　　）
8. 尿激酶的鉴别采用（　　）
9. 硫酸鱼精蛋白的鉴别采用（　　）

    A. 活菌　　　　B. 异性蛋白
    C. 组胺、类组胺　　　　D. 内毒素
    E. 热原
10. 降压物质检查法可以检查（　　）
11. 无菌检查（　　）
12. 过敏反应检查（　　）

四、问答题

13. 什么是生化药物？生化药物分为哪几类？
14. 什么是酶活力测定法？常用的测定方法有哪些？
15. 生化药物分析的常用定量方法有哪些？

实训项目十七：胰蛋白酶的酶活力测定

一、实训目的

1. 掌握胰蛋白酶活力测定原理。
2. 学会使用紫外分光光度计。

二、实训资料

（一）检验药品

1. 检验药品的名称　胰蛋白酶。
2. 检验药品的来源　厂家购买或送检样品。
3. 检验药品的规格、批号、包装及数量　根据药品包装确定，并记录有关情况。
4. 检验依据《中国药典》(2015 年版)。

（二）检验项目

胰蛋白酶的酶活力测定。

三、实训方案

（一）实训形式

本次实训任务分成 6 人一组，组内交替进行任务实施，3 人配合完成每个检查项目。

（二）实训时间

具体实训时间安排可参考表 17-2。

表 17-2　胰蛋白酶的酶活力测定的实训时间安排

实训内容	实训时间(min)	备　注
仪器的准备	20	恒温水浴锅；紫外分光光度计，带盖石英比色皿等常规分析仪器
试剂配制	20	试剂配制方法参照《中国药典》(2015 年版)二部，由实训教师指导部分学生在课余时间完成；学生按组领取
胰蛋白酶的酶活力测定	120	石英比色皿应配套使用
报告书写	10	报告书要书写规范，不要涂抹
清场	10	所有仪器要清洗干净，放回原位
实训总时间(min)	180	

四、实训过程

取 2 个光程为 1cm 的带盖石英比色皿，分别加入(25.0±0.5)℃预热过的 3.0mL 的

BAEE(N-苯甲酸-L-精氨酸乙酯)底物溶液。向一个比色皿内加入 0.2mL 1mmol/L HCl，作为空白，在波长 253nm 下调节仪器零点；向另一个比色皿中加入 0.2mL 待测酶液，立即计时，迅速混匀，使比色皿内的温度保持在(25.0±0.5)℃，照紫外-可见分光光度法(通则0401)，在 253nm 的波长处，每隔 30s 读取吸光度，共 5min。以时间(t)为横坐标，吸光度(A_{253nm})为纵坐标作图，测得的结果要使 $\Delta A_{253nm}/30s$ 控制在 0.015～0.018 之间为宜，呈线性关系的时间不得少于 3min。若不符合上述要求，应调整供试品溶液的浓度，再作测定。在直线部分任选一个时间间隔与相应的光吸收值变化(ΔA_{253nm})，按以下公式计算胰蛋白酶的活力单位。

$$P = \frac{A_1 - A_2}{0.003TW}$$

式中：P 为每 1mg 供试品中含胰蛋白酶的量(U)；A_1 为直线上终止的吸光度；A_2 为直线上开始的吸光度；T 为 A_1 至 A_2 读数的时间(min)；W 为测定液中含供试品的量(mg)；0.003 为在上述条件下，吸光度每分钟改变 0.003，即相当于 1 个胰蛋白酶单位。

五、注意事项

1. 紫外分光光度计使用之前应先开机预热 20min 以上。
2. 两个石英比色皿应配套使用(透光率之差应不大于 0.5%)。

附：胰蛋白酶的酶活力测定实训报告

品　　名	批　　号	规　格
来　源：	取样量：	取样人：
取样日期：　　年　月　日	报告日期：　　　　年　月　日	
检验依据：		

检验项目	标准规定	检验结果
胰蛋白酶的酶活力测定	按干燥品计算，每1mg中胰蛋白酶的活力不得少于2500U	

结论：

报告人：	复核人：	质量部经理：

（吴丽荣）

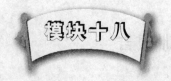

体内药物分析

内容简介

本模块主要介绍了体内药物分析的基本概念、分析步骤、常用方法及其应用实例。

【知识目标】

- 掌握体内药物分析的基本概念和常用方法;
- 熟悉体内药物分析的对象和任务;
- 了解体内样品的种类、采集和常见的制备方法。

【能力目标】

- 能够根据不同的生化样品选择正确的分类和样品处理方法;
- 能够理解常见的体内药物分析方法的原理。

专题一　体内药物分析概述

一、体内药物分析的性质和意义

（一）体内药物分析的性质

体内药物分析是指通过分析手段了解药物在体内的数量和质量的变化,获得药物动力学的各种参数以及药物在体内的吸收、分布、代谢和排泄等信息,从而为药物生产、临床使用、实验研究等方面做出正确评估,对药物改进和发展做出贡献。随着体内药物分析工作的深入,必将对药物与人的内在关系提供更准确的表达和描述。

（二）体内药物分析的意义

药品质量的优劣、使用是否合理以及使用后是否安全和有效,最终是以临床征象和实际疗效来决定的。体内药物分析的开展对于药品质量管理、药物的临床应用和药物动力学研究等工作具有重要的实际意义。

1. 药物质量全面评价的要求　要做到安全有效地使用药物及寻找新药,从微观方面,应加强对药物在机体内作用规律的研究,包括对药物制剂的生物利用度研究,以便进一步阐明药物剂型-药物浓度-药物效应和药物的作用点及其体内的转化等关系。深入的了解和阐明药物在体内的效率、效应和副作用已成为评价药物质量的重要内容和依据。

2. 临床合理用药的需要　随着临床药学研究的不断开展,给药方案个体化和药学保健工作模式的兴起以及现代分析技术的应用,人们已认识到药物在体内的吸收、分布、代谢和排泄等过程中存在着个体差异,不完全取决于摄入的药物剂量。在临床实践中,即使摄入相同的剂量,由于生理、病理、遗传和环境等因素引起的个体差异,常常导致体液中药物浓度差别很大。某些药物为达到一定的治疗效果,用药剂量可相差 10～20 倍之多,因而明显地存在着"化学上等价而生物学上不等价"的情况,还有某些治疗窗窄、安全性小的药物,其有效量与中毒量十分接近,进入体内一旦机体对其消除能力达到饱和时,任何微小剂量的增加都可引起血药浓度的骤增而致中毒。所以,不能只注意药物进入机体前的质量控制,还必须熟悉药物的体内过程,进行体内药物分析,才能使药物达到最佳的治疗效果。

3. 药物动力学研究工作的内容　随着药物及其制剂的体内过程、作用机制的深入研究,需要测定各种动力学参数,以便定量地说明浓度与效应、疗效的关系,药物结构与效应的关系等问题。同时,在药物动力学和代谢研究中对于活性代谢物的检测,也成为新药设计中产生前导药物的一条途径。

近年来,随着临床药理学、生物医学和分子生物学等方面研究的进展以及现代分离分析技术的应用,人们进一步认识了药物在体内的作用规律。药物在体内的药理作用强度,一方面取决于体细胞上与受体接触的药物自身的化学结构及其浓度;另一方面取决于受体对药物的敏感性。随着体内药物分析的发展,体内药物分析逐渐成为药物分析的一个分支,体内药物分析对不断发展的医药事业发挥着越来越重要的作用。

知识链接

常言道"药到病除",其实这种说法并不完整,药到不等于病除。药物在进入体内之后,要经过吸收、分布、代谢、排泄等过程,这些过程与药物作用的发挥和消除关系极大。给药途径一般分为口服、直肠灌注、舌下给药、皮下注射、肌内注射、吸入给药、静脉注射等,药物吸收的速度,大致依此顺序而加快。一般来说,药物所分布的部位,应该是发生药效的部位,但如果因为给药方式、给药方法、给药途径不对而达不到有效的血液浓度的话,药虽然是"到"了,却仍然是除不了病的。例如黄连素片具有抗菌消炎作用,但由于口服法给药不易被机体吸收,药物只能存留在消化道中起作用,故适用于治疗肠炎、菌痢等肠道疾病,对体内其他组织器官却不具有抗菌消炎作用。

二、体内药物分析的对象和任务

(一)体内药物分析的对象

体内药物分析的对象主要是指人体,也包括动物,可泛称为机体。从具体检材来看,分析的对象包括器官、组织、体液（血液、尿液和唾液）以及呼出气体中与药物有关的成分等。

（二）体内药物分析的任务

1. 进行体液和组织中药物及其代谢物的测定，为临床药物监测、药代动力学等方面提供数据与信息。

2. 进行方法学研究和新测定方法的开发，提供合理的、最佳的分析条件，为常规测定提供灵敏、专属、可靠的分析方法。

3. 参与临床和药理研究中所获得结果的分析工作。

三、体内药物分析的特点

根据体内药物分析的任务和分析的对象，体内药物分析的特点可归纳为：

1. 药物和代谢物的浓度或活性极低　如血浆中测定的药物和代谢物的浓度或活性极低，所以分离提取后常用浓缩方法以浓集待测组分。

2. 样品复杂　样品中存在各种直接或间接影响和干扰测定结果的物质，大多需要分离和净化，体内药物分析是在大量复杂组分中进行微量或超微量药物及代谢物的测定工作。

3. 样品量少，不易重新获得　尤其是在连续测定过程中，很难再度获得完全相同的样品。

4. 要求能很快地提供测定结果　尤其是在毒物学检测工作中。

5. 体内药物分析的方法具有类型多样化和综合性的特点。

6. 干扰因素多　样品中有许多因素会干扰测定，如无机盐、蛋白质、内源性物质、代谢产物以及可能存在的物质。

知识链接

随着运动竞技在全球的普及和发展，运动员体内兴奋剂检测已经成为体内药物分析的一个重要应用领域。兴奋剂在英语中原义为"供赛马使用的一种鸦片麻醉混合剂"。运动员为提高成绩而最早服用的药物大多属于兴奋剂药物，尽管后来被禁用的兴奋剂（doping）是指运动员在训练和比赛时，为改善体力或心理状态，提高运动成绩，而使用的化学的、合成的或异常途径进入体内的生理物质，但并不是都具有兴奋性（如利尿剂），有的还具有抑制性（如 β 受体阻断药），国际上对禁用药物仍习惯沿用兴奋剂的称谓。

四、体内药物分析的发展趋势

体内药物分析是药物分析的重要分支，是一门研究生物机体中药物及其代谢物和内源性物质的质与量变化规律的分析方法学。体内药物分析借助于现代化的仪器与技术来分析药物在体内数量与质量的变化，以获得药物在体内的各种信息，有助于从生产、研究、临床使用等方面对药物做出估计与评价，从而改进和发展。

应用于体内药物分析的方法有很多，未来的发展也仍然与药物分析的分析方法基本相同，主流方法包括色谱法、高效毛细管电泳法和免疫分析法。

色谱技术具备分离和分析的双重功能,且有很高的选择性和灵敏度,可同时分析结构相似的药物和代谢物等,一直是研究体内药物及其代谢物最强有力的手段。其中以高效液相色谱法(high-performance liquid chromatography,HPLC)最为常用,特别是反相高效液相色谱法,现已成为体内药物分析方法中最重要的方法,并常作为体内药物分析中评价其他方法的参比方法。

高效毛细管电泳(high-performance capillary electrophoresis,HPCE)是近年来发展较快的一种分离、分析技术,HPCE 和 HPLC 相比,相同处在于都是高效分离技术,仪器操作均可自动化,且均有多种不同分离模式。差异在于:HPCE 用迁移时间取代 HPLC 中的保留时间,分析时间比 HPLC 短;对 HPCE 而言,从理论上推得其理论塔板高度和溶质扩散系数成正比,对扩散系数小的生物大分子而言,其柱效就要比 HPLC 高得多;HPCE 所需样品为 nl 级,最低可达 270fl,流动相用量也只需几毫升,而 HPLC 所需样品为 μL 级,流动相则需几百毫升乃至更多;但 HPCE 仅能实现微量制备,而 HPLC 可作常量制备。HPCE 和普通电泳相比,由于采用高电场,分离速度要快得多;检测器除了未能和原子吸收及红外光谱连接以外,其他类型检测器均可连接检测;一般电泳定量精度差,而 HPCE 和 HPLC 相近;HPCE 操作自动化程度比普通电泳要高得多。

免疫分析法的原理是被分析药物(Ag)和标记后的该药物(Ag*)与该药物的专属性抗体(Ab)竞争有限的结合部位,未标记药物(Ag)的浓度决定于标记药物(Ag*)与专属性抗体(Ab)结合的量。它将分析方法与免疫原理相结合,进行超微量分析,具有灵敏度高、选择性强、操作简便、快速、用量少、样品一般不需进行预处理等优点。因此,该法特别适合分析大批量低浓度的体液样品。其缺点是测定药物的种类受试剂盒供应的限制,且测定结果的准确度不如色谱法。

专题二　样品的种类、采集与储存

一、样品的种类

体内药物分析采用的生物样品种类包括体内的各种体液和组织。其中最常用的是血液(血浆、血清、全血)、尿液和唾液。在一些特定情况下也有采用乳汁、泪液、脊椎液、汗液、胆汁、羊水、精液、粪便以及各种组织或其他接近有关药物作用点的检体。

二、样品的采集

原则上任何体液和组织均可用于分析,但一般情况下,样品的选取可依据以下原则:①根据不同的分析目的和要求进行选取;②所取样品应能正确反应药物浓度与效应之间的关系;③样品应易于获取,便于处理、分析。

(一)血样

血样包括血浆、血清和全血,是体内药物分析中最常用的样品。血药浓度测定通常是指测定血浆或血清中的药物浓度,一般认为,当药物在体内达到稳定状态时,血浆中的药物浓度反映了药物在体内的状况,可以作为作用部位药物浓度的可靠指标。

1. **血样采集方法** 供分析的血样应能代表整个血药浓度,应待药物在血液中分布均匀后取样。血样采集的方法通常采用静脉取血,有时根据血药浓度和分析方法的灵敏度,也可从毛细血管取血。

2. **血样采集的量** 血样的取样量受到一定限制,尤其是间隔时间较短的多次取样。一般取血量为 1~3mL,随着高灵敏度的分析方法的建立,取样量可减少到 1mL 以下,或改用刺破手指取血,此时取样量往往仅需 0.1mL,从而减少患者的负担。

3. **血样制备** 由采取的血液制取血浆和血清。

(1) 血浆:将采取的血液置于含有抗凝剂(肝素、枸橼酸或草酸盐等)的试管中,混合,以 2500~3000r/min 离心 5min,分取上清液即得,其量约为全血的一半。

(2) 血清:将采取的血液在室温下放置 30min 至 1h,待血块凝结析出后,以 2000~3000r/min 离心 5~10min,分取上清液即得。

血清与血浆基本成分相同,血清是除去纤维蛋白原的血浆。

(3) 全血:也应加入抗凝剂并混匀,以防凝血后妨碍测定。对一些可与红细胞结合的药物,或药物在血浆和在细胞中的分配比因人而异的情况下,则宜采用全血。

测定全血一般不能提供更多的数据,而全血的净化较血浆或血清更为麻烦,尤其是溶血后,红细胞中的血红蛋白会妨碍测定。

4. **血样的取样时间间隔** 血样的取样时间间隔随测定目的不同而异。如进行动力学参数测定时,需给出药物在体内的血药浓度-时间曲线,应根据动力学曲线模型与给药方式确定取样间隔和次数,主要在曲线首尾与峰值附近取样。再如,在测定血药浓度,进行治疗药物监测(therapeutic drug monitoring,TDM)时,则应在血中药物浓度达到稳定(一般为连续给药,经过 5 个半衰期)后才有意义。由于每种药物的半衰期不同,所以取样时间也不同。

(二) 尿液

测定尿药浓度主要用于药物的剂量回收、肾清除率和生物利用度的研究以及药物代谢类型的测定。体内兴奋剂检测的样品主要是尿液。

尿液是一种良好的细菌培养基,所以取样后应即时测定。在尿液测定时宜测定用药后一定时间内(8h、12h、24h 或更长时间)尿液中药物的总量,应将尿样置冰箱冷藏或加入适当的防腐剂(常用的有三氯甲烷、甲苯等)保存。尿液中的药物大多呈结合状态,如与体内某些内源性物质葡萄糖、醛、酸等结合,或与药物本身的某些代谢物结合。所以,无论直接测定或萃取分离之前,都必须将结合的药物游离。游离的方法多采用加入无机酸进行水解,对遇酸或受热不稳定的药物,也可加入特定的酶进行水解。加酸或碱同时也可改变尿液的酸碱性,抑制微生物生长。

尿中药物浓度的改变与血浆中药物浓度相关性较差,且受试者肾功能正常与否直接影响药物排泄。此外,尿样采集时也存在排尿时间(尤其是婴儿)较难掌握,尿液不易采集完全和不易保存等问题。

(三) 唾液

唾液的 pH 约在 6.9±0.5,个体差异较大,此外尚受到一些其他因素,如有无刺激、刺激类型、强度与持续时间,年龄、性别、疾病、药物等的影响。唾液中含有体液中的电解质

（Na^+、K^+、Cl^-、HCO_3^-等），主要的有机成分是黏液质和淀粉酶。近年来，唾液用作药物监测及药物动力学研究的情况逐渐增多。唾液作为样品的优点是样品容易获得，取样是无损性的，易为受试者（尤其是儿童患者）接受；唾液中某些药物的浓度与血浆相关，可从唾液中药物浓度推定血浆中药物浓度。

三、样品的制备方法

在进行体内药物及其代谢物测定时，除了极少数情况是将体液经简单处理后直接测定外，通常是在最后一步测定之前，采取适当的方法进行样品制备，即进行分离、净化、浓集，必要时还需对待测组分进行结构的改变，然后进行测定。

样品制备是体内药物分析极其重要的一个环节，往往也是分析中最难、最烦琐的步骤。这是由生物样品的特点所决定：①药物在生物样品中常以多种形式存在。如游离型药物、药物与蛋白质结合物、代谢物、葡萄糖醛酸苷及硫酸酯缀合物等，需要分离后测定。②生物样品的介质组成比较复杂，有大量的内源性物质，如蛋白质、多肽、脂肪酸、类脂及色素等。这对检测痕量的药物或代谢物干扰很大，需要净化、浓集后测定。

生物样品中待测物类型众多，性质各异，很难就其样品处理规定一个固定的程序和方式，而必须结合实际要求和情况灵活运用各种方法和手段来解决遇到的问题。

这里列举一些常用的样品制备方法供读者参考：

（一）除去蛋白质法

在测定血浆、血清、全血和组织匀浆等样品中药物浓度时，首先的处理步骤是去除蛋白质。大多数药物进入体内很快与蛋白形成结合物，为了测定体液中药物的总浓度，也常需要去除蛋白质。同时除去蛋白质，可预防提取过程中蛋白质的干扰，保护仪器性能和延长仪器使用期限。

1. 加入沉淀剂和变性试剂　通常除去蛋白质的方法是加入沉淀剂或变性试剂。其作用机制是使蛋白质形成不溶性盐而沉淀。

（1）加入中性盐：样品中加入蛋白质沉淀剂中性盐，如硫酸铵、硫酸钠、硫酸镁、枸橼酸盐、磷酸盐等，能成功地与蛋白质分子竞争系统中的水分子，使蛋白质脱水而析出沉淀（盐析）。若血样中加入2倍量的饱和硫酸铵后，离心（1000r/min）1～2min，即可去除90%以上的蛋白质。

（2）加入酸：阴离子型蛋白质沉淀剂常为一些酸，如三氯醋酸、高氯酸、磷酸、苦味酸、钨酸等，均可在低于等电点pH的溶液中与蛋白质阴离子形成不溶性盐。若含药物的血清与10%的三氯醋酸（1∶0.6）混合后，离心（1000r/min）1～2min，可去除90%以上的蛋白质。

（3）加入金属离子：含铜盐、锌盐、汞盐等阳离子型沉淀剂，可在高于等电点pH的溶液中与蛋白质分子中带阴离子的羧基成不溶性盐，离心后即可除去蛋白质。

应注意蛋白沉淀方法对于与蛋白质结合力强的药物回收率较差。

2. 加入可与水混溶的有机溶剂　几种常用的水溶性有机溶剂，如甲醇、乙醇、丙酮、乙腈、四氢呋喃等，当过量存在时，可使多数药物从蛋白质结合物中游离出来。当血样与1～3倍体积的有机溶剂混合（若仅用小比例溶剂，则仅有少量蛋白沉淀），离心（1000r/min）1～2min后，取上清液供分析，可使90%以上的蛋白质沉淀析出。

3. 酶消化法　在测定某些与蛋白质结合力强,且对酸不稳定的药物,尤其是测定组织中的药物时,常采用酶消化法,此法不仅可使组织分解,还可使药物释放出来。最常用的酶是蛋白水解酶中的枯草菌溶素,枯草菌溶素是一种细菌性碱性蛋白分解酶,可在较宽的 pH 范围(pH 7.0~11.0)内使蛋白质的肽链降解。

(1) 测定方法:先将待测组织加 Tris-缓冲液(pH 10.5)和酶,60℃培养 1h,随后用玻璃棉过滤,得到澄清滤液,即可供药物提取之用。

(2) 酶消化法的优点:①酶解消化条件温和、平稳,可避免某些药物在酸性条件时和较高温度时水解引起的降解;②对蛋白质结合率强的药物,可提高回收率;③可用有机溶剂直接提取消化液,而无乳化现象;④当采用高效液相色谱法进行检测时,无须再进行过多的净化操作。

但酶消化法不适用于一些碱性条件下易水解的药物。

(二) 缀合物水解法

药物经人体代谢后,多与内源性物质结合形成缀合物经尿液排出。如某些含羟基、羧基、氨基和巯基的药物,常与内源性物质葡萄糖醛酸形成葡萄糖醛酸苷缀合物,而一些含酚羟基、芳胺及醇类药物则常与内源性物质硫酸形成硫酸酯缀合物。形成的缀合物极性往往大于其原型药物,不易被有机溶剂提取,所以在提取之前需要将缀合物中的药物释放,常用酸水解、酶水解及溶剂水解的方法。

1. 酸水解　通常加入适量的盐酸溶液。酸的用量、反应时间及温度等条件,会随药物的结构不同而异。酸水解法简便、快速,但是水解过程中反应较剧烈,易导致药物分解,且专一性较差。

2. 酶水解　常用葡萄糖醛酸苷酶或硫酸酯酶或葡萄糖醛酸苷硫酸酯酶的混合酶。酶水解法的缺点是由酶制剂带入的黏液蛋白可能导致乳化及色谱柱顶部阻塞,而且酶水解的时间较长,但是该法反应温和,很少使被测药物或共存物发生降解,且专属性较酸水解法强,所以被优先选用,尤其对于遇酸及受热不稳定的药物更为适合。

(三) 萃取分离法

1. 液-液萃取法　液-液萃取法在体内药物分析中应用相当广泛。由于多数药物是亲脂性的,而血样或尿样中含有的大多数内源性杂质是强极性的水溶性物质,因此,液-液萃取一次即可除去大部分杂质,从大量的样品中提取药物经浓集后作为分析用样品。液-液萃取的效果受诸多因素的影响,主要讨论以下几个方面:

(1) 溶剂的 pH 调节:一般规则是碱性药物在碱性条件下提取;酸性药物在酸性条件下提取;而对中性药物则可在近中性条件下提取。溶剂提取时,水相的最佳 pH 选择,主要与药物的 pK_a 有关,从理论上讲,对于碱性药物的最佳 pH 要高于 pK_a 值 1~2 个 pH 单位;对于酸性药物则要低于 pK_a 值 1~2 个单位。这样可使得 90% 以上药物以非电离形式存在,易为溶剂提取。在溶剂提取中,为了保持溶液 pH 的稳定,多采用缓冲溶液,这样也可维持提取效率的重现性。

(2) 提取溶剂的选择:一般选择原则是在满足提取需要的前提下,尽可能选用极性小的溶剂。这样既可得到合适的提取回收率,又可使干扰物的提取量减至最小。对于高度电离的极性化合物,很难用有机溶剂从水相中定量提取,可采用"离子对"技术提取。

（3）提取技术

1）提取次数与内标的加入：在体内药物分析中，由于生物样品量少，而且药物含量低。提取时通常不采用反复提取的方法，大多进行 1 次（至多 2 次）提取，在提取之前，于各样品和标准品中加入等量的内标，以待测组分的响应值与内标响应值的比值作为定量信息，可避免由于各样品间的提取率不同而引入的误差。

2）混合：可采用具塞试管在密塞情况下，将试管平置于振荡器内振荡，振荡时间和强度由被测组分和萃取溶剂的情况而定。对易乳化的样品则振荡宜轻缓，但时间可适当延长。也可将试管竖直放在涡动混合器上旋摇混合。

3）提取溶剂的蒸发：提取所得溶剂通常有数毫升，往往不能直接供气相色谱法和高效液相色谱法测定。需将提取液浓集，浓集最常用的方法为真空蒸发或在氮气流下使溶剂挥散。蒸发溶剂所用试管底部应拉成尖锥形状，这样可使最后的数微升溶剂沿管壁流下，集中在管尖。

2. 液-固萃取法

（1）液-固萃取法的概念：液-固萃取法（也称固相萃取法）是将具有吸附分配或离子交换性质的、表面积大的载体作为填充剂，装于小分离管中，使生物样品的干扰物或药物保留在载体上而进行分离的方法。也可认为液-固萃取法是微型柱色谱法，此法是近年来在生物样品的制备中经常采用的分离纯化的有效方法。

（2）常用载体

1）亲水性载体：常用的亲水性载体有硅藻土，它可捕集全部样品，样品吸附在载体颗粒表面形成一薄层，用一种与水不相混溶的有机溶剂倾入柱中，即可分离药物。

2）疏水性或离子交换树脂载体：常用的有活性炭、聚苯乙烯、十八烷基键合硅胶等，可从样品中吸附亲脂性药物，然后用有机溶剂将药物洗脱分离。离子交换柱适用于高极性、可电离的药物，如庆大霉素的分离。

（四）化学衍生化法

在色谱过程中，用特殊的化学试剂借助化学反应给样品化合物接上某个特殊基团，使其转变为相应衍生物之后进行检测的方法。药物分子中含有活泼 H 者均可被化学衍生化，如含有—COOH、—OH、NH_2、—NH—、—SH 等官能团的药物都可被衍生化。分离前将药物进行化学衍生化的主要作用是使药物变成具有能被分离的性质，提高检测灵敏度，增强药物的稳定性，以及提高对光学异构体分离的能力等。

化学衍生化在气相色谱法（gas chromatography，GC）和 HPLC 法中具有广泛的应用。

1. 化学衍生化法在 GC 中应用　GC 中衍生化的目的是使药物结构中的极性基团（如—NH_2、—COOH、—OH）变成非极性的、易于挥发的药物，使具有能被分离的性质，从而使 GC 的温度不必很高即可适合 GC 的分析要求。主要的衍生化反应有烷基化（alkylations）、酰化（acrylations）、硅烷化（silylations）等。其中以硅烷化应用最广泛。

常用的烷基化试剂有碘甲烷（CH_3I）、叠氮甲烷（CH_2N_2）、氢氧化三甲基苯胺（TMAH）等；常用的酰化试剂有：乙酸酐、丙酸酐等；硅烷化试剂有：三甲基氯硅烷（TMCS）、双三甲基硅烷乙酰胺（BSA）、双三甲基硅烷三氟乙酰胺（BSTFA）、三甲基硅烷咪唑（IMTS）等。

2. 化学衍生化法在 HPLC 中应用　HPLC 中衍生化的目的是为了提高药物的检测灵敏度，改善样品混合物的分离度，适合于进一步作结构鉴定，如质谱、红外、磁共振。一些在紫外、可见光区没有吸收或者摩尔吸收系数小的药物,可以使其与衍生成对可见-紫外检测器、荧光检测器及电化学检测器等具有高灵敏度的衍生物,HPLC 常用的衍生化试剂有邻苯二醛、丹酰氯、荧胺等。

以上样品的制备方法适用于药物或其代谢物的总浓度(游离和结合型)测定。当需测定血浆或血清中游离型药物浓度时,可利用分子大小将游离型与蛋白结合型药物加以分离。常采用的分离方法有平衡透析、超速离心、超滤及凝胶过滤等。

专题三　体内药物分析常用方法与应用

一、分析方法

应用于体内药物分析的方法较多,常用的体内药物分析方法、灵敏度和专一性见表 18-1,本节主要介绍免疫法和色谱法。

表 18-1　常用的体内药物分析方法及其灵敏度、专一性

方　　法		检出限量(ng)	专一性(分离度)
分光分度法	紫外-可见分光分度法	100	—
	荧光分光分度法	1	＋－
	原子吸收分光分度法	1	＋
薄层扫描法	紫外扫描	10	＋＋
	荧光扫描	1	＋＋
气相色谱法	氢焰检测器	1～10	＋＋
	氮磷检测器	0.1～0.01	＋＋＋
	电子捕获检测器	0.01	＋＋＋
	质量碎片选择离子检测器	0.001	＋＋＋＋
高效液相色谱法	紫外检测器	1	＋＋
	荧光检测器	0.1	＋＋＋
	电化学检测器	0.01～0.001	＋＋＋
免疫法	放射免疫法	0.001	＋＋
	酶免疫法	0.01	＋＋
	荧光免疫法	0.1～0.01	＋＋
	游离基免疫法	0.001	＋＋

(一)免疫分析法

免疫分析法是基于免疫反应的一种分析方法,即抗原与抗体结合,形成抗原-抗体结合物。由于这种结合是疏松、可逆的,利用样品中待测药物与标记药物之间的竞争,使标记药物从标记的抗原-抗体结合物上被取代,而其取代量与加入的待测药物的量成一定的比例关系,通过测定被取代的标记药物来定量分析待测药物。常用的免疫分析法有放射免疫法(radioimmunoassay,RIA)、酶免疫法(enzyme immunoassay,EIA)、荧光免疫法(fluorescent immunoassay,FIA)和游离基免疫法(free radical assay technique,FRAT)等。各种免疫法的区别在于使用的标记物不同以及检测标记物的手段不同。

1. 放射免疫法(RIA)　早期的放射免疫技术是基于竞争性结合反应原理的放射免疫分析(RIA),稍后又发展了非竞争性结合的免疫放射分析(immunoradiometric assay, IRMA)。该类技术具有灵敏度高、特异性强、重复性好、样品及试剂用量少、操作简便且易于标准化等优点,广泛应用于生物医学研究和临床诊断领域中各种微量蛋白质、激素、小分子药物和肿瘤标志物的定量分析,对相关学科的发展起到了极大的推动作用。

2. 酶免疫法(EIA)　是将抗原、抗体的免疫反应和酶的高效催化反应有机结合而发展起来的一种综合技术。由于标记物的多样性,使其应用范围更广且无同位素污染。尤其是均相酶免疫测定技术,因不需分离使操作更方便、快速,广泛用于抗生素、抗癫痫药、平喘药、心血管系统药等多种药物的测定和药物滥用的监测。

3. 荧光免疫法(FIA)　荧光物质比酶稳定且无同位素污染。在治疗药物监测中,FIA应用最为广泛。其中应用较多的是荧光偏振免疫分析法(fluorescence polarization immunoassay,FPIA),除用于治疗药物和药物滥用监测外,还用于生化检验、内分泌检验和毒性监测等。

4. 游离基免疫法(FRAT)　可用于鸦片类、美沙酮、巴比妥类、苯妥英、苯丙胺等药物的测定。测定可在均相中进行,速度非常快(平均每个样品不超过 1min),但反应液中杂质的干扰显著,使灵敏性和专一性受到一定影响。

(二)色谱分析法

1. 气相色谱法(gas chromatography,GC)　本法的特点是具有较强的分离分析能力。在最佳测定条件下可分离检测化学结构类似的药物及其代谢产物和血样中的内源性杂质。该法适用于具有挥发性或经衍生化后具有挥发性的药物及其代谢物的测定。

2. 高效液相色谱法(HPLC)　高效液相色谱法具有快速、灵敏度高、分离效能好、流动相选择范围广、高沸点及对热不稳定的化合物均可分离等优点。因此,广泛用于体内药物浓度的测定。

从 20 世纪 90 年代发展成熟的高效液相色谱-质谱(HPLC-MS)联用的分析技术,已成为药品质量控制、体内药物分析和药物代谢研究中的有效方法。HPLC-MS 联用分析前样品预处理简单,一般不需水解,或衍生化,可直接用于药物及其代谢物的同时分离和鉴定。

二、应用

1. 治疗药物监测(therapeutic drug monitoring,TDM)　治疗药物监测是指在临床进行药物治疗过程中,定时采集患者的血液(尿液或唾液),并测定其中的药物浓度,以便根据患者的具体情况,使给药方案个体化。从而达到满意的疗效及避免发生毒副反应,同时也可以为药物过量中毒的诊断和处理提供有价值的实验室依据。

对于治疗安全浓度范围窄,治疗剂量与中毒剂量接近,毒副作用强,具有非线性药代动力学特征,长期使用药效和毒性不明确,以及联合用药可能发生相互作用的药物,如:部分抗癫痫药、抗心律失常药、强心苷类药、抗生素、抗精神病药、抗哮喘药、抗恶性肿瘤药和一些解热镇痛药,通常都应当进行药物监测。

2. 药代动力学研究　药代动力学主要研究机体对药物代谢的动态变化,包括药物在机体内的吸收、分布及排泄的过程。药物动力学研究对指导新药设计、优化给药方案、改进剂型,提供高效、速效(或缓释)、低毒(或低副作用)的药物制剂具有重要的意义。

学 习 小 结

模块十八 体内药物分析	性质和意义	体内药物分析的性质	体内药物分析是指通过分析手段了解药物在体内的数量和质量的变化,获得药物动力学的各种参数以及药物在体内的吸收、分布、代谢和排泄等信息。
		体内药物分析的意义	1. 药物质量全面评价的要求 2. 临床合理用药的需要 3. 药物动力学研究工作的内容
	分析方法与应用	体内药物分析的方法	1. 样品的分类 2. 样品的采集 3. 样品的制备 4. 样品的分析
		体内药物分析应用	1. 治疗药物监测 2. 药代动力学研究

目 标 检 测

一、单项选择题

1. 唾液的 pH 值约在(　　)。
   A. 6.9±0.5　　　B. 6.0±0.5　　　C. 6.9±0.1　　　D. 4.0±0.5
2. 进行体内药物分析血样采集时,一般取血量为(　　)。
   A. 1mL　　　B. 1~2mL　　　C. 1~3mL　　　D. 2mL
3. 体内药物分析中最烦琐,也是极其重要的一个环节是(　　)。
   A. 样品的采集　　B. 样品的储存　　C. 样品的制备　　D. 样品的分析
4. 溶剂提取药物及其代谢物时,碱性药物在(　　)。
   A. 酸性 pH 中提取　　　　　　　B. 近中性 pH 中提取
   C. 弱碱性 pH 中提取　　　　　　D. 碱性 pH 中提取
5. 提取溶剂的一般选择原则是在满足提取需要的前提下(　　)。
   A. 尽可能选用极性大的溶剂　　　B. 选用极性适中的溶剂
   C. 选用极性溶剂　　　　　　　　D. 尽可能选用极性小的溶剂
6. 溶剂提取时,水相的最佳 pH 选择,从理论上讲对于碱性药物的最佳 pH 应是(　　)。
   A. 高于药物的 pK_a 值 1~2 个 pH 单位　B. 低于药物的 pK_a 值 1~2 个单位
   C. 等于药物的 pK_a　　　　　　　　　D. 与药物的 pK_a 无关

7. 在治疗药物监测中,应用最为广泛的一种分析方法是( )。

    A. 放射免疫法(RIA)   B. 酶免疫法(EIA)

    C. 荧光免疫法(FIA)   D. 游离基免疫法(FRAT)

8. 对高效液相色谱法描述错误的是( )。

    A. 快速、灵敏度高、分离效能好

    B. 对多组分药物及其代谢物可同时分别定量

    C. 对高沸点及对热不稳定的化合物均可分离

    D. 结果重现性不好

二、多项选择题

9. 蛋白质的去除常采用的方法有( )。

    A. 加入沉淀剂和变性试剂   B. 加入可与水混溶的有机溶剂

    C. 酶消化法   D. 加入水

    E. 增加样品的取量

10. 体内药物分析的发展趋势是( )。

    A. 仪器化   B. 自动化

    C. 微机化   D. 网络化

    E. 优先化

三、问答题

11. 体内药物分析的对象是什么?

12. 体内药物分析样品的种类有哪些? 其中最常用的有哪些样品?

13. 溶剂提取时溶剂的 pH 调节一般规则是什么?

14. 在样品制备过程中,常见的影响待测药物损失的因素有哪些?

15. 常用的体内药物分析的方法有哪些?

（曾 雪）

目标检测答案

模块一 目标检测答案

一、填空题

1. 凡例、标准正文、通则、索引
2. 鉴别、检查、含量测定
3. 安全、合理、有效
4. 千分之一、百分之一、±10%

二、单项选择题

5. A 6. B 7. D 8. A 9. A

三、多项选择题

10. BDE 11. ABDE 12. BD 13. ABC 14. ABCD

四、问答题

15. 药品是用于预防、治疗、诊断人的疾病,调节人体生理功能的特殊商品。

16. 药物分析在药品的质量控制中担任着主要的任务如下:
① 对药品质量的检验分析
② 在药品生产过程中进行质量分析与控制
③ 在药品储藏、使用过程中进行质量分析与控制
④ 对药物体内过程的分析

模块二 目标检测答案

一、单项选择题

1. C 2. B 3. C 4. C 5. B 6. E
7. A 8. E 9. C 10. B

二、多项选择题

11. ABC 12. BCD 13. CD 14. ABCD 15. ACD 16. CDE
17. AB 18. AD

三、配伍题

19. E 20. A 21. B 22. D 23. B 24. C
25. E 26. A 27. D 28. E 29. A 30. B

四、问答题

31. ①可以用来区别药物或检查药物的纯杂程度,也可用来测定含量。

② 当一单色光(钠光谱的 D 线即 589.3nm)通过起偏镜产生直线偏振光向前进行,当通过装有含有某些光学活性(即旋光性)的化合物液体的测定管时,偏振光的平面(偏振面)就会向左或向右旋转一定的角度,即该旋光性物质的旋光度。

③ 物质的化学结构、溶液浓度、溶剂、光线通过液层的厚度、光的波长。

32. 化学鉴别法、光谱鉴别法、色谱鉴别法

33. $[\alpha] = \dfrac{100 \times \alpha}{l \times c} = \dfrac{100 \times 2.04}{2 \times 4.69} = 21.75°$

模块三　目标检测答案

一、单项选择题

1. B	2. A	3. D	4. D	5. A	6. A
7. B	8. B	9. B	10. C	11. C	12. C
13. D	14. E	15. A			

二、多项选择题

16. ABCD	17. ABCE	18. CD	19. AD	20. ABC	21. AB
22. BC	23. ACD	24. BD	25. ABCDE		

三、配伍题

26. E	27. C	28. B	29. A	30. D	31. E
32. D	33. B	34. C	35. A	36. D	37. C
38. E	39. B	40. B	41. A	42. B	43. B
44. E	45. D				

四、计算题

46. 2mL　　47. 2.0g　　48. 2.0g　　49. 1.0mL

模块四　目标检测答案

一、单项选择题

1. B	2. C	3. D	4. A	5. C	6. C
7. C	8. D	9. D			

二、多项选择题

10. BCE	11. CE	12. ABCE	13. AB	14. BC	15. ABCDE

三、配伍题

16. A	17. C	18. B	19. D	20. C	21. E

22. C   23. A   24. B   25. D

四、计算题

26. 98.53%

27. 100.8%

28. 105.7%

29. 98.47%

30. 98.17%

31. 93.61%

模块五　目标检测答案

一、单项选择题

1. C   2. C   3. B   4. B   5. B   6. C

7. C   8. D   9. D   10. B   11. C   12. C

13. A   14. B   15. B

二、多项选择题

16. BDE   17. ACD   18. ABD   19. ACE   20. ABC   21. CD

22. ABC   23. BC   24. ADE   25. ABCDE   26. ADE   27. BCDE

28. ABCD   29. CE

三、配伍题

30. A   31. B   32. C   33. E   34. D   35. A

36. C   37. E   38. D   39. B

四、问答题

40.（1）糖类的干扰和排除：片剂常用的稀释剂主要是糖类,本身具有还原性或者易水解为具有还原性的葡萄糖,因此糖类可能干扰氧化还原滴定。在选择含糖类附加剂片剂的含量测定方法时,应避免使用氧化性强的滴定剂,同时可做阴性对照试验,若阴性对照试验消耗滴定剂,说明附加剂对测定有干扰,应换用其他的方法测定。

（2）硬脂酸镁的干扰及排除：硬脂酸镁常作为片剂的润滑剂,其干扰作用可分为两个方面,一方面 Mg^{2+} 能与 EDTA 发生配位反应,可干扰配位滴定法；另一方面硬脂酸镁是弱碱,也能消耗高氯酸,可干扰非水滴定法。

1）配位滴定法的干扰和排除：Mg^{2+} 与 EDTA 发生配位反应的条件是 pH>9.7,故可调节酸碱度,选用合适的指示剂或用掩蔽剂消除干扰。

2）非水滴定法的干扰和排除：若主药为脂溶性药物,可采用有机溶剂（如三氯甲烷、丙酮或乙醚等）提取主药再进行测定；若主药为水溶性药物,可经酸化或碱化后再用有机溶剂提取后测定；若片剂中含主药量很少时,可采用溶解、滤过后,用紫外-可见分光光度法测定含量,以消除硬脂酸镁的干扰。

（3）滑石粉等的干扰和排除：片剂中若有滑石粉、硫酸钙、硬脂酸镁、淀粉等,因其均不易溶于水及有机溶剂,而使溶液浑浊,会干扰分光光度法、旋光度法及比浊度法对主药含量的测定。可根据主药的溶解性确定排除干扰的方法。一般采用过滤分离后,再依法测定。

(4) 其他附加剂的干扰与排除:苯甲酸盐、羧甲基纤维素钠及聚乙烯吡咯烷酮等均要消耗高氯酸滴定液,使滴定结果偏高,亦注意排除。

41. 排除抗氧剂干扰的方法有以下几种:

(1) 掩蔽法:当注射液中含有亚硫酸钠、亚硫酸氢钠、焦亚硫酸钠等抗氧剂,如采用碘量法、铈量法或亚硝酸钠滴定法测定注射剂中的主药时,会产生干扰,使测定结果偏高,可加入丙酮或甲醛使其生成加成物,从而排除干扰。

(2) 加酸分解法:因亚硫酸钠、亚硫酸氢钠及焦亚硫酸钠均可被强酸分解,产生二氧化硫气体,经加热可全部逸出,除去干扰。

(3) 加入弱氧化剂氧化法:加入一种弱的氧化剂将亚硫酸盐和亚硫酸氢盐氧化,而不能氧化被测的药物,也不消耗滴定液,从而排除干扰。常用弱氧化剂为过氧化氢和硝酸。

(4) 提取分离法:利用溶解性的不同进行分离。

(5) 利用主药和抗氧剂紫外吸收光谱的差异法。

模块六 目标检测答案

一、单项选择题

1. A   2. E   3. C   4. D   5. E

二、配伍选择题

6. B   7. C   8. D   9. B   10. C   11. A

三、多项选择题

12. ABCDE   13. ABDE   14. CD

四、简答题

15. 阿司匹林中的主要特殊杂质是游离水杨酸,是由生产过程中乙酰化不完全或储藏过程中水解产生。水杨酸对人体有毒性,而且分子中酚羟基在空气中被逐渐氧化成一系列醌型有色物质,如淡黄、红棕甚至深棕色,使阿司匹林成品变色。检查原理:现行版《中国药典》用高效液相色谱法来控制游离水杨酸的量,取代了原来的三氯化铁反应,有效防止了反应过程中可能产生的新水杨酸。

16. 水杨酸与三氯化铁试液反应产物生成紫堇色或紫色的配位化合物;苯甲酸与三氯化铁试液反应生成在水中溶解度小,呈赭色的沉淀物。

五、计算题

17. 含量(%) $= \dfrac{V \times T \times F \times 10^{-3}}{m} \times 100\% = \dfrac{21.60 \times 18.02 \times \frac{0.1024}{0.1} \times 10^{-3}}{0.3992} \times 100\%$

$\qquad = 99.84\%$

2015 年版《中国药典》规定,本品按干燥品计算,含阿司匹林不得少于 99.5%,所以该供试品的含量符合规定。

模块七 目标检测答案

一、单项选择题

1. A   2. C   3. B   4. B   5. B

二、配伍选择题

6. A   7. B   8. C   9. D   10. E

三、多项选择题

11. ABC   12. AD   13. ADE

四、简答题

14. 芳伯氨基或潜在芳伯氨基；永停法、电位法、内指示剂法、外指示剂法。

15. 水解反应、重氮化-偶合反应、红外光谱法、紫外光谱法。

模块八 目标检测答案

一、单项选择题

1. D   2. B   3. E   4. A   5. A

二、配伍选择题

6. B   7. C   8. A

三、多项选择题

9. BC   10. BD

四、简答题

11. 苯巴比妥：甲醛-硫酸试液反应,显玫瑰红色环；司可巴比妥钠与溴水作用,使其褪色；硫喷妥钠与铜-吡啶试液作用,显绿色。

模块九 目标检测答案

一、单项选择题

1. D   2. C   3. A   4. E   5. B

二、配伍选择题

6. B   7. A   8. C   9. B   10. A   11. D

三、多项选择题

12. BCDE   13. BD

四、简答题

14. 杂环类药物是指分子结构中含有非碳原子杂环的一类药物,环中的杂原子一般是

氮、硫、氧等。目前,杂环类药物一般按母核的化学结构分类,可分为吡啶类、喹诺酮类、吩噻
嗪类、苯并二氮杂䓬类和咪唑类等。

15.

(1) 吡啶环的特性:① 弱碱性;② 开环反应;③ 紫外吸收光谱特性。
(2) 取代基的特性:① 还原性;② 水解性;③ 缩合反应。

模块十　目标检测答案

一、单项选择题

1. A　　　　2. E　　　　3. B　　　　4. E　　　　5. B　　　　6. B

二、配伍题

7. E　　　　8. B　　　　9. A　　　10. D　　　11. C　　　12. D
13. E　　　14. C　　　15. A

三、多项选择题

16. CDE　　17. AB

四、简答题

18. 与斐林试液反应;水解产物的反应;HPLC法;IR法;有机氟化物反应;TLC法

19. 与亚硝基铁氰化钠反应是黄体酮的灵敏、专属鉴别方法;因黄体酮结构中含有 C_{17}-甲酮基,能与亚硝基铁氰化钠反应,生成蓝紫色配位化合物,其他常用甾体激素均不显蓝紫色,或不显色。

五、计算题

20.

$$醋酸泼尼松龙片标示量(\%) = \frac{\dfrac{A}{E_{1cm}^{1\%}} \times \dfrac{1}{100} \times V \times D \times \overline{W}}{m \times 标示量} \times 100\%$$

$$= \frac{\dfrac{0.386}{370} \times \dfrac{1}{100} \times 100 \times \dfrac{100}{5} \times \dfrac{0.7308}{20}}{0.1530 \times 0.005} \times 100\%$$

$$= 99.66\%$$

模块十一　目标检测答案

一、单项选择题

1. C　　　　2. C　　　　3. D　　　　4. C　　　　5. D

二、配伍选择题

6. A　　　　7. B　　　　8. C　　　　9. D　　　10. B　　　11. B

三、多项选择题

12. ACE   13. AC   14. ABC   15. ABE

四、简答题

16. 酸性染料比色法的基本原理是在适当的 pH 介质中,生物碱类药物(B)可与氢离子结合成阳离子(BH^+),而一些酸性染料在此介质中可解离成阴离子(In^-),上述的阳离子与阴离子定量地结合成有色络合物($BH^+ \cdot In^-$)离子对,可定量地被有机溶剂提取,在一定波长处测定该溶液有色离子对的吸光度,即可计算出生物碱的含量。

17. 荧光反应、绿奎宁反应、硫酸根的反应、红外光谱鉴别法

18. 99.58%,该供试品含量符合规定。

模块十二 目标检测答案

一、单项选择题

1. C   2. C   3. A   4. D   5. B

二、配伍选择题

6. A   7. B   8. B   9. C   10. B   11. C

三、多项选择题

12. BC   13. ACD

四、简答题

14. 三氯化铁-冰醋酸试剂反应、3,5-二硝基苯甲酸试剂反应、薄层色谱法、高效液相色谱法。

15. 乙醇溶液的澄清度、亚硫酸盐与可溶性淀粉、蛋白质。

模块十三 目标检测答案

一、单项选择题

1. E   2. A   3. B   4. C   5. C

二、配伍选择题

6. B   7. D   8. E   9. B   10. D   11. A

三、多项选择题

12. ABCD   13. ABCD   14. BC   15. AD

四、简答题

16. 与硝酸银的反应、与2,6-二氯靛酚反应、红外光谱鉴别法

17. 维生素C具有较强的还原性,在醋酸酸性条件下,可被碘定量氧化。根据消耗碘滴定液的体积,即可计算维生素C的含量。

18. 硫酸铈滴定液直接滴定;比色测定、荧光测定、气相色谱法。

模块十四　目标检测答案

一、单项选择题

1. D　　　2. B　　　3. A　　　4. A　　　5. B

二、配伍选择题

6. E　　　7. D　　　8. ABC　　　9. A　　　10. E　　　11. D

12. A　　　13. A　　　14. D　　　15. C

三、多项选择题

16. AC　　　17. DE　　　18. ABC

四、简答题

19.（1）鉴别方法：

1）色谱法：利用比较供试品与对照品斑点颜色、位置（R_f）或主峰保留时间（t_R）是否一致进行鉴别。

2）光谱法：红外吸收光谱反应了分子的结构特征，β-内酰胺类抗生素的β-内酰胺环、侧链仲酰胺的氨基具有红外特征吸收。

3）呈色反应：①异羟肟酸铁反应：青霉素钠在碱性中与羟胺作用，β-内酰胺环破裂生成羟肟酸；在稀酸中与硫酸铁铵试液（高价铁离子）呈色。②类似肽键反应：本类药物具有—CONH—结构，一些取代基有 α—氨基酸结构，可显双缩脲和茚三酮反应。

4）钠离子的焰色反应：青霉素钠是一种钠盐，因此可利用钠盐的焰色反应进行此类药物的鉴别，青霉素钠盐呈黄色。

（2）含量测定：高效液相色谱法。

20.（1）结构：氨基环醇与氨基糖缩合而成，其分子结构中都含有多羟基

（2）理化性质：溶解度与碱性、旋光性、苷的水解与稳定性

模块十五　目标检测答案

一、单项选择题

1. D　　　2. B　　　3. D　　　4. E　　　5. A　　　6. D

7. E　　　8. B　　　9. D　　　10. E　　　11. E　　　12. C

13. A　　　14. C　　　15. C

二、配伍选择题

16. CA　　　17. BA

三、多项选择题

18. ABE　　　19. ACDE　　　20. ABCDE　　　21. BCDE　　　22. BE　　　23. ABDE

24. ABDE　　　25. BE　　　26. ABE　　　27. ABC

四、简答题

28. 干扰试验的目的一是确定检品在多大的稀释倍数或浓度下对内毒素和鲎试剂的反应不存在干扰作用,为能否使用细菌内毒素检查法提供依据;二是判断当鲎试剂的来源、批号、制备工艺改变或检品成分、配方、生产工艺、关键成分来源改变时,是否对细菌内毒素检查产生影响。

29. 抗生素效价的微生物检定包括两种方法,即管碟法和浊度法。管碟法是利用抗生素在琼脂培养基内的扩散作用,比较标准品与供试品两者对接种的试验菌产生抑菌圈的大小,以测定供试品效价的一种方法;浊度法是利用抗生素在液体培养基中对试验菌生长的抑制作用,通过测定培养后细菌浊度值的大小,比较标准品与供试品对试验菌生长抑制的程度,以测定供试品效价的一种方法。

30. 阳性对照试验的目的是检查阳性菌在加入供试品的培养基中能否生长,以验证供试品有无抑菌活性物质和试验条件是否符合要求;阴性对照试验的目的是检查取样用的吸管、针头、注射器、稀释剂、溶剂、冲洗液、过滤器等是否无菌,同时也是对无菌检查区域及无菌操作技术等条件的测试。

31. 直接接种法适用于非抗菌作用的供试品;薄膜过滤法适用于有抗菌作用的或大容量的供试品。

模块十六 目标检测答案

一、单项选择题

1. D   2. D   3. D   4. A   5. C

二、多项选择题

6. ABCD   7. ABCD

三、问答题

8. ①预处理(提取、纯化和浓缩);②测定方法要专属性强、灵敏度高、分离效率高;③方法要简便;④必须有中医药理论指导;⑤运用当代先进的科学技术,逐步探明其作用机制,寻找评价和控制其质量的新方法、新途径,为人类健康事业作出更大的贡献,使中药走向国际。

9. 以仪器分析法为主,包括高效液相色谱,气象色谱,高效毛细管电泳等。

10. 取样、供试品的制备、鉴别、检查、含量测定。

模块十七 目标检测答案

一、单项选择题

1. C   2. D

二、多项选择题

3. BCE   4. ABCDE

三、配伍题

5. D   6. A   7. E   8. C   9. A   10. C

11. A   12. B

四、问答题

13. 生化药物是从动物、植物及微生物中分离纯化所得的,亦可用化学合成、微生物合成或现代生物技术制得的生化基本物质及其衍生物。生化药物按结构及功能可分为如下几类:氨基酸类药物、多肽类药物、蛋白类药物、酶类药物、核酸类药物、多糖类药物、脂类药物、生物胺类。

14. 所谓酶活力,是指酶催化一定化学反应的能力。酶活力测定实际上是测定一个被酶所催化的化学反应的速率。酶反应的速率可以用单位时间反应底物的减少或产物的增加来表示,酶反应的速率越快则表示酶的活力越高。

酶活力的测定方法有两种主要方法即终止反应法和连续反应法。

15. 理化分析法、酶法、电泳法、生物检定法。

模块十八 目标检测答案

一、单项选择

1. B   2. C   3. C   4. C   5. B   6. A

7. B   8. D

二、多项选择

9. ABC   10. ABCD

三、简答题

11. 体内样品包括各种体液和组织。但是,在体内药物分析中最为常用的样本是血液,它能够较为准确地反映药物在体内的状况。尿液中常含有丰富的药物代谢物,也被较多地使用。唾液因采集便利,且有时与血浆游离药物浓度具有相关性而时有使用。而脏器组织,除非特别需要,在临床治疗药物监测中很少使用。

12. pH 的调节以不破坏样本体系为标准,以保障检查结果的准确度。

13. 体内样品分析常用的方法有免疫分析法和色谱分析法。

14. 免疫分析法是基于抗体与抗原或半抗原之间的高选择性反应而建立起来的一种生物化学分析法。具有很高的选择性和很低的检出限,可以应用于测定各种抗原、半抗原或抗体。免疫分析法分为荧光免疫法、发光免疫法、酶免疫法及电化学免疫法等非放射免疫法和放射免疫法,测定的量可以达到 μg 甚至 ng 的水平。这些分析方法多配有专用设备和试剂,操作相对简便,适合常规实验室使用,多应用临床治疗药物监测。

15. 色谱分析包括:气相色谱(GC)、高效液相色谱(HPLC)和色谱-质谱联用(GC-MS、LC-MS)等,这些方法适用于复杂样品中微量药物的专属准确定量,多用于药代动力学研究。

参 考 文 献

冯芳.2011.药物分析[M].南京：东南大学出版社.

傅强,周筠.2014.国家执业药师资格考试考点评析与习题集药学专业知识[M].北京：中国医药科技出版社.

国家食品药品监督管理局执业药师资格认证中心.2014.国家执业药师资格考试应试指南药学专业知识（一）[M].北京：中国医药科技出版社.

国家药典委员会.2015.中华人民共和国药典[M].2015年版.北京：中国医药科技出版社.

杭太俊.2011.药物分析[M].7版.北京：人民卫生出版社.

梁李广.2007.药物分析[M].郑州：河南科学技术出版社.

刘波,杨红.2013.药物分析[M].西安：西安交通大学出版社.

刘文英.2010.药物分析[M].6版.北京：人民卫生出版社.

马廷升.2011.药物分析[M].西安：第四军医大学出版社.

孙莹,吕洁.2013.药物分析[M].2版.北京：人民卫生出版社.

杨元娟.2013.药品生物检定技术[M].北京：人民卫生出版社.

曾苏.2014.药物分析[M].2版.北京：高等教育出版社.

张骏,方应权.2012.药物分析[M].2版.北京：高等教育出版社.

张骏.2011.药物分析[M].北京：高等教育出版社.

赵春杰.2012.药物分析[M].北京：清华大学出版社.